中医内科常见疾病治疗与康复

主编 张 磊 张朝辉 胡文慧 张爱奇 公凤娇 步海玲 郭 敏 史永飞

上海科学技术文献出版社
Shanghai Scientific and Technological Literature Press

图书在版编目（CIP）数据

中医内科常见疾病治疗与康复 / 张磊等主编.
上海：上海科学技术文献出版社, 2024. -- ISBN 978-7-5439-9196-5

Ⅰ. R25

中国国家版本馆CIP数据核字第202406H44K号

组稿编辑：张　树
责任编辑：王　珺　仲书怡
封面设计：宗　宁

中医内科常见疾病治疗与康复
ZHONGYINEIKE CHANGJIAN JIBING ZHILIAO YU KANGFU

主　　编：张　磊　张朝辉　胡文慧　张爱奇
　　　　　公凤娇　步海玲　郭　敏　史永飞
出版发行：上海科学技术文献出版社
地　　址：上海市长乐路746号
邮政编码：200040
经　　销：全国新华书店
印　　刷：山东麦德森文化传媒有限公司
开　　本：787mm×1092mm　1/16
印　　张：21
字　　数：534 千字
版　　次：2024年8月第1版　2024年8月第1次印刷
书　　号：ISBN 978-7-5439-9196-5
定　　价：200.00 元

主　编

张　磊　张朝辉　胡文慧　张爱奇

公凤娇　步海玲　郭　敏　史永飞

副主编

苏　玲　张一持　徐　洋　周　鹰

薛伟伟　王喜华　李林金　詹　雪

编　委（按姓氏笔画排序）

王喜华（菏泽市第三人民医院）

公凤娇（山东省平邑县中医医院）

史永飞（庆云县人民医院）

苏　玲（济南市长清区孝里镇中心卫生院）

李林金（湖北省黄冈市浠水县中医院）

步海玲（寿光市中医医院）

张　磊（枣庄市山亭区人民医院）

张一持（济南市长清区五峰山街道办事处社区卫生服务中心）

张爱奇（石河子大学第一附属医院）

张朝辉（东明县中医医院）

周　鹰（莱西市水集中心卫生院）

胡文慧（东营市河口区人民医院）

徐　洋（清远市中医院）

郭　敏（乐陵市中医院）

詹　雪（四川省宜宾市中西医结合医院）

薛伟伟（泰安市中医医院）

前言
FOREWORD

中医内科作为中医学的重要组成部分，其理论基础深厚，实践经验丰富。在长期的医疗实践中，中医内科形成了独特的诊疗体系和康复方法，强调整体观念、辨证论治，注重调整人体阴阳平衡，提升机体自愈能力。随着现代医学的不断发展，中医内科在疾病治疗与康复方面的优势逐渐得到认可，在常见疾病的治疗中发挥着不可替代的作用。同时，随着社会发展和生活水平的提高，人们对健康的关注度越来越高，对治疗疾病的要求也日益提升。传统中医内科治疗方法便因其独特的理论体系和疗效显著，受到了越来越多人的关注和认可。为了顺应现代医学的发展趋势，继承和发扬中医传统理论，提升中医医师的辨证施治水平，我们邀请多位在中医领域有着丰富诊治经验的专家编写了《中医内科常见疾病治疗与康复》一书。

在本书的编写过程中，编者充分借鉴了国内相关领域的研究成果，并结合自身临床实践经验，将中医内科学的理论与实践相结合，使内容更加贴近临床实际，操作性更强。本书首先对疾病的病因、病机进行深入的剖析，然后结合中医理论及疾病辩证，提出相应的治疗与康复方案。本书涵盖知识全面，重点突出，通过参考国内中医内科领域的最新研究成果和临床实践经验，确保所介绍的治疗方法和康复方案具有科学性和有效性。同时，编撰过程中注重内容的通俗易懂，力求使广大读者能够轻松理解并掌握中医内科的基本知识和技能。

由于本书编者较多，编写时间仓促，编写风格不尽相同，书中的疏漏与不当之处，希望广大读者见谅，并提出意见和建议，以便再版时修订。

《中医内科常见疾病治疗与康复》编委会

2024 年 4 月

目录
CONTENTS

第一章

中医学说

第一节 阴阳学说

阴阳学说是中国古代朴素的对立统一理论，它认为阴和阳两个对立统一的方面，贯穿于一切事物之中，是一切事物运动和发展变化的根源及其规律。

阴阳是宇宙中相互关联的事物或现象对立双方属性的概括。凡是运动的、外向的、上升的、温热的、无形的、明亮的、兴奋的都属于阳；相对静止的、内守的、下降的、寒冷的、有形的、晦暗的、抑制的都属于阴。

一方面阴阳双方是通过比较而分阴阳，如 60 ℃的水同 10 ℃的水相比，当属阳，但同 100 ℃的水相比则属阴，因此单一事物就无法定阴阳；另一方面，阴阳之中复有阴阳，如昼为阳，夜属阴，而白天的上午属阳中之阳，下午则属阳中之阴，黑夜的前半夜为阴中之阴，后半夜为阴中之阳。但是必须注意任何事物都不能随意分阴阳，不能说寒属阳，热属阴，也不能说女属阳，男属阴，必须按照阴和阳所特有的属性来一分为二才是阴阳。

阴阳学说的基本内容概括为以下五个方面。

一、阴阳交感

阴阳交感是指阴阳二气在运动中互相感应而交合的过程，阴阳交感是万物化生的根本条件。在自然界，天之阳气下降，地之阴气上升，阴阳二气交感，形成云、雾、雷、电、雨、露，生命得以诞生，从而化生出万物。在人类，男女媾精，新的生命个体诞生，人类得以繁衍。如果阴阳二气在运动中不能交合感应，新事物和新个体就不会产生。

二、阴阳对立制约

对立即相反，如上与下、动与静、水与火、寒与热等。阴阳相反导致阴阳相互制约。如温热可以驱散寒气，冰冷可以降低高温，水可以灭火，火可以使水沸腾汽化等，温热与火属阳，寒冷与水属阴，这就是阴阳对立相互制约。阴阳双方制约的结果，使事物取得了动态平衡。

三、阴阳互根互用

阴阳互根是指一切事物或现象中相互对立着的阴阳两个方面，具有相互依存，互为根本的关系，即阴和阳任何一方都不能脱离另一方而单独存在。每一方都以相对的另一方的存在为自己存在的前提和条件；如热为阳，寒为阴，没有热也就无所谓寒，没有寒也就无所谓热。阴阳互用是指阴阳双方不断地资生，促进和助长对方；如藏于体内的阴精，不断地化生为阳气，保卫于体表的阳气，使阴精得以固守于内，即阴气在内，是阳气的根本，阳气在外是阴精所化生的。

四、阴阳消长平衡

阴阳消长平衡是指对立互根的双方始终处于一定限度内的，彼此互为盛衰的运动变化之中，致阴消阳长或阳消阴长等，包括以下四种类型。

（一）此长彼消

这是制约较强造成的，如热盛伤阴，寒盛伤阳皆属此类。

（二）此消彼长

这是制约不及所造成的，如阴虚火旺，阳虚阴盛皆属此类。

（三）此长彼亦长

这是阴阳互根互用得当的结果，如补气以生血，补血以养气。

（四）此消彼亦消

这是阴阳互根互用不及所造成的，如气虚引起血虚，血虚必然气虚，阳损及阴，阴损及阳等。

阴阳平衡，指对立互根的阴阳双方，总是在一定限度内、在一定条件下维持着相对的动态平衡。

五、阴阳相互转化

阴阳相互转化指对立互根，阴阳双方在一定条件下可以各自向其相反的方面发生转化，即阳可转为阴，阴可转为阳，气血转化，气精转化，寒热转化等，一般都产生于事物发展变化的“物极”阶段，即所谓“物极必反”。阴阳消长是一个量变的过程，而阴阳转化是在量变基础上的质变。

（张　磊）

第二节　五行学说

五行学说也属古代哲学范畴，是以木、火、土、金、水五种物质的特性及其“相生”和“相克”规律来认识世界，解释世界和探求宇宙规律的一种世界观和方法论。所谓五行是指木、火、土、金、水五种物质及其运动变化。

一、五行特性

（一）木的特性

“木曰曲直”，“曲”屈也，“直”伸也。曲直即是指树木的枝条具有生长柔和，能曲又能直的特性。因而引申为凡具有生长、升发、条达、舒畅等性质或作用的事物均归属于木。

（二）火的特性

“火曰炎上”，“炎”是焚烧、热烈之义，“上”是上升。“炎上”是指火具有温热上升的特性。因而引申为凡具有温热、向上等特性或作用的事物，均归属于火。

（三）土的特性

“土爰稼穑”，“爰”通“曰”，“稼”即种植谷物，“穑”即收割谷物。“稼穑”泛指人类种植和收获谷物的农事活动。因而引申为凡具有生化、承载、受纳等性质或作用的事物，均归属于土。

（四）金的特性

“金曰从革”，“从”，由也，说明金的来源，“革”即变革，说明金是通过变革而产生的。自然界现成的金属极少，绝大多数金属都是由矿石经过冶炼而产生的。冶炼即变革的过程，故曰“金曰从革”。因而凡具有沉降、肃杀、收敛等性质或作用的事物，都归属于金。

（五）水的特性

“水曰润下”，“润”即潮湿、滋润、濡润，“下”即向下，下行，“润下”是指水滋润下行的特点。故引申为凡具有滋润、下行、寒凉、闭藏等性质或作用的事物皆归属于水。

二、自然界五行结构系统

见表1-1。

表1-1 自然界五行结构系统

五行	五音	五味	五色	五化	五方	五季	五气
木	角	酸	青	生	东	春	风
火	徵	苦	赤	长	南	夏	暑
土	宫	甘	黄	化	中	长夏*	湿
金	商	辛	白	收	西	秋	燥
水	羽	咸	黑	藏	北	冬	寒

注：*长夏指农历六月份。

三、人体五行结构系统

见表1-2。

表1-2 人体五行结构系统

五行	五脏	五腑	五官	形体	情志	五声	变动	五神	五液	五华
木	肝	胆	目	筋	怒	呼	握	魂	泪	爪
火	心	小肠	舌	脉	喜	笑	忧	神	汗	面
土	脾	胃	口	肉	思	歌	哕	意	涎	唇
金	肺	大肠	鼻	皮	悲	哭	咳	魄	涕	毛
水	肾	膀胱	耳	骨	恐	呻	栗	志	唾	发

人体五行结构系统构成了中医脏象学说的理论构架。

四、五行的生克制化规律

（一）五行相生

五行相生是五行之间递相资生、促进的关系，是事物运动变化的正常规律。其次序为木生火、火生土、土生金、金生水、水生木、木生火。

(二)五行相克

五行相克是五行之间递相克制、制约关系,是事物运动变化的正常规律。其次序为木克土、土克水、水克火、火克金、金克木、木克土。

五行相生关系又称为"母子关系",任何一行都存在"生我"和"我生"两方面的关系。"生我者为母","我生者为子"。五行相克关系又称为"所胜""所不胜"关系,"克我"者为"所不胜","我克者"为"所胜"。

(三)五行制化

五行制化是指五行之间生中有制,制中有生,递相资生制约以维持其整体的相对协调平衡的关系。如木克土,土生金,金克木,说明木克土,而土生金,金反过来再克木,维持相对平衡关系。水克火,水生木,木生火。说明水既克火,又间接生火,以维持相对协调平衡的关系。

五、五行乘侮和母子相及

(一)五行相乘

五行相乘是五行中的某一行对被克者的另一行过度克制,从而致事物与事物之间失去了正常的协调关系,其原因是克我者一行之气过于强盛或我克者一行之气本气虚弱。如生理状态下,木克土;在病理状态下,即出现木乘土,原因有木旺乘土或土虚木乘。

五行相乘规律与五行相克的次序完全一致,但意义不同,前者是病理状态,后者是生理状态。

(二)五行相侮

五行相侮是五行中某一行对原来克我者的一行反向克制,从而使事物间失去了正常的协调关系。其原因是我克者一行之气过于强盛或克我者一行之气本身虚弱。如生理状态下,木克土;在病理状态下,即出现土侮木。五行相侮规律与五行相克规律相反,是一种病理状态。

(三)母子相及

1.母病及子

母行异常影响到子行,结果母子两行均异常。

2.子病犯母

子行异常影响到母行,结果母子两行均异常。

(张　磊)

第三节　藏象学说

藏象学说是通过对人体的生理、病理现象的观察,研究人体脏腑等的生理功能、病理变化及其相互关系的学说。

一、内脏的分类及其区别

见表 1-3。

表 1-3　内脏的分类及其区别

类别	内容	生理功能特点	形态特点
五脏	心，肝，脾，肺，肾	藏精化气生神 藏精气而不泻 满而不能实	主要为实体性器官
六腑	胆，胃，大肠，小肠，膀胱，三焦，心包络	传化物而不藏 实而不能满 以通降为用	多为管腔性器官
奇恒之腑	脑，髓，骨，脉，胆，女子胞（精室）	藏精气而不泻， 不传化物 除胆外，无表里关系 除胆外，无阴阳五行配属关系	形态中空有腔 相对密闭

二、五脏

（一）心的主要生理功能及病理表现

1.心主血脉

心主血脉是指心气推动血液在脉中运行，流注全身，发挥营养和滋润作用。心主血脉的前提条件是心行血，指心气维持心脏的正常搏动，推动血液在脉中运行；心生血，是指心火将水谷精微“化赤”生血；心主脉，是指脉道的通畅，血液在脉中的正常运行，形成脉象。心主血脉的生理表现，主要从以下四个方面观察。面色红黄隐隐，红润光泽；舌质淡红；脉象和缓有力，节律均匀，一息四至；虚里搏动（指心尖）和缓有力，节律均匀，其动应手。其病理表现：心气虚，心血虚，血脉空虚可导致心悸不安，面色苍白或萎黄，舌质淡白，脉细弱微，虚里心悸不安；心血瘀，心血阻滞，可出现心绞痛症状，面色灰暗，唇青舌紫，脉结、代、促、涩，虚里闷痛。

2.心藏神

心藏神主要是指心具有主宰人体五脏六腑，形体官窍的一切生理活动和人体精神意识思维活动的功能。而精神意识思维活动主要体现在五神，即神、魂、魄、意、志。五志，即喜、怒、忧、思、悲。五神五志又分属五脏，但主宰是心。中医学中有心（属五脏）和脑（属奇恒之腑）等概念，但以心概脑。心主神志的生理表现，主要是精神饱满，反应灵敏。其病理表现如下。①心不藏神：反应迟钝，健忘，神志亢奋，烦躁不安，失眠，谵语多梦。②神志衰弱：神志不合，萎靡不振；神志错乱和癫狂等，后者属现代医学重型精神病范畴。

（二）肺的主要生理功能和病理表现

1.肺主宣发

肺主宣发指肺气向上升宣，向外布散。其生理作用：①通过呼吸运动，排除人体内浊气；②通过人体经脉气血运行，布散由脾转输而来的水谷精微，津液于全身，内至五脏六腑，外达肌腠皮毛；③宣发卫气，调节腠理开合，排泄汗液，并发挥抗邪作用。

病理表现为肺失宣发：恶寒发热、自汗或无汗、胸闷、咳喘、鼻塞、流清涕，属现代医学上感范畴。

2.肺主肃降

肺主肃降指肺气向下通降或使呼吸道保持洁净，其生理作用：①通过呼吸运动，吸入自然界清气。②通过经脉气血运行，将肺吸入清气和由脾而来的水谷精微，津液下行布散。③通过咳嗽等反射性保护作用，肃清呼吸道内过多的分泌物，以保持其清洁。

病理表现：肺气上逆，肺失肃降，胸闷，咳喘。

3.肺主气，司呼吸

肺主气指肺具有主持呼吸之气，一身之气的功能概括。肺司呼吸，指肺具有呼浊吸清，实现机体内外气体交换的功能。其生理作用：①吸入自然界的清气，促进人体气的生成，营养全身。②呼出体内浊气，排泄体内废物，调节阴阳平衡。③调节人体气机的升降出入运动。

病理表现：胸闷，咳喘，呼吸不利，呼吸微弱。

4.肺主通调水道

肺主通调水道指肺主宣发肃降功能对体内水液的输布排泄起着疏通和调节作用。水道指人体内水液运行的通道。肺主通调水道其生理作用主要是调节体内水液代谢的平衡。机制主要是肺主宣发使津液向外，向上散布，濡养脏腑、器官、腠理、皮毛，呼浊和排汗，将部分水分和废物排除人体外。肺主肃降，使津液下行布散，濡养人体，使代谢后水液下行布散至膀胱，通过膀胱的气化作用生成尿液。

病理表现：肺通调失职可出现痰饮水肿。

5.肺朝百脉，助心行血

肺朝百脉指全身血液通过经脉聚会于肺并进行气体交换，再输布于全身。肺气宣发肃降具有协助心脏、助心行血、促进血液运动的作用。

病理表现：肺气虚，血脉瘀滞，肺气宣降失调，胸闷，心悸，咳喘，唇青舌紫。

6.肺主治节

肺主治节指肺具有协助心脏对机体各个脏腑组织器官生理活动的治理调节作用，是肺的生理功能的概括。

(三)脾的主要生理功能和病理表现

1.脾主运化水谷

脾主运化水谷指脾对饮食物的消化，化为水谷精气，以及对其的吸收、转输和散精作用。其生理机制：①脾协助胃消磨水谷。②脾协助胃和小肠把饮食物化为水谷精微。③吸收水谷精微转输到心肺，经肺气宣发肃降而布散全身经脉、气血运行布散全身。

病理表现：主要表现为纳少，腹胀，便溏，四肢倦怠无力，少气懒言，面色萎黄，舌质淡白。

2.脾主运化水液

脾主运化水液指脾对水液的吸收、转输、布散作用。其生理机制：①脾吸收津液。②将津液转输到肺，通过肺的宣降而布散全身，起濡养作用，转输到肾，膀胱，经膀胱的气化作用而形成尿液。病理表现主要是脾虚失运而致水液停滞，表现内湿。痰饮，水肿，带下，泻泄等。

3.脾主升清

脾主升清指脾具有将水谷精微等营养物质吸收并上输入心肺头目，通过心肺的作用化生气血以营养全身的功能。

病理表现：①升清不及可出现眩晕、腹胀、便溏、气虚的表现。②中气下陷，腹部胀坠，内脏下垂，如胃下垂、脱肛、子宫下垂等。

4.脾主统血

脾主统血指脾有统摄血液在脉内运行，不使其逸出脉外的作用。脾不统血表现有脾气虚、出血、崩漏、尿血、便血、皮下出血等。

(四)肝的主要生理功能及病理表现

1.肝主藏血

肝主藏血指肝具有贮藏血液、调节血量、防止出血的生理功能。

病理表现：①机体失养，如头目失养，视物模糊，夜盲，目干涩，眩晕；筋脉失养，即肢体拘急，麻木，屈伸不利；胞宫失养，即月经后期，量少，闭经，色淡，清稀。②血证：肝血虚，肝火旺盛，热迫血行。③肝肾阴虚：肝阳上亢，阳亢生风，眩晕，上重下轻，头胀痛，四肢麻木。④月经过多，崩漏。

2.肝主疏泄

肝主疏泄指肝具有疏通、宣泄、升发、调畅气机等综合生理功能，

病理表现：①疏泄不及，即气郁，气滞，胸胁、乳房、少腹胀痛。②疏泄太过：气逆，面红目赤，心烦易怒，头目胀痛。③气滞则血瘀，胸胁刺痛，痛经，闭经。④气滞则水停，鼓胀水肿。⑤肝失疏泄还可引起肝脾不调、肝胃不和致腹胀，恶心，呕吐，嗳气，反酸。⑥肝胆气郁则口苦，恶心，呕吐，黄疸等。⑦肝气郁结：闷闷不乐，多疑善虑，喜太息。⑧肝气上逆，情志亢奋，急躁易怒，失眠多梦。肝失疏泄可引起气血不和，冲任失调，经带胎产异常，不孕不育。

(五)肾的主要生理功能及病理表现

1.肾藏精

肾藏精是指肾具有封藏精气、促进人体生长发育和生殖功能，以及调节机体的代谢和生殖活动的作用。

肾精包括先天之精和后天之精。先天之精指禀受于父母的生殖之精，后天之精即水谷精微和脏腑之精，二者之间的关系是后天之精依赖于先天之精活力资助，才能不断化生，先天之精依赖于后天之精的培育充养。肾精可化生肾气，肾气有助于封藏肾精。肾中精气按其功能类别可划分为肾阴、肾阳。肾阴是指肾中精气对各脏腑组织器官起滋养濡润作用的生理效应。肾阳指肾中精气对各脏腑组织器官起推动温煦作用的生理效应。

病理表现：①肾中精气不足，可导致生长发育障碍，生殖繁衍能力减弱，发生某些遗传性或先天性疾病。②肾阴阳失调，肾阳虚可致虚寒证，肾阴虚可致虚热证。

2.肾主水液

肾主水液指肾主持和调节人体的水液代谢平衡。人体代谢水液经三焦下行归肾，肾将含废物成分多的水液下注膀胱。通过肾及膀胱气化作用而排出体外，以维持体内水液代谢的平衡。

病理表现：肾气(阳)虚(肾气不化)可致气化失常，导致水液代谢障碍，津液停滞，尿少，痰饮水肿，癃闭；津液流失(肾气不固)，尿频，尿多。

3.肾主纳气

肾主纳气指肾具有摄纳肺所吸入的清气，以防止呼吸表浅的作用。

病理表现：呼吸表浅微弱，呼多吸少，动辄气喘。

三、六腑

(一)胆的生理功能

(1)藏泻精汁助消化。

(2)主决断,指胆在精神意识活动中具有准确判断做出决定的作用。

(二)胃的生理功能

1.主受纳,腐熟水谷

主受纳,腐熟水谷指胃具有接受容纳饮食物,消化饮食物成为食糜,吸收水谷精微和津液的功能。

2.胃主通降,以通降为和

胃主通降,以通降为和指胃气下行降浊特点而言,主要是指胃受纳水谷并将食糜下传入小肠的作用,同时也概括了胃气协助小肠将食物残渣下传入大肠协助大肠传化糟粕的功能。

(三)小肠的生理功能

1.主受盛化物

主受盛化物指小肠具有接受由胃下降的食糜并将其进一步消化,化为水谷精微的功能。

2.主分清别浊

主分清别浊指小肠将食糜进一步分别为水谷精微,津液和食物残渣,剩余水分的功能。

(四)大肠的生理功能

主传化糟粕,具有接受食物残渣,吸收水分,将食物残渣化为粪便,排除大便的功能。

(五)膀胱的主要生理功能

膀胱的主要生理功能是贮藏津液排泄小便。

(六)三焦的概念及生理功能

三焦的概念其一是指脏腑的外围组织,是分布于胸腹腔的大腑,又称孤腑,其主要功能如下。①通行元气:元气通过三焦而至五脏六腑,推动和激发各脏腑生理功能活动。②决渎行水:具有疏通水道,通行水液的功能,是水液、津液运行输布的道路。

三焦的概念其二是指人体上中下三个部位及其相应脏腑功能的概括。上焦指横膈以上,即心、肺、心包络、头面部、上肢。中焦指横膈以下脐以上,包括脾、胃、肝脏等。下焦指脐以下,包括肝、肾、大小肠、膀胱、精室、子女胞、下肢。其中肝按功能特点可划归下焦,按部位分类划归中焦。三焦的主要生理功能:"上焦如雾",指上焦心肺布散全身津液,营养周身的作用,如同雾露弥散一样。"中焦如沤",是指中焦脾胃消化饮食物,吸收水谷精微,津液的作用,如同酿酒一样。"下焦如渎",是指胃、大肠、小肠,膀胱传导糟粕,排泄废物作用,如同沟渠必需疏通流畅。

四、脏与脏之间的关系

(一)心和肺

心和肺主要表现在气血互根互用。肺主气司呼吸,生成宗气,主宣降,肺朝百脉,助心行血,促进心主血脉的生理功能。心行血,肺脏得养,血为清气载体而布散全身,促进肺主宣降的生理功能。

(二)心和脾

心和脾主要表现在血液的化生、运行上的相辅相成。脾运化水谷精微,则心血充盈。心脏化赤生血,则脾得血养。脾主统血,防止血逸脉外,心气维持心脏的正常搏动,推动血行脉中。

(三)心和肝

心和肝主要反映在血液运行,精神活动的相辅相成。心气维持心脏的正常活动;肝主疏泄则气机条畅,促进血液运行,肝主藏血,调节人体部分血量,有助于血液的正常运行。在精神活动方面，心藏神，产生和主宰人的精神活动，调节人体脏腑生理功能，肝主疏泄，调畅人的精神情志活动，肝藏魂，主谋虑。

(四)心和肾

心和肾主要表现在心肾相交。肾阴上济于心，以滋心阴，则心火不亢，心火下降于肾，以温肾阳，则肾水不寒。

(五)肺与脾

肺与脾主要表现在气的生成，津液输布代谢的协同作用。脾为生气之源，脾主运化水谷精微功能旺盛，则水谷精气来源充足。肺为主气之枢，肺在自然界中吸入清气和脾主运化水谷精气，合称宗气。肺的宣降作用推动全身气血正常运行。在代谢方面，脾主运化水液，上输布于肺，经肺的宣降而输布全身，肺主宣降，通调水道，防止内湿痰饮。

(六)肺与肝

肺与肝主要表现在气机升降协调，气血运行的协同作用。肺主肃降，肝主升发，升降相因，则气机协调，肺朝百脉助心行血，促进气血运行，肝主疏泄，气机条畅，促进血液运行，肝主藏血，调节血量，有助于血液的正常运行。

(七)肺与肾

肺与肾主要表现在水液代谢，呼吸运动。脏阴互资的协同作用。肾主水液，升清降浊，肺主宣发肃降，通调水道，维持水液代谢平衡。肺司呼吸，肺主气，肾主纳气，摄纳肺从自然界吸入之清气，防止呼吸表浅，肾阴是一身阴液之根本，肾阴充养肺阴，肺主肃降下输清气，水谷精气，滋养肾阴。

(八)肝与脾

肝与脾主要表现在对饮食物消化。血液的生成运行方面的协同作用："土得木而达"，脾属土，肝属木，肝主疏泄，气机条畅，促进脾纳腐运化，促进脾升胃降，疏泄胆汁，进入小肠，有助消化。"木赖土以培之"，脾胃功能健旺，气血生化有源，促进肝藏血，藏魂。脾主运化水谷精微，气血生成有源，肝主疏泄，气机条畅，促进血液运行，肝主藏血，调节血量。脾主统血，防止血逸脉外。

(九)肝与肾

肝与肾主要表现在肝肾同源。肝藏血，肾藏精，精血同源于水谷精微，且精血互化。

(十)脾与肾

脾与肾主要表现在水液代谢中的协同作用(见前述)和先后天的资生促进作用。肾阳温煦脾阳，脾运化水谷精微充养肾精。

由于六腑是以传化物为其生理特点，故六腑之间的相互关系主要体现于饮食物的消化吸收和排泄过程中的相互联系和密切配合。

五脏与六腑之间的关系，实际上就是阴阳表里的关系，由于脏属阴，腑属阳，脏为里，腑为表，一脏一腑，一阴一阳，一里一表，相互配合，并有经脉相互络属，从而构成脏腑之间的密切联系。

(张　磊)

第四节　经 络 学 说

经络是经脉和络脉的总称，是人体运行全身气血，联络脏腑形体官窍，沟通上下内外的通道。经络学说是研究人体经络系统的组织结构，生理功能，病理变化及其与脏腑形体官窍，气血津液等相互关系的学说，是中医理论体系的重要组成部分。

一、经络系统

经脉是人体气血循行的主要通道，经脉包括十二正经，奇经八脉和十二经别。经脉有固定的循行路线，且循行部位一般较深，多纵行分布于人体上下。十二正经包括手、足三阴经和手、足三阳经。奇经包括督脉、任脉、冲脉、带脉、阴跷脉、阳跷脉、阴维脉、阳维脉，十二经别是十二经脉的较大分支，起于四肢，循行于脏腑深部，上出于颈项浅部。

络脉也是经脉的分支，但多无一定的循行路径，纵横交错，网络全身，多布于人体浅表。络脉有别络，浮络和孙络之分，其中别络的主要功能是加强相为表里的两条经脉之间在体表的联系。

经脉外连经筋和皮部，经脉络脉内络属脏腑，联系全身的组织、器官，散布于体表各处，同时深入体内，连属各个脏腑。经络的基本生理功能是运行全身气血，营养脏腑组织，联络脏腑器官，沟通上下内外，感应传导信息，调节功能平衡。

二、十二经脉

（一）经脉的命名与分布

经脉的命名主要是根据阴阳、手足、脏腑三个方面而定的。人体各部位按阴阳分类，脏为阴，腑为阳，内侧为阴，外侧为阳，手经循于上肢，足经循于下肢。阴经属脏，循行于四肢内侧，阳经属腑，循行于四肢外侧。

十二经脉命名及分布规律见表 1-4。

表 1-4　十二经脉命名及分布规律

			（前）	（中）	（后）
	阴经	手	肺	心包	心
		（内侧）	太阴	厥阴	少阴
		足	脾	肝	肾
十二经脉					
		手	大肠	三焦	小肠
	阳经	（外侧）	阳明	少阳	太阳
		足	胃	胆	膀胱

（二）走向规律

手之三阴，从胸走手；手之三阳，从手走头；足之三阳，从头走足；足之三阴，从足走腹胸。阴经向上，阳经向下。

(三)交接规律

阴阳经交于四肢末端,阳经交于头面部,阴经交于内脏,即手三阴经与手三阳经交于上肢末端,手三阳经与足三阳经交于头面部,足三阳经与足三阴经交于下肢末端,足三阴经与手三阴经交于内脏。

(四)表里关系

主要与脏腑的表里关系有关,如手太阴肺经,属肺络大肠,手阳明大肠经,属大肠络肺,其特点是四肢内外侧相对的两条经互为表里。如手太阴肺经分布于上肢内侧前部,手阳明大肠经分布于上肢外侧前部。

(五)流注次序

手太阴肺经→食指端→手阳明大肠经→鼻翼旁→足阳明胃经→足大趾端→足太阴脾经→心中手少阴心经→小指端→手太阳小肠经→目内眦→足太阳膀胱经→足小指端→足少阴肾经→胸中→手厥阴心包经→无名指端→手少阳三焦经→目外眦→足少阳胆经→足大趾→足厥阴肝经→肺中→手太阴肺经。

三、奇经八脉

奇经八脉是督、任、冲、带、阴跷、阳跷、阴维、阳维脉的总称。其主要功能是可加强十二经脉之间的联系,调节十二经脉气血,参与肝、肾、女子胞、脑、髓等重要脏器生理功能。其中督脉为阳脉之海,总督一身之阳经。任脉为阴脉之海,总督一身之阴经,冲脉为血海,调节十二经脉气血。

(张 磊)

第二章

中医诊断方法

第一节　望　诊

望诊是医师运用视觉观察患者的神色形态、局部表现，舌象、分泌物和排泄物色质的变化来诊察病情的方法。望诊应在充足的光线下进行，以自然光线为佳。

一、全身望诊

全身望诊主要是望患者的精神、面色、形体、姿态等，从而对病性的寒热虚实，病情的轻重缓急，形成总体的认识。

（一）望神

神，广义是指高度概括的人体生命活动的外在表现，狭义是指神志、意识、思维活动。望神即是通过观察人体生命活动的整体表现来判断病情。

1.得神

得神多见精力充沛，神志清楚，表情自然，言语正常，反应灵敏，面色明润含蓄，两目灵活明亮，呼吸顺畅，形体壮实，肌肉丰满等。

2.少神

少神多见于神气不足，精神倦怠，动作迟缓，气短懒言，反应迟钝，面色少华等。

3.失神

失神多见于神志昏迷，或烦躁狂乱，或精神萎靡；目睛呆滞或晦暗无光，转动迟钝；形体消瘦，或全身水肿；面色晦暗或鲜明外露；还可见到呼吸微弱，或喘促鼻扇，甚则猝然仆倒，目闭口开，手撒遗尿，或搓空理线，寻衣摸床等。

4.假神

假神多见大病、久病、重病之人，精神萎靡，面色暗晦，声低气弱，懒言少食，病未好转，突然见精神转佳，两颊色红如妆，语声清亮，喋喋多言，思食索食等。也称“回光返照”“残灯复明”。

（二）望色

望色是指通过观察皮肤色泽变化以了解病情的方法。能了解脏腑功能状态和气血盛衰、病邪的性质及邪气部位。

1.常色

正常的面色与皮肤色，包括主色与客色。

(1)主色：终生不变的色泽。

(2)客色：受季节、气候、生活和工作环境、情绪及运动的因素影响所致气色的短暂性改变。

2.病色

病色包括五色善恶与五色变化。五色善恶主要通过色泽变化反映出来，明润光泽而含蓄为善色；晦暗枯槁而显露为恶色。五色变化主要表现有青、赤、黄、白、黑五色，主要反映主病、病位、病邪性质和病机。

(1)青色：主寒证、痛证、惊风、血瘀。

(2)赤色：主热。

(3)黄色：主湿、虚、黄疸。

(4)白色：主虚、寒，失血。

(5)黑色：主肾虚、水饮、瘀血。

(三)望形体

形体指患者的外形和体质。

1.胖瘦

主要反映阴阳气血的偏盛偏衰的状态。

2.水肿

面浮肢肿而腹胀为水肿证；腹胀大如裹水，脐突、腹部有青筋是臌胀之证。

3.瘦瘪

大肉消瘦，肌肤干瘪，形肉已脱，为病情危重之恶病质。小儿发育迟缓，面黄肌瘦，或兼有胸廓畸形，前囟迟闭等，多为疳积之证。

(四)望动态

动态指患者的行、走、坐、卧、立等体态。

1.动静

阳证、热证、实证者多以动为主；阴证、寒证、虚证者多以静为主。

2.咳喘

呼吸气粗，咳嗽喘促，难于平卧，坐而仰首者，是肺有痰热，肺气上逆之实证；喘促气短，坐而俯首，动则喘甚，是肺虚或肾不纳气；身肿心悸，气短咳喘，喉中痰鸣，多为肾虚水泛，水气凌心射肺之证。

3.抽搐

多为动风之象。手足拘挛，面颊牵动，伴有高热烦渴者，为热盛动风。伴有面色萎黄，精神萎靡者为血虚风动；手指震颤蠕动者，多为肝肾阴虚，虚风内动。

4.偏瘫

猝然昏仆，不省人事，偏侧手足麻木，运动不灵，口眼㖞斜，为中风偏枯。

5.痿痹

关节肿痛，屈伸不利，沉重麻木或疼痛者多是痹证；四肢痿软无力，行动困难，多是痿证。

二、局部望诊

局部望诊是对患者的某些局部进行细致的观察，而了解病情的方法。

(一)望头面

头部过大过小均为异常，多由先天不足而致；囟门陷下或迟闭，多为先天不足或津伤髓虚；面肿者，或为水湿泛上，或为风邪热毒；腮肿者，多为风温毒邪，郁阻少阳；口眼㖞斜者，或为风邪中络，或为风痰阻络，或为中风。

(二)望五官

1.望眼

眼部内应五脏，可反映五脏的情况。其中目眦血络属心，白睛属肺，黑睛属肝，瞳子属肾，眼胞属脾。望眼主要包括望眼神、色泽、形态的变化以了解人体气血盛衰的变化。

2.望耳

耳主要反映肾与肝胆情况。

3.望鼻

鼻主要反映肺与脾胃的情况。

4.望口唇

口唇主要反映脾胃的情况。

5.望齿龈

齿龈主要反映肾与胃的情况。

(三)望躯体

见瘿瘤者，为肝气郁结，气结痰凝；见瘰疬者，为肺肾阴虚，虚火灼津，或感受风火时毒，郁滞气血；项强者，为风寒外袭，经气不利，或为热极生风；鸡胸者，多为先天不足，或为后天失养；腹部深陷，多为久病虚弱，或为新病津脱；腹壁青筋暴露者，多属肝郁血瘀。

(四)望皮肤

主要观察皮肤的外形变化及斑疹、痘疮、痈疽、疔疖等情况。

(五)望毛发

主要为色泽、分布及有无脱落等情况。

三、望排出物

望排出物包括望排泄物和分泌物。如痰、涎、涕、唾，呕吐物，大小便等，通过观察性状、色泽、量的多少等辨别疾病的寒热虚实，脏腑的盛衰和邪气的性质。

四、望小儿指纹

望小儿指纹适用于3岁以内的小儿，与成人诊寸口脉具有相同的诊断意义。小儿指纹是手太阴肺经的分支，按部位可分为风、气、命三关。示指第一节为风关，第二节为气关，第三节为命关。正常指纹为红黄隐隐于示指风关之内。其临床意义可概括为纹色辨寒热，即红紫多为热证，青色主惊风或疼痛，淡白多为虚证；淡滞定虚实，即色浅淡者为虚证，色浓滞者为实证；浮沉分表里，即指纹浮显者多表证，指纹深沉者多为里证；三关测轻重，即指纹突破风关，显至气关，甚至显于命关，表明病情渐重，若直达指端称为“透关射甲”，为临床危象。

五、望舌

舌诊对了解疾病本质，指导辨证论治有重要意义。

望舌时应注意光线充足，以自然光线为佳。患者应自然伸舌，不可太过用力。并注意辨别染苔。正常舌象可概括为淡红舌，薄白苔，即舌质淡红明润，胖瘦适中，柔软灵活；舌苔薄白均匀，干湿适中，不黏不腻，揩之不去。

（一）望舌质

1.舌色

（1）淡白舌：舌色红少白多，色泽浅淡，多为阳气衰弱或气血不足，为血不盈舌，舌失所养而致。主虚证、寒证。

（2）红舌：舌色鲜红或正红，多由热邪炽盛，迫动血行，舌之血脉充盈所致。主热证。

（3）绛舌：舌色红深，甚于红舌。主邪热炽盛，主瘀。

（4）青紫舌：色淡紫无红者为青舌，舌深绛而暗是紫舌，二者常常并见。青舌主阴寒，瘀血；紫舌主气血壅滞，瘀血。

2.望舌形

（1）老嫩：舌质粗糙，坚敛苍老，主实证或热证，多见于热病极期；浮胖娇嫩，或边有齿痕，主虚证或寒证，多见于疾病后期。

（2）胖瘦：舌体肥大肿胀为胖肿舌，舌体瘦小薄瘪为瘦瘪舌。

（3）芒刺：舌乳头增生、肥大高起，状如草莓星点，为热盛之象。

（4）裂纹：舌面有裂沟，深浅不一，浅如划痕，深如刀割，常见于舌面的前半部及舌尖侧，多因阴液耗伤。

（5）齿印：舌边有齿痕印记称为齿痕舌，多属气虚或脾虚。

（6）舌疮：以舌边或舌尖为多，形如粟粒，或为溃疡，局部红痛，多因心经热毒壅盛而成。

（7）舌下络脉：舌尖上卷，可见舌底两侧络脉，呈青紫色。若粗大迂曲，兼见舌有瘀斑瘀点，多为有瘀血之象。

3.望舌态

（1）痿软：舌体痿软无力，伸卷不灵，多为病情较重。

（2）强硬：舌体板硬强直，活动不利，言语不清，称舌强。

（3）震颤：舌体震颤抖动，不能自主。常因热极生风或虚风内动所致。

（4）歪斜：舌体伸出时，舌尖向左或向右偏斜，多为风中经络，或风痰阻络而致。

（5）卷缩：舌体卷缩，不能伸出，多为危重之证。

（6）吐弄：舌体伸出，久不回缩为吐舌。舌体反复伸出舐唇，旋即缩回为弄舌，为心脾经有热所致。

（7）麻痹：舌体麻木，转动不灵称舌麻痹。常见于血虚风动或肝风挟痰等证。

（8）舌纵：舌体伸出，难以收回称为舌纵，多属危重凶兆。

（二）望舌苔

1.苔质

（1）厚薄：透过舌苔能隐约见到舌质者为薄，不见舌质者为厚。苔质的厚薄可反映病邪的浅深和轻重。苔薄者多邪气在表，病轻邪浅；苔厚者多邪入脏腑，病较深重。由薄渐厚，为病势渐增;由厚变薄,为正气渐复。

(2)润燥:反映津液之存亡。苔润表示津液未伤;太过湿润,水滴欲出者为滑苔,主脾虚湿盛或阳虚水泛。苔燥多为津液耗伤,或热盛伤津,或阴液亏虚。舌质淡白,口干不渴,或渴不欲饮,多为阳虚不运,津不上承。

(3)腐腻:主要反映中焦湿浊及胃气的盛衰情况。颗粒粗大,苔厚疏松而厚,易于刮脱者,称为腐苔,多为实热蒸化脾胃湿浊所致;颗粒细小,状如豆腐渣,边缘致密而黏,中厚或糜点如渣,多为湿热或痰热所致;苔厚,刮之不脱者,称为腻苔,多为湿浊内蕴,阳气被遏所致。

2.苔色

(1)白苔:多主表证、寒证、湿证。

(2)黄苔:多主里证、热证。黄色越深,热邪越重。

(3)灰苔:多主痰湿、里证。

(4)黑苔:主里证,多见于病情较重者。苔黑干焦而舌红,多为实热内炽;苔黑燥裂,舌绛芒刺,为热极津枯;苔薄黑润滑,多为阳虚或寒盛。

3.苔形

舌苔布满全舌者为全苔,分布于局部者为偏苔,部分剥脱者为剥苔。全苔主痰湿阻滞;偏苔,多属肝胆病证;苔剥多处而不规则称花剥苔,主胃阴不足;小儿苔剥,状如地图者,多见于虫积;舌苔光剥,舌质绛如镜面,为肝肾阴虚或热邪内陷。

(张　磊)

第二节　闻　　诊

闻诊是通过听声音和嗅气味来诊察疾病的方法。

一、听声音

(一)声音

实证和热证,声音重浊而粗、高亢洪亮、烦躁多言;虚证和寒证,声音轻清、细小低弱,静默懒言。

(二)语言

1.谵语

神志不清,语无伦次,语意数变,声音高亢。多为热扰心神之实证。

2.郑声

神志不清,声音细微,语多重复,时断时续。为心气大伤,精神散乱之虚证。

3.独语

喃喃自语,喋喋不休,逢人则止。属心气不足之虚证,或痰气郁结清窍阻蔽所致。

4.狂言

精神错乱,语无伦次,不避亲疏。多为痰火扰心。

5.言謇

舌强语謇,言语不清。多为中风症。

(三)呼吸

1.呼吸

呼吸主要与肺肾病变有关。呼吸声高气粗而促,多为实证和热证;呼吸声低气微而慢,多为虚证和寒证。呼吸急促而气息微弱,为元气大伤的危重证候。

2.气喘

呼吸急促,甚则鼻翼翕动,张口抬肩,难以平卧,多为肺有实邪或肺肾两虚所致。

3.哮

呼吸时喉中有哮鸣音。哮证有冷热之别,多时发时止,反复难愈,多为缩痰内状,或外邪所诱发。

4.上气

气促咳嗽,气逆呕呃。多为痰饮内停,或阴虚火旺,气道壅塞而致。

5.太息

时发长吁短叹,以呼气为主。多为情志抑郁,肝不疏泄。

(四)咳嗽

有声无痰为咳,有痰无声为嗽,有痰有声为咳嗽。暴咳声哑为肺实;咳声低弱而少气,或久咳喑哑,多为虚证。

(五)呕吐

胃气上逆,有声有物自口而出为呕吐,有声无物为干呕,有物无声为吐。虚证或寒证,呕吐来势徐缓,呕声低微无力;实证或热证,呕吐来势较猛,呕声响亮有力。

(六)呃逆

气逆于上,自咽喉出,其声呃呃,不能自主,俗称“打呃”。虚寒者,呃声低沉而长,气弱无力;实热者,呃声频发,高亢而短,响而有力。

二、嗅气味

(一)口气

酸馊者是胃有宿食;臭秽者,是脾胃有热,或消化不良;腐臭者,可为牙疳或内痈。

(二)汗气

汗有腥膻味为湿热蕴蒸;腋下汗臭者,多为狐臭。

(三)痰涕气味

咳唾浊痰脓血,味腥臭者为肺痈;鼻流浊涕,黄稠有腥臭为肺热鼻渊。

(四)二便气味

大便酸臭为肠有积热;大便溏薄味腥为肠寒;失气奇臭为宿食积滞;小便臭秽黄赤为湿热;小便清长色白为虚寒。

(五)经带气味

白带气味臭秽,多为湿热;带下清稀腥臊多为虚寒。

(公凤娇)

第三节　问　诊

问诊包括询问一般情况、主诉、既往史、个人生活史、家族史并围绕主诉重点询问现在证候等。

一、问寒热

(一)恶寒发热

恶寒与发热同时出现,多为外感病初期,是表证的特征。

(二)但寒不热

多为里寒证。新病畏寒为寒邪直中;久病畏寒为阳气虚衰。

(三)但热不寒

高热不退,为壮热,多为里热炽盛;按时发热,或按时热盛为潮热(日晡潮热者,为阳明腑实证;午后潮热,入夜加重,或骨蒸痨热者,为阴虚)。

(四)寒热往来

恶寒与发热交替而发,为正邪交争于半表半里,见于少阳病和疟疾。

二、问汗

主要诊察有是否汗出,汗出部位、时间、性质、多少等。

(一)表证辨汗

表实无汗,多为外感风寒;表证有汗,为表虚证或表热证。

(二)里证辨汗

汗出不已,动则加重者为自汗,多因阳气虚损,卫阳不固;睡时汗出,醒则汗止为盗汗,为阴虚内热;身大热大汗出,为里热炽盛,迫津外泄;汗热味咸,脉细数无力,为亡阴证;汗凉味淡,脉微欲绝者,为亡阳证。

(三)局部辨汗

头汗可因阳热或湿热;半身汗出者,多无汗部位为病侧,可因痰湿或风湿阻滞,或中风偏枯;手足心汗出甚者,多因脾胃湿热,或阴经郁热而致。

三、问疼痛

(一)疼痛的性质

新病疼痛,痛势剧烈,持续不解而拒按者为实证;久病疼痛,痛势较轻,时痛时止而喜按者为虚证。

(二)疼痛的部位

头痛,痛连项背,病在太阳经;痛在前额或连及眉棱骨,病在阳明经;痛在两颞或太阳穴附近,为少阳经病;头痛而重,腹满自汗,为太阴经病;头痛连及脑齿,指甲微青,为少阴经病;痛在巅顶,牵引头角,气逆上冲,甚则作呕,为厥阴经病。胸痛多为心肺之病。常见于热邪壅肺,痰浊阻肺,气滞血瘀，肺阴不足及肺痨、肺痈、胸痹等证。胁痛，多与肝胆病关系密切，可见于肝郁气滞、肝胆湿热、肝胆火盛、瘀血阻络及水饮内停等病证。脘腹痛，其病多在脾胃。可因寒凝、热结、气滞、血瘀、食积、虫积、气虚、血虚、阳虚所致。喜暖为寒，喜凉为热，拒按为实，喜按为虚。腰痛，或为寒湿痹证，或为湿热阻络，或为瘀血阻络，或为肾虚所致。四肢痛，多见于痹证。疼痛游走者，为行痹；剧痛喜暖者，为寒痹；重着而痛者，为湿痹；红肿疼痛者，为热痹。足跟或胫膝酸痛为气血亏虚，经气不利常见。

四、问饮食口味

主要问食欲好坏，食量多少，口渴饮水，口味偏嗜，冷热喜恶，呕吐与否等情况，以判断胃气有无及脏腑虚实寒热。

五、问睡眠

主要有失眠与嗜睡。不易入睡，或睡而易醒不能再睡，或睡而不酣，易于惊醒，甚至彻夜不眠者为失眠，为阳不入阴，神不守舍所致。时时欲睡，眠而不醒，精神不振，头沉困倦者为嗜睡，多见于痰湿内盛、困阻清阳、阳虚阴盛或气血不足。

六、问二便

主要了解二便的次数、便量、性状、颜色、气味以及便时有无疼痛、出血等方面。

七、问小儿及妇女

(一)问小儿

主要应了解出生前后的情况，以及预防接种和传染病史与传染病接触史，小儿常见致病因素有易感外邪、易伤饮食、易受惊吓等。

(二)问妇女

应了解月经的初潮、月经周期、行经天数、经量、经色、经质、末次月经，或痛经、带下、妊娠、产育以及有无经闭或绝经年龄等情况。

(周　鹰)

第四节　切　诊

一、脉诊的部位和方法

脉诊的常用部位是手腕部的寸口脉，并分为寸、关、尺三部。通常以腕后高骨为标记，其内侧为关，关前(腕侧)为寸，关后(肘侧)为尺。其临床意义大致为左手寸候心、关候肝胆，右手寸候肺、关候脾胃，两手尺候肾。

以中指定关位，示指切寸位，环指(无名指)切尺位。诊脉时用轻力切在皮肤上称为浮取或轻取；用力不轻不重称中取；用重力切按筋骨间称为沉取或重取。诊脉时，医师的呼吸要自然均匀，以医师正常的一呼一吸的时间去计算患者的脉搏数。切脉的时间必须在50秒以上。

二、正常脉象

正常脉象：三部有脉，沉取不绝，一息四至（每分钟70～80次），不浮不沉，不大不小，从容和缓，流畅有力。临床所见斜飞脉、反关脉均为脉道位置的变异，不属于病脉。

三、常见病脉及主病

（一）浮脉

1.脉象

轻取即得，重按反减；举之有余，按之稍弱而不空。

2.主病

主表证，为卫阳与邪气交争，脉气鼓动于外而致。也见于虚证，多因精血亏损，阴不敛阳或气虚不能内守，脉气浮散于外而致。内伤里虚见浮脉，为虚象严重。

（二）洪脉

1.脉象

脉形宽大，状如波涛，来盛去衰。

2.主病

气分热盛。证属实证，乃邪热炽盛，正气抗邪有力，气盛血涌，脉道扩张而致。

（三）大脉

1.脉象

脉体阔大。但无汹涌之势。

2.主病

邪盛病进，又主正虚。根据脉之有力与无力，辨别邪正的盛衰。

（四）沉脉

1.脉象

轻取不应，重按始得。

2.主病

里证。里实证可见于气滞血瘀、积聚等，为邪气内郁，气血困阻，阳气被遏，不能浮应于外而致，多脉沉而有力按之不衰。里虚证，为气血不足，阳气衰微，不能运行营气于脉外所致，多脉沉无力。

（五）弱脉

1.脉象

轻取不应，重按应指细软无力。

2.主病

气血不足，元气耗损。阳气衰微鼓动无力而脉沉。阴血亏虚，脉道空豁而脉细无力。

（六）迟脉

1.脉象

脉来缓慢，一息脉动不足四至。

2.主病

寒证。脉迟无力，为阳气衰微的里虚寒证。脉迟有力，为里实寒证。

(七)缓脉

1.脉象

一息四至,应指徐缓。

2.主病

湿证、脾虚、亦可见正常人。

(八)结脉

1.脉象

脉来缓中时止,止无定数。

2.主病

主阴盛气结,寒痰瘀血,气血虚衰。实证者脉实有力,迟中有止,为实邪郁遏,心阳被抑,脉气阻滞而致。虚证者脉虚无力,迟中有止,为气虚血衰,脉气不相顺接所致。

(九)数脉

1.脉象

脉来急促,一息五至以上(每分钟 90 次以上)。

2.主病

热证。若数而有力,多因邪热鼓动,气盛血涌,血行加速而致。数而无力,多因精血亏虚、虚阳外越、致血行加速、脉搏加快。

(十)促脉

1.脉象

往来急促,数而时止,止无定数。

2.主病

实证多为阳盛热实或邪实阻滞,见脉促有力。前者因阳热亢盛,迫动血行而脉数,热灼阴津,津血衰少,致急行血气不相接续,故脉有歇止。后者由气滞、血瘀、痰饮、食积等有形之邪阻闭气机,脉气不相接续而致;虚证多为脏气衰败,可见脉促无力。多因阴液亏耗,真元衰惫,气血不相接续而致。

(十一)虚脉

1.脉象

举之无力,按之空虚,应指软弱。

2.主病

虚证,多见于气血两虚。因气虚则血行无力,血少则脉道空虚而致。

(十二)细脉

1.脉象

脉细如线,应指明显,按之不绝。

2.主病

主气血两虚,诸虚劳损;又主伤寒、痛甚及湿证。虚证因营血亏虚,脉道不充,血运无力而致。实证因暴受寒冷或疼痛,则脉道拘急收缩,细而弦紧。湿邪阻遏脉道,则见脉象细缓。

(十三)代脉

1.脉象

脉来迟缓力弱,时发歇止,止有定数。

2.主病

虚证多脉代而无力，良久不能自还，为脏气衰微，脉气不复所致。实证多脉代而有力，多为痹证、痛证、七情内伤、跌打损伤等邪气阻遏脉道，血行涩滞而致。

（十四）实脉

1.脉象

脉来坚实，三部有力，来去俱盛。

2.主病

实证。乃邪气亢盛，正气不衰，正邪剧烈交争，气血涌盛，脉道坚满而致。若虚证见实脉则为真气外越之险候。

（十五）滑脉

1.脉象

往来流利，应指圆滑，如盘走珠。

2.主病

痰饮、食积、实热。为邪正交争，气血涌盛，脉行通畅所致。脉滑和缓者，可见于青壮年的常脉和妇人的孕脉。

（十六）弦脉

1.脉象

形直体长，如按琴弦。

2.主病

肝胆病、诸痛、痰饮、疟疾。弦为肝脉，以上诸因致使肝失疏泄，气机失常，经脉拘急而致；老年人脉象多弦硬，为精血亏虚，脉失濡养而致。此外，春令平脉亦见弦象。

（十七）紧脉

1.脉象

脉来绷紧有力，屈曲不平，左右弹指，如牵绳转索。

2.主病

寒证、痛证、宿食。乃邪气内扰，气机阻滞，脉道拘急紧张而致。

（十八）濡脉

1.脉象

浮而细软。

2.主病

主诸虚，又主湿。

（十九）涩脉

1.脉象

脉细行迟，往来艰涩不畅，如轻刀刮竹。

2.主病

气滞血瘀，伤精血少，痰食内停。

四、按诊

按诊是医师用手直接触摸或按压患者某些部位，以了解局部冷热、润燥、软硬、压痛、肿块或其他异常变化，从而推断疾病部位、性质和病情轻重等情况的一种诊病方法。

（一）按胸胁

主要了解心、肺、肝的病变。

（二）按虚里

虚里位于左乳下心尖冲动处，反映宗气的盛衰。

（三）按脘腹

主要检查有无压痛及包块。腹部疼痛，按之痛减，局部柔软者为虚证；按之痛剧，局部坚硬者为实证。

（四）按肌肤

主要了解寒热、润燥、肿胀等内容。肌肤灼热为热证，清冷为寒证。

（五）按手足

诊手足的冷暖，可判断阳气的盛衰。

（六）按俞穴

通过按压某些特定俞穴以判断脏腑的病变。

（薛伟伟）

第三章

中医治则与治法

第一节 治 则

治则是治疗疾病时所必须遵循的基本原则。它是在整体观念和辨证论治精神指导下而制定的治疗疾病的准绳，对临床立法、处方等具有普遍的指导意义。

治法与治则有别，治法是在一定治则指导下制定的针对疾病与证候的具体治疗大法、治疗方法和治疗措施。其中治疗大法是针对一类相同病机的证候而确立的，如汗、吐、下、和、清、温、补、消法等八法，其适应范围相对较广，是治法中的较高层次。治疗方法却是在治疗大法限定范围之内，针对某一具体证候所确立的具体治疗方法，如辛温解表、镇肝熄风、健脾利湿等，它可以决定选择何种治疗措施。治疗措施，是在治法指导下对病证进行治疗的具体技术、方式与途径，包括药治、针灸、按摩、导引、熏洗等。

治则与治法二者既有区别，又有联系。治则是治疗疾病时指导治法的总原则，具有原则性和普遍性意义；治法是从属于一定治则的具体治疗大法、治疗方法及治疗措施，其针对性及可操作性较强，较为具体而灵活。如从邪正关系来探讨疾病，则不外乎邪正盛衰，因而扶正祛邪就成为治疗的基本原则。在这一总原则的指导下，根据不同的虚证而采取的益气、养血、滋阴、扶阳等治法及相应的治疗手段就是扶正这一治则的具体体现；而在不同的实证中，发汗、清热、活血、涌吐、泻下等治法及采取的相应的治疗手段就是祛邪这一治则的具体体现。

治则与治法的运用，体现出了原则性与灵活性的结合。由于治则统摄具体的治法，而多种治法都从属于一定的治则。因此，治疗上就可执简驭繁，既有高度的原则性，又有具体的可操作性与灵活性。

治病求本，是指在治疗疾病时，必须辨析出疾病的病因病机，抓住疾病的本质，并针对疾病的本质进行治疗。故《素问・阴阳应象大论》说："治病必求于本。"病因病机是对疾病本质的抽象认识，因其涵盖了病因、病性、病位、邪正关系、机体体质及机体反应性等，因而是疾病本质的概括。故"求本"，实际上就是辨清病因病机，确立证候。治病求本是整体观念与辨证论治在治疗观中的体现，是中医学治疗疾病的主导思想。

临床实际操作中，对外感性疾病，着重病因的辨析；对内伤性疾病，则注重病机的辨析。如头痛病，既有因感受六淫邪气，如风寒、风热、风湿、风燥、暑湿等所致者，又有因机体自身代谢失调而产生气虚、血虚、瘀血、痰浊、肝阳上亢、肝火上炎等病理变化而发者。外感性头痛，辨清了病因，则能确立证候而施治，如风寒者以辛温散之，风热者以辛凉解之，风湿者用辛燥之品，风燥者宜辛润之药，暑湿者当芳香化湿。内伤性头痛，一般难以找到确切的病因，因而必须辨明病机，据病机确立证候，然后论治：属气虚者当补气，血虚者当补血，瘀血者当活血，痰浊者宜化痰，肝阳上亢者当平肝潜阳，肝火上炎者宜清肝泻火。

疾病的外在表现与其内在本质一般是统一的，但有时候是不完全一致的，因而透过临床表现探求疾病的本质，即病因病机，是十分重要的。治病求本是治疗疾病的主导思想，而正治与反治、治标与治本、扶正与祛邪、调整阴阳、调理精气血津液、三因制宜等，则是受此主导思想支配和指导的治疗原则。

一、正治与反治

在错综复杂的疾病过程中，病有本质与征象一致者，有本质与征象不一致者，故有正治与反治的不同。

正治与反治，是指所用药物性质的寒热、补泻效用与疾病的本质、现象之间的从逆关系而言。即《素问·至真要大论》所谓："逆者正治，从者反治"。

（一）正治

正治是指采用与疾病的证候性质相反的方药以治疗的一种治疗原则。由于采用的方药与疾病证候性质相逆，如热证用寒药，故又称"逆治"。

正治适用于疾病的征象与其本质相一致的病证。实际上，临床上大多数疾病的外在征象与其病变本质是相一致的，如热证见热象、寒证见寒象等，故正治是临床最为常用的治疗原则。正治主要包括以下几种。

1.寒者热之

寒证热之是指寒性病证出现寒象，用温热方药来治疗，即以热药治寒证。如表寒证用辛温解表方药，里寒证用辛热温里的方药等。

2.热者寒之

热证寒之是指热性病证出现热象，用寒凉方药来治疗，即以寒药治热证。如表热证用辛凉解表方药，里热证用苦寒清里的方药等。

3.虚则补之

虚则补之是指虚损性病证出现虚象，用具有补益作用的方药来治疗，即以补益药治虚证。如阳虚用温阳的方药，阴虚用滋阴方药，气虚用益气的方药，血虚用补血的方药等。

4.实则泻之

实则泻之是指实性病证出现实象，用攻逐邪实的方药来治疗，即以攻邪泻实药治实证。如食滞用消食导滞的方药，水饮内停用逐水的方药，瘀血用活血化瘀的方药，湿盛用祛湿的方药等。

（二）反治

反治是指顺从病证的外在假象而治的一种治疗原则。由于采用的方药性质与病证中假象的性质相同，故又称为"从治"。

反治适用于疾病的征象与其本质不完全吻合的病证。由于这类情况较少见，故反治的应用相对也较少。究其实质，用药虽然是顺从病证的假象，却是逆反病证的本质，故仍然是在治病求本思想指导下针对疾病的本质而进行的治疗。反治主要包括以下内容。

1.热因热用

即以热治热，是指用热性药物来治疗具有假热征象的病证。它适用于阴盛格阳的真寒假热证。如格阳证中，由于阴寒充塞于内，逼迫阳气浮越于外，故可见身反不恶寒，面赤如妆等假热之象，但由于阴寒内盛是病本，故同时也见下利清谷，四肢厥逆，脉微欲绝，舌淡苔白等内真寒的表现。因此，当用温热方药以治其本。

2.寒因寒用

即以寒治寒，是指用寒性药物来治疗具有假寒征象的病证。它适用于阳盛格阴的真热假寒证。如热厥证中，由于里热盛极，阳气郁阻于内，不能外达于肢体起温煦作用，并格阴于外而见手足厥冷，脉沉伏之假寒之象。但细究之，患者手足虽冷，但躯干部却壮热而欲掀衣揭被，或见恶热、烦渴饮冷、小便短赤、舌红绛、苔黄等里真热的征象。这是阳热内盛，深伏于里所致。其外在寒象是假，里热盛极才是病之本质，故须用寒凉药清其里热。

3.塞因塞用

即以补开塞，是指用补益药物来治疗具有闭塞不通症状的虚证。适用于因体质虚弱，脏腑精气功能减退而出现闭塞症状的真虚假实证。如血虚而致经闭者，由于血源不足，故当补益气血而充其源，则无须用通药而经自来。又如肾阳虚衰，推动蒸化无力而致的尿少癃闭，当温补肾阳，温煦推动尿液的生成和排泄，则小便自然通利。再如脾气虚弱，出现纳呆、脘腹胀满、大便不畅时，是因为脾气虚衰无力运化所致，当采用健脾益气的方药治疗，使其恢复正常的运化及气机升降，则症自减。因此，以补开塞，主要是针对病证虚损不足的本质而治。

4.通因通用

即以通治通，是指用通利的药物来治疗具有通泻症状的实证。适用于因实邪内阻出现通泄症状的真实假虚证。一般情况下，对泄泻、崩漏、尿频等症，多用止泻、固冲、缩尿等法。但这些通泄症状出现在实性病证中，则当以通治通。如食滞内停，阻滞胃肠，致腹痛泄泻，泻下物臭如败卵时，不仅不能止泄，相反当消食而导滞攻下，推荡积滞，使食积去而泄自止。又如瘀血内阻，血不循经所致的崩漏，如用止血药，则瘀阻更甚而血难循其经，则出血难止，此时当活血化瘀，瘀去则血自归经而出血自止。再如湿热下注而致的淋证，见尿频、尿急、尿痛等症，以利尿通淋而清其湿热，则症自消。这些都是针对邪实的本质而治。

正治与反治相同之处，都是针对疾病的本质而治，故同属于治病求本的范畴；其不同之处在于：正治适用于病变本质与其外在表现相一致的病证，而反治则适用于病变本质与临床征象不完全一致的病证。

二、治标与治本

标与本是相对而言的，标本关系常用来概括说明事物的现象与本质，在中医学中常用来概括病变过程中矛盾的主次先后关系。

作为对举的概念，不同情况下标与本之所指不同。如就邪正而言，正气为本，邪气为标；就病机与症状而言，病机为本，症状为标；就疾病先后言，旧病、原发病为本，新病、继发病为标；就病位而言，脏腑精气病为本，肌表经络病为标等。

掌握疾病的标本，就能分清主次，抓住治疗的关键，有利于从复杂的疾病矛盾中找出和处理其主要矛盾或矛盾的主要方面。在复杂多变的疾病过程中，常有标本主次的不同，因而治疗上就有先后缓急之分。

（一）缓则治本

缓则治其本，多用在病情缓和，病势迁延，暂无急重病状的情况下。此时必须着眼于疾病本质的治疗。因标病产生于本病，本病得治，标病自然也随之而去。如痨病肺肾阴虚之咳嗽，肺肾阴虚是本，咳嗽是标，故治疗不用单纯止咳法来治标，而应滋养肺肾以治本，本病得愈，咳嗽也自然会消除；再如气虚自汗，则气虚不摄为本，出汗为标。单用止汗，难以奏效，此时应补气以治其本，气足则自能收摄汗液。另外，先病宿疾为本，后病新感为标，新感已愈而转治宿疾，也属缓则治本。

（二）急则治标

病证急重时的标本取舍原则是标病急重，则当先治、急治其标。标急的情况多出现在疾病过程中出现的急重、甚或危重症状，或卒病而病情非常严重时。如病因明确的剧痛，可先缓急止痛，痛止则再图其本。又如水臌患者，就原发病与继发病而言，臌胀多是在肝病基础上形成，则肝血瘀阻为本，腹水为标，如腹水不重，则宜化瘀为主，兼以利水；但若腹水严重，腹部胀满，呼吸急促，二便不利时，则为标急，此时当先治标病之腹水，待腹水减退，病情稳定后，再治其肝病。又如大出血患者，由于大出血会危及生命，故不论何种原因的出血，均应紧急止血以治标，待血止，病情缓和后再治其病本。

另外，在先病为本而后病为标的关系中，有时标病虽不危急，但若不先治将影响本病整个治疗方案的实施时，也当先治其标病。如心脏病的治疗过程中，患者得了轻微感冒，也当先将后病感冒治好，方可使先病即心脏病的治疗方案得以实施。

（三）标本兼治

当标本并重或标本均不太急时，当标本兼治。如在热性病过程中，热盛伤津耗阴，津液与阴气受损，凉润作用减退而致肠燥便秘不通，此时邪热内结为本，津液与阴气受伤为标，治当泻热攻下与滋阴增液通便同用；又如脾气虚衰运化失职，水湿内停，此时脾气虚衰是本，水湿内停为标，治可补脾与祛湿同用；再如素体气虚，抗病力低下，反复感冒，如单补气则易留邪，纯发汗解表则易伤正，此时治宜益气解表。以上均属标本兼治。

总之，病证之变化有轻重缓急、先后主次之不同，因而标本的治法运用也就有先后与缓急、单用或兼用的区别，这是中医治疗的原则性与灵活性有机结合的体现。区分标病与本病的缓急主次，有利于从复杂的病变中抓住关键，做到治病求本。

三、扶正与祛邪

正邪相搏中双方的盛衰消长决定着疾病的发生、发展与转归，正能胜邪则病退，邪能胜正则病进。因此，治疗疾病的一个基本原则，就是要扶助正气，祛除邪气，改变邪正双方力量的对比，使疾病早日向好转、痊愈的方向转化。

（一）扶正祛邪的概念

扶正，即扶助正气，增强体质，提高机体的抗邪及康复能力。适用于各种虚证，即所谓“虚则补之。”而益气、养血、滋阴、温阳、填精、补津以及补养各脏的精气阴阳等，均是扶正治则下确立的具体治疗方法。在具体治疗手段方面，除内服汤药外，还可有针灸、推拿、气功、食疗、形体锻炼等。

祛邪，即祛除邪气，消解病邪的侵袭和损害、抑制亢奋有余的病理反应。适用于各种实证，即所谓“实则泻之。”而发汗、涌吐、攻下、消导、化痰、活血、散寒、清热、祛湿等，均是祛邪治则下确立的具体治疗方法。其具体使用的手段也同样是丰富多样的。

(二)扶正祛邪的运用

扶正与祛邪两者相互为用,相辅相成,扶正增强了正气,有助于机体祛除病邪,即所谓"正胜邪自去";祛邪则在邪气被祛的同时,减免了对正气的侵害,即所谓"邪去正自安"。扶正祛邪在运用上要掌握好以下原则:①攻补应用合理,即扶正用于虚证,祛邪用于实证。②把握先后主次:对虚实错杂证,应根据虚实的主次与缓急,决定扶正祛邪运用的先后与主次。③扶正不留邪,祛邪不伤正。具体运用如下。

1.单独运用

(1)扶正:适用于虚证或真虚假实证。扶正的运用,当分清虚证所在的脏腑经络等部位及其精气血津液阴阳中的何种虚衰,还应掌握用药的峻缓量度。虚证一般宜缓图,少用峻补,免成药害。

(2)祛邪:适用于实证或真实假虚证。祛邪的运用,当辨清病邪性质、强弱、所在病位,而采用相应的治法。还应注意中病则止,以免用药太过而伤正。

2.同时运用

扶正与祛邪的同时使用,即攻补兼施,适用于虚实夹杂的病证。由于虚实有主次之分,因而攻补同时使用时亦有主次之别。

(1)扶正兼祛邪:即扶正为主,辅以祛邪。适用于以正虚为主的虚实夹杂证。

(2)祛邪兼扶正:即祛邪为主,辅以扶正。适用于以邪实为主的虚实夹杂证。

3.先后运用

扶正与祛邪的先后运用,也适用于虚实夹杂证。主要是根据虚实的轻重缓急而变通使用。

(1)先扶正后祛邪:即先补后攻。适应于正虚为主,机体不能耐受攻伐者。此时兼顾祛邪反能更伤正气,故当先扶正以助正气,正气能耐受攻伐时再予以祛邪,可免"贼去城空"之虞。

(2)先祛邪后扶正:即先攻后补。适应于以下两种情况:一是邪盛为主,兼扶正反会助邪;二是正虚不甚,邪势方张,正气尚能耐攻者。此时先行祛邪,邪气速去则正亦易复,再补虚以收全功。总之,扶正祛邪的应用,应知常达变,灵活运用,据具体情况而选择不同的用法。

四、调整阴阳

阴阳失去平衡协调是疾病的基本病机,对此加以调治即为调整阴阳。调整阴阳,即指纠正疾病过程中机体阴阳的偏盛偏衰,损其有余、补其不足,恢复人体阴阳的相对平衡。

(一)损其有余

损其有余,即"实则泻之",适用于人体阴阳中任何一方偏盛有余的实证。

1.泻其阳盛

"阳胜则热"的实热证,据阴阳对立制约原理,宜用寒凉药物以泻其偏盛之阳热,此即"热者寒之"之意。若在阳偏盛的同时,由于"阳胜则阴病",每易导致阴气的亏减,此时不宜单纯地清其阳热,而须兼顾阴气的不足,即清热的同时,配以滋阴之品,即祛邪为主兼以扶正。

2.损其阴盛

"阴胜则寒"的实寒证,宜用温热药物以消解其偏盛之阴寒。此即"寒者热之"之意。若在阴偏盛的同时,由于"阴胜则阳病",每易导致阳气的不足,此时不宜单纯地温散其寒,还须兼顾阳气的不足,即在散寒的同时,配以扶阳之品,同样是祛邪为主兼以扶正之法。

(二)补其不足

补其不足,即“虚则补之”,适用于人体阴阳中任何一方虚损不足的病证。调补阴阳,又有据阴阳相互制约原理的阴阳互制的调补阴阳及据阴阳互根原理的阴阳互济的调补阴阳。阴阳两虚者则宜阴阳并补。

1.阴阳互制之调补阴阳

当阴虚不足以制阳而致阳气相对偏亢的虚热证时,治宜滋阴以抑阳,即唐代王冰所谓“壮水之主,以制阳光”(《素问·至真要大论》注语),《素问·阴阳应象大论》称为“阳病治阴”。这里的“阳病”指的是阴虚则阳气相对偏亢,治阴即补阴之意。

当阳虚不足以制阴而致阴气相对偏盛的虚寒证时,治宜扶阳以抑阴,即王冰所谓“益火之源,以消阴翳”(《素问·至真要大论》注语)。《素问·阴阳应象大论》称为“阴病治阳”。这里的“阴病”指的是阳虚则阴气相对偏盛,治阳即补阳之意。

2.阴阳互济之调补阴阳

对于阴阳偏衰的虚热及虚寒证的治疗,明代张介宾还提出了阴中求阳与阳中求阴的治法,他说:“善补阳者,必于阴中求阳,则阳得阴助而生化无穷;善补阴者,必于阳中求阴,则阴得阳升而泉源不竭”(《景岳全书·新方八阵》)。此即阴阳互济的方法。即据阴阳互根的原理,补阳时适当佐以补阴药谓之阴中求阳,补阴时适当佐以补阳药谓之阳中求阴。其意是使阴阳互生互济,不但能增强疗效,同时亦能限制纯补阳或纯补阴时药物的偏性及不良反应。如肾阴虚衰而相火上僭的虚热证,可用滋阴降火的知柏地黄丸少佐温热的肉桂以阳中求阴,引火归原,即是其例。

3.阴阳并补

对阴阳两虚则可采用阴阳并补之法治疗。但须分清主次而用,阳损及阴者,以阳虚为主,则应在补阳的基础上辅以滋阴之品;阴损及阳者,以阴虚为主,则应在滋阴的基础上辅以补阳之品。

应当指出,阴阳互济之调补和阴阳并补两法,虽然用药上都是滋阴、补阳并用,但主次分寸不同,且适应的证候有别。

4.回阳救阴

此法适用于阴阳亡失者。亡阳者,当回阳以固脱;亡阴者,当救阴以固脱。由于亡阳与亡阴实际上都是一身之气的突然大量脱失,故治疗时都要兼以峻剂补气,常用人参等药。

此外,对于阴阳格拒的治疗,则以寒因寒用,热因热用之法治之。阳盛格阴所致的真热假寒证,其本质是实热证,治宜清泻阳热,即寒因寒用;阴盛格阳所致的真寒假热证,本质是寒盛阳虚,治宜温阳散寒,即热因热用。

总之,运用阴阳学说以指导治疗原则的确定,其最终目的在于选择有针对性的调整阴阳之措施,以使阴阳失调的异常情况复归于协调平衡的正常状态。

五、调理精气血津液

精气血津液是脏腑经络功能活动的物质基础,生理上各有不同功用,彼此之间又相互为用。因此,病理上就有精气血津液各自的失调及互用关系失调。而调理精气血津液则是针对以上的失调而设的治疗原则。

(一)调精

1.填精

填精补髓用于肾精亏虚,此精指的是具有生殖、濡养、化气、生血、养神等功能的一般意义的精，包括先天之精和后天水谷之精。精之病多以亏虚为主，主要表现为生长发育迟缓，生殖功能低下或不能生育，及气血神的生化不足等，可以补髓填精之法治之。

2.固精

固精之法用于滑精、遗精、早泄，甚至精泄不止的精脱之候。其总的病机均为肾气不固，故治当补益肾气以摄精。

3.疏利精气

精之病尚见于阴器脉络阻塞，以致败精、浊精郁结滞留，难以排出；或肝失疏泄，气机郁滞而致的男子不排精之候。治当疏利精气，通络散结。

（二）调气

1.补气

用于较单纯的气虚证。由于一身之气的生成，源于肾所藏先天之精化生的先天之气（即元气），脾胃化水谷而生的水谷之精所化之气，以及由肺吸入的自然界清气。因此，补气多为补益肺、脾、肾。又由于卫气、营气、宗气的化生及元气的充养多与脾胃化生的水谷之气有关，故尤为重视对脾气的补益。

2.调理气机

用于气机失调的病证。气机失调的病变主要有气滞、气逆、气陷、气闭、气脱等。治疗时气滞者宜行气，气逆者宜降气，气陷者宜补气升气，气闭者宜顺气开窍通闭，气脱者则宜益气固脱。

调理气机时，还须注意顺应脏腑气机的升降规律，如脾气主升，肝气疏泄升发，常宜畅其升发之性；胃气主通降，肺气主肃降，多宜顺其下降之性。

（三）调血

1.补血

用于单纯的血虚证。由于血源于水谷精微，与脾胃、心、肝、肾等脏腑的机能密切相关。因此补血时，应注意同时调治这些脏腑的机能，其中又因“脾胃为后天之本”“气血生化之源”，故尤为重视对脾胃的补养。

2.调理血运

血运失常的病变主要有血瘀、出血等，而血寒是血瘀的主要病机，血热、气虚、瘀血是出血的主要病机。治疗时，血瘀者宜活血化瘀，因血寒而瘀者宜温经散寒行血；出血者宜止血，且须据出血的不同病机而施以清热、补气、活血等法。

（四）调津液

1.滋养津液

用于津液不足证。其中实热伤津，宜清热生津。

2.祛除水湿痰饮

用于水湿痰饮证。其中湿盛者宜祛湿、化湿或利湿；水肿或水臌者，宜利水消肿；痰饮为患者，宜化痰逐饮。因水液代谢障碍，多责之肺、脾、肾、肝，故水湿痰饮的调治，从脏腑而言，多从肺、脾、肾、肝入手。

（五）调理精气血津液的关系

1.调理气与血的关系

由于气血之间有着互根互用的关系，故病理上常相互影响而有气病及血或血病及气的病变，结果是气血同病，故需调理两者的关系。

气虚生血不足，而致血虚者，宜补气为主，辅以补血，或气血双补；气虚行血无力而致血瘀者，宜补气为主，辅以活血化瘀；气滞致血瘀者，行气为主，辅以活血化瘀；气虚不能摄血者，补气为主，辅以收涩或温经止血。

血虚不足以养气，可致气虚，宜补血为主，辅以益气；但气随血脱者，因“有形之血不能速生，无形之气所当急固”（清・程国彭《医学心悟》），故应先益气固脱以止血，待病势缓和后再进补血之品。

2.调理气与津液的关系

气与津液生理上同样存在互用的关系，故病理上也常相互影响，因而治疗上就要调理两者关系的失常。

气虚而致津液化生不足者，宜补气生津；气不行津而成水湿痰饮者，宜补气、行气以行津；气不摄津而致体内津液丢失者，宜补气以摄津。而津停而致气阻者，在治水湿痰饮的同时，应辅以行气导滞；气随津脱者，宜补气以固脱，辅以补津。

3.调理气与精关系

生理上气能疏利精行，精与气又可互相化生。病理上气滞可致精阻而排出障碍，治宜疏利精气；精亏不化气可致气虚，气虚不化精可致精亏，治宜补气填精并用。

4.调理精血津液的关系

“精血同源”，故血虚者在补血的同时，也可填精补髓；精亏者在填精补髓的同时，也可补血。“津血同源”，病理上常有津血同病而见津血亏少或津枯血燥，治当补血养津或养血润燥。

六、三因制宜

“人以天地之气生”，指人是自然界的产物，自然界天地阴阳之气的运动变化与人体是息息相通的，因此人的生理活动、病理变化必然受着诸如时令气候节律、地域环境等因素的影响。患者的性别、年龄、体质等个体差异，也对疾病的发生、发展与转归产生一定的影响。因此，在治疗疾病时，就必须根据这些具体因素作出分析，区别对待，从而制定出适宜的治疗方法，即所谓因时、因地和因人制宜。这也是治疗疾病所必须遵循的一个基本原则。

（一）因时制宜

根据时令气候节律特点，来制定适宜的治疗原则，称为“因时制宜”. 因时之“时”一是指自然界的时令气候特点，二是指年、月、日的时间变化规律。《灵枢・岁露论》说：“人与天地相参也，与日月相应也。”因而年月季节、昼夜晨昏时间因素，既可影响自然界不同的气候特点和物候特点，同时对人体的生理活动与病理变化也带来一定影响，因此，就要注意在不同的天时气候及时间节律条件下的治疗宜忌。

以季节而言，由于季节间的气候变化幅度大，故对人的生理病理影响也大。如夏季炎热，机体当此阳盛之时，腠理疏松开泄，则易于汗出，即使感受风寒而致病，辛温发散之品亦不宜过用，以免伤津耗气或助热生变。至于寒冬时节，人体阴盛而阳气内敛，腠理致密，同是感受风寒，则辛温发表之剂用之无碍；但此时若病热证，则当慎用寒凉之品，以防损伤阳气。即如《素问・六元正纪大论》所说：“用寒远寒，用凉远凉，用温远温，用热远热，食宜同法。”即用寒凉方药及食物时，当避其气候之寒凉；用温热方药及食物时，当避其气候之温热。又如暑多夹湿，故在盛夏多注意清暑化湿；秋天干燥，则宜轻宣润燥等。

以月令而言，《素问・八正神明论》说：“月始生，则血气始精，卫气始行；月郭满，则血气实，肌肉坚；月郭空，则肌肉减，经络虚，卫气虚，形独居。”并据此而提出“月生无泻，月满无补，月郭空无治，是谓得时而调之”的治疗原则。即提示治疗疾病时须考虑每月的月相盈亏圆缺变化规律，这在针灸及妇科的月经病治疗中较为常用。

以昼夜而言，日夜阴阳之气比例不同，人亦应之。因而某些病证，如阴虚的午后潮热，湿温的身热不扬而午后加重，脾肾阳虚之五更泄泻等，也具有日夜的时相特征，亦当考虑在不同的时间实施治疗。针灸中的“子午流注针法”即是根据不同时辰而有取经与取穴的相对特异性，是择时治疗的最好体现。

(二)因地制宜

根据不同的地域环境特点，来制定适宜的治疗原则，称为“因地制宜”。不同的地域，地势有高下，气候有寒热湿燥、水土性质各异。因而，在不同地域长期生活的人就具有不同的体质差异，加之其生活与工作环境、生活习惯与方式各不相同，使其生理活动与病理变化亦不尽相同，因地制宜就是考虑这些差异而实施治疗。

如我国东南一带，气候温暖潮湿，阳气容易外泄，人们腠理较疏松，易感外邪而致感冒，且一般以风热居多，故常用桑叶、菊花、薄荷一类辛凉解表之剂；即使外感风寒，也少用麻黄、桂枝等温性较大的解表药，而多用荆芥、防风等温性较小的药物，且分量宜轻。而西北地区，气候寒燥，阳气内敛，人们腠理闭塞，若感邪则以风寒居多，以麻黄、桂枝之类辛温解表多见，且分量也较重。

也有一些疾病的发生与不同地域的地质水土状况密切相关，如地方性甲状腺肿、大骨节病、克山病等地方性疾病。因而治疗时就必须针对疾病发生在不同的地域背景而实施适宜的治疗方法与手段。

(三)因人制宜

根据患者的年龄、性别、体质等不同特点，来制定适宜的治疗原则，称为“因人制宜”。不同的患者有其不同的个体特点，应根据每个患者的年龄、性别、体质等不同的个体特点来制定适宜的治则。如清·徐大椿《医学源流论》指出：“天下有同此一病，而治此则效，治彼则不效，且不惟无效，而及有大害者，何也？则以病同人异也。”

1.年龄

年龄不同，则生理功能、病理反应各异，治宜区别对待。如小儿生机旺盛，但脏腑娇嫩，气血未充，发病则易寒易热，易虚易实，病情变化较快。因而，治疗小儿疾病，药量宜轻，疗程多宜短，忌用峻剂。青壮年则气血旺盛，脏腑充实，病发则由于邪正相争剧烈而多表现为实证，可侧重于攻邪泻实，药量亦可稍重。而老年人生机减退，气血日衰，脏腑机能衰减，病多表现为虚证，或虚中夹实。因而，多用补虚之法，或攻补兼施，用药量应比青壮年少，中病即止。

2.性别

男女性别不同，各有其生理、病理特点，治疗用药亦当有别。妇女生理上以血为本，以肝为先天，病理上有经、带、胎、产诸疾及乳房、胞宫之病。月经期、妊娠期用药时当慎用或禁用峻下、破血、重坠、开窍、滑利、走窜及有毒药物；带下以祛湿为主；产后诸疾则应考虑是否有恶露不尽或气血亏虚，从而采用适宜的治法。男子生理上则以精气为主，以肾为先天，病理上精气易亏而有精室疾病及男性功能障碍等特有病证，如阳痿、阳强、早泄、遗精、滑精以及精液异常等，宜在调肾基础上结合具体病机而治。

3.体质

因先天禀赋与后天生活环境的不同，个体体质存在着差异，一方面不同体质有着不同的病邪易感性，另一方面，患病之后，由于机体的体质差异与反应性不同，病证就有寒热虚实之别或“从化”的倾向。因而治法方药也应有所不同：偏阳盛或阴虚之体，当慎用温热之剂；偏阴盛或阳虚之体，则当慎用寒凉之品；体质壮实者，攻伐之药量可稍重；体质偏弱者，则应采用补益之剂。

三因制宜的原则，体现了中医治疗上的整体观念及辨证论治在应用中的原则性与灵活性，只有把疾病与天时气候、地域环境、患者个体诸因素等加以全面的考虑，才能使疗效得以提高。

（张朝辉）

第二节　治　法

一、汗法

汗法亦称解表法，即通过开泄腠理，促进发汗，使表证随汗出而解的治法。

（一）应用要点

汗法不仅能发汗，凡欲祛邪外出，透邪于表，畅通气血，调和营卫，皆可酌情用之。临床常用于解表、透疹、祛湿和消肿。

1.解表

通过发散，以祛除表邪，解除恶寒发热、鼻塞流涕、头项强痛、肢体酸痛、脉浮等表证。由于表证有表寒、表热之分，因而汗法又有辛温、辛凉之别。辛温用于表寒，以麻黄汤、桂枝汤、荆防败毒散为代表；辛凉用于表热证，以桑菊饮、银翘散等为代表。

2.透疹

通过发散，以透发疹毒。如麻疹初起，疹未透发，或难出而透发不畅，均可用汗法透之，使疹毒随汗透而散于外，以缓解病势。透疹之汗法，一般用辛凉，少用辛温，且宜选用具有透疹功能的解表药组成。如升麻葛根汤、竹叶柳蒡汤。尚需注意者，麻疹虽为热毒，宜于辛凉清解，但在初起阶段，应避免使用苦寒沉降之品，以免疹毒冰伏，不能透达。

3.祛湿

通过发散，以祛风除湿。故外感风寒而兼有湿邪，以及风湿痹证，均可酌用汗法。素有脾虚蕴湿，又感风寒湿邪，内外相会，风湿相搏，发为身体烦疼，并见恶寒发热无汗、脉浮紧等表证，法当发汗以祛风湿，兼以燥湿健脾，宜用麻黄加术汤。如有湿郁化热之象，症见一身尽疼、发热、日晡加剧者，则法当宣肺祛风、渗湿除痹，如麻黄杏仁薏苡甘草汤之类。

4.消肿

通过发散，既可逐水外出而消肿，更能宣肺利水以消肿。故汗法可用于水肿实证而兼有表证者。对于风水恶风、脉浮、一身悉肿、口渴、不断出汗而表有热者，为风水夹热，法当发汗退肿，兼以清热，宜越婢汤或越婢加术汤，如与五皮饮合方，疗效更佳。对于身面浮肿、恶寒无汗、脉沉小者，则属少阴虚寒而兼表证，法当发汗退肿，兼以温阳，宜用麻黄附子甘草汤加减。

（二）注意事项

1.注意不要过汗

运用汗法治疗外感热病，要求达到汗出热退，脉静身凉，以周身微汗为度，不可过汗和久用。

发汗过多，甚则大汗淋漓，则耗伤阴液，可致伤阴或亡阳。张仲景在《伤寒论》中说："温服令一时许，遍身漐漐微似有汗者益佳，不可令如水流漓，病必不除。"他强调汗法应中病即止，不必尽剂，同时对助汗之护理也甚重视。凡方中单用桂枝发汗者，要求啜热粥或温服以助药力，若与麻黄、葛根同用者，则一般不需啜热粥或温服。乃因药轻则需助，药重则不助，其意仍在使发汗适度。

2.注意用药峻缓

使用汗法，应视病情轻重与正气强弱而定用药的峻缓。一般表虚用桂枝汤调和营卫，属于轻汗法；而表实用麻黄汤发泄郁阳，则属于峻汗法。此外尚有麻桂各半汤之小汗法，以及桂二麻一汤的微汗法等。使用汗法，还应根据时令及体质而定峻缓轻重。暑天炎热，汗之宜轻，配用香薷饮之类；冬令严寒，汗之宜重，酌选麻黄汤之类。体质虚者，汗之宜缓，用药宜轻；体质壮实，汗之可峻，用药宜重。

3.注意兼杂病证

由于表证有兼杂证候的不同，汗法又当配以其他治法。如兼气滞者，当理气解表，用香苏散之类；兼痰饮者，当化饮解表，用小青龙汤之类。尤需注意的是，对于虚人外感，务必照顾正气，采用扶正解表之法。兼气虚者，当益气解表，如用参苏饮、人参败毒散；兼阳虚者，当助阳解表，如用麻黄附子细辛汤；兼血虚者，当养血解表，如用葱白七味饮；兼阴虚者，当滋阴解表，如用加减葳蕤汤。

4.注意不可妄汗

《伤寒论》中论述不可汗的条文甚多，概括起来就是汗家、淋家、疮家、衄家、亡血家、咽喉干燥、尺中脉微、尺中脉迟，以及病在里者，均不可汗。究其原因，或是津亏，或是血虚，或是阳弱，或兼热毒，或兼湿热，或种种因素兼而有之，故虽有表证，仍不可单独使用辛温发汗，必须酌情兼用扶正或清热等法。此外，对于非外感风寒之发热头痛，亦不可妄汗。

二、清法

清法亦称清热法，即通过寒凉泄热的药物和措施，使邪热外泄，消除里热证的治法。其内容十分丰富，应用也很广泛。

(一)应用要点

1.清热生津

温病出现高热烦躁、汗出蒸蒸、渴喜冷饮、舌红苔黄、脉洪大等症，是热入气分，法当清热生津，常用白虎汤之类；如正气虚弱，或汗多伤津，则宜白虎加人参汤；温病后期，余热未尽，津液已伤，胃气未复，又宜用竹叶石膏汤一类，以清热生津、益气和胃。

2.清热凉血

温病热入营血，症见高热烦躁、谵语神昏、全身发斑、舌绛少苔、脉细而数，或因血热妄行，引起咯血、鼻衄及皮下出血等，均宜清热凉血。如营分热甚用清营汤，血分热甚用犀角地黄汤，血热发斑用化斑汤等。

3.清热养阴

温病后期，伤津阴虚，夜热早凉，热退无汗；或肺痨阴虚，午后潮热，盗汗咳血，均宜清热养阴。如温病后期，伤阴虚热，用青蒿鳖甲汤之类；虚劳骨蒸，用秦艽鳖甲散之类。

4.清热解暑

暑热证，发热多汗、心烦口渴、气短倦怠，舌红脉虚；或小儿疰夏，久热不退，均宜清热解暑，或兼益气生津。如用清络饮解暑清热，用清暑益气汤消暑补气，用生脉散加味治疗暑热而致之气阴两虚等。

5.清热解毒

热毒诸证，如丹毒、疔疮、痈肿、喉痹、痄腮，以及各种疫证、内痈等，均宜清热解毒。如疔毒痈肿用五味消毒饮；泻实火、解热毒用黄连解毒汤；解毒、疏风、消肿，则用普济消毒饮等。

6.清热除湿

湿热为患，当以其病性病位不同而选用适当方药。如肝胆湿热用龙胆泻肝汤，湿热黄疸用茵陈蒿汤，湿热下痢用香连丸或白头翁汤等。

7.清泻脏腑

脏腑诸火，均宜清热泻火。如心火炽盛，见烦躁失眠、口舌糜烂、大便秘结，甚则吐衄者，用大黄泻心汤以清心火；心移热于小肠，兼见尿赤涩痛者，用导赤散泻心火兼清小肠；肝胆火旺，见面目红赤、头痛失眠、烦躁易怒、胸胁疼痛、便结尿黄者，用龙胆泻肝汤清泻肝胆；胃火牙痛，见口唇溃痛，用清胃散泻胃火；肺热咳嗽，用泻白散清肺火；肾虚火亢，见潮热、盗汗、遗精者，用知柏地黄汤泻肾火等。

（二）注意事项

1.注意真热假热

使用清法，必须针对实热之证而用，勿为假象所迷惑，对于真寒假热，尤须仔细辨明，以免误用清法，造成严重后果。正如《医学心悟》指出："有命门火衰，浮阳上泛，有似于火者；又有阴盛格阳假热之证，其人面赤狂躁，欲坐卧泥水中；或数天不大便，或舌黑而润，或脉反洪大，峥峥然鼓击于指下，按之豁然而空者；或口渴欲得冷饮而不能下；或因下元虚冷，频饮热汤以自救。世俗不识，误投凉药，下咽即危矣。此不当清而清之误也。"

2.注意虚火实火

使用清法，又须分清外感与内伤、虚火与实火。外感多实，内伤多虚，病因各异，治法迥别。外感风寒郁闭之火，当散而清之；湿热之火，则渗而清之；燥热之火，宜润而清之；暑热伤气虽因感邪而致，仍应补而清之。对于内伤七情，火从内发者，应针对引起虚火的不同病因病机分别处治。气虚者补其气；血虚者养其血；其阴不足而火上炎者，当壮水之主；真阳虚衰而虚火上炎者，又宜引火归原。

3.注意因人而清

使用清法，还须根据患者体质之强弱以酌其轻重。对体虚者，不可清之过重，以免反伤正气，甚则产生变证。一般而论，壮实之体，患了实热之证，清之稍重；若本体虚，脏腑本寒，饮食素少，肠胃虚弱，或产后、病后之热证，亦宜轻用。倘清剂过多，则治热未已，而寒生矣。故清法之投，当因人而用。

4.注意审证而清

火热之证，有微甚之分，故清法亦有轻重之别。药轻病重，则难取效；病轻药重，易生变证。凡大热之证，清剂太微，则病不除；微热之证，而清剂太过，则寒证即至。但不及犹可再清，太过则常会引起病情的变化。所以临证之时，必须审证而清。

由于热必伤阴，进而耗气，因此尚须注意清法与滋阴、补气法的配合应用。一般清火泻热之药，不可久用，热去之后，即配以滋阴扶脾益气之药，以善其后。

三、下法

下法亦称泻下法，即通过通便、下积、泻实、逐水，以消除燥屎、积滞、实热及水饮等证的治法。

(一)应用要点

下法的运用甚为广泛。由于病有寒热，体有强弱，邪有兼杂，因而下法又有寒下、温下、润下及逐水之别。

1.寒下

里实热证，见大便燥结、腹满疼痛、高热烦渴；或积滞生热，腹胀而痛；或肠痈为患，腑气不通；或湿热下痢，里急后重特甚；或血热妄行、吐血衄血；或风火眼病等。凡此种种，均宜寒下。常用寒性泻下药，如大黄、芒硝、番泻叶等。应当根据不同的病机性质来选方，如阳明胃家实用大承气汤；阳明温病，津液已伤，用增液承气汤；肠痈用大黄牡丹皮汤；吐血用三黄泻心汤。

2.温下

脾虚寒积，见脐下硬结、大便不通、腹隐痛、四肢冷、脉沉迟；或阴寒内结，见腹胀水肿、大便不畅，皆可温下。常以温阳散寒的附子、干姜之类与泻药并用，如温脾汤、大黄附子汤；也有酌选巴豆以温逐寒积的，如备急丸。

3.润下

热盛伤津，或病后津亏，或年老津涸，或产后血虚而便秘，或长期便结而无明显兼证者，均可润下。常选用清润滑肠的五仁汤、麻仁丸等。

4.逐水

水饮停聚体内，或胸胁有水气，或腹肿胀满，或水饮内停且腑气不通，凡脉症俱实者，皆可逐水。常选十枣汤、舟车丸、甘遂通结汤等。

(二)注意事项

1.注意下之时机

使用下法，意在祛邪，既不宜迟，也不可过早，总以及时为要。只要表解里实，选用承气诸剂，釜底抽薪，顿挫邪势，常获良效。临床每见通便二三次后，高热递退，谵语即止，舌润津复。如邪虽陷里，尚未成实，过早攻下，则邪正相扰，易生变证。如伤寒表证未罢，病在阳也，下之则会转为结胸；或邪虽入里，而散漫于三阴经络之间，尚未结实，若攻下之，可成痞气。然而临床若拘于“下不厌迟”和“结粪方下”之说，以致邪气入里成实，医者仍失时不下，可使津液枯竭，攻补两难，甚则势难挽回。故吴又可在《温疫论》中强调指出：“大凡客邪贵乎早逐，乘人气血未乱，肌肉未消，津液未耗，患者不至危殆，投剂不至掣肘，愈后亦易平复……勿拘于下不厌迟之说。”他又说：“承气本为逐邪，而非专为结粪而设也。如必俟其粪结，血液为热所搏，变证迭起，是犹酿痈贻害，医之过也。”

2.注意下之峻缓

使用下法逐邪，当度邪之轻重，察病之缓急，以定峻下缓下。如泻实热多用承气汤，但因热结之微甚而有所选择：大承气用于痞满燥实兼全者，小承气用于痞满燥而实轻者，调胃承气则用于燥实而痞满轻者。泻剂之剂量亦与峻缓有关。一般量多剂大常峻猛，量少剂小则缓和。此外泻下之峻缓，尚与剂型有关，攻下之力，汤剂胜于丸散，如需峻下，反用丸剂，亦可误事；如欲缓下，则宜丸剂，如麻仁丸之用于脾约证等。

3.注意分清虚实

实证当下，已如前述。虚人禁下，古籍早有明文，诸如患者阳气素微者不可下，下之则呃；患者平素胃弱，亦不可下，下之则易出变证。对这些虚人患病，又非下不可，则当酌选轻下之法，或选润导之法，或选和下之法；亦可采取先补而后攻，或暂攻而随后补。此皆辨虚人之下，下之得法之需也。

四、消法

消法亦称消导或消散法，即通过消导和散结，使积聚之实邪逐渐消散的治法。消法应用广泛，主要包括化食、磨积、豁痰、利水等几个方面。

（一）应用要点

1.化食

化食为狭义之消法，亦称消食法，即用消食化滞的方药以消导积滞。适用于因饮食不节，食滞肠胃，以致食欲缺乏厌食，上腹胀闷，嗳腐呕吐，舌苔厚腻等症。一般多选保和丸、楂曲平胃散之类。如病情较重，腹痛泄泻，泻下不畅，苔厚黄腻，多属食滞兼有湿热，又宜选用枳实导滞丸之类，以消积导滞、清利湿热；脾虚而兼食滞者，则宜健脾消导，常用枳术丸之类。

2.磨积

就气积之治疗而言，凡脾胃气滞，均宜行气和胃，如胃寒气滞，疼痛较甚者，用良附丸；如兼火郁，则用越鞠丸；肝郁气滞，宜行气疏肝，一般多用柴胡疏肝散；兼见血瘀刺痛者，加用丹参饮等。

就血积之治疗而言，则须视血瘀之程度而酌选活血、行血及破血之法。

（1）活血：是以调节寒热偏胜为主，辅以活血之品，以促进血液运行。如寒凝血瘀之痛经，用温经汤加减；温病热入营血兼有瘀滞，用清营汤加减等。

（2）行血：是以活血为主，配以行气之品，以收通畅气血、宣痹止痛之效。如用失笑散治真心痛及胸胁痛。

（3）破血：是以破血逐瘀为主，或与攻下药并用，以攻逐瘀血、蓄血及痞块，常用血府逐瘀汤、桃核承气汤、大黄土鳖虫丸等。

3.豁痰

由于肺为贮痰之器，故豁痰则以治肺为主。而脾为生痰之源，故化痰常兼治脾。风寒犯肺，痰湿停滞，宜祛风化痰，如用止嗽散、杏苏散；痰热相结，壅滞于肺，又宜清热化痰，如用清气化痰丸；痰湿内滞，肺气上逆，则宜祛痰平喘，偏寒者用射干麻黄汤，兼热者用定喘汤；脾虚而水湿运化失权，聚而生痰，痰湿较显者用二陈汤。

4.利水

利水一法，既应区别水停之部位，又须辨明其性质。如水饮内蓄，其在中焦者，为渴为呕，为下利，为心腹痛，症状多端，一般可用茯苓、白术、半夏、吴茱萸等为主药；其在下焦者，虚冷则温而导之，如肾气丸；湿热则清而泄之，如八正散。水饮外溢者，必为浮肿，轻则淡渗利湿，重则从其虚实而施剂。阴水宜温利之方，如实脾散；阳水宜清利之剂，如疏凿饮子等。

（二）注意事项

1.注意辨清病位

由于病邪郁滞之部位有在脏、在腑、在气、在血、在经络等不同，消散之法亦应按其受病部位之不同而论治，用药亦须使其直达病所，则病处当之，收效较快，且不致诛伐无辜。

2.注意辨清虚实

消法虽不及下法之猛烈，但总属攻邪之法，务须分清虚实，以免误治。如脾虚水肿，土衰不能制水而起，非补土难以利水；真阳大亏，肾衰不能主水而肿，非温肾难消其肿。他如脾虚失运而食滞者，气虚津停而酿痰者，肾虚水泛而饮停者，血枯乏源而经绝者，皆非消导所可行，如妄用或久用之，则常会导致变证的发生。

五、补法

补法亦称补益法，即通过补益人体的阴阳气血，以消除各种不足证候，或扶正以祛邪，促使病证向愈的治法。

(一)应用要点

补法的内容十分丰富，其临床应用甚为广泛，但究其大要，主要包括以下几个方面。

1.补气

气虚为虚证中常见的证候，但有五脏偏重之不同，故补气亦有补心气、补肺气、补脾气、补肾气、补肝气等不同法则。尚须指出的是，因少火生气，血为气之母，故补气中应区别不同情况，配以助阳药和补血药，则收效更佳。

2.补血

血虚临床亦甚常见，若出现头晕目眩，心悸怔忡，月经量少，色淡，面唇指甲淡白失荣，舌淡脉细等症，当用补血之法，方如四物汤等。因气为血帅，阳生阴长，故补血须不忘补气。

3.补阴

阴虚亦为虚证中常见之证候，其表现也很复杂，故补阴之要点重在分清病位，方能药证相对，收效显著。如不分清阴虚之所在，用滋肝阴之一贯煎去补肺阴，用养胃阴之益胃汤去补肾阴，缺乏针对性，势必影响效果。

4.补阳

阳虚的临床表现，主要为畏寒肢冷，冷汗虚喘，腰膝酸软，腹泻水肿，舌胖而淡，脉沉而迟等症，当用补阳之法，常选右归丸治肾阳虚，理中汤治脾阳虚，桂枝甘草汤治心阳虚等，都要注重分清病位。

(二)注意事项

1.注意兼顾气血

气血皆是人体生命活动的物质基础，气为血帅，血为气母，关系极为密切，气虚可致血虚，血虚可致气虚。故治气虚常兼顾补血，如补中益气汤之配用当归；治血虚又常注重补气，如当归补血汤之重用黄芪。至于气血两亏者，自应气血双补。

2.注意调补阴阳

阴和阳在整个病机变化过程中，可分不可离。一方虚损，常可导致对方的失衡。例如，肾阴虚久则累及肾阳，肾阳虚也可累及肾阴，常形成阴损及阳或阳损及阴的肾阴阳两虚。因此，不仅对肾阴阳两虚治以阴阳双补，而且对于单纯阴虚或阳虚之证，补益时也应顾及对方。所以张景岳在《景岳全书》中就强调："善补阳者，必于阴中求阳，则阳得阴助而生化无穷；善补阴者，必于阳中求阴，则阴得阳升而泉源不竭。"此说极为精当。

3.注意分补五脏

每一脏腑的生理功能不同，其虚损亦各具特点，故《难经》提出了"五脏分补"之法。《景岳全书》也曾指出："用补之法，则脏有阴阳，药有宜否。宜阳者必先于气，宜阴者必先于精，凡阳虚多寒者，宜补以甘温，而清润之品非所宜；阴虚多热者，宜补以甘凉，而辛燥之类不可用。"由于"肾为先天之本”“脾为后天之本”，故补益脾肾二脏，素为医家所重，至于补脾补肾，孰重孰轻，当视具体病情而各有侧重，不可偏废。

4.注意补之峻缓

补有峻缓，应量证而定。凡阳气骤衰，真气暴脱，或血崩气脱，或津液枯竭，皆宜峻补，使用大剂重剂，以求速效。如正气已虚，但邪气尚未完全消除，宜用缓补之法，不求速效，积以时日，渐以收功。对于病虽属虚，而用补法有所顾忌者，如欲补气而于血有虑，欲补血又恐其碍气，欲补上而于下有碍，欲补下而于上有损，或其症似虚非虚，似实非实，则可择甘润之品，用平补之法较为妥当。此外，对于虚不受补者，如拟用补，更当以平补为宜。

5.注意不可妄补

虚证当补，无可非议。但因药性皆偏，益于此必损于彼。大凡有益于阳虚者，必不利于阴；有益于阴虚者，必不利于阳。同时无毒之药，性虽和平，久用多用则亦每气有偏胜。由此可知，无虚之证，妄加以补，不仅无益，反而有害。此外，若逢迎病家畏攻喜补之心理而滥施补剂，则为害尤甚。

六、温法

温法亦称温阳法，即通过扶助人体阳气以温里祛寒、回阳，从而消除里寒证的治法。主要包括温里散寒、温经散寒和回阳救逆三个方面。

（一）应用要点

1.温里散寒

由于寒邪直中脏腑，或阳虚内寒，症见身寒肢凉、脘腹冷痛、呕吐泄泻、舌淡苔润、脉沉迟弱等，宜温中散寒，常选用理中汤、吴茱萸汤之类。若见腰痛水肿、夜尿频频等症，则属脾肾虚寒，阳不化水，水湿泛滥，又宜酌选真武汤、济生肾气丸等，以温肾祛寒，温阳利水。

2.温经散寒

由于寒邪凝滞于经络，血脉不畅，症见四肢冷痛，肤色紫暗，面青舌瘀，脉细而涩等，法当温经散寒，养血通脉，常选用当归四逆汤等。如寒湿浸淫，四肢拘急，发为痛痹，亦宜温散，常用乌头汤。

3.回阳救逆

由阳虚内寒可进而导致阳气虚脱，症见四肢厥逆，畏寒蜷卧，下利清谷，冷汗淋漓，气短难续，口鼻气冷，面色青灰，苔黑而润，脉微欲绝等，急宜回阳救逆，并辅以益气固脱，常酌选四逆汤、参附汤、回阳救急汤等。

（二）注意事项

1.注意辨识假象

使用温法，必须针对寒证，勿为假象所惑，对真热假寒，尤须仔细辨明，以免误用温法。如伤寒化燥，邪热传里，见口咽干、便闭谵语，以及发黄狂乱、衄血便血诸症，均不可温。若病热已深，厥逆渐进，舌则干枯，反不知渴；又或夹热下利，神昏气弱；或脉来涩滞，反不应指；或面似烟熏，形如槁木，近之无声，望之似脱；甚至血液衰耗，筋脉拘挛，但唇齿舌干燥而不可解者。凡此均属真热假寒之候，均不宜温。若妄投热剂，必致贻误，使病势逆变。

2.注意掌握缓急

寒证较重，温之应峻；寒证轻浅，温之宜缓。由于温热之药，性皆燥烈，因而临床常见温之太过，寒证虽退，但因耗血伤津，反致燥热之证。因此，如非急救回阳，宜少用峻剂重剂。寒而不虚，当专用温；若寒而且虚，则宜甘温，取其补虚缓寒。而兼痰、兼食、兼滞者，均宜兼而治之。故温法之运用，应因证、因人、因时，方能全面照顾。

七、和法

和法亦称和解法，即通过和解表里的方药，以解除半表半里证的一种治法。和法的内容丰富，应用广泛，究其大要，对外感疾病用于和解表里，对内伤杂病则主要用于调和肝脾、调和胆胃以及调和胃肠等方面。

（一）应用要点

1.和解表里

外感半表半里之证，邪正分争，症见往来寒热，胸胁苦满，心烦喜呕，口苦咽干，苔薄脉弦等，法当和解表里，以扶正祛邪、清里达表的小柴胡汤为代表。

2.调和肝脾

情志抑郁，肝脾失调，症见两胁作痛，寒热往来，头痛目眩，口燥咽干，神疲食少，月经不调，乳房作胀，脉弦而细者，宜选逍遥散疏肝解郁、健脾和中。传经热邪，阳气内郁，而致手足厥逆；或脘腹疼痛，或泻痢下重者，又宜用四逆散疏肝理脾，和解表里。如胁肋疼痛较显，用柴胡疏肝散较佳。若因肝木乘脾，症见肠鸣腹痛，痛则泄泻，脉弦而缓者，宜泻肝补脾，用痛泻要方之类。

3.调和胆胃

胆气犯胃，胃失和降，症见胸胁胀满，恶心、呕吐，心下痞满，时或发热，心烦少寐，或寒热如疟，寒轻热重，胸胁胀痛，口苦吐酸，舌红苔白，脉弦而数者，法当调和胆胃，以蒿芩清胆汤为代表方。

4.调和胃肠

邪在胃肠，寒热失调，腹痛欲呕，心下痞硬等症，治宜寒温并用、调和胃肠，常以干姜、黄芩、黄连、半夏等为主组方。胃气不调，心下痞硬，但满不痛，或干呕、呕吐、肠鸣下利者，宜用半夏泻心汤，以和胃降逆，开结除痞。伤寒胸中有热，胃中有寒，升降失常，腹中痛，欲呕吐者，又宜用黄连汤，以平调寒热，和胃降逆。

（二）注意事项

1.辨清偏表偏里

邪入少阳，病在半表半里，固当用小柴胡以和解之，但有偏表偏里及偏寒偏热之不同，又宜适当增损，变通用之。一般而论，寒邪外袭，在表为寒，在里为热，在半表半里，则为寒热交界之所，故偏于表者则寒多，偏于里者则热多，用药须与之相称。

2.兼顾偏虚偏实

邪不盛而正渐虚者，固宜用和法解之，但有偏于邪盛或偏于正虚之不同，治宜适当变通用之。如小柴胡用人参，所以补正气，使正气旺，则邪无所容，自然得汗而解；但亦有表邪失汗，腠理闭塞，邪无出路，由此而传入少阳，热气渐盛，此非正气之虚，故有不用人参而和解自愈者，是病有虚实不同，则法有所变通。仲景有小柴胡汤之加减法，对出现口渴者，去半夏，加人参、栝楼根；若不渴而外有微热者，去人参，加桂枝，即是以渴不渴分辨是否伤津，从而增减药物，变通之用法。

3.不可滥用和法

由于和法适应证广，用之得当，疗效甚佳，且性平和，药势平稳，常为医者所采用，但又不可滥用。如邪已入里，燥渴、谵语诸症丛生，而仅以柴胡汤主之，则病不解；温病在表，未入少阳，误用柴胡汤，则变证迭生。此外，内伤劳倦，气虚血虚，痈肿瘀血诸证，皆可出现寒热往来，似疟非疟，均非柴胡汤所能去之。但柴胡汤也并非不可用于内伤杂病，若能适当化裁，斟酌用之，也常能收到良效。这些审证加减，则又不属滥用和法之例。

八、吐法

吐法是通过使之呕吐而排除留着于咽喉、胸膈、胃脘的痰涎、宿食和毒物等有形实邪，以达到治疗目的的治法。主要包括峻吐法、缓吐法与外探法 3 种。

(一)应用要点

1.峻吐法

用于体壮邪实，痰食留在胸膈、咽喉之间的病证。如症见胸中痞硬、心中烦躁或懊恼、气上冲咽喉不得息、寸脉浮且按之紧者，是痰涎壅胸中，或宿食停于上脘之证，宜涌吐痰食，用瓜蒂散之类。如浊痰壅塞胸中的癫痫，以及误食毒物尚在胃脘者，宜涌吐风痰，用三圣散之类。如中风闭证，痰涎壅塞，内窍闭阻，人事不省，不能言语，或喉痹紧急，宜斩关开闭，用救急稀涎散之类。峻吐法是适用于实证的吐法，如属中风脱证者则忌之。

2.缓吐法

用于虚证催吐。虚证本无吐法，但痰涎壅塞非吐难以祛逐，只有用缓和的吐法，邪正兼顾以吐之，参芦饮为代表方。

3.外探法

以鹅翎或指探喉以催吐，或助吐势。用于开提肺气而通癃闭，或助催吐方药迅速达到致吐目的。

(二)注意事项

1.注意吐法宜忌

吐法用于急剧之证，收效固然迅速，但易伤胃气，故虚人、妊娠、产后一般不宜使用，如定须催吐才能除病，可选用外探法、缓吐法。

2.注意吐后调养

催吐之后，要注意调理胃气，糜粥自养，不可恣进油腻煎炸等不易消化食物，以免更伤胃气。

(张朝辉)

第四章 中医常用技术

第一节 针刺技术

一、毫针刺法技术操作规程

(一)目的

采用不同型号的金属毫针刺激人体的腧穴,以调和气血、疏通经络,从而达到扶正祛邪、防治疾病的目的。适用于各种急慢性疾病。

(二)用物准备

治疗盘,毫针盒(内备各种毫针)或一次性毫针,0.5%碘伏,棉签,棉球,镊子,弯盘,必要时备毛毯和屏风等。

(三)操作方法

1.进针法

(1)指切进针法:又称爪切进针法。一般用左手拇指或示指指甲切按在穴位旁边,右手持针,用拇指、示指、中指夹持针柄近针根处紧靠左手指甲面将针刺入。此法适宜短针的进针。

(2)夹持进针法:又称骈指进针法。用左手拇指、示指捏消毒干棉球,夹住针身下端,将针尖固定在所刺入腧穴皮肤表面位置,右手捻动针柄,将针刺入腧穴。此法适用于肌肉丰满部位及长针的进针。

(3)舒张进针法:用左手拇指、示指将所刺腧穴部位的皮肤绷紧,右手持针,使针从左手拇指、示指的中间刺入。此法主要用于皮肤松弛或有皱褶部位的腧穴,如腹部的穴位。

(4)提捏进针法:用左手拇指、示指将所刺腧穴部位的皮肤捏起,右手持针,从捏起的皮肤顶端将针刺入。此法主要用于皮肉浅薄部位的腧穴进针,如印堂穴。

2.进针角度是指进针时针身与皮肤表面构成的夹角

(1)直刺:是针身与皮肤表面呈90°,垂直刺入。此法适用于人体大部分腧穴。

(2)斜刺:是针身与皮肤表面呈45°左右刺入。此法适用于肌肉较浅薄处或内有重要脏器或不宜于直刺、深刺的腧穴。

(3)平刺:也称横刺,是针身与皮肤表面呈15°左右沿皮刺入。此法适用于皮薄肉少部位的腧穴，如头部。

3.进针深度

进针深度是指针身刺入皮肉的深度，一般根据患者体质、年龄、病情及针刺部位而定。①体质：身体瘦弱，宜浅刺；肌肉丰满者，宜深刺。②年龄：小儿及年老体弱者，宜浅刺；中青年身强体壮者，宜深刺。③病情：阳证、新病宜浅刺；阴证、久病宜深刺。④部位：头面和胸背及皮薄肉少处的腧穴，宜浅刺；四肢、臀、腹及肌肉丰满处的腧穴，宜深刺。

4.行针基本手法

(1)提插法：当针刺入腧穴一定深度后，将针身提到浅层，再由浅层插到深层，以加大刺激量，使局部产生酸、麻、胀、重等感觉。

(2)捻转法：当针刺入腧穴一定深度后，将针身大幅度捻转，幅度越大，频率越快，刺激量也就越大。当针刺部位出现酸、麻、胀、重等感觉时，医师手下也会有沉、紧、涩的感觉，即为“得气”，说明针刺起到了作用。

5.补泻手法

(1)补法：进针慢而浅，出针后揉按针孔。多用于虚证。

(2)泻法：进针快而深，后不按针孔。多用于实证。提插轻，捻转幅度小，留针后不捻转，出针后多揉按提插重，捻转幅度大，留针时间长并反复捻转。

(3)平补平泻法：进针深浅适中，刺激强度适宜，提插和捻转的幅度中等，进针和出针用力均匀。适用于一般患者。

(四)操作程序

(1)备齐用物，携至床旁，做好解释，取得患者配合。

(2)协助患者松开衣着，按针刺部位，取合理体位。

(3)选好腧穴后，先用拇指按压穴位，并询问患者有无感觉。

(4)消毒进针部位后，按腧穴深浅和患者胖瘦，选取合适的毫针，同时检查针柄是否松动，针身和针尖是否弯曲或带钩，医师消毒手指。

(5)根据针刺部位，选择相应进针方法，正确进针。

(6)当刺入一定深度时，患者局部产生酸、麻、胀、重等感觉或向远处传导，即为“得气”。得气后调节针感，一般留针 10～20 分钟。

(7)在针刺及留针过程中，密切观察患者有无晕针、滞针等情况。如出现意外，紧急处理。

(8)起针：一般用左手拇(示)指指端按压在针孔周围皮肤处，右手持针柄慢慢捻动将针尖退至皮下，迅速拔出，随即用无菌干棉球轻压针孔片刻，防止出血。最后检查针数，以防遗漏。

(9)操作完毕，协助患者穿好衣服，安置舒适卧位，整理床位。

(10)清理用物，归还原处。

(五)注意事项

(1)患者过于饥饿、疲劳、精神过度紧张时，不宜立即进行针刺。对身体瘦弱、气虚血亏的患者，进行针刺时手法不宜过强，并应尽量选用卧位。

(2)妇女怀孕 3 个月者，不宜针刺小腹部的腧穴。若怀孕 3 个月以上者，腹部、腰骶部腧穴也不宜针刺。至于三阴交、合谷、昆仑、至阴等一些通经活血的腧穴，在怀孕期亦禁刺。如妇女行经时，若非为了调经，亦不应针刺。

(3)小儿囟门未合时，头顶部的腧穴不宜针刺。

(4)常有自发性出血或损伤后出血不止的患者,不宜针刺。

(5)皮肤有感染、溃疡、瘢痕或肿瘤的部位,不宜针刺。

(6)对胸、胁、腰、背脏腑所居之处的腧穴,不宜直刺、深刺。肝脾肿大、肺气肿患者更应注意。如刺胸、背、腋、胁等部位的腧穴,若直刺过深,都有伤及肺脏的可能,使空气进入胸腔,导致创伤性气胸,轻者出现胸痛、胸闷、心慌、呼吸不畅,甚则呼吸困难,出现唇甲发绀、出汗、血压下降等症。因此,医师在进行针刺过程中精神必须高度集中,令患者选择适当的体位,严格掌握进针的深度、角度,以防事故的发生。

(7)针刺眼区和项部的风府、哑门等穴,以及脊椎部的腧穴,要注意掌握一定的角度,不宜大幅提插、捻转和长时间留针,以免伤及重要组织器官,产生严重后果。

(8)对尿潴留的患者在针刺小腹部腧穴时,也应掌握适当的针刺方向和角度、深度等,以免误伤膀胱等器官,出现意外事故。

二、三棱针技术操作规程

(一)目的

三棱针古称锋针,三棱针刺法具有开窍泄热,活血祛瘀,疏经通络,治疗顽固性痹证的作用,既适用于实证和热证,也可用于寒实证。常用于某些急症和慢性病,如昏厥、高热、中暑、中风闭证、急性咽喉肿痛、目赤红肿、顽癣、疖痈初起、扭挫伤、疳疾、痔疮、久痹、头痛、丹毒、指(趾)麻木等。

(二)用物准备

治疗盘、三棱针、0.5%碘伏、棉签、弯盘等。

(三)操作方法

1.腧穴点刺

先在腧穴部位上下推按,使血聚集穴部,常规消毒皮肤、针尖后,右手持针对准穴位迅速刺入0.3 cm,立即出针,轻轻按压针孔周围,使出血数滴,然后用消毒干棉球按压针孔止血。

2.刺络

用三棱针缓慢地刺入已消毒的较细的浅静脉,使少量出血,然后消毒干棉球按压止血。

3.散刺

散刺又叫豹纹刺,按不同疾病有两种不同刺法。

(1)顽癣、疖肿初起(未化脓),严密消毒后可在四周刺出血。

(2)扭伤、挫伤后局部瘀肿,在瘀肿局部消毒后如豹纹般散刺出血。左手按压施术部位的两侧,或夹起皮肤,使皮肤固定,右手持针,将经过严密消毒的腧穴或反应点的表皮挑破,使出血或流出黏液;也可再刺入 0.5 cm 左右深,将针身倾斜并使针尖轻轻提高,挑断皮下部分纤维组织,然后局部消毒,覆盖敷料。

(四)操作程序

(1)备齐用物,携至床旁,做好解释,取得患者配合。

(2)患者取合理体位,协助松开衣着,暴露施针部位,进行皮肤消毒。

(3)右手拇指、示指持住针柄,中指扶住针尖部,露出针尖 1～2 分,以控制针刺深浅度,针刺时左手捏住指(趾)部,或夹持、舒张皮肤,右手持三棱针针刺,根据病情,选择相应刺法。

(4)在施针过程中,应观察患者面色、神情,询问有无不适反应,预防晕针。

(5)操作完毕后，协助患者穿好衣服，安置舒适体位，整理床位。

(6)清理用物，归还原处。

(五)注意事项

(1)三棱针刺激颇强，治疗时须让患者体位舒适，并嘱患者与医师配合，还须注意预防晕针。

(2)由于三棱针针刺后针孔较大，必须严密消毒，防止感染。

(3)点刺、散刺必须做到浅而快，切勿刺伤动脉，出血不宜过多，一般以数滴为宜。

(4)身体虚弱，气血两亏，常有自发性出血或损伤后出血不易止住的患者，不宜使用。

(5)每天或隔天针治 1 次，3～5 次为 1 个疗程。急症也可每天治 2 次。如治疗需出血较多，每周治疗 1～2 次为宜。

三、电针技术操作规程

(一)目的

电针是在针刺腧穴“得气”后，在针上通以接近人体生物电的微量电流，以防治疾病的一种疗法。适用于治疗各种痛证、痹证、痿证、中风后遗症、外伤性瘫痪、脏器功能失调，以及针刺麻醉等。

(二)用物准备

治疗盘、电针仪、无菌毫针、无菌干棉球、棉签、0.5%碘伏、弯盘、浴巾、屏风等。

(三)操作程序

(1)备齐用物，携至床旁，做好解释，取得患者配合。

(2)根据所选穴位取合适体位，嘱患者排尽小便。

(3)选好腧穴后，先用拇指按压穴位，问患者是否有酸、痛感觉，以校准穴位。

(4)局部皮肤用 0.5%碘伏消毒。

(5)按毫针刺法进针。

(6)患者有酸、麻、胀、重等感觉后，调节电针仪的输出电位器至“零”，再将电针仪的两根输出导线分别连接在同侧肢体的两根毫针针柄上。

(7)开启电针仪的电源开关，选择适当波型(密波：脉冲频率一般在 50～100 次/秒，能降低神经应激功能；疏波：脉冲频率常为 2～5 次/秒，刺激作用较强，能引起肌肉收缩，提高肌肉、韧带张力；其他还有疏密波、断续波、锯齿波等)。慢慢旋转电位器，由小至大逐渐调节输出电流到所需量值(患者有麻刺感，局部肌肉有抽动，即是所需的强度)。

(8)通电过程中应观察患者的忍受程度，以及导线是否脱落，有无晕针、弯针、折针等情况。

(9)通电时间视病情及患者体质而定，一般为 5～20 分钟。

(10)电针完毕，将电位器拨回至“零”位，关闭电源，拆除输出导线，将针慢慢提至皮下，迅速拔出，用无菌干棉球按压针孔片刻。

(11)操作完毕，协助患者穿好衣服，安置适当体位，整理床位。

(12)清理用物，归还原处。

(四)注意事项

(1)电针仪在使用前须检查性能是否良好。如电流输出时断时续，须注意导线接触是否良好，应检修后再用。干电池使用过一段时间，如电流输出微弱，就要换新电池。

(2)电针仪最大输出电压在 40 V 以上者，最大输出电流应控制在 1 mA 以内，避免发生触电事故。直流电或脉冲直流电有电解作用，容易引起断针和灼伤组织，不能作电针仪的输出电流。

(3)调节电流量时，应逐渐从小到大，切勿突然增强，防止引起肌肉强烈收缩，患者不能忍受，或造成弯针、断针、晕针等意外。

(4)有心脏病者，避免电流回路通过心脏。近延髓和脊髓部位使用电针时，电流输出量宜小，切勿通电过大，以免发生意外。孕妇慎用。

(5)经温灸过的毫针，针柄因烧黑氧化而不导电；有的毫针柄是用铝丝绕制而成，并经氧化处理镀成金黄色，氧化铝绝缘不导电。以上两种毫针应将电针仪输出线夹持在针体上。

(胡文慧)

第二节　红外光针法

红外光针法是指利用红外线照射人体腧穴，产生温热效应，从而起到疏通经络、宣散气血作用，以治疗疾病的方法，又称腧穴红外线照射疗法。该疗法无烟、无味、热作用深透、热量恒定、易于调节、操作简单方便，适应证与艾灸基本相同，临床应用广泛，尤其对于风寒、湿邪引起的痹证具有明显的治疗作用。红外线，是波长在 0.76～1 000 μm 的电磁波。红外光谱可以分为两部分，即近红外线(或称短波红外线)和远红外线(或称长波红外线)。近红外线波长 0.76～1.5 μm，能够穿透人体较深的组织；远红外线波长 1.5～1 000 μm，主要作用于皮肤，能够被皮肤所吸收。一般医用红外光谱的波长为 0.76～400 μm。

红外线治疗作用的原理是其照射后直接产生的温热效应，进而影响组织细胞的生化代谢和神经系统的功能。具有镇痛、促进神经功能的恢复、解除横纹肌和平滑肌的痉挛，改善组织营养、防止失用性肌萎缩；消除肉芽水肿、促进肉芽和上皮生长；减少烧伤创面的渗出；消除扭挫伤引起的组织肿胀，加快血肿消散；减轻术后粘连；促进瘢痕软化，减轻瘢痕挛缩等作用。

一、常用仪器

目前，临床应用的红外线治疗仪器结构比较简单，主要是利用电阻丝缠在瓷棒上，通电后电阻丝产生热，使罩在电阻丝外的碳棒温度升高，一般不超过 500 ℃。电阻丝是用铁、镍、铬合金或铁、铬、铅合金制成，瓷棒是用碳化硅、耐火土等制成。反射罩用铅制成，能反射 90%左右的红外线。此外，还有用碳化硅管的，管内装有陶土烧制的螺旋柱，柱上盘绕铁镍铝电阻丝，通电后发出热能，穿过碳化硅层，透过红外线漆层，发射出红外线。

至于红外线灯，临床应用的有两种，一种为可见光红外线灯，即通电工作的同时发出短波红外线(近红外线)、可见光甚至还有少量的紫外线的光源。另一种为不发光红外线灯，又称为石英红外线灯，是将钨丝伸入充气的石英管中构成的照射器具，使用更为方便。此外，特定电磁波谱治疗仪(TDP)也能产生远红外波谱，发挥红外线照射作用。

二、操作方法

红外线治疗仪的操作，首先接通 220 V 交流电源，打开开关，指示灯亮后，预热 3～5 分钟；选取适当的体位，充分暴露照射部位，将辐射头对准照射部位(腧穴或患处)；检查需要照射部位温度感觉是否正常，调整适当的照射距离，一般距离照射部位 30～50 cm，治疗过程中，根据患者的感觉随时调节照射距离，以照射部位出现温热舒适的感觉，皮肤呈现桃红色均匀红斑为宜。其间询问患者温热感是否适宜，避免照射强度不够或过强出现灼伤情况。每次照射时间 15～30 分钟，每天 1～2 次，10～20 次为 1 个疗程。

三、适应证

本法的适应范围很广，能够治疗各科疾病。如风湿关节炎、慢性支气管炎、胸膜炎、慢性胃炎、胃痉挛、幽门痉挛、慢性肠炎、慢性肾炎、胃肠神经症、神经根炎、多发性末梢神经炎、周围神经损伤、软组织损伤、腰肌劳损、冻伤创面、烧伤创面、压疮、骨折、滑囊炎、注射后硬结形成、术后粘连、瘢痕挛缩、乳头皲裂、外阴炎、慢性盆腔炎、湿疹、神经性皮炎、皮肤溃疡、皮肤瘙痒症等。

四、注意事项

(一)防止烫伤

治疗期间要经常询问患者感觉和观察局部皮肤反应情况。照射过程中如有感觉过热、心慌、头晕等反应时，需立即告知医师。

(二)避免直接辐射眼部

必要时用纱布遮盖双眼，以免损伤眼睛。

(三)禁忌证

恶性肿瘤、活动性肺结核、重度动脉硬化、闭塞性脉管炎、有出血倾向及高热患者禁用红外线照射。

(詹　雪)

第三节　水针疗法

水针疗法又称腧穴注射疗法、穴位注射疗法，指在经络、腧穴、压痛点或皮下反应物上，注射适量的药液，以治疗疾病的方法。由于应用药液剂量较常规小，故又名小剂量药物穴位注射。

一、水针疗法常用药液

(一)中草药制剂

如复方当归注射液、丹参注射液、川芎嗪注射液、生脉针注射液、人参注射液、鱼腥草注射液、银黄注射液、柴胡注射液、板蓝根注射液、威灵仙注射液、徐长卿注射液、清开灵注射液等。

(二)维生素类制剂

如维生素 B_1、维生素 B_6、维生素 B_{12} 注射液，维生素 C 注射液，维丁胶性钙注射液。

(三)其他常用药物

5%～10%葡萄糖、0.9%生理盐水、注射用水、三磷腺苷、辅酶 A、神经生长因子、硫酸阿托品、山莨菪碱、加兰他敏、泼尼松龙、盐酸普鲁卡因、利多卡因、氯丙嗪、利血平等。

二、适用范围

水针疗法利用了穴位和药物的双重作用，主治范围广泛，适用于多种慢性疾病引起的眩晕、呃逆、腹胀、尿潴留、疼痛等症状。

三、物品准备

药物、一次性注射器、无菌棉签、皮肤消毒剂、污物碗、利器盒。

四、基本操作方法

(1)评估患者，再次核对医嘱，做好解释，嘱患者排空二便。

(2)配制药液，备齐用物。

(3)协助患者取舒适体位，暴露局部皮肤，注意保暖。

(4)遵医嘱取穴，通过询问患者感受确定穴位的准确位置。

(5)常规消毒皮肤。

(6)再次核对医嘱，排气。

(7)一手绷紧皮肤，另一手持注射器，对准穴位快速刺入皮下，然后用针刺手法将针身推至一定深度，上下提插至患者有酸胀等“得气”感应后，回抽无回血，即可将药物缓慢推入。

(8)注射完毕拔针，用无菌棉签按压针孔片刻。

(9)观察患者用药后症状改善情况，安置舒适体位。记录穴位注射的部位、药物、剂量及患者感受。

五、注意事项

(1)局部皮肤有感染、瘢痕、有出血倾向及高度水肿者不宜进行注射。

(2)孕妇下腹部及腰骶部不宜进行注射。

(3)严格执行“三查八对”及无菌操作规程，防止感染。

(4)遵医嘱配制药物剂量，注意配伍禁忌。

(5)注意针刺角度，观察有无回血。避开血管丰富部位，避免药液注入血管内，患者有触电感时，针体往外退出少许后再进行注射。

(6)注射药物时患者如出现不适症状时，应立即停止注射并观察病情变化。

（徐　洋）

第四节　温针灸技术

温针灸技术是艾灸与针刺结合使用的一种操作技术，是在留针过程中将艾绒搓团捻裹于针柄上(或使用适当长度的艾条固定在针柄上)点燃，通过针体将热力传入穴位以治疗疾病的方法。温针灸技术具有温通经脉、行气活血的作用，适应证较广，常用于寒盛湿重，经络壅滞之证，如风湿疾病、肌肉关节疼痛、冷麻不仁，便溏腹胀等。

一、基本操作方法

将毫针刺入穴位得气后，使针根与皮肤表面距离 2～4 cm，留针不动，于针柄上裹以粗艾绒制成的枣核大小的艾团，或取 1～2 cm 长度的艾条套在针柄上。一般从艾团(条)下面点燃施灸。待其自灭，再换艾团(条)。如用艾绒每次可灸 3～4 壮，艾条则可用 1～2 壮。在燃烧过程中，为防止落灰或温度过高灼伤皮肤，可在该穴区置一带孔硬纸片以作防护。其操作的关键环节主要有以下两点。

(一)放置艾团

取粗艾绒，用右手拇指、示指、中指，搓成枣核大小，中间捏一痕，贴于针柄上，围绕一搓，即紧缠于针柄之上。艾团要求光滑紧实，切忌松散，以防脱落。

(二)放置艾条

可在艾条中间先用针柄钻孔，然后安装在针柄上。

二、禁忌证

(1)皮肤感染、瘢痕、肿痛和炎症的穴区。

(2)有出血倾向及高度水肿患者。

(3)患者疲乏、饥饿或精神高度紧张时。

三、注意事项

(1)温针灸时，要嘱咐患者不要任意移动肢体，以防艾团(条)脱落灼伤。

(2)针柄上的艾绒团必须捻紧，针旁可放置弯盘，防止艾灰脱落烫伤皮肤或烧坏衣服。

(3)施灸后局部皮肤出现微红灼热，属于正常现象。如灸后出现小水泡，无须处理，可自行吸收。如水泡较大，可用无菌注射器抽去泡内液体，覆盖消毒纱布，保持干燥，防止感染。

(史永飞)

第五节　艾 灸 技 术

一、艾灸的适应证与禁忌证

(一)适应证

灸法以治疗虚证、寒证和阴证为主，适用于慢性久病、阳气不足之证。如风寒湿痹、风寒感冒、呕吐、泄泻、腹痛、久泄、久痢、遗尿、遗精、阳痿、早泄、痛经、中风脱证、内脏下垂、阴挺、脱肛、疮疡初起或溃久不愈、瘰疬等。此外，灸法还可用于防病保健。

(二)禁忌证

(1)面部穴位、乳头、大血管等处均不宜使用直接灸，以免烫伤形成瘢痕。关节活动部位亦不适宜用化脓灸，以免化脓溃破，不易愈合，甚至影响功能活动。

(2)一般空腹、过饱、极度疲劳和对灸法恐惧者，应慎施灸。对于体弱患者，灸治时艾炷不宜过大，刺激量不可过强，以防晕灸。一旦发生晕灸，应立即停止施灸，并做出及时处理，其方法同晕针。

(3)孕妇的腹部和腰骶部不宜施灸。

(4)施灸过程要防止燃烧的艾绒脱落烧伤皮肤和衣物。

二、艾炷灸技术操作规程

(一)目的

艾炷灸是将纯净的艾绒用手指搓捏成圆锥状，小者如麦粒大，中者如半截枣核大，大者高约1 cm，炷底直径约0.8 cm，直接或间接置于穴位上施灸的一种疗法。此法利用温热及药物的作用，通过经络传导，以温经通络、调和气血、消肿散结、祛湿散寒、回阳救逆，从而达到防病保健、治病强身的目的。适用于各种虚寒性病证，如胃脘痛、腹痛、泄泻、风寒痹证、阳痿、早泄、疮疡久溃不愈等。

(二)用物准备

治疗盘、艾炷、火柴、凡士林、棉签、镊子、弯盘，酌情备浴巾、屏风等。间接灸时，备姜片、蒜片或附子饼等。

(三)操作程序

(1)备齐用物，携至床旁，做好解释，取得患者配合。

(2)协助取合适体位，暴露施灸部位，注意保暖。

(3)根据情况实施相应的灸法。①直接灸(常用无瘢痕灸)：先在施灸部位涂以少量凡士林，放置艾炷后点燃，艾炷燃剩至2/5左右，患者感到灼痛时，即用镊子取走余下的艾炷，放于弯盘中，更换新炷再灸，一般连续灸5～7壮。②间接灸(常用隔姜灸、隔蒜灸、隔盐灸和隔附子饼灸)：施灸部位涂凡士林，根据病情，放上鲜姜片或蒜片或附子饼1片(事先将鲜姜或独头蒜切成约0.6 cm厚的薄片，中心处用针穿刺数孔，附子饼是附子研末以黄酒调和而成，厚0.6～0.9 cm，中心处用粗针穿刺数孔)，上置艾炷，点燃施灸。当艾炷燃尽或患者感到灼痛时，则更换新炷再灸，一般灸3～7壮，达到灸处皮肤红晕，不起疱为度。

(4)艾炷燃烧时，应认真观察，防止艾灰脱落，以免灼伤皮肤或烧坏衣物等。

(5)施灸完毕，清洁局部皮肤，协助患者穿好衣服。整理床位，安置舒适体位，酌情通风。

(6)清理用物，归还原处。

(四)注意事项

(1)凡实证、热证、阴虚发热，以及面部大血管附近，孕妇胸腹部和腰骶部，均不宜施灸。

(2)艾绒团必须捻紧，防止艾灰脱落烫伤皮肤或烧坏衣物。

(3)施灸后局部皮肤出现微红灼热，属于正常现象。如灸后出现小水疱，无须处理，可自行吸收。如水疱较大，可用无菌注射器抽去疱内液体，覆盖消毒纱布，保持干燥，防止感染。

(4)熄灭后的艾炷，应装入小口瓶内，以防复燃引发火灾。

三、艾条灸技术操作规程

(一)目的

艾条灸是用纯净的艾绒(或加入中药)卷成圆柱形的艾条，点燃后在人体表面熏烤的一种疗法。适用于各种虚寒性病证，如胃脘痛、腹痛、泄泻、风寒痹证、阳痿、早泄、疮疡久溃不愈等。

(二)用物准备

治疗盘、艾条、火柴、弯盘、小口瓶，必要时备浴巾、屏风等。

(三)操作程序

(1)备齐用物，携至床旁，做好解释，取得患者合作。

(2)取合理体位，暴露施灸部位，冬季注意保暖。

(3)根据病情，实施相应的灸法。①温和灸：点燃艾条，将点燃的一端在距离施灸穴位皮肤3 cm左右处进行熏灸，以局部有温热感而无灼痛为宜。一般每处灸5～7分钟，至局部皮肤红晕为度。②雀啄灸：将艾条点燃的一端在距离施灸部位2～5 cm处如同鸟雀啄食般一下一上不停移动，反复熏灸，每处5分钟左右。③回旋灸：将艾条点燃的一端距施灸部位3 cm左右，左右来回旋转移动，进行反复熏灸，一般可灸20～30分钟。

(4)施灸过程中，随时询问患者有无灼痛感，及时调整距离，防止烧伤。观察病情变化及有无体位不适。

(5)施灸中应及时将艾灰弹入弯盘，防止烧伤皮肤及烧坏衣物。

(6)施灸完毕，立即将艾条插入小口瓶，熄灭艾火。清洁局部皮肤后，协助患者穿好衣服，安置舒适卧位，酌情开窗通风。

(7)清理用物，归还原处。

(四)注意事项

(1)施灸后局部皮肤出现微红灼热，属于正常现象。如灸后出现小水疱，无须处理，可自行吸收。如水疱较大，可用无菌注射器抽去疱内液体，覆盖消毒纱布，保持干燥，防止感染。

(2)施灸过程中防止艾灰脱落烫伤皮肤或烧坏衣物。

(3)熄灭后的艾条，应装入小口瓶内，以防复燃引发火灾。

(胡文慧)

第六节　推拿技术

一、目的

推拿疗法又称按摩疗法。由医师运用各种手法于患者体表一定部位或穴位上，以达到治疗疾病的一种疗法。推拿疗法具有扶正祛邪、散寒止痛、健脾和胃、导滞消积、疏通经络、滑利关节、强筋壮骨等作用，更具有保健强身、预防疾病、延年益寿的效果。适用于发热畏寒、头痛身痛、咳喘并作、脘痛纳呆、腹胀泄泻、痹证、痿证、中风后遗症、月经失调、跌打损伤、腰伤腿痛、关节不利、痈肿疮疖，以及骨折后遗症等。

二、推拿的适应证与禁忌证

(一)适应证

推拿的适应证非常广泛，几乎覆盖各个临床科室的疾病，但主要的治疗病种集中在骨伤科、内科、妇产科、儿科、五官科等，同时也广泛应用于美容、减肥和医学保健。

(1)骨伤科的主要病症:颈椎病、落枕、颈椎间盘突出症、前斜角肌综合征、肩关节周围炎、肩关节撞击综合征、冈上肌肌腱炎、肩峰下滑囊炎、肱二头肌长头肌腱滑脱、肱二头肌长头肌腱炎、肱骨外上髁炎、肱骨内上髁炎、腕管综合征、腱鞘囊肿、脊椎后关节紊乱、急性腰肌扭伤、慢性腰肌劳损、腰椎间盘突出症、第三腰椎横突综合征、骶髂关节扭伤、梨状肌综合征、髋关节扭伤、髋关节滑囊炎、退行性髋关节炎、退行性膝关节炎、膝关节创伤性滑膜炎、膝关节侧副韧带损伤、膝关节半月板损伤、髌下脂肪垫劳损、踝关节扭伤、踝管综合征、跟腱周围炎、跟痛症等。

(2)内科的主要病症:胃脘痛、便秘、泄泻、胃下垂、胆囊炎、感冒、咳嗽、哮喘、高血压、冠心病、眩晕、失眠、消渴、中风后遗症、面瘫、阳痿等。

(3)妇产科的主要病症:产后少乳、乳痈、产后身痛、月经失调、原发性痛经、闭经、慢性盆腔炎、围绝经期综合征、产后耻骨联合分离症、子宫脱垂等。

(4)儿科的主要病症:肌性斜颈、脑性瘫痪、小儿脊柱侧弯、厌食、疳积、腹泻、便秘、遗尿、脱肛、惊风、夜啼、感冒、发热、咳嗽、呕吐、小儿麻痹后遗症、桡骨小头半脱位等。

(5)五官科的主要病症:近视、耳鸣、耳聋、鼻炎、慢性咽炎,以及急、慢性扁桃体炎等。

(二)禁忌证

(1)各种传染性疾病。

(2)结核性和感染性疾病。

(3)所操作的部位皮肤有烧伤、烫伤或有皮肤破损的皮肤病。

(4)各种恶性肿瘤,特别是与施术面重合或交叉部位的肿瘤。

(5)胃、十二指肠等急性穿孔。

(6)骨折及较严重的骨质疏松症患者。

(7)月经期、怀孕期的腹部和腰骶部操作。

(8)有严重心、脑、肺病患者,有出血倾向的血液病患者。

(9)患有某种精神类疾病,不能与医师合作的患者。

(10)大醉或过饱、过饥、过度劳累的患者。

此外,诊断尚不明确者、急性软组织损伤且局部肿胀严重者(如急性脊柱损伤伴有脊髓炎症状、急性踝关节扭伤等),以及骨关节结核、骨髓炎、老年性骨质疏松症等骨病患者亦不适合运用推拿手法,临床应多加鉴别诊断以明确。

三、用物准备

准备治疗巾或大浴巾。

四、操作程序

(1)备齐物品,作好解释,取得患者配合。

(2)取适宜体位,协助松开衣着,暴露治疗部位,注意保暖。

(3)在治疗部位上铺治疗巾,腰、腹部进行按摩时,先嘱患者排尿。

(4)按确定的手法进行操作,操作时压力、频率、摆动幅度均匀,动作灵活。

(5)操作过程中随时观察患者对手法治疗的反应,若有不适,应及时调整手法或停止操作,以防发生意外。

(6)操作手法轻重快慢适宜,用力需均匀,禁用暴力。每次推拿时间一般为15～30分钟。

(7)操作完毕后,清理用物,归还原处。

五、常用操作方法

(一)推法

用指、掌或肘部着力于一定部位上,进行单方向的直接摩擦。用指称指推法;用掌称掌推法;用肘称肘推法。操作时指、掌、肘要紧贴体表,用力要稳,速度缓慢而均匀,以能使肌肤深层透热而不擦伤皮肤为度。此法可在人体各部位使用,能提高肌肉的兴奋性,促使血液循环,并有舒筋活络作用。

(二)一指禅推法

用拇指指腹或指端着力于推拿部位,腕部放松,沉肩、垂肘、悬腕,以肘部为支点,前臂做主动摆动,带动腕部摆动和拇指关节做屈伸活动。手法频率每分钟120～160次,压力、频率、摆动幅度要均匀,动作要灵活,操作时要求达到患者有透热感。常用于头面、胸腹及四肢等处。具有舒筋活络、调和营卫、健脾和胃、祛瘀消积的功能。

(三)揉法

用手掌大鱼际、掌根或拇指指腹着力,腕关节或掌指做轻柔缓和的摆动。操作时压力要轻柔,动作要协调而有节律,一般频率每分钟120～160次。适用于全身各部位。具有宽胸理气、消积导滞、活血化瘀、消肿止痛等作用。

(四)摩法

用手掌掌面或手指指腹附着于一定部位或穴位,以腕关节连同前臂进行节律性环旋运动。此法操作时肘关节自然弯曲,腕部放松,指掌自然伸直,动作要缓和而协调,频率每分钟120次左右。此法刺激轻柔,常用于胸腹、胁肋部位。具有理气和中、消食导滞、调节肠胃蠕动等作用。

(五)抹法

抹法是指以指腹、手掌掌面、大鱼际等作用于受术部位做弧形运动以产生摩擦刺激的一种手法。抹法是一种较随意的手法。抹法是一种轻柔手法,适用于头面部和胸胁部。具有醒神开窍、安神明目、通络止痛等作用。

(六)搓法

搓法是指医师用双手手掌等夹住患者肢体由近心端至远心端进行快速搓动的一种手法。两手做反方向运动,用力要均匀适中;搓动频率要快,手法在肢体上移动要慢。患者肢体宜放松,自然下垂。多用于四肢部、腰背部,特别是上肢部。搓法由擦、揉、摩等多种动作形态组成,具有滑利关节、疏通经络等作用。

(七)按法

按法是指用拇指指腹、全掌、肘或肢体其他部位直接施加垂直方向压力于一定部位或穴位上,且力量保持一定时间的一种手法。不宜迅猛加力,以免造成机体组织损伤或影响力量深透。在整个过程中始终保持垂直加力,不可改变用力方向。操作结束时,应逐渐减少压力,手不可突然离开操作面。拇指按法可用于全身穴位,掌按、肘按常用于肌肉丰厚部位的腰背部、下肢后部等。具有理筋整复、舒筋活络、散瘀止痛等作用。

(八)抖法

用双手或单手握住患者肢体远端,做小幅度的上下连续颤动,称为抖法。用双手握住患者上肢的腕部或下肢的足踝部,慢慢将被抖动的肢体向前外方抬高一定的角度(上肢坐位情况下向前外抬高约60°，下肢在仰卧情况下抬离创面30°)，然后两前臂同时施力，做连续的小幅度的上下抖动，使抖动时所产生的抖动波似波浪般的传递到肩部及腰部。注意抖动幅度要小，频率要快。主要适用于颈椎病、肩关节周围炎、髋部伤筋及疲劳性四肢酸痛等病证。

(九)捏法

用拇指和其他手指在施术部位做对称性的挤压，称为捏法。可单手操作，亦可双手操作。因拇指与其他手指配合的多寡而有三指捏法、五指捏法等名称。用拇指和示指、中指指面，或用拇指和其余四指指面夹住肢体或肌肤，相对用力挤压，随即放松，再用力挤压、放松，重复以上挤压、放松动作，并循序移动。拇指与其余手指要以指面着力，施力时双方力量要对称，动作要连贯而有节奏型，用力要均匀柔和。主要适用于疲劳性四肢酸痛、颈椎病等病证。

六、注意事项

(1)推拿前医师要审证求因，明确诊断，全面了解患者的病情，排除推拿禁忌证。

(2)推拿前患者应穿着舒适的衣服，需要时可裸露部分皮肤，以利推拿。

(3)推拿前医师一定要修剪指甲，不戴戒指、手链、手表等硬物，以免划破患者皮肤，并注意推拿前后个人卫生的清洁。

(4)推拿时医师要随时调整姿势，使自己处在一个合适、松弛的体位上，从而有利于发力和持久操作。同时也要尽量让患者处于一个舒适、放松的体位上，这样有利于推拿治疗的顺利进行。

(5)推拿时医师要保持身心安静、注意力集中，从而在轻松的状态下进行推拿，也可以放一些轻松的音乐。

(6)推拿时医师用力不要太大，并注意观察患者的全身反应，一旦患者出现头晕、心慌、胸闷、四肢冷汗、脉细数等现象，医师应立即停止推拿，采取休息、饮水等缓解措施。

(7)急性软组织损伤局部疼痛肿胀较甚、瘀血甚者，宜选择远端穴位进行操作，病情缓解后再进行局部操作。

(8)患者过于饥饿、饱胀、疲劳、精神紧张时，不宜立即进行推拿。

(9)推拿时要保持一定的室温和清洁肃静的环境，既不可过冷，也不可过热，以防患者感冒和影响推拿的效果。

(10)推拿后，患者如果感觉疲倦可以休息片刻，再做其他活动。

(胡文慧)

第七节　拔罐技术

一、目的

拔火罐是以罐为工具，利用燃烧热力，排出罐内空气形成负压，使罐吸附在皮肤穴位上，造成局部瘀血现象的一种疗法。此法具有温通经络、祛风散寒、消肿止痛、吸毒排脓等作用。适用于风湿痹证，如肩背痛、腰腿痛；肺部疾病，如咳嗽、哮喘；胃肠疾病，如脘腹胀痛、胃痛、呕吐及腹泻等。

二、拔罐的适应证与禁忌证

(一)适应证

(1)外感病及呼吸系统病，选取大椎、肺俞、孔最等拔罐。

(2)胃肠病选取脾俞、胃俞、大肠俞、天枢、气海、足三里、下巨虚等拔罐。

(3)中暑选取大椎、委中、十宣等，多用针罐法。

(4)高血压选取曲池、合谷、委中、三阴交、涌泉、足三里、肝俞、心俞、肾俞等拔罐。

(5)腰痛选取肾俞、大肠俞、腰阳关、委中等拔罐。

(6)面瘫选取下关、地仓、颊车、太阳、风池、印堂、合谷等拔罐。

(7)风湿痹痛、落枕选取疼痛局部拔罐。

(8)急、慢性软组织损伤选取患处刺络拔罐，或加取阳陵泉、血海等拔罐。

(9)疮疡选取局部拔罐，另加取灵台等拔罐。

(10)痤疮选取大椎刺络拔罐。

(11)荨麻疹选取神阙、血海、曲池等拔罐，另加取局部拔罐。

(12)妇科疾患选取肾俞、肝俞、八髎、中极、关元、三阴交、血海等拔罐。

(13)肥胖症选取中脘、天枢、关元、石门、足三里、阴陵泉、巨阙、丰隆、三阴交、箕门、髀关等拔罐。

(二)禁忌证

(1)皮肤有溃疡、感染、肿瘤、瘢痕、静脉曲张、过敏处，五官部位、大血管处，心尖冲动处，孕妇腰骶部及腹部不宜拔罐。

(2)有自发性出血倾向疾患、高热、抽搐等禁止拔罐。

(3)拔罐后如出现小的水泡；可不必处理，任其自然吸收。如水泡较大，应用消毒针具刺破水泡，或注射器抽出水液，然后涂以烫伤油，并覆上消毒纱布，以防感染。

(4)用于燃火的乙醇棉球，不可吸含过量乙醇，以免拔罐时乙醇滴落到患者皮肤上形成烫伤。留罐过程中如出现拔罐局部疼痛，可减压放气或立即起罐。起罐时不可硬拉或旋转罐具，以免引起疼痛，甚至损伤皮肤。带有心脏起搏器等金属物体的患者，禁用电磁拔罐器具。留针拔罐，选择罐具宜大，毫针针柄宜短，以免吸拔时罐具碰触针柄而致损伤。

三、用物准备

治疗盘、火罐(玻璃罐、竹罐、陶罐)、止血钳、95%乙醇、火柴、小口瓶，必要时备毛毯、屏风、垫枕。根据拔罐方法及局部情况备纸片、凡士林、棉签、0.5%碘伏、镊子、干棉球、三棱针或梅花针、纱布、胶布等。

四、操作方法

(一)点火

选用下列方法之一，将火罐吸附于所选部位上。

(1)闪火法是用长纸条或用镊子夹95%乙醇棉球一个，用火将纸条或乙醇棉球点燃后，伸入罐内中段绕一周(切勿将罐口烧热，以免烫伤皮肤)，迅速将火退出，立即将罐按扣在所选部位或穴位上。

(2)贴棉法是用大小适宜的95%乙醇棉一块,贴在罐内壁中段(不要过湿),点燃后迅速将罐按扣在应拔的部位。

(3)投火法是用易燃烧纸片或95%乙醇棉球(拧干)一个,点燃后投入罐内,迅速将罐按扣在应拔的部位,此法适用于侧位横拔。

(二)拔罐

根据病情需要,可分为下列几种拔罐方法。

1.坐罐法

坐罐法又名定罐法,将罐吸附在皮肤上不动,直至皮肤呈现瘀血现象,一般留置10分钟左右,此法适用于镇痛治疗。

2.闪罐法

将罐拔住后,立即起下,如此反复多次地拔住起下,起下拔住,至皮肤潮红充血或瘀血为度。多用于局部肌肤麻木、疼痛等。

3.走罐法

走罐法又称推罐法,即拔罐时先在所拔部位的皮肤及罐口上,涂一层凡士林等润滑油,再将罐拔住,然后,医师用右手握住罐子,向上下或左右需要拔的部位往返推动,至所拔部位的皮肤红润、充血,甚或瘀血时,将罐取下。此法宜于面积较大、肌肉丰厚部位,如脊背、腰臀、大腿等部位的酸痛、麻木、风湿痹痛等。

4.刺血拔罐法

在患部常规消毒后,先用梅花针叩打,或用三棱针浅刺出血后,再行拔罐,留置5～10分钟,起罐后消毒局部皮肤。多用于治疗丹毒、扭伤、乳痈等。

(三)起罐

右手扶住罐体,左手以拇指或示指从罐口旁边按压一下,待空气进入罐内即可将罐取下。

五、操作程序

(1)备齐物品,携至床旁,做好解释,取得患者配合。

(2)取合理体位,暴露拔罐部位,注意保暖。

(3)根据部位不同,选用合适火罐,并检查罐口边缘是否光滑。

(4)根据拔罐部位及所备用物,选用不同的点火方法。

(5)根据病情选用不同的拔罐方法。

(6)起罐后,如局部有水泡或拔出脓血,应清洁局部皮肤,进行常规消毒,外涂所需药物,必要时覆盖消毒敷料。

(7)操作完毕,协助患者穿好衣服,安置舒适体位,整理床位。

(8)清理用物,归还原处。

六、注意事项

(1)高热抽搐及凝血机制障碍患者,皮肤过敏、溃疡、水肿及大血管处,孕妇的腹部、腰骶部均不宜拔罐。

(2)拔罐时应采取适当体位,选择肌肉较厚的部位,骨骼凹凸和毛发较多处不宜拔罐。

(3)拔罐过程中随时检查火罐吸附情况和皮肤颜色。

(4)防止烫伤和灼伤。拔罐时动作要稳、准、快,起罐时切勿强拉。如拔罐局部出现较大水泡,可用无菌注射器抽出疱内液体,外涂龙胆紫,保持干燥,必要时用无菌纱布覆盖固定。

(5)凡使用过的火罐,均应清洁消毒,擦干后备用。

(胡文慧)

第八节　刮痧技术

一、目的

刮痧技术应用广泛,适用于内、外、妇、儿、五官等各科疾病的治疗,以及防病强身。刮痧对颈椎病、肩周炎、腰腿痛、关节炎、腰扭伤等疼痛性疾病治疗效果良好,对高血压、糖尿病、哮喘、中风偏瘫等慢性病有辅助治疗作用,对银屑病、不孕不育、类风湿等一些疑难杂病也有一定的效果,还可以用于中暑、心绞痛等。刮痧还有增智、增高、增加食欲,预防和治疗近视,调理脏腑,延年益寿,养颜美容的功效。

二、操作程序

(一)核对与安抚患者

核对患者姓名,了解病情与诊断,介绍并解释施术过程,消除患者恐惧心理,取得患者配合。

(二)选择体位

根据患者的病情,确定施术部位。根据施术部位采取舒适的体位,暴露施术部位。刮痧施术时,体位的选择应以医师能够正确取穴和施术方便、患者感到舒适自然并能持久配合为原则,常用的体位有以下几种。

(1)仰卧位适用于胸腹部、头部、面部、四肢前侧刮痧。

(2)俯卧位适用于头、颈、肩、背、腰、四肢后侧刮痧。

(3)侧卧位适用于侧头部,面颊一侧,颈项和侧腹、侧胸,以及上下肢侧刮痧。

(4)仰靠坐位适用于前头、颜面、颈前和上胸部刮痧。

(5)俯伏坐位适用于头顶,后头、项背部刮痧。

(6)侧伏坐位适用于侧头、面颊、颈侧、耳部刮痧。

(三)选择刮痧器具与介质

目前,比较常用的刮痧器具为刮痧板,刮痧介质为润滑剂。刮痧板有木制、竹制、石制、动物角质或仿动物角质,要求板面洁净,棱角光滑。润滑剂多选用红花油、液状石蜡、麻油或刮痧专用的活血剂。使用前应仔细检查刮痧板边缘是否光滑、边角是否钝圆、厚薄是否适中及有无裂纹及粗糙,以免刮伤皮肤。

(四)选穴

选准穴位或经络、皮部,因刮痧的面积宽,不至于像针灸时要求的那么严,而是经、穴不离面,在其中即可。

(五)消毒

刮痧治疗前必须严格消毒，包括刮痧用具消毒、医师手指和施术部位消毒。施术部位用热毛巾擦洗干净，再进行常规消毒。刮具要用1∶100新洁尔灭溶液或75%乙醇严格消毒，防止交叉感染。医师须事先将手用肥皂水洗刷干净，再用75%乙醇棉球擦拭消毒，然后方可刮痧施术。

三、注意事项

(1)有出血倾向的疾病忌用或慎用；非正常皮肤部位慎用；妇女、儿童及年老体弱者，妇女经期下腹部，女性面部等处，刮拭手法宜轻，用补法，忌用大面积泻法刮拭；孕妇下腹部、腰骶部及三阴交、合谷等穴位禁刮。

(2)过饥、过饱、疲劳时不宜刮痧；对刮痧恐惧或过敏者，慎用或忌用刮痧。

(3)刮痧时需暴露皮肤，且刮痧时皮肤汗孔开泄，故需避风寒，防生他变。刮痧前后可适量饮温开水，有助于补充津液及排毒。需待皮肤毛孔闭合恢复原状后，方可洗浴，以避风寒侵袭。

(4)刮拭手法要用力均匀，以患者能耐受为度，到出痧为止，但不可一味追求出痧而用重手法或延长刮痧时间。出痧多少受多方面因素影响，一般瘀证、实证、热证出痧多；虚证、寒证出痧少；服药过多者，特别是服用激素类药物者不易出痧；肥胖与肌肉丰满者不易出痧；阴经较阳经不易出痧；室温低时不易出痧。

(5)刮拭时，医师要精神专注，随时观察患者神色，经常询问患者有无不适感。

(李林金)

第九节 熏洗技术

一、目的

熏洗疗法是将药物煎汤，趁热在患处熏蒸或浸浴，以达到疏通腠理、祛风除湿、清热解毒、杀虫止痒作用的一种治疗方法。适用于疮疡、筋骨疼痛、目赤肿、阴痒带下、肛门疾病等。

二、用物准备

治疗盘，药液，熏洗盆(根据熏洗部位的不同，也可备坐浴椅、有孔木盖浴盆及治疗碗等)，水温计，必要时备屏风及换药用品等。

三、操作程序

(1)备齐用物，携至床旁，做好解释，取得患者配合。

(2)根据熏洗部位协助患者取合适体位，暴露熏洗部位，必要时屏风遮挡，冬季注意保暖。

(3)眼部熏洗时，将煎好的药液趁热倒入治疗碗，眼部对准碗口进行熏蒸，并用纱布熏洗眼部，稍凉即换，每次15～30分钟。

(4)四肢熏洗时，将药物趁热倒入盆内，患肢架于盆上，用浴巾或布单围盖后熏蒸。待温度适宜时，将患肢浸泡于药液中泡洗。

(5)坐浴时,将药液趁热倒入盆内,上置带孔木盖,协助患者脱去衣物,坐在木盖上熏蒸。待药液不烫时,拿掉木盖,坐入盆中泡洗。药液偏凉时,应更换药液,每次熏洗15～20分钟。

(6)熏洗过程中,密切观察患者病情变化。若感到不适,应立即停止,协助患者卧床休息。

(7)熏洗完毕,清洁局部皮肤,协助患者穿好衣服,安置舒适体位。

(8)清理用物,归还原处。

四、注意事项

(1)月经期者、孕妇禁用坐浴。

(2)熏洗药温不宜过热,一般为50～70 ℃,以防烫伤。

(3)在伤口部位进行熏洗时,按无菌技术进行。

(4)包扎部位熏洗时,应揭去敷料。熏洗完毕后,更换消毒敷料。

(5)所用物品需清洁消毒,避免交叉感染。

(张爱奇)

第十节 耳穴压豆疗法

一、目的

耳穴压豆疗法又名耳穴压贴疗法,是指用王不留行籽、决明子等颗粒药物贴压并刺激耳郭上的穴位或反应点,起到疏通经络、调节脏腑气血的作用,从而防治疾病的一种疗法。

二、操作方法

(1)用物准备:75%乙醇、棉签、镊子、王不留行籽耳穴板。

(2)患者取侧卧位或坐位,对相关穴位进行常规消毒。

(3)埋籽:左手手指托持耳郭,右手用镊子夹取王不留行籽耳穴板上的胶布,对准穴位粘在上面,并轻轻揉按1～2分钟,以局部耳郭微红、发热为度。

(4)操作完毕,清理用物,操作后应进行手的卫生消毒。

(5)左右耳交替操作,3～5天换一次,10次为1个疗程。

三、禁忌证

(1)习惯性流产的孕妇。

(2)耳郭冻伤或有炎症者。

(3)过度疲劳或身体极度衰弱者。

(4)患有严重器质性病变和重度贫血的患者。

(5)耳郭上有湿疹、溃疡等。

(郭 敏)

第五章

脑系病证的内科治疗

第一节　头　　痛

头痛是以患者自觉头部疼痛为特征的一种常见病证，可以发生在多种急慢性疾病中，有时亦是某些相关疾病加重或恶化的先兆。临床表现以头痛为主症，一侧、双侧或全头部疼痛，呈跳痛、灼痛、胀痛、重痛、针刺痛等，甚则伴恶心呕吐，难以忍受。本病外感六淫、内伤七情均可引发，其中由肝阳上亢、痰瘀互结导致头部持续性疼痛、反复发作、经久不愈者又称为头风。头痛病位在头，与肝、脾、肾密切相关。

中医治疗头痛有其特色与优势，除以药物治疗为主外，还可配合针灸、推拿、熨敷及饮食调护等。根据络脉气血通则不痛的特性，头痛的治疗原则在于"通络"。实证以祛邪通络为主，具体的治法包括疏风散寒、疏风清热、祛风胜湿、活血化瘀、化痰降浊、平肝潜阳等；虚证以扶正通络为主，具体的治法包括补肾养阴、气血双补等。

本节重点论述头风头痛，西医学中的偏头痛、三叉神经性头痛等，均可参照本节辨证论治。

一、诊断标准

(一)中医诊断标准

(1)头痛部位多在头部一侧额颞、前额、巅顶，或左或右辗转发作，或呈全头痛。头痛的性质多为跳痛、刺痛、胀痛、昏痛、隐痛，或头痛如裂等。头痛每次发作可持续数分钟、数小时、数天，也有持续数周者。

(2)隐袭起病，逐渐加重或反复发作。

(3)查血常规，测血压，必要时做腰椎穿刺、脑电图。有条件时做经颅多普勒、CT、磁共振等检查，以明确头痛的病因，排除器质性疾病。

(二)西医诊断标准

1.偏头痛的典型先兆的诊断标准

(1)至少2次发作符合下列标准。

(2)至少有下列的一种表现、没有运动无力症状：①完全可逆的视觉症状，包括阳性症状(如闪烁的光、点、线)或阴性症状(视觉丧失)；②完全可逆的感觉症状，包括阳性症状(如针刺感)或阴性症状(麻木感);③完全可逆的语言功能障碍。

(3)至少满足下列的两项:同向视觉症状或单侧感觉症状。至少一种先兆症状在≥5 分钟内逐渐发展,不同的先兆症状在≥5 分钟内相继发生。每个症状持续 5～60 分钟。

2.无先兆偏头痛的诊断标准

(1)至少有符合无先兆偏头痛的诊断标准(2)～(4)的 5 次发作。

(2)每次头痛发作(未经治疗或治疗无效的)持续 4～72 小时。

(3)至少有下列中的两项头痛特征:①单侧性;②搏动性;③中或重度疼痛;④日常活动会使头痛加剧或因此而避免此类日常活动(如走路或爬楼梯)。

(4)头痛过程中至少伴随下列一项:①恶心或呕吐;②畏光和畏声。

(5)不能归因于其他疾病。

3.有先兆偏头痛的诊断标准

(1)典型先兆偏头痛:具有偏头痛的典型先兆症状;在先兆症状同时或在先兆发生后 60 分钟内出现头痛,头痛符合无先兆偏头痛诊断标准(2)～(4)项;不能归因于其他疾病。

(2)典型先兆伴非偏头痛性头痛:具有偏头痛的典型先兆症状;头痛不符合无先兆偏头痛特点,在先兆同时或先兆后的 60 分钟内发生;不是因其他疾病造成的继发性头痛。

(3)典型先兆不伴头痛:只有偏头痛的典型先兆症状,但不伴有头痛。

(4)家族性偏瘫型偏头痛:多在儿童期发病,偏瘫可与其他偏头痛先兆同时发生,亦可单独发生。

(5)散发性偏瘫型偏头痛:一旦先兆中出现肢体无力,称偏瘫型偏头痛,如果其一级亲属中有类似发作,则诊断为家族性偏瘫型偏头痛,否则诊断为散发性偏瘫型偏头痛。

(6)基底型偏头痛:当先兆中有两项以上症状提示后颅窝受累且同时没有肢体无力表现时,诊断为基底型偏头痛。这些症状包括构音障碍、眩晕、耳鸣、听力下降、复视、双鼻侧或双颞侧视野同时出现的视觉症状、共济失调、意识水平下降、双侧同时出现的感觉异常等。

4.头痛分期

有先兆的偏头痛分为前驱期、先兆期、头痛期、头痛后期;无先兆的偏头痛前驱症状不明显,先兆可表现为短暂而轻微的视物模糊。

(1)前驱期:精神症状如抑郁、欣快、不安和嗜睡等,神经症状如畏光、畏声、嗅觉过敏等,以及厌食、腹泻、口渴等,出现在发作前数小时到数日。

(2)先兆期:视觉先兆,如闪光、暗点、视野缺损、视物变形和物体颜色改变等;躯体感觉先兆,如一侧肢体和/或面部麻木、感觉异常等;运动障碍性先兆较少。先兆症状可持续数分钟到 1 小时,复杂性偏头痛病例的先兆可持续时间较长。

(3)头痛期:多为一侧眶后或额颞部搏动性头痛或钻痛,可扩展到一侧头部或全头部。不经治疗或治疗无效,头痛可持续 4～72 小时,儿童持续 2～8 小时;常伴有恶心、呕吐、畏光、畏声等症状。头痛可因活动或摆动头颈部而加重,睡眠后减轻。

(4)头痛后期:头痛消退后常有疲劳、倦怠、烦躁、注意力不集中、不愉快感等症状。

二、鉴别诊断

(一)类中风头痛

类中风病多见于中老年人,常有眩晕反复发作;若有头痛突然加重,兼有肢体麻木、活动不灵，口舌㖞斜，或言謇语塞；甚则神志昏迷，不识人事等。颅脑 CT 或 MRI 检查有梗死或出血灶。而头痛多反复发作，发作时痛势剧烈，久治不愈，但发作过后不遗留肢体活动或言语障碍，颅脑 CT 或 MRI 检查无异常，可资鉴别。

(二)真头痛

真头痛多呈突然剧烈头痛，常表现为持续钝痛，并阵发性加剧，咳嗽、喷嚏、大便用力等均可使头痛加重。头痛以清晨时明显，或可在夜间痛醒，可伴恶心呕吐，病重时甚至呕吐如喷不已，以至肢厥、抽搐，旦发夕死，夕发旦死，抢救不及，立致死亡。头痛发作时也可剧烈头痛，且反复发作，头痛多在睡眠后减轻。临床上可根据病史、脑 CT、脑血管造影、磁共振成像等进行鉴别。

(三)外感头痛

外感头痛多由风寒湿邪，阻滞经络，络脉不通而引起，其痛势一般较轻，且伴有恶寒发热、咽痛、肢痛、咳嗽咳痰等外感表证的症状，且头痛随病愈而止，多无反复发作。头风头痛可由外邪诱发，但痛势剧烈，其他表证症状不明显，且持续时间久，同一外邪可引起头痛反复发作，部位、症状相似，可以鉴别。

三、病因

(一)原发病因

1.外感六淫

起居不慎，坐卧当风。风性轻扬，且为六淫之首，多夹寒、热、湿邪为患。若夹寒者，寒凝血滞，络脉不畅，绌急而痛；若夹热邪，风热上炎，扰乱气血，气血逆乱，清窍被扰；热邪耗灼精血，络脉失荣而痛；若夹湿邪，风伤于巅，湿困清阳，蒙蔽清窍，脑髓络脉失充而成。

2.情志所伤

忧郁过度，肝失条达，或恼怒伤肝，气郁化火，或邪热上犯清窍，或灼津炼液生痰，或火伤肾阴，阴虚阳亢，均可上扰清窍，使气血逆乱而致头痛。

3.饮食所伤

饥饱失宜，过食生冷，损伤中阳，则中焦温化不利，气血化生乏源，遂致清窍、络脉失于充养而痛；或过食肥甘，饮酒无度，脾失健运，聚湿成痰，蒙蔽清窍，致使清阳不升，浊阴不降，痰瘀痹阻，络脉不通而致头痛。

4.劳倦过度

久坐伏案，气血运行不畅，清窍失养；或房事不节，淫欲过度，损伤肾精，精气不足，髓海空虚；或思虑过度，耗伤脾气，清气不升，清浊升降失序，皆可导致头痛。

(二)继发病因

吐血、崩漏、便血或产后出血过多等，导致营血亏损，气随血脱而成气血两虚。气虚则清阳不升，血虚则络脉失充，脑髓失养，皆可导致头痛。

不论何种原因引起的头痛，皆可因外感六淫、内伤七情、饮食不节、劳倦过度、大病之后而诱发或加重头痛发作。

四、病机

(一)发病

由外感六淫、情志所伤所引起的头痛，一般呈现急性发作；由劳倦失宜、久病失血所致头痛，多为缓慢性发作，但可有阵发性加剧的发病特点。

（二）病位

本病病位在头，与肝、脾、肾密切相关。

（三）病性

本病有外感、内伤之分。外感头痛多由外邪引起，尤以风邪为主，夹寒、热、湿邪为患，其证属实；内伤头痛，有以气血亏虚、肝肾不足为主属虚证者，亦有肝阳上扰、瘀血痰浊闭阻清窍，属实或虚实夹杂者。

（四）病势

发作期及发病初期以风、火、痰、瘀标实证表现为主；病久或缓解期，则虚证逐渐显露，由肝及脾，进而及肾，终致肝、脾、肾三脏俱虚。

（五）病机转化

外感头痛，一般病程短，治疗较易，预后较好。内伤头痛，一般病程较长，反复不愈，治疗较难。在发病过程中，各种病因病机可以相互影响，相互转化，形成虚实夹杂；或阴损及阳，阴阳两虚；或肝风痰火，上蒙清窍，阻滞经络，并发中风、眩晕、偏盲等病。本病一般表现为本虚标实；在早期及发作期标实证候突出，如肝阳上亢、痰浊中阻、瘀血内停等；病证后期或缓解期，本虚证候表现逐渐明显，如气血不足、脑髓不充、肾精亏损等。

五、辨证论治

（一）辨证思路

1.辨久暂

暂病之头痛，多因外邪所致，大多痛势较剧，多表现为掣痛、跳痛、灼痛、胀痛、重痛、痛无休止；久病之头痛，多因内伤所致，大多痛势较缓。多表现为隐痛，空痛，昏痛，病势悠悠、遇劳则剧、时作时止。若瘀血头痛，痛处固定不移，痛如锥刺。

2.辨虚实

大抵外感头痛如风寒头痛、风湿头痛、风热头痛及内伤头痛之肝郁化火头痛多属实证；内伤头痛之肝肾阴虚头痛、阴血亏虚头痛多属于虚证，往往平素体虚。至于痰浊、瘀血所致者，则又虚中有实，自当分别施治。

3.辨部位

头为诸阳之会，三阳经均循头面，厥阴经亦上会于巅顶。辨别头痛，若能根据经脉循行部位加以判断，则对审因论治，均有所帮助。太阳头痛：多在头后部，下连于项。阳明头痛：多在前额及眉棱。少阳头痛：多在头之两侧，连及耳部。厥阴头痛：在巅顶部位，或连于目系。

头痛的治疗原则在于“通络”。实证以祛邪通络为主，具体的治法包括疏风散寒、疏风清热、祛风胜湿、活血化瘀、化痰降浊、平肝潜阳等；虚证以扶正通络为主，具体的治法包括补肾养阴、气血双补等。

（二）分证论治

1.外感头痛

（1）风寒：头痛起病较急，其痛如破，连及项背，恶风寒，遇风尤剧，口不渴，苔薄白，脉多浮紧。

病机分析：本症为外感头痛之风寒证。头为诸阳之会，素体卫气不足，卫外不固或将养失宜，感受风寒，风性清扬善犯阳位；寒性凝敛，闭阻经脉阳气，风邪夹寒循太阳经上犯巅顶，清阳之气被遏，头痛乃作。太阳经主一身之表，其经脉上行巅顶，循项背，故其痛连及项背；风寒阻于肌表，卫阳被郁，失于温煦而不得宣达，故恶风寒；寒属阴邪，得温则减，故头痛遇风加剧，喜裹喜温；无热则口不渴；苔薄白，脉浮紧，俱为风寒在表之象。

治法：疏风散寒，通络止痛。

常用方：川芎茶调散(《太平惠民和剂局方》)加减。川芎、荆芥、防风、羌活、白芷、细辛、薄荷。

加减：若寒犯厥阴，引起巅顶头痛，伴干呕、吐涎、甚则四肢逆冷、苔白脉弦，治当温散厥阴寒邪，方用吴茱萸汤(《伤寒论》)加减。组成：吴茱萸、人参、生姜、大枣。阳虚恶寒较甚，加炙麻黄、熟附子以温阳散寒。寒凝痛甚者，加蜈蚣、制川乌以散寒止痛。

针灸：风池，外关，丰隆，足三里。

操作：风池进针时，针尖稍向上方斜刺，用捻转法，使针感向额部放散；其他各穴均用提插法，以加强针感；各穴均可配合灸法以增强温散的作用。每天 1 次。10 次为 1 个疗程。

方解：风寒夹痰，阻滞于头部三阳经络，络道不通，因而致痛，故取风池、外关以疏散外受之风邪；取丰隆、足三里以疏通阻滞之痰浊，风祛痰化，络脉畅通。更应根据疼痛部位，结合对症取穴，以疏通局部气血而收止痛之效。

临证参考：本证以风寒入络、阳气郁闭的邪实为主，故以祛邪为主。治疗方药，多选辛温散寒、疏风通络之品。因风药走散，久服伤气；风药药性偏颇，易伤阴津，故应中病即止，不宜久服。风药性升，对有阳亢征象之人要慎用；对气血不足、阴虚精亏之人亦应慎用，或适当配伍养血润燥之品如当归、熟地黄等药；总之宜把握用药时机，旨在祛邪而不伤正。

(2)风热：头痛而胀，甚则头痛如裂，发热或恶风，口渴欲饮，面红目赤，便秘尿黄，舌红苔黄，脉浮数。

病机分析：热为阳邪，其性上炎，风热中于阳络，上扰清窍，故头痛而胀，甚则头痛如裂。面红目赤，亦为热邪上炎之征；风热之邪郁遏卫气故发热，邪气在表故恶风；热盛伤津，可见口渴欲饮、便秘尿黄；舌质红、苔黄、脉浮数均为风热邪盛之象。

治法：疏风清热，通络止痛。

常用方：芎芷石膏汤(《医宗金鉴》)加减。川芎、白芷、菊花、羌活、生石膏、薄荷、栀子。

加减：若热盛伤津，症见舌红少津，可加知母、石斛、天花粉清热生津；大便秘结，口鼻生疮，腑气不通者，可合用黄连上清丸以苦寒降火、通腑泄热。

针灸：商阳，关冲，少泽，曲池，合谷，丰隆。

方义：风热夹痰，阻塞经络，经气不利，则为疼痛，并伴见痰热症状，故治宜疏风散热。取手三阳经之井穴点刺出血，以宣泄三阳经之风热；取曲池、合谷以清手足阳明之热；配丰隆以去痰浊，痰热得去，疼痛可望缓解；结合对症取穴，可以加强止痛效果。

临证参考：本证由素体阳热亢盛又感受风热外邪而诱发，也有风寒日久化热者。治疗应分清热邪之在表、在里。表热重者，加强疏风清热之功，使邪自表而解；里热甚者，重在通腑泄热，使热邪自二便而去。

(3)风湿：头痛如裹，肢体困重，胸闷纳呆，小便不利，大便或溏，苔白腻，脉濡滑。

病机分析：湿为阴邪，受风邪裹夹上犯巅顶，闭阻清阳，清窍阳气不展，故头痛如裹；脾司运化而主四肢，内外之邪同气相求，湿邪中阻，困遏脾阳，故见四肢困重、纳呆胸闷；湿邪内蕴，不能分清泌浊，故小便不利、大便溏泄；苔白腻，脉濡均为湿浊中阻之象。

治法：祛风胜湿。

常用方：羌活胜湿汤(《内外伤辨惑论》)加减。羌活、独活、防风、藁本、川芎、蔓荆子、甘草。

加减：胸闷纳呆、便溏，可加苍术、厚朴、陈皮；恶心呕吐者，可加生姜、半夏、藿香；若见身热汗出不扬胸闷口渴者，为暑湿所致，用黄连香薷饮加藿香、佩兰等。

针灸：风池、头维、三阳络、足三里。

操作：风池进针时，针尖稍向上方斜刺，用捻转法，使针感向额部放散；其他各穴均用提插法，以加强针感。每天1次。10次为1个疗程。

方解：风湿阻滞于头部三阳经络，络道不通，因而致痛，故取风池、头维以疏散外受之风邪；取三阳络、足三里以疏通阻滞之痰浊，风去痰化，络脉畅通。更应根据疼痛部位，结合对症取穴，以疏通局部气血而收止痛之效。

临证参考：湿邪属阴邪，借风邪上扬之力到达巅顶，闭阻清阳，非温阳通达不能除之。治疗多选辛开温化之剂，但不可过用温燥及辛香走窜之品，以防伤及阴液。如有化热倾向，见身热不扬、口苦咽燥、小便短赤，舌红苔黄者，当佐清泄之剂。应注意风药的运用在治疗中必不可少，因“高巅之上，惟风可及”，湿邪赖风邪裹挟才能上犯，因此只有祛除风邪，湿邪才能尽去。

2.内伤头痛

(1)肝阳：头胀痛而眩，心烦易怒，胁痛，夜眠不宁，口苦，舌红苔薄黄，脉沉弦有力。

病机分析：由于肝肾阴虚，肝阳偏亢，阴阳失去相对平衡，形成了上盛下虚的病理状态；肝主疏泄，最喜条达，若郁怒忧思，致气郁不畅，郁而化火，风火相煽，上扰清窍，自然可见头痛眩晕，肝火偏亢，扰乱心神，则心烦易怒，夜眠不宁；肝胆气郁化火上炎，可见面红耳赤、口苦咽干等症，如邪热充斥三焦，还可见尿赤便干；舌质红或红绛是阴液不足的表现，舌苔薄黄系风阳化热，脉弦有力则为肝风内盛的征象。

治法：平肝潜阳。

常用方：天麻钩藤饮(《杂病证治新义》)加减。天麻、钩藤、石决明、黄芩、栀子、牛膝、杜仲、桑寄生、夜交藤、茯神、生龙骨、生牡蛎。

加减：肝肾阴虚而头痛朝轻暮重，或遇劳而剧，脉弦细，舌红苔薄少津者，酌加生地黄、何首乌、女贞子、枸杞子、墨旱莲、石斛滋养肝肾；如头痛甚剧、胁痛者，加郁金、龙胆草、夏枯草等。

针灸：太冲、太阳、风池、阳辅、中封、头维。

方义：太冲为肝经原穴，配经外奇穴太阳和少阳与阳维之会风池，有平肝潜阳、清头目之效；中封、阳辅分别为肝、胆经之经穴，又为清泻肝胆热之对穴，配足阳明胃经与足少阳胆经之交会穴头维，是治疗肝阳上亢头痛的特效穴。

临证参考：风阳火邪上扰清窍是本证的基本病机，以邪热标实为急；本型又常有肝火上扰的前驱征象，因此，祛邪是治疗的关键。当疏肝理气、清热降火以调理气血；风火之邪易夹血上逆，每加用凉血降逆之品，以引血下行。邪热上扰神明，进一步发展有邪闭脑窍，发展为中风病的趋势。因此，祛邪以防闭窍、养阴以治根本及预防变证在治疗中不容忽视。

(2)痰浊：头痛昏蒙，胸脘满闷，呕恶痰涎，舌胖大有齿痕，苔白腻，脉沉弦或沉滑。

病机分析：素蕴痰湿，遇情志劳累等诱因使气机逆乱于心胸，进而痰湿郁积中焦或肝阳素盛，又兼平时饮食不节，嗜酒过度或劳倦内伤致使脾失健运，聚湿生痰，上蒙清窍；脾运力薄，清阳不升，则可发生头痛、眩晕，并见痰多等症；痰阻胸膈，则胸脘满闷，痰浊上逆，故呕恶痰涎。舌苔白腻、脉沉滑均属痰浊内停之象。

治法：健脾化痰，降逆止痛。

常用方：半夏白术天麻汤(《医学心悟》)加减。半夏、天麻、生白术、茯苓、陈皮、生姜、大枣。

加减：口苦便秘，加竹茹、枳实、黄芩清热燥湿。

针灸取穴：丰隆、太阳、上星透百会、阴陵泉、中脘、头维。

方义：丰隆为胃经之络，阴陵泉为脾经之合，中脘为胃之募，三穴有健中州、化痰浊之功，上星透百会可醒神清脑；头维、太阳善治偏正头痛及昏蒙。

临证参考：此证乃饮食不节，损伤脾胃，痰湿内生，上蒙清窍；痰湿之邪流窜经络，引动宿疾，风、痰、湿、瘀互阻，脑窍不利所致。痰湿郁久化热，伴见口苦、大便不畅、苔黄腻、脉滑数者，去白术加黄芩、枳实、竹茹；伴眩晕昏蒙较甚、耳鸣重听、神志不宁者，加胆南星、石菖蒲、远志；痛甚者，加白芷、细辛、全蝎、蜈蚣。

(3)瘀血：头痛经久不愈，其痛如刺，固定不移，舌紫或有瘀斑、苔薄白，脉沉细或细涩。

病机分析：久病入络，瘀血内停，脉络不畅，故头痛经久不愈，痛有定处，且如锥刺，是瘀血疼痛的特点；舌质紫或有瘀斑，脉细涩是瘀血内阻之征。

治法：通窍活络化瘀。

常用方：通窍活血汤(《医林改错》)加减。人工麝香、生姜、葱白、桃仁、红花、川芎、赤芍。

加减：头痛甚者，加入全蝎、蜈蚣；久病气血虚明显者，加黄芪、当归。

针灸取穴：风池、血海、率谷、三阴交、阿是穴、太冲，太阳刺络拔罐。

方义：太冲、血海、三阴交相配行气活血，佐风池、率谷通调胆经以助其疏利，阿是穴及太阳刺络拔罐可活血化瘀止痛。

临证参考：久病入络、久痛入络，血瘀证可以出现在头痛的各类证候中，应辨证论治，灵活配用其他药物，如理气活血常配香附、橘红、砂仁；益气活血常重用黄芪、党参；养血活血常重用当归、川芎、熟地黄；凉血活血常配牡丹皮、生地黄、羚羊角；温阳活血常配炮附子、干姜、鹿茸；育阴活血常配何首乌、白芍、女贞子等。以上药物可根据正邪偏重，选择应用。

(4)肾虚：头痛而空，每兼眩晕，腰痛酸软，神疲乏力，遗精，带下，耳鸣少寐，舌红少苔，脉细无力。

病机分析：脑为髓海，其主在肾，现肾虚髓不上荣，脑海空虚，故头脑空痛、眩晕耳鸣；腰为肾之府，肾虚精关不固而遗精，女子则带脉不束而带下；少寐、舌红少苔、脉细无力是肾阴不足、心肾不交之象。

治法：补肾养阴。

常用方：大补元煎(《景岳全书》)加减。熟地黄、山茱萸、山药、枸杞子、人参、当归、杜仲。

加减：虚热重，加知母、地骨皮、桑椹子；盗汗，加煅龙骨、煅牡蛎。

针灸取穴：风池、完骨、天柱、肾俞、命门、太溪。

方义：风池、完骨、天柱益髓充脑，肾俞、命门、太溪补肾填精，共疗肾精亏虚之头痛。

临证参考：头痛日久不愈，应注意病久及肾，肾精亏虚，治当填精补髓，重视如紫河车、何首乌等药物的应用。对于下焦虚寒，寒气上逆的“肾厥头痛”，即头痛具有每发于子夜，或子夜较甚、头热足冷、其脉浮弦而沉按无力、舌淡等辨证特点，可选用玉真丸。玉真丸是在半硫丸(半夏、硫黄)的基础上，加石膏、硝石而成。硫黄味辛性热有毒，温肾散寒；半夏温胃而降逆气；硝石咸寒以石膏同用，能入肾精，而石类重降，与半夏、硫黄相配，起到寒热拮抗，协同降逆的作用。近年来有医者用医门黑锡丹代替玉真丸。黑锡丹由硫黄、黑锡二味组成，当偏头痛具有上述辨证特点且多方治疗无效果时可以选用。

(5)气血虚：头痛而晕，心悸不宁，遇劳则重，自汗，气短，畏风，神疲乏力，面色㿠白，舌淡苔白，脉沉细而弱。

病机分析：头为清窍，赖气血之充养。素体气血亏虚或失血、亡血之后，气随血脱，成气血双虚之证。血虚脑脉失养故头痛，遇劳尤甚；虚火上扰，可见头晕；血不足则心神失养，故心悸易慌；气虚则神疲乏力，自汗气短，面色㿠白。舌淡苔白，脉沉细而弱，为气血两虚之象。

治法：气血双补。

常用方：八珍汤(《丹溪心法》)加减。当归、熟地黄、白芍、川芎、人参、白术、茯苓、甘草、菊花、蔓荆子。

加减：畏风怕冷加黄芪、党参、细辛；耳鸣心烦、少寐加制首乌、枸杞子、黄精、炒酸枣仁等。

临证参考：本证多发生于久病或产后或体虚之人。此乃正气虚弱，脑窍脉络失养，痰瘀伏邪羁留不去，乘虚作祟所致。临床应分清气虚、血虚的偏重不同用药，偏气虚者用四君子汤，偏血虚者用四物汤，气血双亏者用八珍汤，气血阴阳俱虚者用十全大补汤，随症加减搜痰、化瘀、通络、止痛之品，以达益气养血、滋阴扶阳、活血化瘀、祛痰利窍、缓急止痛之效。

六、西医治疗

西医治疗偏头痛分为发作期终止疼痛和缓解期预防性治疗。急性发作期以控制症状为目的，给予镇痛、血管收缩药等，尚没有特效疗法。

急性发作期治疗常用药物包括血管收缩剂如麦角胺制剂，是多年以来治疗偏头痛的基本药物之一。包括麦角胺咖啡因，前驱期或发作初期用；酒石酸麦角胺注射液，用于头痛严重时；5-羟色胺受体激动剂，如曲普坦类；前列腺素抑制剂，如阿司匹林、对乙酰氨基酚等，可显著缩短发作持续时间；镇静剂地西泮、阿司匹林和对乙酰氨基酚等，对早期患者有明显效果，经常服用效果越来越差。麻醉止痛剂可卡因、吗啡、哌替啶止痛作用强，吸收好，但易成瘾，头痛严重且治疗效果不好时用，一般尽量不用；封闭疗法，偏头痛发作期可用1%普鲁卡因2 mL加1∶1 000肾上腺素1～2滴对太阳穴或阿是穴进行封闭，常可止痛。

发作间歇期预防性治疗可选用5-HT对抗剂，如甲基麦角酰胺，苯噻啶；β受体阻滞剂普萘洛尔；α受体激动剂可乐定；单胺氧化酶抑制剂，包括苯乙肼，阿米替林等及小剂量抗抑郁药可减少偏头痛发作。此外，内分泌障碍所致偏头痛，用激素治疗效佳。如月经性偏头痛患者可用己烯雌酚1～2 mg睡前服，可防止发作。对药物治疗无效的病例，可采用手术治疗：沿浅大神经切断、脑膜中动脉切断结扎术；血管-神经-肌肉联合手术或血管-神经联合切除术。

偏头痛发作期的治疗以控制症状为目的，在发作先兆期迅速给予药物以图阻止发作，在发作期给予药物以图减轻头痛的程度和缩短发作持续时间，临床上尚能达到一定的疗效。但顽固性的偏头痛疼痛剧烈时，需多次重复使用止痛药，或长期使用预防性治疗药物，这些药物都不同程度地存在着一些不良反应，如：①由于血管收缩剂的使用，可使患者更易发生心肌梗死、肾动脉狭窄、脑梗死、外周小动脉闭塞引起坏疽，或部分患者可发生纤维化疾病；②前列腺素抑制剂，主要有胃肠道刺激症状，长期大量应用可引起慢性中毒；③若使用可卡因、吗啡、哌替啶等麻醉止痛剂，止痛效果较好但易成瘾，导致其使用受到限制。

七、其他中医疗法

(一)推拿

推拿是临床医疗保健的常用法之一,是中医学的重要组成部分。具有活血化瘀、止痛、消肿、解痉以及调理气血和内脏的作用。人类的各种病理性疼痛与循环障碍、机械压迫以及炎症刺激有关。实验研究表明,推拿能通过被动活动,改善肌肉的伸展性,促使被牵拉的肌肉放松,从而大大改善肌体的血液循环;同时,推拿手法虽然作用于体外,但压力能传递到血管壁,使血管有节律地压瘪、复原,驱动血液流动,起到活血化瘀的作用,因而,推拿具有良好的止痛作用。

常用手法包括:抹法、拇指揉法、按法等。临证操作:患者平卧,医者立于床头,先用抹法,以拇指腹从印堂开始,向上至上星沿病侧前额发际至头维、太阳,反复 3~4 遍;改拇指揉法 2~3 遍,部位同前;再用指按法,取上星、头维、太阳、风池、百合。三法共操作 10 分钟;最后以手按揉患者头部,放松肌肉。

(二)耳针

耳部是全身经络汇集之处,五脏六腑、十二经脉皆络于耳。耳部不但通过经络与脏腑有着密切的关系,同时耳又与脏腑的生理、病理直接相关。耳针疗法,通过针刺相关穴位,可以起到激发和疏通经气、运行气血、调整脏腑功能。

常用穴位:取枕、额、皮质下、神门、交感、肾上腺、内分泌、肝,每次取穴 2~3 对,以皮肤针刺,留针30 分钟至 1 小时或埋针 3~5 天。也可以冰片压耳穴神门、脑、皮质下,持续 2~3 天,止痛效果更好。

(三)穴位注射疗法

穴位注射疗法将穴位的治疗作用和药物的性能结合起来,综合性发挥经穴和药物对疾病的治疗效能,从而达到治病目的。经络内联脏腑、外络肢节,运行气血于全身各部。穴位是分布于经络上的气血聚集点,穴位通过经络与机体某个部位或脏腑、组织、器官保持内在的联系。穴位注射药物,一方面通过针和药物对穴位的刺激,调节脏腑功能,疏通经络气血,平衡机体阴阳;另一方面是药物沿着经络系统直达病所,充分发挥药效,以此达到经、穴与药效协同作用,充分发挥了二者的共同治疗作用,达到治病目的。同时,因穴位注射后,药物在穴内存留时间较长,故可加强和延续穴位的治疗效能。

常用穴:风池、天柱、阿是穴(疼痛处触到圆形结节)。

操作:用 3%~5%川芎嗪注射液,或 3%~5%防风注射液,刺 2~3 分,每穴注入 0.5~1 mL,每天治疗 1 次。

(张　磊)

第二节　眩　　晕

眩晕是以头晕、眼花为主症的一类病证。眩即眼花或眼前黑蒙;晕即头晕,感觉到自身或外界景物旋转,两者常同时并见,故统称为“眩晕”。其轻者闭目可止,重者如坐舟船,旋转不定,不能站立,或伴有恶心、呕吐、汗出、面色苍白等症状,严重者可突然仆倒。眩晕为临床常见的病证之一，多见于中老年人，亦可发于青年人。本病可反复发作，妨碍正常工作及生活，严重者可发展为中风或厥证、脱证，甚至危及生命。

引起眩晕的病因通常可分为外感、内伤两大方面。本节主要讨论风邪上扰、少阳邪郁、肝阳上亢、痰浊上蒙、气血亏虚、肝肾阴虚、瘀血内阻等所致眩晕。治疗以疏散外风、和解少阳、平肝息风、燥湿化痰、补益气血、滋养肝肾、化瘀通络为法。中医药在预防和治疗眩晕方面有着悠久的历史，积累了丰富经验，有其独特的优势，中医通过辨证论治根据不同证型设立不同治法方药，并且结合针灸、推拿、药物熏洗、气功和康复训练等方法进行系统全面的治疗。临床上用中医药防治眩晕，对控制眩晕的发生、发展有较好的疗效。

眩晕为临床常见的症状，临床上将眩晕分为前庭系统性眩晕（亦称真性眩晕、系统性眩晕）及非前庭系统性眩晕（亦称头晕、非系统性眩晕）。前者由前庭神经系统病变（包括末梢器、前庭神经及其中枢）所引起，为真性眩晕，表现为运动幻觉的眩晕，如感觉旋转、摇晃、移动感。后者通常也可由心血管疾病，全身中毒性、代谢性疾病，眼病，贫血等疾病所引起，为假性眩晕，表现为头重脚轻、眼花等主诉，但并无外境或自身旋转的运动感觉，即头昏。真性眩晕与假性眩晕可有相同的致病原因。本节就真性眩晕与假性眩晕进行综合论述。上述疾病临床表现以眩晕为主要症状者，均可参照本节进行辨证论治。

一、诊断标准

(一)中医诊断标准

(1)头晕目眩，视物旋转，轻则闭目即止，重者如坐舟船，甚则仆倒。

(2)可伴恶心呕吐、眼球震颤、耳鸣耳聋、汗出、面色苍白等。

(3)慢性起病，逐渐加重，或急性起病，或反复发作。

(4)测血压，查血红蛋白、红细胞计数及心电图，电测听，脑干诱发电位、眼球震颤图及颈椎X线摄片、经颅多普勒等有助明确诊断。有条件做CT、MRI等进一步检查。

(5)应注意除外肿瘤、严重血液病等。

(二)西医诊断标准

眩晕在现代医学中只是临床常见的一种症状，引起眩晕的疾病有很多，现将临床上经常可以见到的引起眩晕的梅尼埃病、椎-基底动脉供血不足、前庭神经元炎、脑动脉硬化、贫血、低血压、高血压病、脑外伤后综合征、颈源性眩晕、神经衰弱和良性阵发性位置性眩晕的诊断要点介绍如下。

1.梅尼埃病

(1)反复发作的旋转性眩晕，持续20分钟至数小时，至少发作2次以上。常伴恶心、呕吐、平衡障碍。无意识丧失。可伴水平或水平旋转型眼震。

(2)至少1次纯音测听为感音神经性听力损失。早期低频听力下降，听力波动，随病情进展听力损失逐渐加重。可出现重振现象。

(3)耳鸣。间歇性或持续性，眩晕发作前后多有变化。

(4)可有耳胀满感。

(5)排除其他疾病引起的眩晕，如位置性眩晕、前庭神经元炎、药物中毒性眩晕、突发性耳聋伴眩晕、椎-基底动脉供血不足和颅内占位性病变等引起的眩晕。

(6)甘油试验、重振试验可呈阳性，有条件建议做ENG、EcochG及ABR等检测。

2.前庭神经元炎

(1)多见于中青年。

(2)为突然发作的眩晕,病前常有上呼吸道感染史或腹泻史。

(3)发病突然,眩晕严重,伴有恶心、呕吐、出冷汗、脸色苍白,患者不敢睁眼,卧床仍有眩晕感,但无耳鸣和听力减退。

(4)检查可发现眼球震颤,多为水平性,听力检查正常,前庭功能则减退或消失,可为一侧性或双侧性。

(5)眩晕在3～4周逐渐消失,很少复发。

3.椎-基底动脉供血不足

(1)年龄多在45岁以上。

(2)多有脑动脉硬化或颈椎病等病史。

(3)眩晕多为突发性的,可持续一定时间,卧位时减轻,站立时加重,可反复发作,可自发,也可因转换体位、头颈部屈伸和转动而诱发。

(4)眩晕发作时可伴有视力障碍、共济失调、头痛、意识障碍等症状,常有恶心呕吐、面色苍白、冷汗等自主神经症状。

(5)伸颈试验阳性,颈椎X线片、经颅多普勒等检查有助于诊断。

4.颈源性眩晕

(1)三联疾病的存在,即动脉粥样硬化、颈椎病、血压偏低。

(2)眩晕的严重程度与疾病存在着明显的因果关系。

(3)颈椎X线摄片、CT等检查发现颈椎增生性改变;椎动脉造影发现椎动脉和基底动脉有狭窄、闭塞、扭曲、变形、移位和先天性异常等。

5.脑外伤后综合征

(1)有脑部外伤、重力打击脑部史。

(2)眩晕可为旋转性或其他性质,常描述其本身或周围环境有运动,同时感觉很不稳,常与体位改变有关,转头或向上看等动作常可使之加重,眩晕轻重程度不一。

(3)可伴有头痛、健忘、失眠、耳鸣、心悸、恶心欲吐、饮食欠佳、记忆力减退、精神不振等症状。

(4)神经系统检查一般无明显异常。

(5)脑电图等检查有助于诊断。如脑电图可出现α波频率变慢、波幅增高,且不稳定,以及出现病理性慢波等。

(三)眩晕轻重分级标准

1.轻度

自觉头晕目眩,无自身或景物之旋转感或晃动感;或单纯头部昏沉而不影响活动。

2.中度

自觉头晕并有自身旋转或晃动感,但不影响生活;或单纯头昏而影响活动,但能坚持工作。

3.重度

自觉头昏并有自身和景物旋转感,头身不敢转动;或单纯头昏,心烦意乱,难以胜任工作。

二、鉴别诊断

本病应与中风、厥病、痫病和头痛相鉴别。

(一)中风

中风是以猝然昏仆,不省人事,伴有口眼㖞斜,语言謇涩,半身不遂为主症的一种疾病;或不经昏仆仅以㖞僻不遂为特征。中风昏仆与眩晕之甚者相似,但眩晕之昏仆无昏迷㖞僻不遂等症,与中风迥然不同。但中年以上患者,肝阳上亢之眩晕,极易化为肝风而演变为中风。

(二)厥病

厥病以突然昏倒,不省人事或伴有四肢逆冷为主,患者一般在短时间内逐渐苏醒,醒后无偏瘫、失语、口眼㖞斜等后遗症,但亦有一蹶不复而死亡者。眩晕发作严重者,有眩晕欲仆或眩晕仆倒等现象,与厥病十分相似,但无昏仆、不省人事的表现,病者始终神志清醒,与厥病有异。

(三)痫病

痫病以突然仆倒,昏不知人,口吐涎沫,两目上视,四肢抽搐或口中如做猪羊叫声,移时苏醒,醒后一如常人为特点。与眩晕之甚者亦很相似,且发作前常有眩晕、乏力、胸闷等先兆症状,故应与眩晕进行鉴别。而眩晕之重者,虽有仆倒,但无抽搐、两目上视。

(四)头痛

在主症方面,眩晕和头痛可单独出现,亦可同时互见。头痛以头部疼痛为主,临床上可表现为掣痛,灼痛,重痛,胀痛,跳痛,刺疼;或隐痛,空痛,痛势悠悠、缠绵难愈。眩晕则以头晕目眩,视物旋转为主,临床上并可伴有项强、恶心呕吐、眼球震颤、耳鸣耳聋、汗出、面色苍白等。临床上二者可相兼发作,但表现主次不同。在病因方面,头痛可由外感与内伤两方面致病,眩晕则以内伤致病为主。在辨证方面,头痛偏于实证者为多,眩晕则以虚证为主。

三、病因

(一)原发病因

1.外感风邪

风性轻扬,升发向上,且为六淫之首,常夹寒、热、燥或湿邪,易犯巅顶,上扰清窍,导致眩晕。

2.情志所伤

忧郁过度,肝失条达;或恼怒伤肝,肝阳上亢,化火上逆;或气郁化火生痰;或火伤肾阴,阴虚阳亢;或素体阳盛,心肝火旺,复遇怫郁而阳亢化风,均可上扰清窍,而致眩晕;亦有忧思伤脾,气血乏源,日久清窍失养,随之发作眩晕。

3.饮食所伤

饥饱失宜,过食生冷,损伤中气,气血生化乏源,遂致清窍失养而眩晕;或由过食肥甘、辛辣炙煿之品,嗜酒无度,损伤脾胃,脾运失健,聚湿生痰,上蒙清窍,亦致眩晕。

4.劳倦过度

长期久坐伏案,气血运行不畅,清窍失养;或房事不节,淫欲过度,损伤肾精,精气不足,髓海空虚;或劳倦伤脾,清气不升,清浊升降失常,皆可引起眩晕。

5.年老气衰

年迈体弱,肾精亏虚,髓海不足,无以充盈于脑;或体弱多病,损伤肾精肾气;或脾气不充,气血化生乏源,均可致清窍失养,脑髓空虚,而发为眩晕。

(二)继发病因

1.失血、外伤

吐血、崩漏、便血或产后出血过多等,均可引起气血亏虚。气虚则清阳不升,血虚则肝失所养而虚风内动，气虚血脱，脑髓失养，皆可导致眩晕。或跌仆坠损，头颅外伤，瘀血停留，阻滞经脉，致使气血不能上荣头目，亦可发为眩晕。

2.不寐

多为心肾不交之证，肾阴不足，肾水不能上济，心火偏亢，水火失济，虚实兼夹，阴虚脑髓失充，火旺上扰清窍；或痰热郁滞，扰动心神；或气机郁滞化火，上扰清窍。以上引起不寐者，皆可引发眩晕。

3.癫痫

癫痫频频发作，久则肝肾阴虚，气血不足，脑髓失充，清窍失养亦发眩晕。

不论何种原因引起的眩晕，皆可因外感六淫、内伤七情、饮食不节、劳倦过度、大病之后而诱发或加重眩晕发作。

四、病机

(一)发病

由外感风邪、情志所伤、跌仆坠损、失血引起之眩晕，一般呈现急性发作；由老年气虚、久病失血、不寐、癫痫所致之眩晕，多为缓慢性发生，但可呈阵发性加剧。

(二)病位

本病病位在脑，但与肝、脾、肾密切相关，其中又以肝为主。

(三)病性

本病以虚证居多，以气血亏虚、肝肾不足为本，致使清窍失养，脑髓失充，而发眩晕；实证以风、火、痰、瘀为标，外风侵袭，客于肌表，或兼夹寒、热、燥、湿之邪，循经上扰巅顶，邪遏清窍；肝阳风炎，上扰巅顶；痰浊阻遏，升降失调，痰火气逆，上犯清窍；瘀血内阻，络道不通，气血运行不畅，脑失所养，亦可发为眩晕。临床常见虚实标本夹杂。

(四)病势

发作期及发病初期以风、火、痰、瘀标实证表现为主，病久或缓解期，则虚证逐渐显露，由肝及脾，进而及肾，终致肝、脾、肾三脏俱虚。若年老体弱，不能御邪，或病后失治误治，则外邪可由表入里，由外及内，损伤脏腑，加重眩晕病情。

(五)病机转化

眩晕在发病过程中，各种病因病机之间可以相互影响，相互转化，形成虚实夹杂。或外邪侵袭，邪郁不解，入里化热，引动肝风；或阴损及阳、阴阳两虚；或肝风痰火上蒙清窍，阻滞经络，而形成中风；或突发气机逆乱，清窍暂闭或失养，而引起晕厥。本病一般表现为本虚标实，在早期及发作期标实证候突出，如风邪上扰、肝阳上亢、痰浊中阻、瘀血内停等；病证后期或缓解期，本虚证候表现突出，如气血不足、脑髓不充、肾精亏损等。

五、辨证论治

(一)辨证要点

1.辨相关脏腑

眩晕病在清窍，因内伤而致病者多与肝、脾、肾三脏功能失调密切相关，因外感而致病者多与肌表、肺卫有关。肝阳上亢之眩晕兼见头胀痛、面色潮红、急躁易怒、口苦脉弦等症状。脾胃虚弱，气血不足之眩晕，兼有纳呆、乏力、面色㿠白等症状。脾失健运，痰湿中阻之眩晕，兼见纳呆呕恶、头痛、苔腻诸症。肾精不足之眩晕，多兼有腰酸腿软、耳鸣如蝉等症。风邪外袭，客于肌表，上扰清窍之眩晕，根据夹邪之不同，属风寒者，可伴头痛，恶寒发热，鼻塞流涕，舌苔薄白，脉浮；属风热者，伴咽喉红痛，口干口渴，苔薄黄，脉浮数；属风燥者，兼见咽干口燥，干咳少痰，苔薄少津，脉浮细；属风湿者，伴肢体困倦，头重如裹，胸脘闷满，苔薄腻，脉濡。

2.辨虚实

凡病程较长，反复发作，遇劳即发，伴两目干涩，腰膝酸软，或面色㿠白，神疲乏力，脉细或弱者，多属虚证，由精血不足或气血亏虚所致。凡病程短，或突然发作，眩晕重，视物旋转，伴头痛，面赤，呕恶痰涎，形体壮实者，多属实证。其中，肝阳风火所致者，眩晕，面赤，烦躁，口苦，肢麻震颤，甚则昏仆，脉弦有力；痰湿所致者，头重昏蒙，胸闷呕恶，苔腻脉滑；瘀血所致者，头昏头痛，痛点固定，唇舌紫暗，舌有瘀斑。凡有明显的外感病史，急性起病，伴见恶寒发热，鼻塞流涕，或咽喉红肿，或干咳少痰，或头身如裹，脉浮等表证者，属外感眩晕，多属实证。

3.辨标本缓急

眩晕多本虚标实。肝肾阴虚，气血不足为病之本，风、火、痰、瘀，为病之标。肝肾之阴亏虚，阴不敛阳，亢而上扰清窍，及气血不足，不能荣脑益髓，皆可致眩晕发生。风、火、痰、瘀，各有其特点，如风性主动，火性炎上，痰性黏滞，瘀性留着等，都需加以辨识。其中尤以肝风肝火最急，风生火动，两阳相搏，上干清窍，症见眩晕、面赤、口苦，重者昏仆，脉弦数有力，舌红苔黄。因外邪致病者亦可见急性起病，多为实证，风邪外袭，扰乱清空，在出现头目眩晕的同时兼有表证之象，若失治误治，可使表邪入里而引起变证。所以应分清标本缓急，避免造成严重后果。

4.辨外感和内伤

外感引发的眩晕病因多由风邪上扰引起，多为新病，起病急，其症状可见眩晕，头痛，恶寒发热，鼻塞流涕，苔薄白，脉浮等肺卫表证，其中临床症状以恶寒发热，鼻塞流涕，头项强痛，肢体酸痛，舌苔薄白，脉浮紧为主要表现者多属风寒；以鼻塞流浊涕，咽疼，口干欲饮，头疼，苔薄黄，脉浮数为主要表现者多属风热；以干咳少痰，鼻干鼻燥，舌尖红，苔薄黄少津，脉细数为主要表现者多属风燥；以头重如裹，骨节困重，胸脘痞闷，呕恶纳呆，口黏腻，舌苔白腻，脉濡为主要表现者多属风湿。也可见于少阳邪郁而引发的眩晕，其临床症状多以口苦咽干，心烦喜呕，兼寒热往来，胸胁苦满，默默不欲饮食，苔薄，脉弦为主要表现。

内伤眩晕则多为久病，病程长，若伴有头胀痛，易怒，面部潮红，目赤，少寐多梦，舌质红苔黄，脉弦，则见于肝阳上亢型眩晕；若伴有头重如裹，胸闷，舌胖苔浊腻或厚腻而润，脉滑或弦滑，或脉濡缓，则见于痰浊型眩晕；若气短声低，神疲懒言，面色㿠白，唇甲苍白则多见于气血亏虚型眩晕；若见腰膝酸软，齿摇，耳鸣则多见于肾精亏虚型眩晕；若伴有头痛，唇甲紫暗，舌边及舌面有瘀点、瘀斑则见于瘀血内阻型眩晕等，在辨证过程中要仔细的详加辨证分清外感内伤，以明确病因病机，指导用药，提高疗效。

5.辨病与辨证相结合

眩晕以头晕、眼花、视物旋转为主症，从中医学角度认识该病证，其临床表现与其他中医病证差异较大，常不难鉴别。临证时，结合病因病机，常将其分为风邪上扰、少阳邪郁、肝阳上亢、痰浊中阻、气血亏虚、肾精不足、瘀血内阻 7 型，各证型之间辨证要点清晰明了，易对其进行正确的论治。

西医学中许多疾病均可出现眩晕症状，诸如梅尼埃病、椎-基底动脉供血不足、前庭神经元炎、脑动脉硬化、贫血、低血压、高血压等近百种疾病。若单从中医学角度按症状进行辨证施治，而忽略西医学对病因学的认识，常不利于疾病的诊治。诸如肿瘤等发展迅速、预后较差的疾病，仅从眩晕症状给予辨治，而忽视对肿瘤针对性治疗，往往会延误病情，甚至贻误治疗时机。若在疾病早期就明确病因，针对原发病因积极治疗，不仅可以改善症状，亦可控制或延缓疾病进展，对患者预后意义重大。因此，辨西医之病显得不容忽视。

鉴于上述，现代中医学家提出了西医“辨病”与中医“辨证”相结合之观点。采用现代科技，通过实验室及影像学等相关检查，结合询问病史及查体，综合分析，确定导致眩晕的西医病种；在明确西医诊断的同时，采集患者相关信息，从现代中医角度对疾病的病因病机、诊治规律做出系统的分析。这种西医辨病与中医辨证相结合的方式，既有全局观念和整体认识，又有阶段性、现实性和灵活性认识，可以动态把握疾病发生、发展的变化规律，准确辨别疾病病位、性质，明确所患何病、何证，在治疗中更具针对性。

中西医结合诊治疾病的基本思路与方法，可以相互补充，提高诊疗效果。辨病有助于提高辨证的预见性、准确性，重点在全过程；辨证又有助于辨病的个体化、针对性，重点在现阶段。二者结合，不仅有利于弥补中西医体系各自的缺陷，且能更加明确疾病的发展、转归、预后，亦更有利于疾病的治疗，值得在临床推广。

引起眩晕的病因通常可分为外感、内伤两大方面。本节主要讨论风邪上扰、少阳邪郁、肝阳上亢、痰浊上蒙、气血亏虚、肝肾阴虚、瘀血内阻等所致眩晕。治疗以疏散外风、和解少阳、平肝息风、燥湿化痰、补益气血、滋养肝肾、化瘀通络为法。

（二）分证论治

1.风邪上扰

（1）证候表现：眩晕，头身痛，发热恶寒（或恶风），鼻塞流涕，苔薄。或伴恶寒重发热轻，鼻流清涕，苔薄白，脉浮紧；或伴发热重，微恶风，鼻流浊涕，咽喉红肿，口渴，汗出，溲赤，苔薄黄，脉浮数；或兼见咽干口渴，干咳少痰，苔薄，脉浮细；或伴身重头如裹，胸脘闷满，苔薄腻，脉濡。

（2）病机分析：风为阳邪易袭阳位，风邪外袭，客于肌表，循经上扰巅顶，邪遏清窍，故作眩晕。风邪亦为百病之长，因风致病者，常可兼杂风、寒、燥、湿邪气伤人。风寒束表，则有头身痛，卫阳被郁，则出现恶寒重发热轻；风寒袭肺，肺气不利，则鼻流清涕；苔薄白，脉浮紧均为风寒袭表之象。风热侵袭，则见发热重，微恶风，汗出，鼻流浊涕，咽喉红肿，溲赤；热盛伤津则口干口渴；苔薄黄，脉浮数亦为风热在表之象。风燥袭肺，肺失宣降，则见干咳少痰；燥盛则干，则咽干口燥；苔薄少津，脉浮细亦为风燥外袭之象。风湿袭表，则肢体困倦，头重如裹，风湿内阻，中焦气机不利，则胸脘闷满；苔薄腻，脉濡亦为风湿之象。

（3）治法：风寒表证治以疏风散寒、辛温解表；风热表证治以疏风清热、辛凉解表；风燥眩晕治以轻宣解表，凉润燥热；风湿眩晕，治以疏风祛湿。

（4）常用方：风寒表证用川芎茶调散（《太平惠民和剂局方》）加减，川芎、荆芥、薄荷（后下）、羌活、细辛、白芷、防风、生甘草。风热表证用银翘散（《温病条辨》）加减。风燥表证用桑杏汤（《温病条辨》）加减。风湿眩晕用羌活胜湿汤（《内外伤辨惑论》）加减。

（5）加减：风寒夹湿，伴头痛如裹者，加苍术、藁本、半夏、陈皮以祛风散寒，燥湿健脾；风热夹湿，头昏沉，胸闷口渴者，加藿香、佩兰、黄连以清热化湿；外邪束表，致颈项强酸痛者，加葛根，升麻，芍药以解表缓急止痛；若湿阻中焦，症见纳呆、呕恶者，加白术，半夏，扁豆，香薷以健脾和胃调中。

2.少阳邪郁

（1）证候表现：眩晕，口苦咽干，心烦喜呕，或兼寒热往来，胸胁苦满，默默不欲饮食，苔薄，脉弦。

(2)病机分析:表邪不解,郁于少阳,胆火循经上扰清窍,故时时作眩;胆热扰心则心烦,上炎则口苦,灼津则咽干;正邪分争于半表半里,则见寒热往来;少阳经脉布于两胁,邪郁少阳,经气不利,故胸胁苦满;少阳胆气失于疏泄,郁而化热,邪热扰胃,胃失和降,胃气上逆则吐不欲食;脉弦亦为少阳胆经之病脉。

(3)治法:和解少阳,疏风清利。

(4)常用方:小柴胡汤(《伤寒论》)加减。柴胡、黄芩、姜半夏、党参、旋覆花、代赭石(先煎)、生姜、大枣、生甘草。

(5)加减:若营卫不和,见发热者,去党参,加桂枝以取微汗而解肌;若素有肺寒留饮,见咳嗽者,去党参、生姜、大枣,加紫菀、干姜、炙款冬花以温肺止咳;若痰热壅肺,见痰多者,加瓜蒌、贝母以清热化痰。

3.肝阳上亢证

(1)证候表现:眩晕、头胀痛、易怒、面部潮红、目赤、口苦、少寐多梦、舌质红苔黄、脉弦。

(2)病机分析:情志郁薄,郁而化火,火极生风,风阳上扰或肝肾阴虚,阴不敛阳,肝阳上亢,上冒清窍,故眩晕、耳鸣、头痛且胀,脉见弦象;劳则伤肾,怒则伤肝,致使肝阳更盛,则头晕、耳鸣、头痛加剧;肝阳升发太过,故急躁易怒;肝火扰动心神,故失眠多梦;若肝火偏盛,循经上炎,则兼见面红、目赤、口苦,脉弦且数;火热灼津,故便秘尿赤,舌红苔黄;若属肝肾阴亏,水不涵木,肝阳上亢者,则兼见腰膝酸软,健忘遗精,舌红少苔,脉弦细数。若肝阳亢极化风,则可出现眩晕欲仆,泛泛欲呕,头痛如掣,肢麻震颤,语言不利,步履不正等风动之象。此乃中风之先兆,宜加防范。

(3)治法:平肝潜阳,清火息风。

(4)常用方:天麻钩藤饮(《中医内科杂病证治新义》)加减。天麻、钩藤(后下)、石决明(先煎)、川牛膝、益母草、黄芩、栀子、杜仲、桑寄生、夜交藤、茯神。

(5)加减:肝火偏盛,烦躁易怒、面红、口苦、目赤、咽痛明显者,加龙胆草,牡丹皮、夏枯草以清肝泄热,或改用龙胆泻肝汤加石决明、钩藤等以清肝泻火;兼腑热便秘者,可加大黄,芒硝以通腑泄热;若肝肾阴虚较甚,目涩耳鸣,腰酸膝软,舌红少苔,脉弦细数者,可酌加枸杞子、首乌、生地黄、麦冬、玄参、生白芍以滋补肝肾之阴;若肝阳亢极化风,症见眩晕欲仆、头痛如掣、手足麻木或震颤者,可用羚羊角粉吞服,牡蛎、赭石入煎以镇肝息风,或用羚羊角汤加减,以防中风变证。

4.痰浊中阻

(1)证候表现:头晕不爽,头重如裹,胸闷,恶心而时吐痰涎,少食而多思睡,舌胖苔浊腻或厚腻而润,脉滑或弦滑,或脉濡缓。

(2)病机分析:痰浊中阻,气机阻滞,清阳不升,浊阴不降,痰湿上蒙清窍,故眩晕,头重如裹;痰为湿聚,湿性重浊,阻遏清阳,故倦怠头重如蒙;痰浊中阻,气机不利,故胸闷恶心;胃失和降,胃气上逆,故时吐痰涎;脾阳为痰浊阻遏而不振,故少食多寐;舌胖、苔浊腻或白厚而润,脉滑或弦滑或兼结代,均为痰浊内蕴之征。若为阳虚不化水,寒饮内停,上逆凌心,则兼见心下逆满,心悸怔忡;若痰浊久郁化火,痰火上扰则头目胀痛,口苦;痰火扰心,故心烦而悸;痰火劫津,故尿赤;苔黄腻,脉弦滑而数,均为痰火内蕴之象。若痰浊夹肝阳上扰,则兼头痛耳鸣,面赤易怒,胁痛,脉弦滑。

(3)治法:燥湿祛痰,健脾和胃。

(4)常用药:半夏白术天麻汤(《古今医鉴》)加减。制半夏、白术、天麻、茯苓、生姜、大枣、橘红。

(5)加减:若痰郁化火,壅滞中焦,胃降失和,症见眩晕较甚,呕吐口苦频作者,可加代赭石、旋覆花、胆南星、竹茹、生姜之类以除痰降逆止呕;若水湿潴留,舌苔厚腻者,可合五苓散,使小便得利,湿从下去;若脾虚湿困,见脘闷不食者,加白蔻仁、砂仁化湿醒脾;若气郁不通阻于头窍,见耳鸣重听者,加葱白、郁金、石菖蒲、远志肉以通阳开窍;若痰郁化火,头痛头胀,心烦口苦,渴不欲饮,舌红苔黄腻,脉弦滑者,宜用黄连温胆汤清化痰热。

5.气血亏虚

(1)证候表现:头晕目眩,劳累则甚,气短声低,神疲懒言,面色㿠白,唇甲苍白,发色不泽,心悸少寐,纳少体倦,舌淡胖嫩,且边有齿印,苔少或薄,脉细或虚弱。

(2)病机分析:气虚则清阳不展,血虚则脑失所养,故头晕目眩,劳则气耗,故活动劳累后眩晕加剧,或劳累即发;心主血脉,其华在面,血虚失濡,则面色苍白少华或萎黄,唇甲不华,发色不泽;气虚则神疲懒言;脾胃虚弱,运化失司,则饮食减少;脾肺气虚,故气短声低;营血不足,血不养心,心神失养,故心悸失眠;舌色淡、质胖嫩、边有齿印、苔少或厚,脉细或虚大,均是气虚血少之象。若偏于脾虚气陷,则兼见食后腹胀,大便稀溏;若脾阳虚衰,气血生化不足,则兼见畏寒肢冷,唇甲淡白。

(3)治法:补益气血,健运脾胃。

(4)常用方:十全大补汤(《太平惠民和剂局方》)加减。人参(或党参)、黄芪、当归、炒白术、茯苓、川芎、熟地黄、生白芍、肉桂、枸杞子、怀牛膝、炙甘草。

(5)加减:若气虚自汗,易于感冒者,当重用黄芪,加防风、浮小麦益气固表敛汗;若中气不足,清阳不升,兼见气短乏力,纳少神疲,便溏下坠,脉象无力者,可合用补中益气汤以健运脾胃,升阳举陷;若气虚湿盛,伴有泄泻或便溏者,重用茯苓、白术,加薏苡仁、泽泻、炒扁豆、炒当归以健脾化湿;若血虚较甚,面色㿠白,唇舌色淡者,可加阿胶、紫河车粉(冲服)以益气养血;若血虚心神失养,见心悸怔忡,少寐健忘者,可加柏子仁、合欢皮、夜交藤以养心安神;若阳虚失温,见形寒肢冷,腹中隐痛,脉沉者,可酌加桂枝、干姜以温中助阳;若脾阳虚衰,中焦运化无权,兼见畏寒肢冷、唇甲淡白者,则在上方中去地黄、枸杞子、牛膝,加干姜、熟附片等以温运中阳。

6.肾精不足

(1)证候表现:头晕而空,精神萎靡,失眠,多梦,健忘,腰膝酸软,齿摇,耳鸣,或有遗精滑泄,发枯脱落。偏于阴虚者,五心烦热,颧红,咽干,形瘦,舌嫩红,苔少或光剥,脉细数;偏于阳虚者,四肢不温,形寒怯冷,舌质淡,脉沉细无力。

(2)病机分析:肾精不足,无以生髓,脑髓失充,故眩晕,精神萎靡;肾精不足,心肾不交,故少寐、多梦、健忘;肾主骨,腰为肾之府,齿为骨之余,精虚骨骼失养,故腰膝酸软,牙齿动摇;肾虚封藏固摄失职,故遗精滑泄;肾开窍于耳,肾精虚少,故时时耳鸣;肾其华在发,肾精亏虚,故发易脱落;肾精不足,阴不维阳,虚热内生,故颧红,咽干,形瘦,五心烦热,舌嫩红、苔少或光剥,脉细数;精虚无以化气,肾气不足,日久真阳亦衰,则见面色㿠白或黧黑,形寒肢冷,舌淡嫩,苔白或根部有浊苔,脉弱尺甚。

(3)治法:补肾填精,充养脑髓。

(4)常用方:河车大造丸(《活人心统》)加减。紫河车、龟甲(先煎)、黄柏、杜仲、怀牛膝、天冬、生地黄、麦冬、党参、茯苓。

(5)加减:若肝肾精亏,症见目花、耳鸣、腰酸、眩晕持久者,可加入山茱萸、菟丝子、枸杞子、鹿角胶、女贞子等以填精补髓；若肾失封藏固摄，遗精滑泄者，可选加莲须、芡实、桑螵蛸、沙苑子、覆盆子等以固肾涩精；若阴虚火旺，症见五心烦热，潮热颧红，舌红少苔，脉细数者，可加鳖甲、知母、黄柏、牡丹皮、地骨皮以滋阴清热；若心肾不交，症见失眠，多梦，健忘者，加阿胶、鸡子黄、酸枣仁、柏子仁等交通心肾，养心安神；若阴损及阳，肾阳虚明显，症见四肢不温，形寒怕冷，精神萎靡，舌淡脉沉者，或予右归丸，或酌配巴戟天、淫羊藿、肉桂温补肾阳，填精补髓；若因阳虚水泛，症见下肢浮肿，尿少者，可加桂枝、茯苓、泽泻等温肾利水消肿。

7.瘀血内阻

(1)证候表现：眩晕时作，反复不愈，头痛，唇甲紫暗，舌边及舌面有瘀点、瘀斑；伴有善忘、夜寐不安、心悸、精神不振及肌肤甲错等；脉弦涩或细涩。

(2)病机分析：瘀血阻络，络脉不通，气血不得正常流布，脑失所养，故眩晕时作；瘀血不去，新血不生，阻遏脉道，脉不舍神，心神失养，故可兼见健忘、失眠心悸、精神不振；头痛，面唇紫暗，舌有紫斑瘀点，脉弦涩或细涩，均为瘀血内阻之征。

(3)治法：祛瘀生新，活血通络。

(4)常用方：血府逐瘀汤(《医林改错》)加减。当归、生地黄、桃仁、红花、赤芍、水蛭、北柴胡、桔梗、川牛膝、枳壳、川芎、甘草。

(5)加减：若气虚身倦无力、少气自汗者，宜加黄芪，且应重用(30 g以上)以补气行血；若阳虚失于温煦，症见畏寒肢冷者，可加附子，桂枝以温经活血；若虚热内生，骨蒸潮热，肌肤甲错者，可加牡丹皮、黄柏、知母、玄参，重用干地黄，去桔梗、枳壳耗津之药，以达清热养阴、祛瘀生新的目的。

六、西医治疗

(一)一般治疗

卧床休息，尽可能避免外界环境的各种刺激，饮食以半流质为宜，酌情给予静脉输液以维持营养供应。对内耳眩晕者应限制摄入水与盐分，24 小时内摄入水分在 1 500 mL 左右，禁止食含盐较多的食物，建议每天食盐控制在 0.8～1.0 g，对部分患者可有效地控制发作或减轻发作程度。

(二)药物治疗

1.镇静及安定剂

常选用的药物有苯巴比妥、地西泮、异丙嗪等。可以控制患者焦虑不安，抑制前庭敏感度而减轻眩晕，另外且有止呕作用。

2.利尿剂

可有效地利尿脱水，同时影响耳蜗与肾脏的离子交换而维持内耳淋巴电解质平衡。控制内耳性眩晕，常供选择的药物有氢氯噻嗪、呋塞米等。呋塞米因对内耳有毒性，临床应慎用。

3.血管扩张剂

交感神经兴奋性过度导致耳蜗毛细血管收缩缺氧，继而渗透性增高引起内耳性眩晕，故用血管扩张药物改善耳蜗血循环，降低毛细血管渗透性，可控制眩晕发作。常选用地巴唑、罂粟碱、烟酸、倍他司汀、消旋山莨菪碱等。临床上，对于低血压患者，使用此类药物时应注意其血压的变化。

4.抗胆碱能药物

作用于自主神经系统，有明显控制前庭症状的作用，其中首选东莨菪碱，也可选用普鲁苯辛，或阿托品等。

5.抗组胺药物

通过拮抗中枢和周围神经系统乙酰胆碱作用而治疗眩晕，其控制前庭症状最好。常用药物有苯海拉明，异丙嗪，茶苯海明等。可完全控制恶心、头晕症状。

(三)手术治疗

手术治疗适应于反复发作性眩晕，或眩晕无间歇期已长期不能工作者，或听力丧失达 30 dB 以上，语言辨别率少于 50%者，经药物等保守治疗半年以上无效。治疗原则为破坏迷路的前庭部分，尽可能保留听力。治疗方法有保守性的，如内淋巴囊分流，减压与切开；半破坏性的，如前庭神经与前庭神经节切断术，适用于两侧或一侧病变而希望保留听力者，可防止眩晕进一步发作而不影响其尚存的听力；破坏性的，如迷路和耳蜗前庭神经切除术，仅适用于单侧病变且听力已严重而持久受损者，双侧病变不宜采用，能持久地缓解眩晕症状，但可导致手术侧耳聋。

(张　磊)

第三节　中　风

中风是由于阴阳失调，气血逆乱，上犯于脑所引起的以猝然昏仆，不省人事，半身不遂，口眼㖞斜，语言不利为主症的病证。病轻者可无昏仆而仅见半身不遂及口眼㖞斜等症状。

由于本病发生突然，起病急骤，“如矢石之中的，若暴风之疾速”。临床见症不一，变化多端而速疾，与自然界“风性善行而数变”的特征相似，故古代医家取类比象而名之为“中风”；又因其发病突然，亦称之为“卒中”。

《内经》中有关中风的论述较详。在病名方面，依据症状表现和发病阶段不同而有不同的名称，如在卒中昏迷期间称为仆击、大厥、薄厥；半身不遂者则有偏枯、偏风、身偏不用、风痱等病名。在病因方面，认识到感受外邪、烦劳暴怒可以诱发本病，如《灵枢·刺节真邪》云：“虚邪偏客于身半，其入深，内居营卫，营卫稍衰则真气去，邪气独留，发为偏枯。”《素问·生气通天论》云：“阳气者，大怒则形气绝，而血菀于上，使人薄厥。”此外，还认识到本病的发生与体质、饮食有密切的关系。如《素问·通评虚实论》曾经明确指出：“……仆击，偏枯……肥贵人则膏粱之疾也。”这些论述至今仍有指导意义。

在《内经》之后，历代医家对中风病因和治法的探讨大体可划分为两个阶段。在唐宋以前以“外风”学说为主，多从“内虚邪中”立论；唐宋以后，特别是金元时期，突出以“内风”立论，是中风病因学说的一大转折。刘河间主“心火暴盛”，李东垣认为属“正气自虚”，朱丹溪主张“湿痰生热”。元代王履提出“真中”“类中”病名。明代张景岳认为本病与外风无关而倡导“非风”之说，并提出“内伤积损”的论点。明代医家李中梓将中风中脏腑明确分为闭、脱二证。以内风立论是中风病防治的进步，清代叶天士始明确以“内风”立论，并提出滋液息风、补阴潜阳以及开闭、固脱等法。王清任指出中风半身不遂、偏身麻木是由于气虚血瘀所致，立补阳还五汤治疗偏瘫，至今仍为临床常用。近代医家张伯龙、张山雷等总结前人经验，进一步探讨发病机制，认识到本病的发生主要在于肝阳化风，气血并逆，直冲犯脑，中风的病因病机和治法认识渐趋深化。

根据中风的临床表现特征，西医学的急性脑血管疾病与之相近，包括缺血性中风和出血性中风，其他如短暂性脑缺血发作、局限性脑梗死、原发性脑出血和蛛网膜下腔出血等，均可参照本节进行辨证论治。

一、病因病机

本病多是在气血阴阳亏损的基础上，复因劳逸失度、情志不遂、饮酒饱食或外邪侵袭等触发，引起脏腑阴阳失调，血随气逆，肝阳暴涨，内风旋动，夹痰夹火，横窜经脉，蒙蔽神窍，从而发生卒然昏仆、半身不遂诸症。

（一）内伤积损

素体阴亏血虚，阳盛火旺，风火易炽，或久患消渴、眩晕之病或年老体衰，肝肾阴虚，肝阳偏亢，复因将息失宜，致使阴虚阳亢，气血上逆，上蒙神窍，突发本病。正如《景岳全书·非风》所言："卒倒多有昏聩，本皆内伤积损颓败而然。"

（二）劳欲过度

《素问·生气通天论》言："阳气者，烦劳则张。"人身之阳气若扰动太过，则亢奋不敛，烦劳过度，形神失养，耗气伤阴，易使阳气暴涨，引动风阳上旋，血随气逆，壅阻清窍；纵欲过度，房事不节，耗伤肾水，水亏于下，火旺于上，水不制火，则阳亢风动。

（三）饮食不节

饮食无节制，嗜食肥甘厚味、辛香炙煿之物，或饮酒过度，致使脾失健运，聚湿生痰，痰湿生热，热极生风，导致风火痰热内盛，窜犯络脉、上阻清窍而发病。此即《丹溪心法·论中风》所言："湿土生痰，痰生热，热生风也。"

（四）情志所伤

五志过极，心火暴盛，可引动内风而发卒中，临床上以郁怒伤肝为多。平素忧郁恼怒，情志不畅，肝气不舒，气郁化火，则肝阳暴亢，引动心火，气血上冲于脑，神窍闭阻，遂致卒倒。或长期烦劳过度，精神紧张，阴精暗耗，虚火内燔，日久导致肝肾阴虚、阳亢风动。此外，素体阳盛、心肝火旺之青壮年人亦有遇怫郁而阳亢化风，以致突然发病者。

（五）气虚邪中

气血不足，脉络空虚，尤其在气候突变之际，风邪乘虚入中，气血痹阻，或痰湿素盛，形盛气衰，外风引动内风，痰湿闭阻经络而致㖞僻不遂。

（六）气候变化

本病虽一年四季均可发病，但发病常与气候骤变有关，一是入冬骤然变冷，寒气入侵，寒伤阳气，凝滞血脉，使气血逆乱、脑脉失养、脑络痹阻而发病；二是春季厥阴风木主令，内应于肝，风阳易动，气血逆乱而易导致本病发生。

中风的形成虽有上述各种原因，但其基本病机总属阴阳失调，气血逆乱。病位在脑，与肝、肾密切相关；病理基础则为肝肾阴虚，因肝肾之阴下虚，则肝阳易于上亢，复加饮食起居不当、情志刺激或感受外邪，气血上冲于脑，神窍闭阻，故卒然昏仆，不省人事。

中风的病理因素主要为风、火、痰、气、瘀，其形成与脏腑功能失调有关。如肝肾阴虚，阳亢化火生风，或五志化火动风；脾失健运，痰浊内生，或火热炼液为痰；暴怒使血菀于上，或气虚无力推动，皆可致瘀血停滞。五者之间可互相影响或兼见同病，如风火相煽、痰瘀互结等。严重时风阳痰火与气血阻于脑窍，横窜经络，出现昏仆、失语、㖞僻不遂。

病理性质多属本虚标实。肝肾阴虚、气血衰少为致病之本，风、火、痰、气、瘀为发病之标，两者可互为因果。发病之初邪气鸱张，风阳痰火炽盛，气血上菀，故以标实为主；如病情剧变，在病邪的猛烈攻击下，正气急速溃败，可以正虚为主，甚则出现正气虚脱。后期因正气未复而邪气独留，可留后遗症。

由于病邪所阻病位浅深以及病情轻重的不同，在病理变化和临床表现上又有中经络和中脏腑之别，轻者中经络，重者中脏腑。若肝风夹痰横窜经络，血脉瘀阻，气血不能濡养机体，则见中经络之证，表现为半身不遂，口眼㖞斜，不伴神志障碍；若风阳痰火蒙蔽神窍，气血逆乱，上冲于脑，则见中脏腑重证，络损血溢、瘀阻脑络而致卒然昏倒、不省人事。中脏腑者因邪正虚实的不同而有闭、脱之分及由闭转脱的演变。

中风的发生病机虽然复杂，但归纳起来不外乎虚（阴虚、血虚）、火（肝火、心火）、风（肝风、外风）、痰（风痰、湿痰）、气（气逆、气滞）、瘀（血瘀）六端。

二、诊断

（一）诊断要点

1.病史

多发于40岁以上年龄段的人群，发病前多有头晕、头痛、肢体一侧麻木等先兆症状，常有眩晕、头痛、心悸等病史，发病多有情志失调、饮食不当或劳累等诱因。

2.证候特征

具有突然昏仆，不省人事，半身不遂，偏身麻木，口眼㖞斜，言语謇涩等特定的临床表现。轻证仅见眩晕，偏身麻木，口眼㖞斜，半身不遂等。

3.辅助检查

中风与西医急性脑血管病相近，临床可作脑脊液、眼底及CT、MRI等检查。短暂性脑缺血发作检查无明显异常。局限性脑梗死患者脑脊液压力不高，常在正常范围，蛋白质含量可升高，头颅CT和MRI可显示梗死区。出血性中风在起病后1周CT能正确诊断大脑内直径在1 cm或更大的血肿。对于脑干内小的血肿或血块已变为和脑组织等密度时，MRI的诊断比CT可靠。原发性蛛网膜下腔出血主要原因为动脉瘤破裂和动静脉血管畸形，早期CT扫描可显示破裂附近脑池或脑裂内有无凝血块、脑内或硬膜下血肿，以及是否合并脑出血。MRI对原发性蛛网膜下腔出血的诊断并不可靠，在无CT的条件下，可谨慎进行脑脊液检查。

（二）类证鉴别

1.中风与口僻

口僻俗称吊线风，主要症状是口眼㖞斜，但常伴耳后疼痛、口角流涎、言语不清，而无半身不遂或神志障碍等表现，多因正气不足，风邪入脉络，气血痹阻所致，不同年龄人群均可罹患。

2.中风与厥证

厥证也有突然昏仆、不省人事之表现。一般而言，厥证神昏时间短暂，发作时常伴有四肢逆冷，移时多可自行苏醒，醒后无半身不遂、口眼㖞斜、言语不利等表现。

3.中风与痉证

痉证以四肢抽搐、项背强直，甚至角弓反张为主症，发病时也可伴有神昏，须与中风闭证相鉴别。但痉证之神昏多出现在抽搐之后，而中风患者多在起病时即有神昏，而后可以出现抽搐。痉证抽搐时间长，中风抽搐时间短。痉证患者无半身不遂、口眼㖞斜等症状。

4.中风与痿证

痿证可以有肢体瘫痪、活动无力等类似中风之表现：中风后半身不遂日久不能恢复者，亦可见肌肉瘦削、筋脉弛缓，两者应予以区别。但痿证一般起病缓慢，以双下肢瘫痪或四肢瘫痪，或肌肉萎缩，筋惕肉瞤为多见；而中风的肢体瘫痪多起病急骤，且以偏瘫不遂为主。痿证起病时无神昏，中风则常有不同程度的神昏。

5.中风与痫病

痫病发作时起病急骤，突然昏仆倒地，与中风相似。但痫病为阵发性神志异常的疾病，卒发仆地时常口中作声如猪羊啼叫，四肢频抽而口吐白沫；中风则仆地无声，一般无四肢抽搐及口吐涎沫的表现。痫病之神昏多为时短暂，移时可自行苏醒，醒后一如常人，但可再发；中风患者昏仆倒地，其神昏症状严重，持续时间长，难以自行苏醒，须及时治疗方可逐渐清醒。中风多伴有半身不遂、口眼㖞斜等症，亦与痫病不同。

三、辨证论治

（一）辨证要点

1.辨病期

根据病程长短，分为三期。急性期为发病后 2 周以内，中脏腑者可至 1 个月；恢复期指发病 2 周后或 1 个月至半年内；后遗症期指发病半年以上。

2.辨中经络、中脏腑

中经络者虽有半身不遂、口眼㖞斜、语言不利，但意识清楚；中脏腑则昏不知人，或神志昏糊、迷蒙，伴见肢体不用。

3.辨闭证与脱证

闭证属实，因邪气内闭清窍所致，症见神志昏迷、牙关紧闭、口噤不开、两手握固、肢体强痉等。其中阳闭有瘀热痰火之象，如身热面赤、气粗鼻鼾、痰声如拽锯、便秘溲黄、舌苔黄腻、舌绛干，甚则舌体卷缩，脉弦滑而数；阴闭有寒湿痰浊之征，如面白唇紫、痰涎壅盛、四肢不温、苔白腻、脉沉滑等。脱证属虚，乃五脏真阳散脱、阴阳即将离绝之候，临床可见神志昏聩无知、目合口开、四肢松懈瘫软、手撒肢冷汗多、二便自遗、鼻息低微等。此外，还有阴竭阳亡之分，并可相互关联。

4.辨病理性质

急性期重在辨别标实证候。若素患头痛、眩晕等症，突然发生半身不遂，甚或神昏，抽搐，肢体强痉拘急，属内风动越；若发病后咳痰较多，或神昏而喉中痰鸣，舌苔厚腻，属痰浊壅盛；若面红目赤，口干口苦，甚或项强身热，燥扰不宁，大便秘结，小便黄赤，则以邪热为主；若肢体拘挛疼痛，痛处不移，舌质紫暗，有瘀点瘀斑，面色黧黑，多属血瘀。恢复期及后遗症期重在辨识本虚。若见肢体瘫软，手足肿胀，气短自汗者，多属气虚；若有畏寒肢冷，多为阳气虚衰的表现；若见心烦少寐，口干咽干，手足心热，舌红少苔，多属阴虚内热。

（二）治疗原则

中经络者以平肝息风、化痰祛瘀通络为主。中脏之闭证治当息风清火、豁痰开窍、通腑泄热；脱证急宜救阴回阳固脱；对内闭外脱之证，则须醒神开窍与扶正固脱兼用。恢复期及后遗症期多为虚实兼夹，当扶正祛邪，标本兼顾，平肝息风，化痰祛瘀与滋养肝肾、益气养血并用。

(三)分证论治

1.中经络

(1)风痰入络证:肌肤不仁,手足麻木,突发口眼㖞斜,言语不利,口角流涎,舌强语謇,甚则半身不遂;或兼见肢体拘挛,关节酸痛等症;舌质暗红,舌苔薄白、脉浮数,或见舌苔黄腻,脉滑数。

证候分析:本证以脉络空虚,风痰乘虚人中,气血闭阻为基本病机。患者素体气血不荣络脉,使络脉空虚,故见肌肤不仁,手足麻木;在此基础上由于风痰搏结于络脉则成"真气去,邪气独留"之状,使血脉闭阻、气血不通而突发口眼㖞斜,言语不利,口角流涎,舌强语謇,甚则半身不遂;经络不畅,气血不濡筋脉,故见肢体麻木,关节酸痛;舌质暗红为络脉不和之象,脉浮数示风痰阻于络脉,如脉见滑数则为痰浊内盛化热,热极生风,风痰阻于络脉。本证以肌肤不仁,手足麻木,突发半身不遂,肢体拘急,口眼㖞斜为辨证要点。

治法:祛风化痰通络。

方药:大秦艽汤。语言不清者,再加石菖蒲、远志祛痰宣窍;痰瘀交阻,舌紫有瘀斑,脉细涩者,可酌加丹参、桃仁、红花、赤芍等活血化瘀;若烦躁不安,舌苔黄腻,脉滑数者,可加黄芩、栀子以清热泻火。

(2)风阳上扰证:平素头晕头痛,耳鸣目眩,突然发生口眼㖞斜,舌强语謇,或手足重滞,甚则半身不遂;面红目赤,心烦易怒,口苦咽干,便秘尿黄;舌质红苔黄,脉弦或弦数。

证候分析:本证以阳亢化风、横窜络脉为基本病机。素体肝旺,肝阳偏亢,故时有头晕头痛,耳鸣目眩;如逢情志不遂,肝郁化火,或过食辛辣烟酒刺激之品,致肝阳骤亢,阳化风动,夹痰横窜经络,可致半身不遂,肢体强痉,口舌歪斜,言语不利;风阳上扰清窍,则见面红目赤;肝经郁热则见口苦咽干,易怒,便秘尿黄;肝火扰心则心中烦热易怒;舌质红或绛,苔黄或黄燥,脉弦或弦数均为肝阳上亢、肝经实火之征。本证以头晕头痛,面红目赤,心烦易怒,舌红脉弦为辨证要点。

治法:平肝潜阳,活血通络。

方药:天麻钩藤饮加减。夹有痰浊,胸闷,恶心,苔腻,加陈胆星、郁金;头痛较重,加羚羊角(现用山羊角)、夏枯草以清肝息风;腿足重滞,加杜仲、桑寄生补益肝肾。

(3)阴虚风动证:半身不遂,口眼㖞斜,言语不利,手足心热,肢体麻木;五心烦热,失眠,眩晕耳鸣;舌质红或暗红,苔少或光剥无苔,脉弦细或弦细数。

证候分析:本证以肝肾阴虚,风阳内动,风痰瘀阻经络为基本病机。肝为刚脏,体阴而用阳,内寄相火,赖肾水以濡养。若房劳过度,精血暗耗,或久病失养,或操劳过度,精神紧张,耗伤真阴,皆令阴不足而阳有余,阴不制阳,相火妄动,虚风内生,虚风上扰,横窜经络,故见半身不遂,口眼㖞斜,言语不利;阴血不足,经脉失养,则肢体麻木;阴虚则生内热,虚热内扰,则心烦不寐,五心烦热;肾精不足,脑髓不充,则头晕耳鸣;舌质红、苔少或无苔、脉弦细数为阴虚内热之象,舌暗为挟瘀血之征。本证以眩晕耳鸣,五心烦热,舌红苔剥为辨证要点。

治法:滋阴潜阳,镇肝息风。

方药:镇肝息风汤。痰热较重,苔黄腻,泛恶,加胆南星、竹沥、川贝母清热化痰;阴虚阳亢,肝火偏旺,心中烦热,加栀子、黄芩清热除烦。

2.中腑脏

(1)闭证:闭证的主要症状是突然昏仆,不省人事,牙关紧闭,口噤不开,两手握固,大小便闭,肢体强痉。

1)阳闭(痰火闭窍证):突然昏仆,不省人事,半身不遂,肢体强痉拘急,口舌㖞斜;鼻鼾痰鸣,面红目赤，或见抽搐，两目直视，项背身热，躁扰不宁，大便秘结；舌质红或红绛，苔黄腻或黄厚干，脉滑数有力。

证候分析：本证以痰火壅盛，气血上逆，神窍闭阻为基本病机。患者素有肝阳偏盛或素体肥胖，痰湿内盛，日久痰湿郁而化热，复因劳累、饮食偏嗜、情感过极等致心火炽盛，痰随火升，上逆闭阻清窍而发病。痰火闭窍，故见昏倒，不省人事，半身不遂，肢体强痉拘急，口舌㖞斜，面红目赤，两目直视，甚则抽搐；痰火上扰，气道受阻，故鼻鼾痰鸣；痰火扰心则躁扰不宁；痰火内结阳明，腑气不通，故项背身热，大便秘结；舌质红、苔黄腻或黄厚干、脉滑数有力为痰火内盛之象。本证以鼻鼾痰鸣，面红目赤，项背身热，大便秘结，舌红或绛，舌苔黄腻或厚干为辨证要点。

治法：清热涤痰，醒神开窍。

方药：羚羊角汤配合安宫牛黄丸鼻饲。痰热盛者加鲜竹沥汁、胆南星、猴枣散以清热化痰；火盛者加黄芩、栀子、石膏以清热泻火；烦扰不宁者加石菖蒲、郁金、远志、珍珠母以化痰开窍、镇心安神；大便秘结，口臭，腹胀满，日晡潮热者，合大承气汤以通腑泄热。安宫牛黄丸有辛凉开窍醒脑之效，每 6～8 小时灌服或鼻饲 1～2 丸。或用清开灵注射液 40 mL 加入 5%葡萄糖液中静脉滴注，每天 2～3 次。合而有清热息风、育阴潜阳、开窍醒神之功。

2)阴闭(痰湿蒙窍证)：突然昏仆，不省人事，半身不遂，肢体松懈，口舌㖞斜；痰涎壅盛，面白唇暗，四肢不温，甚则逆冷；舌质暗淡，苔白腻，脉沉滑或缓。

证候分析：本证以痰浊偏盛，上壅清窍，内蒙心神，神机闭塞为基本病机。患者素体气弱痰盛，或年老体衰，气不化津，致痰湿内生，复因劳累、过食辛辣烟酒及情志不调而引动痰湿，痰湿上犯，蒙蔽清窍，故见昏仆、不省人事；痰湿流窜经络而见半身不遂，口舌歪斜；湿性黏滞重着，故见肢体松懈；痰湿之邪易伤阳气，阻遏气机，阳气受郁，故见四肢不温，甚则逆冷；卫阳之气不充肌肤，故面白唇暗；舌质暗淡、苔白腻、脉沉滑或沉缓为阳气不足、湿痰内盛之征。本证以痰涎壅盛，面白唇暗，四肢不温，舌质暗淡，苔白腻为辨证要点。

治法：燥湿化痰，醒神开窍。

方药：涤痰汤配合苏合香丸鼻饲。苏合香丸每天 3～4 次，每次 1～2 丸，与涤痰汤合用有燥湿化痰、醒神开窍之效。舌暗有瘀斑、脉涩者加桃仁、红花、丹参以活血化瘀；四肢厥冷者加制附子、桂枝、细辛以温阳散寒；兼有风象者可加天麻、钩藤以平肝息风。

(2)脱证(阴竭阳亡)：突然昏仆，不省人事，汗出如珠，目合口张，肢体瘫软，手撒肢厥，气息微弱，面色苍白，瞳神散大，二便失禁；舌质淡紫，或舌体卷缩，苔白腻，脉微欲绝。

证候分析：本证多由中风闭证转化而来，邪实而正衰，元气衰微，阴阳欲绝是本证的基本病机。久病脏腑精气已衰，复因情志失调、饮食不节等诱因，突致阳浮于上，阴竭于下，阴阳离决。元气已脱，神志失守，故见神昏；五脏精气藏于内而开窍于外，五脏真气脱，四肢百骸皆无真气充养而失用，冷汗淋漓为心气绝，目合口开为脾气绝，舌卷囊缩、瞳孔散大为肝气绝，气息低微为肺气绝，二便自遗为肾气绝；肢体瘫软，手撒肢厥，面色苍白，舌质淡紫为真阳外脱、阴寒凝滞之征；阳气大虚，脉道鼓动乏力，故见脉微欲绝。本证以昏仆不省人事，汗出，目合口张，肢体瘫软，瞳神散大为辨证要点。

治法：益气回阳，扶正固脱。

方药：参附汤。汗出不止者加黄芪、煅龙骨、煅牡蛎、五味子以敛汗固脱；兼有瘀滞者，加丹参、赤芍；真阴不足，阴不敛阳致虚阳外越，或上证使用参附汤后见面赤足冷、虚烦不安、脉极虚弱或突现脉大无根者，是阳气稍复而真阴不足，此为阴虚阳脱之证，当以地黄饮子填补真阴、温壮肾阳。本证可用参麦注射液或生脉注射液静脉滴注。如生脉注射液 20～40 mL 静脉注射，15 分钟一次，直至厥脱恢复。本证为中风临终证候，病情多凶险，应采用综合治疗措施救治。

3.恢复期

中风急性阶段经抢救治疗，若神志渐清，痰火渐平，饮食稍进，渐入恢复期，但后遗症有半身不遂、口眼㖞斜、言语謇涩或失声等。此时仍须积极治疗并加强护理。

针灸与药物治疗并进可以提高疗效。药物治疗根据病情可采用标本兼顾或先标后本等治法，治标宜搜风化痰、通络行瘀；肝阳偏亢者可采用平肝潜阳法。治本宜补益气血、滋养肝肾或阴阳并补。

(1)风痰瘀阻证：口眼㖞斜，舌强语謇或失语，半身不遂，肢体麻木；苔滑腻，舌暗紫，脉弦滑。

证候分析：本证以风痰阻络，经脉瘀阻为基本病机。风痰阻络，则口眼㖞斜；阻于心络，则舌强语謇，甚或失语；风痰流窜经络，血脉运行不利，故半身不遂，肢体麻木；苔滑腻、舌暗紫、脉弦滑皆为风、痰、瘀留阻所致。本证以肢体麻木，舌暗红，苔滑腻，脉弦滑为辨证要点。

治法：搜风化痰，行瘀通络。

方药：解语丹加减。若痰热偏盛者，加全瓜蒌、竹茹、川贝母清化痰热；兼有肝阳上亢，头晕头痛，面赤，苔黄舌红，脉弦劲有力，加钩藤、石决明、夏枯草平肝息风潜阳；咽干口燥者加天花粉、天冬养阴润燥。

(2)气虚络瘀证：肢体偏枯不用，肢软无力，面色萎黄；舌质淡紫或有瘀斑，苔薄白，脉细涩或细弱。

证候分析：本证以气血亏虚，络脉瘀阻为基本病机。气虚不能推动血液运行，血郁成瘀，脉阻络痹，则肢体偏废不用；气血亏虚，肌肤失荣，故面色萎黄；舌淡、脉细弱为气虚之征；舌有紫斑、脉细涩则为血瘀之象。本证以肢软无力，面色萎黄，舌淡紫或有瘀斑，脉细涩为辨证要点。

治法：益气养血，化瘀通络。

方药：补阳还五汤加减。若血虚甚，加枸杞、鸡血藤、制首乌以补血；肢冷，阳失温煦者，加桂枝温经通脉；腰膝酸软者加川续断、桑寄生、杜仲以壮筋骨、强腰膝。

(3)肝肾亏虚证：半身不遂，患肢僵硬拘挛变形，舌强不语，或偏瘫，肢体肌肉萎缩；舌红脉细，或舌淡红，脉沉细。

证候分析：本证以肝肾亏虚，经脉失养为基本病机。肝肾亏虚，阴血不足，筋脉失养，则患侧肢体拘挛变形；肾虚精气不能上承，则舌暗不语；精血虚衰，筋脉失养，则肌肉渐见萎缩；舌红、脉细为肝肾精血耗伤之征；若舌质淡红、脉沉细，则为肾之阴阳皆虚。本证以患肢僵硬拘挛变形，肌肉萎缩，舌红脉细为辨证要点。

治法：滋养肝肾。

方药：左归丸、地黄饮子加减。若腰酸腿软较甚，加杜仲、桑寄生、牛膝补肾壮腰；肾阳虚，加巴戟天、肉苁蓉补肾益精；加附子、肉桂引火归原；夹有痰浊，加石菖蒲、远志、茯苓化痰开窍。

四、其他疗法

(一)中成药

1.清开灵注射液

清热解毒，化痰通络，醒神开窍。肌内注射，每天 2～4 mL。静脉滴注可用 20～40 mL 加入 5%葡萄糖注射液 250～500 mL 中，每天 1～2 次。

2.醒脑静注射液

清热泻火,凉血解毒,开窍醒神。肌内注射,每天 1～2 次,每次 2～4 mL。静脉滴注可用 10～20 mL加入 5%葡萄糖注射液 250～500 mL 中,每天 1 次。

3.灯盏细辛注射液

活血通络。肌内注射,每次 4 mL,每天 2～3 次;或静脉滴注,可用 20～40 mL 加入 0.9%氯化钠注射液 250～500 mL 中,每天 1 次,14 天为 1 个疗程。

4.安宫牛黄丸

清热解毒,镇惊开窍,适用于阳闭证。每次 1 丸,每天 1 次,口服或鼻饲。

5.苏合香丸

芳香开窍,行气止痛。适用于脑卒中属阴闭证。每次 1 丸,每天 1～2 次口服。

6.速效牛黄丸

清热解毒,开窍镇惊,适用于痰火内盛的阳闭证。每次 1 丸,每天 2 次口服。

7.醒脑再造丸

化痰醒脑,祛风活络。适用于神志不清、语言謇涩、肾虚痿痹、筋骨酸痛、手足拘挛、半身不遂。每次1 丸,每天 2～3 次口服。

8.麝香抗栓胶囊

通络活血,醒脑散瘀。适用于中风半身不遂、言语不清、手足麻痹、头痛、目眩等。每次 4 粒,每天 3 次口服。

(二)针灸治疗

1.神昏

闭证者可刺人中,或十宣放血;属脱证者灸关元、气海、神阙。

2.半身不遂

上肢针曲池、外关、合谷等;下肢针环跳、委中、阳陵泉、足三里、太冲等。

3.言语謇涩或不语

针刺廉泉、哑门等。

(三)推拿

推拿适用于中风急性期或恢复期的半身不遂,尤其是半身不遂的重症。其手法为推、㨰、按、捻、搓、拿、擦。取穴有风池、肩井、天宗、肩髃、瞳子髎、手三里、合谷、环跳、阳陵泉、委中、承山。以患侧颜面、背、四肢为重点。

(四)功能训练

功能训练是中风病治疗中的重要措施之一,特别是早期规范的功能康复治疗对患者肢体功能的恢复有十分重要的作用,功能训练主要针对患者的半身不遂、语言障碍和唇缓流涎等功能障碍而设。

1.肢体训练

在急性期即应当把患者的肢体置于功能位,并定期翻身,清洁皮肤,适当地轻揉患肢,并进行肢体的被动训练。此时除按上肢、下肢规定的康复动作训练外,还须注意动作要轻柔、和缓,不可勉强拉扯,以免伤及肢体的肌肉和关节,双侧肢体做同样的动作。还要依照先上肢后下肢、先大关节后小关节的顺序练习。对神志清醒患者,要在被动训练的基础上进行主动训练,一定要按照医生的要求,定时完成每天规定的动作和次数。对动作不规范者,医护人员要及时予以纠正。一般经过一段时间的综合训练，大多数患者就可在他人的帮助下起床下地或行走，但要掌握循序渐进的原则。合理选用各类助行工具也是非常必要的，可使足下垂、膝后屈得以减轻。

2.语言训练

待患者神志清醒后即应鼓励患者讲话，若患者言语障碍，要首先向患者交代清楚病情，动员其配合治疗，并与之约定一些必要的信号，如喝水则张口，不喝水则摇头等，有书写能力者可令其写出要求，然后即开始语言训练。先教患者发“啊”“喔”等元音，而后逐渐成词，最后成句。语言康复必须有耐心，掌握循序渐进的原则。

3.唇缓流涎者的训练

每天坚持做鼓腮、示齿等动作，并自我或由他人按摩患侧。

（张　磊）

第四节　痴　呆

痴呆是多由髓减脑消或痰瘀痹阻脑络，神机失用而引起在无意识障碍状态下，以呆傻愚笨、智能低下、善忘等为主要临床表现的一种脑功能减退性疾病。轻者可见神情淡漠，寡言少语，反应迟钝，善忘等；重者为终日不语，或闭门独居，或口中喃喃，言词颠倒，或举动不经，忽笑忽哭，或不欲食，数日不知饥饿等。

《左传》对本病有记载，曰：“成十八年，周子有兄而无慧，不能辨菽麦，不知分家犬”，“不慧，盖世所谓白痴。”晋代《针灸甲乙经》以“呆痴”命名。唐代孙思邈在《华佗神医密传》中首载“痴呆”病名。明代《景岳全书·杂证谟》有“癫狂痴呆”专篇，指出本病由多种病因渐致而成；临床表现具有“千奇百怪”“变易不常”的特点；病位在心以及肝胆二经；若以大惊猝恐，一时偶伤心胆而致失神昏乱者，宜七福饮或大补元煎主之；本病“有可愈者，有不可愈者，亦在乎胃气元气之强弱”。陈士铎《辨证录》立有“呆病门”，认为“大约其始也，起于肝气之郁；其终也，由于胃气之衰”，对呆病症状描述也甚详，且提出“开郁逐痰、健胃通气”为主的治法，用洗心汤、转呆丹、还神至圣汤等。《石室秘录》曰：“治呆无奇法，治痰即治呆也。”王清任《医林改错·脑髓说》曰：“高年无记性者，脑髓渐空。”另外，古人在中风与痴呆的因果关系方面也早有认识，《灵枢·调经论》曰：“血并于上，气并于下，乱而善忘。”《临证指南医案》指出：“中风初起，神呆遗尿，老人厥中显然。”《杂病源流犀烛·中风》进而指出：“有中风后善忘。”是中医较早有关血管性痴呆的记载。

西医学诊断的老年性痴呆、脑血管性痴呆及混合性痴呆、代谢性脑病、中毒性脑病等，可参考本篇进行辨证论治。

一、病因病机

痴呆有因老年精气亏虚，渐成呆傻，亦有因情志失调、外伤、中毒等引起者。虚者多因气血不足，肾精亏耗，导致髓减脑消，脑髓失养；实者常见痰浊蒙窍、瘀阻脑络、心肝火旺，终致神机失用而致痴呆。临床多见虚实夹杂证。

（一）脑髓空虚

脑为元神之府，神机之源，一身之主，而肾主骨生髓通于脑。老年肝肾亏损或久病血气虚弱，肾精日亏，则脑髓空虚，心无所虑，精明失聪，神无所依而使灵机记忆衰退，出现迷惑愚钝，反应迟钝，发为痴呆。此类痴呆发病较晚，进展缓慢。

（二）气血亏虚

《素问·灵兰秘典论》："心者，君主之官，神明出焉。"《灵枢·天年》曰："六十岁心气始衰，苦忧悲。"年迈久病损伤于中，或情志不遂木郁克土，或思虑过度劳伤心脾，或饮食不节损伤脾胃，皆可致脾胃运化失司，气血生化乏源。心之气血不足，不能上荣于脑，神明失养则神情涣散，呆滞善忘。

（三）痰浊蒙窍

《石室秘录》云："痰气最盛，呆气最深。"久食肥甘厚味，肥胖痰湿内盛；或七情所伤，肝气久郁克伐脾土；或痫、狂久病积劳，均可使脾失健运，痰湿上扰清窍，脑髓失聪而致痴呆。

（四）瘀阻脑络

七情久伤，肝气郁滞，气滞则血瘀；或中风、脑部外伤后瘀血内阻，均可瘀阻脑络，脑髓失养，神机失用，发为痴呆。

（五）心肝火旺

年老精衰，髓海渐空，复因烦恼过度，情志相激，水不涵木，肝郁化火，肝火上炎；或水不济火，心肾不交，心火独亢，扰乱神明，发为痴呆。

总之，痴呆病位在脑，与肾、心、肝、脾四脏功能失调相关，尤以肾虚关系密切。其基本病机为髓减脑消，痰瘀痹阻，火扰神明，神机失用。其证候特征以肾精、气血亏虚为本，以痰瘀痹阻脑络邪实为标。其病性不外乎虚、痰、瘀、火。

虚，指肾精、气血亏虚，髓减脑消；痰，指痰浊中阻，蒙蔽清窍；瘀，指瘀血阻痹，脑脉不通；火，指心肝火旺，扰乱神明。痰、瘀、火之间相互影响，相互转化，如痰浊、血瘀相兼而致痰瘀互结；肝郁、痰浊、血瘀均可化热，而形成肝火、痰热、瘀热，上扰清窍；若进一步发展耗伤肝肾之阴，水不涵木，阴不制阳，则肝阳上亢，化火生风，风阳上扰清窍，使痴呆加重。虚实之间也常相互转化，如实证的痰浊、瘀血日久，损伤心脾，则气血不足，或伤及肝肾，则阴精不足，均使脑髓失养，实证由此转化为虚证；虚证病久，气血亏乏，脏腑功能受累，气血运行失畅，或积湿为痰，或留滞为瘀，又可因虚致实，虚实兼夹而成难治之候。

二、诊断

（1）痴呆是一种脑功能减退性疾病，临床以呆傻愚笨、智能低下、善忘等为主要表现。本病记忆力障碍是首发症状，先表现为近记忆力减退，进而表现为远记忆力减退。

（2）起病隐匿，发展缓慢，渐进加重，病程一般较长。患者可有中风、头晕、外伤等病史。

三、相关检查

神经心理学检查，颅脑 CT、MRI、脑电图、生化等检查，有助于明确病性。

四、鉴别诊断

（一）郁病

郁病是以情志抑郁不畅，胸闷太息，悲伤欲哭或胸胁、胸背、脘胁胀痛，痛无定处，或咽中如有异物不适为特征的疾病；主要因情志不舒、气机郁滞所致，多见于中青年女性，也可见于老年人，尤其是中风过后常并发郁病，郁病无智能障碍症状。而痴呆可见于任何年龄，虽亦可由情志因素引起，但其以呆傻愚笨为主，常伴有生活能力下降或人格障碍，症状典型者不难鉴别。

部分郁病患者常因不愿与外界沟通而被误认为痴呆，取得患者信赖并与之沟通后，两者亦能鉴别。

（二）癫证

癫证是以沉默寡言、情感淡漠、语无伦次、静而多喜为特征的精神失常疾病，俗称“文痴”，可因气、血、痰邪或三者互结为患，以成年人多见。痴呆则属智能活动障碍，是以神情呆滞、愚笨迟钝为主要表现的脑功能障碍性疾病。另一方面，痴呆的部分症状可自制，治疗后有不同程度的恢复；重证痴呆患者与癫证在临床证候上有许多相似之处，临床难以区分，CT、MRI 检查有助于鉴别。

（三）健忘

健忘是指记忆力差，遇事善忘的一种病证，其神识如常，晓其事却易忘，但告知可晓，多见于中老年患者；由于外伤、药物所致健忘，一般经治疗后可以恢复。而痴呆老少皆可发病，以神情呆滞或神志恍惚，不知前事或问事不知、告知不晓为主要表现，虽有善忘但仅为兼伴症，其与健忘之“善忘前事”有根本区别。

健忘可以是痴呆的早期临床表现，这时可不予鉴别，健忘病久也可转为痴呆，CT、MRI 检查有助于两者的鉴别。

五、辨证论治

（一）辨证要点

本病乃本虚标实之证，临床上以虚实夹杂者多见。本虚者不外乎精髓、气血；标实者不外乎痰浊、瘀血、火邪。无论为虚为实，都能导致脏腑功能失调以及髓减脑消。因而辨证当以虚实或脏腑失调为纲领，分清虚实，辨明主次。

1.辨虚实

本病病因虽各有不同，但终不出虚实两大类。虚者，以神气不足、面色失荣、形体枯瘦、言行迟弱为特征，并结合舌脉、兼症，分辨气血、肾精亏虚；实者，智能减退、反应迟钝，兼见痰浊、瘀血、风火等表现。由于病程较长，证情顽固，还需注意虚实夹杂的病机属性。

2.辨脏腑

本病病位主要在脑，但与心、肝、脾、肾相关。若年老体衰、头晕目眩、记忆认知能力减退、神情呆滞、齿枯发焦、腰膝酸软、步履艰难，为病在脑与肾；若兼见双目无神，筋惕肉瞤，毛甲无华，为病在脑与肝肾；若兼见食少纳呆，气短懒言，口涎外溢，四肢不温，五更泻泄，为病在脑与脾肾；若兼见失眠多梦，五心烦热，为病在脑与心肾。

（二）治疗原则

虚者补之，实者泻之。补虚益损，解郁散结是其治疗大法。脾肾不足，髓海空虚之证，宜培补先天、后天，以冀脑髓得充，化源得滋；对于气郁血瘀痰滞者，气郁应开，血瘀应散，痰滞应清，以冀气充血活，窍开神醒。

（三）分证论治

1.髓海不足

主症：耳鸣耳聋，记忆模糊，失认失算，精神呆滞。

兼症：发枯齿脱，腰脊酸痛，骨痿无力，步履艰难，举动不灵，反应迟钝，静默寡言。

舌脉：舌瘦色淡或色红，少苔或无苔，多裂纹；脉沉细弱。

分析：肾主骨生髓，年高体衰，肾精渐亏，脑髓失充，灵机失运，故见精神呆滞，举动不灵，反应迟钝，记忆模糊，失认失算等痴呆诸症。肾开窍于耳，其华在发，肾精不足，故耳鸣耳聋，发枯易脱。腰为肾府，肾主骨，精亏髓少，骨骼失养，故见腰脊酸痛，骨痿无力、步履艰难；齿为骨之余，故齿牙动摇，甚则早脱。舌瘦色淡或色红，苔少或无苔，多裂纹，脉沉细弱为精亏之象。

治法：补肾益髓，填精养神。

方药：七福饮加减。方中重用熟地黄滋阴补肾，营养先天之本；合当归养血补肝；人参、白术、炙甘草益气健脾，强壮后天之本；远志、杏仁、宣窍化痰。本方填补脑髓之力尚嫌不足，应选加鹿角胶、龟板胶、阿胶、紫河车、猪骨髓等血肉有情之品，还可以本方加减制蜜丸或膏剂以图缓治，或可用参茸地黄丸或河车大造丸补肾益精。

若肝肾阴虚，年老智能减退，腰膝酸软，头晕耳鸣者，可去人参、白术、紫河车、鹿角胶，加怀牛膝、生地黄、枸杞子、女贞子、制首乌；若兼言行不一，心烦溲赤，舌质红，少苔，脉细而弦数，是肾精不足，水不制火而心火妄亢，可用六味地黄丸加丹参、莲子心、石菖蒲等清心宣窍；也有舌质红而苔黄腻者，是内蕴痰热，干扰心窍，可加用清心滚痰丸去痰热郁结，俟痰热化净，再投滋补之品；若肾阳亏虚，症见面白无华，形寒肢冷，口中流涎，舌淡者，加热附片、巴戟天、益智仁、淫羊藿、肉苁蓉等。

2.气血亏虚

主症：呆滞善忘，倦怠嗜卧，神思恍惚，失认失算。

兼症：少气懒言，口齿含糊，词不达意，心悸失眠，多梦易惊，神疲乏力，面唇无华，爪甲苍白，纳呆食少，大便溏薄。

舌脉：舌质淡胖边有齿痕；脉细弱。

分析：心主神明，心之气血亏虚，神明失养，故见呆滞善忘，神思恍惚，失认失算等痴呆症状。心血不足，心神失养，故心悸失眠、多梦易惊；血虚不荣肌肤爪甲，故面唇无华、爪甲苍白。气虚则少气懒言，神疲乏力，倦怠嗜卧；脾气不足，胃气亦弱，故纳呆食少；脾气亏虚，水湿不化，故大便溏薄。气血亏虚，脉道失充，故脉细弱。

治法：益气养血，安神宁志。

方药：归脾汤加减。方中以人参、黄芪、白术、甘草补脾益气；当归养肝血而生心血；茯神、枣仁、龙眼肉养心安神；远志交通心肾而定志宁心；木香理气醒脾，以防益气补血之药滋腻滞气。

纳呆食少，加谷芽、麦芽、鸡内金、山楂等消食；纳呆伴头重如裹，时吐痰涎，头晕时作，舌苔腻，加陈皮、半夏、生薏苡仁、白豆蔻健脾化湿和胃；纳呆伴舌红少苔，加天花粉、玉竹、麦冬、生麦芽养阴生津；失眠多梦，加夜交藤、合欢皮；若舌质偏暗，舌下有青筋者，加入川芎、丹参等以养血活血；若伴情绪不宁，易忧善愁者，可加郁金、合欢皮、绿萼梅、佛手等理气解郁之品。

3.痰浊蒙窍

主症：终日无语，表情呆钝，智力衰退，口多涎沫。

兼症：头重如裹，纳呆呕恶，脘腹胀痛，痞满不适，哭笑无常，喃喃自语，呆若木鸡。

舌脉：舌质淡胖有齿痕，苔白腻；脉滑。

分析：痰浊壅盛，上蒙清窍，脑髓失聪，神机失运，而致表情呆钝、智力衰退、呆若木鸡等症。痰浊中阻，中焦气机不畅，脾胃受纳运化失司，故脘腹胀痛、痞满不适、纳呆呕恶。痰阻气机，清阳失展，故头重如裹。口多涎沫，舌质淡胖有齿痕，苔腻，脉滑均为痰涎壅盛之象。

治法：健脾化浊，豁痰开窍。

方药：洗心汤加减。方中党参、甘草培补中气；半夏、陈皮健脾化痰；附子助阳化痰；茯神、枣仁宁心安神，神曲和胃。

若纳呆呕恶，脘腹胀痛，痞满不适以脾虚明显者，重用党参、茯苓，可配伍黄芪、白术、山药、麦芽、砂仁等健脾益气之品；若头重如裹，哭笑无常，喃喃自语，口多涎沫以痰湿重者，重用陈皮、半夏，可配伍制南星、莱菔子、佩兰、白豆蔻、全瓜蒌、贝母等理气豁痰之品；痰浊化热，上扰清窍，舌质红，苔黄腻，脉滑数者，将制南星改用胆南星，并加瓜蒌、栀子、黄芩、天竺黄、竹沥；若伴有肝郁化火，灼伤肝血心阴，症见心烦躁动，言语颠倒，歌笑不休，甚至反喜污秽，或喜食炭灰，宜用转呆丹加味，本方在洗心汤基础上，加用当归、白芍柔肝养血，丹参、麦冬、天花粉滋养心胃阴液，用柴胡合白芍疏肝解郁，用柏子仁合茯苓、枣仁加强养心安神之力；属风痰瘀阻，症见眩晕或头痛，失眠或嗜睡，或肢体麻木阵作，肢体无力或肢体僵直，脉弦滑，可用半夏白术天麻汤；脾肾阳虚者，用金匮肾气丸，加干姜、黄芪、白豆蔻等。

4.瘀血内阻

主症：言语不利，善忘，易惊恐，或思维异常，行为古怪。

兼症：表情迟钝，肌肤甲错，面色黧黑，甚者唇甲紫暗，双目暗晦，口干不欲饮。

舌脉：舌质暗，或有瘀点瘀斑；脉细涩。

分析：瘀阻脑络，脑髓失养，神机失用，故见表情迟钝，言语不利，善忘，思维异常，行为古怪等痴呆症状。瘀血内阻，气血运行不利，肌肤失养，故肌肤甲错，面色黧黑，甚者唇甲紫暗。口干不欲饮，舌质暗或有瘀点瘀斑，脉细涩均为瘀血之象。

治法：活血化瘀，通络开窍。

方药：通窍活血汤加减。方中麝香芳香开窍，活血散结通络；桃仁、红花、赤芍、川芎活血化瘀；葱白、生姜合石菖蒲、郁金以通阳宣窍。

如瘀血日久，血虚明显者，重用熟地黄、当归，再配伍鸡血藤、阿胶、鳖甲、制首乌、紫河车等以滋阴养血；气血不足，加党参、黄芪、熟地黄、当归益气补血；气虚血瘀为主者，宜补阳还五汤加减；若见肝郁气滞，加柴胡、枳实、香附疏肝理气以行血；久病血瘀化热，致肝胃火逆，症见头痛、呕恶等，应加钩藤、菊花、夏枯草、栀子、竹茹等清肝和胃之品；若痰瘀交阻伴头身困重，口流涎沫，纳呆呕恶，舌紫暗有瘀斑，苔腻，脉滑，可酌加胆南星、半夏、莱菔子、瓜蒌以豁痰开窍；病久入络者，宜加蜈蚣、僵蚕、全蝎、水蛭、地龙等虫类药以疏通经络，同时加用天麻、葛根；兼见肾虚者，可加益智仁、补骨脂、山药。

5.心肝火旺

主症：急躁易怒，善忘，判断错误，言行颠倒。

兼症：眩晕头痛，面红目赤，心烦不寐，多疑善虑，心悸不安，咽干口燥，口臭口疮，尿赤便干。

舌脉：舌质红，苔黄；脉弦数。

分析：脑髓空虚，复因心肝火旺，上扰神明，故见善忘，判断错误，言行颠倒，多疑善虑等痴呆之象。心肝火旺，上犯巅顶，故头晕头痛；气血随火上冲，则面红目赤。肝主疏泄，肝性失柔，情志失疏，故急躁易怒。心肾不交则心烦不寐、心悸不安。口臭口疮、口干舌燥、尿赤便干为火甚伤津之象，舌质红、苔黄，脉弦数均为心肝火旺之候。

治法：清热泻火，安神定志。

方药：黄连解毒汤加减。方中黄连可泻心火；黄芩、栀子清肝火；黄柏清下焦之火。加用生地黄清热滋阴，石菖蒲、远志、合欢皮养心安神，柴胡疏肝。本方大苦大寒，中病即止，不可久服，脾肾虚寒者慎用。

若心火偏旺者用牛黄清心丸；大便干结者加大黄、火麻仁。

六、预后转归

痴呆的病程一般较长。虚证患者，若长期服药，积极接受治疗，部分精神症状可有明显改善，但不易根治；实证患者，及时有效地治疗，待实邪去，方可获愈。虚中夹实者，病情往往缠绵，更需临证调理，方可奏效。

（张 磊）

第五节 癫 狂

一、定义

癫病以精神抑郁，表情淡漠，沉默痴呆，语无伦次，静而少动为特征；狂病以精神亢奋，狂躁刚暴，喧扰不宁，毁物打骂，动而多怒为特征。癫病与狂病都是精神失常的疾病，两者在临床上可以互相转化，故常并称。

二、历史沿革

癫之病名最早见于马王堆汉墓出土的《足臂十一脉灸经》“数瘨疾”。癫狂病名出自《内经》。该书对于本病的症状、病因病机及治疗均有较详细的记载。

在症状描述方面，如《灵枢·癫狂》篇说：“癫疾始生，先不乐，头重痛，视举，目赤，甚作极，已而烦心”“狂始发，少卧，不饥，自高贤也，自辨智也，自尊贵也，善骂詈，日夜不休。”

在病因病机方面，《素问·至真要大论》篇言：“诸躁狂越，皆属于火。”《素问·脉要精微论》篇言：“衣被不敛，言语善恶，不避亲疏者，此神明之乱也。”《素问·脉解》篇又载：“阳尽在上，而阴气从下，下虚上实，故狂癫疾也。”指出了火邪扰心和阴阳失调可以发病。《灵枢·癫狂》篇又有“得之忧饥”“得之大恐”“得之有所大喜”等记载。明确指出情志因素也可以导致癫狂的发生。《素问·奇病论》篇言：“人生而有病癫疾者，此得之在母腹中时。”指出本病具有遗传性。

在治疗方面，《素问·病能论》篇言：“帝曰：有病怒狂者，其病安生？岐伯曰：生于阳也。帝曰：治之奈何？岐伯曰：夺其实即已，夫食入于阴，长气于阳，故夺其食则已，使之服以生铁落为饮，夫生铁落者，下气疾也。”至《难经》则明确提出癫与狂的鉴别要点，如《二十难》记有“重阳者狂，重阴者癫”，而《五十九难》对癫狂二证则从症状表现上加以区别，其曰：“狂癫之病何以别之？然：狂疾之始发，少卧而不饥，自高贤也，自辩智也，自倨贵也，妄笑好歌乐，妄行不休是也。癫疾始发，意不乐，僵仆直视，其脉三部阴阳俱盛是也。”对两者的鉴别可谓要言不烦。

汉代张仲景《金匮要略·五脏风寒积聚病脉证治》言：“邪哭（作“入”解）使魂魄不安者，血气少也，血气少者属于心，心气虚者，其人则畏；合目欲眠，梦远行而精神离散，魂魄妄行。阴气衰者为癫，阳气衰者为狂。”对本病的病因做进一步的探讨，提出因心虚而血气少，邪乘于阴则为癫，邪乘于阳则为狂。

唐宋以后，对癫狂的证候描述更加确切，唐代孙思邈《备急千金要方·风癫》曰：“示表癫邪之端，而见其病，或有默默而不声，或复多言而漫说，或歌或哭，或吟或笑，或眠坐沟渠，瞰于粪秽，或裸形露体，或昼夜游走，或嗔骂无度，或是蜚蛊精灵，手乱目急。”对癫狂采用针药并用的治疗方式。

金元时期对癫狂的病因学说有了较大的发展。如金代刘完素《素问玄机原病式·五运主病》言：“经注曰多喜为癫，多怒为狂，然喜为心志，故心热甚则多喜而为狂，况五志所发，皆为热，故狂者五志间发。”元代朱丹溪《丹溪心法·癫狂》篇云：“癫属阴，狂属阳……大率多因痰结于心胸间。”提出了癫狂的发病与“痰”有关的理论，并提出“痰迷心窍”之说，对于指导临床实践具有重要意义，也为后世许多医家所遵循。此时不仅对病因病机的认识更臻完善，而且从实践中也积累了一些治疗本病的经验。如治癫用养心血、镇心神、开痰结，治狂用大吐下之法。此外，《丹溪心法》还记有精神治疗的方法。

及至明清两代，不少医家对本病证治理法的研究多有心得体会。如明代楼英《医学纲目》卷二十五记有：“狂之为病少卧，少卧则卫独行，阳不行阴，故阳盛阴虚，令昏其神。得睡则卫得入于阴，而阴得卫镇，不虚，阳无卫助，不盛，故阴阳均平而愈矣。”对《内经》狂病，由阴阳失调而成的理论有所发挥。再如李梴、张景岳等对癫狂二证的区别，分辨甚详。明代李梴《医学入门·癫狂》言：“癫者异常也，平日能言，癫则沉默；平日不言，癫则呻吟，甚则僵卧直视，心常不乐”“狂者凶狂也，轻则自高自是，好歌好舞，甚则弃衣而走，逾垣上屋，又甚则披头大叫，不避水火，且好杀人。”明代张介宾《景岳全书·癫狂痴呆》言：“狂病常醒，多怒而暴；癫病常昏，多倦而静。由此观之，则其阴阳寒热，自有冰炭之异。”明代王肯堂《证治准绳》中云：“癫者，俗谓之失心风。多因抑郁不遂……精神恍惚，言语错乱，喜怒不常。”这一时期的医家肯定了癫狂痰迷心窍的病机，治疗多主张治癫宜解郁化痰、宁心安神为主；治狂则先夺其食，或降其火，或下其痰，药用重剂，不可畏首畏尾。明代戴思恭《证治要诀·癫狂》提出：“癫狂由七情所郁，遂生痰涎，迷塞心窍。”明代虞抟《医学正传》以牛黄清心丸治癫狂，取其豁痰清心之意。至王清任又提出了血瘀可病癫狂的论点，并认识到本病与脑有着密切的关系。如王清任《医林改错》癫狂梦醒汤谓：“癫狂一证……乃气血凝滞脑气，与脏腑气不接，如同做梦一样。”清代何梦瑶《医碥·狂癫痫》剖析狂病病机为火气乘心，劫伤心血，神不守舍，痰涎入踞。清代张璐《张氏医通·神志门》集狂病治法之大成：“上焦实者，从高抑之，生铁落饮；阳明实则脉伏，大承气汤去厚朴加当归、铁落饮，以大利为度；在上者，因而越之，来苏膏，或戴人三圣散涌吐，其病立安，后用洗心散、凉膈散调之；形证脉气俱实，当涌吐兼利，胜金丹一服神效……《经》云：喜乐无极则伤魂，魄伤则狂，狂者意不存，当以恐胜之，以凉药补魄之阴，清神汤。”

综上，历代医家则对癫狂的病因、病机、临床症状及治疗进行了较多的论述，对后世有较大的影响。

三、范围

癫病与狂病都是精神失常的疾病，其表现类似于西医学的某些精神病，精神分裂症的精神抑郁型，心境障碍中躁狂抑郁症的抑郁型、抑郁发作大致相当于癫病。精神分裂症的紧张性兴奋型及青春型、心境障碍中躁狂抑郁症的躁狂型、躁狂发作、急性反应性精神病的反应兴奋状态大致相当于狂病。凡此诸病出现症状、舌苔、脉象等临床表现与本节所述相同者，均可参考本节进行辨证论治。

四、病因病机

癫狂发生的原因，总与七情内伤密切相关，或以思虑不遂，或以悲喜交加，或以恼怒惊恐，皆能损伤心、脾、肝、胆，导致脏腑功能失调和阴阳失于平秘，进而产生气滞、痰结、火郁、血瘀等，蒙蔽心窍而引起神志失常。狂病属阳，癫病属阴，病因病机有所不同。如清代叶天士《临证指南医案》龚商年按："狂由大惊大恐，病在肝胆胃经，三阳并而上升，故火炽则痰涌，心窍为之闭塞。癫由积忧积郁，病在心脾包络，三阴蔽而不宣，故气郁则痰迷，神志为之混淆。"

癫狂发生的存在原发病因、继发病因和诱发因素。原发病因有禀赋不足，情志内伤和饮食不节；继发病因有气滞、痰结、火郁、血瘀等；诱发因素有情志失节，人事怫意，突遭变乱及剧烈的情志刺激。癫病起病多缓慢，渐进发展，癫病病位在肝、脾、心、脑，病之初起多表现为实证，后转换为虚实夹杂，病程日久，损伤心、脾、脑、肾，转为虚证。狂病急性发病，狂病病位在肝、胆、胃、心、脑，病之初起为阳证、热证、实证，渐向虚实夹杂转化，终至邪去正伤，渐向癫病过渡。

兹从气、痰、火、瘀四个方面对本病的病因病机列述如下。

（一）气机阻滞

《素问・举痛论》篇有"百病皆生于气"之说，平素易怒者，由于郁怒伤肝，肝失疏泄，则气机失调，气郁日久，则进一步形成气滞血瘀，或痰气互结，或气郁化火，阻闭心窍而发为癫狂。正如《证治要诀・癫狂》所说："癫狂由七情所郁，遂生痰涎，迷塞心窍。"

（二）痰浊蕴结

自从金元时期朱丹溪提出癫狂与"痰"有关的论点以后，不少医家均宗其说。如明代张景岳《景岳全书・癫狂痴呆》言："癫病多由痰气，凡气有所逆，痰有所滞，皆能壅闭经络，格塞心窍。"近代张锡纯《医学衷中参西录・医方》明确指出"癫狂之证，乃痰火上泛，瘀塞其心与脑相连窍络，以致心脑不通，神明皆乱"。由于长期的忧思郁怒造成气机不畅，肝郁犯脾，脾失健运，痰涎内生，以致气血痰结。或因脾气虚弱，升降失常，清浊不分，浊阴蕴结成痰，则为气虚痰结。无论气郁痰结或气虚痰结，总由"痰迷心窍"而病癫病。若因五志之火不得宣泄，炼液成痰，或肝火乘胃，津液被熬，结为痰火；或痰结日久，郁而化火，以致痰火上扰，心窍被蒙，神志遂乱，也可发为狂病。

（三）火郁扰神

《内经》早就指出狂病与火有关。如《素问・至真要大论》篇指出："诸躁狂越，皆属于火。"《素问・阳明脉解》篇又曰："帝曰：病甚则弃衣而走，登高而歌，或至不食数日，逾垣上屋，所上之处，皆非其素所能也，病反能者何也？岐伯曰：四肢者，诸阳之本也，阳盛则四肢实，实则能登高也""帝曰：其妄言骂詈不避亲疏而歌者何也？岐伯曰：阳盛则使人妄言骂詈，不避亲疏而不欲食，不欲食故妄走也。"因阳明热盛，上扰心窍，以致心神昏乱而发为狂病。《景岳全书・癫狂痴呆》也说："凡狂病多因于火，此或以谋为失志，或以思虑郁结，屈无所伸，怒无所泄，以致肝胆气逆，木火合邪，是诚东方实证也，此其邪盛于心，则为神魂不守，邪乘于胃，则为暴横刚强。"

综上所述，胃、肝、胆三经实火上升扰动心神，皆可发为狂病。

（四）瘀血内阻

由于血瘀使脑气与脏腑之气不相连接而发狂。如清代王清任《医林改错》言："癫狂一证，哭笑不休，詈骂歌唱，不避亲疏，许多恶态，乃气血凝滞，脑气与脏腑气不接，如同做梦一样。"并自创癫狂梦醒汤治疗本病。另外，王清任还创立脑髓说，其曰："灵机记性在脑者，因饮食生气血，长肌肉，精汁之清者，化而为髓""小儿无记性者，脑髓未满，高年无记性者，脑髓渐空。"联系本病的发生，如头脑发生血瘀气滞，使脏腑化生的气血不能正常的充养元神之府，或因血瘀阻滞脉络，气血不能上荣脑髓，则可造成灵机混乱，神志失常发为癫狂。

综上所述，气、痰、火、瘀均可造成阴阳的偏盛偏衰，而历代医家多以阴阳失调作为本病的主要病机。如《素问·生气通天论》篇言："阴不胜其阳，则脉流薄疾，并乃狂。"又《素问·宣明五气论》篇言："邪入于阳则狂，邪入于阴则痹，搏阳则为癫疾。"《难经·二十难》言："重阳者狂，重阴者癫。"所谓重阴重阳者，医家论述颇不一致。有说阳邪并于阳者为重阳，阴邪并于阴者为重阴；有说三部阴阳脉皆洪盛而牢为重阳，三部阴阳脉皆沉伏而细为重阴；还有认为气并于阳而阳盛气实者为重阳，血并于阴而阴盛血实者为重阴。概言之，两种属阳的因素重叠相加称为重阳，如平素好动、性情暴躁，又受痰火阳邪，此为重阳而病狂；两种属阴的因素重叠相加，称为重阴，如平素好静，情志抑郁，又受痰郁阴邪，此为重阴而病癫。此后在《诸病源候论》《普济方》以及明清许多医家的著述中，也都说明机体阴阳失调，不能互相维系，以致阴虚于下，阳亢于上，心神被扰，神明逆乱而发癫狂。

此外，张仲景《伤寒论》尚有蓄血发狂的记载，应属血瘀一类；由于思虑太过，劳伤心脾，气血两虚，心失所养也可致病。《医学正传·癫狂痫证》言："癫为心血不足。"癫狂病的发生还与先天禀赋有关，若禀赋充足，体质强壮，阴平阳秘，虽受七情刺激也只是短暂的情志失畅；反之禀赋素虚，肾气不足，复因惊骇悲恐，意志不遂等七情内伤，则每可引起阴阳失调而发病。禀赋不足而发病者往往具有家族遗传性，其家族可有类似的病史。

五、诊断与鉴别诊断

（一）诊断

1.发病特点

本病发生与内伤七情密切相关，性格暴躁、抑郁、孤僻、易于发怒、胆怯疑虑等，是发病的常见因素；头颅外伤、中毒病史对确定诊断也有帮助。但其主要诊断依据是灵机、情志、行为三方面的失常。所谓灵机即记性、思考、谋虑、决断等方面的功能表现。

2.临床表现

本病的临床症状大致可分为四类，兹分述于后。

(1)躁狂症状：如弃衣而走，登高而歌，数天不食而能逾垣上屋，所上之处，皆非其力所能，妄言骂詈，不避亲疏，妄想丛生，毁物伤人，甚至自杀等，其证属实热，为阳气有余的症状。

(2)抑郁症状：如精神恍惚，表情淡漠，沉默痴呆，喃喃自语或语无伦次，秽洁不知，颠倒错乱，或歌或笑，悲喜无常，其证多偏于虚。为阴气有余的症状，或为痰气交阻。

(3)幻觉症状：幻觉是患者对客观上不存在的事物，却感到和真实的一样，可有幻视、幻听、幻嗅、幻触等症。如早在《灵枢·癫狂》就对幻觉症状有明确的记载："目妄见，耳妄闻……善见鬼神。"再如明代李梴《医学入门·癫狂》记有："视听言动俱妄者，谓之邪祟，甚则能言平生未见闻事及五色神鬼。"此处所谓邪祟，即为幻觉症状。

(4)妄想症状：妄想是与客观实际不符合的病态信念，其判断推理缺乏令人信服的根据，但患者坚信其正确而不能被说服。正如《灵枢·癫狂》所说："自高贤也，自辨智也，自尊贵也。"《中藏经·癫狂》也说："有自委曲者，有自高贤者。"此外，还可有疑病、自罪、被害、嫉妒等妄想症状。

这些临床症状不是中毒、热病所致，头颅 CT 扫描及其他辅助检查没有阳性发现。

总之，癫病多见抑郁症状，呆滞好静，其脉多沉伏细弦；狂病多见躁狂症状，多怒好动，其脉多洪盛滑数，这是两者的区别。至于幻觉症状和妄想症状则既可见于癫病，也可见于狂病。

（二）鉴别诊断

1.痫病

痫病是以突然仆倒，昏不知人，四肢抽搐为特征的发作性疾病，与本病不难区分。但自秦汉至金元时期，往往癫、狂、痫同时并称，常常混而不清，尤其是癫病与痫病始终未能明确分清，及至明代王肯堂才明确提出癫狂与痫病的不同。如《证治准绳·癫狂痫总论》中有"癫者或狂或愚，或歌或笑，或悲或泣，如醉如痴，言语有头无尾，秽洁不知，积年累月不愈""狂者病之发时猖狂刚暴，如伤寒阳明大实发狂，骂詈不避亲疏，甚则登高而歌，弃衣而走，逾垣上屋，非力所能，或与人语所未尝见之事""痫病发则昏不知人，眩仆倒地，不省高下，甚而瘛疭抽掣，目上视，或口眼㖞斜，或口作六畜之声"。至此已将癫狂与痫病截然分开，为后世辨证治疗指出了正确方向。

2.谵语、郑声

谵语是因阳明实热或温邪入于营血，热邪扰乱神明，而出现神志不清、胡言乱语的重症。郑声是指疾病晚期心气内损，精神散乱而出现神识不清，不能自主，语言重复，语声低怯，断续重复而语不成句的垂危征象。狂病与谵语、郑声在症状表现上是不同的，如《东垣十书·此事难知集·狂言谵语郑声辨》记有"狂言声大开自与人语，语所未尝见事，即为狂言也。谵语者，合目自语，言所日用常见常行之事，即为谵语也。郑声者，声战无力，不相接续，造字出于喉中，即郑声也"。

3.脏躁

脏躁好发于妇人，其症为悲伤欲哭，数欠伸，像如神灵所作，但可自制，一般不会自伤及伤害他人，与癫狂完全丧失自知力的神志失常不同。

六、辨证

（一）辨证要点

1.癫病审查轻重

精神抑郁，表情淡漠，寡言呆滞是癫病的一般症状，初发病时常兼喜怒无常，喃喃自语，语无伦次，舌苔白腻，此为痰结不深，证情尚轻。若病程迁延日久，则见呆若木鸡，目瞪如愚，灵机混乱，舌苔渐变为白厚而腻，乃痰结日深，病情转重。久则正气日耗，脉由弦滑变为滑缓，终至沉细无力。倘使病情演变为气血两虚，而症见神思恍惚，思维贫乏，意志减退者，则病深难复。

2.狂病明辨虚实

狂病应区分痰火、阴虚的主次先后，狂病初起是以狂暴无知，情感高涨为主要表现，概由痰火实邪扰乱神明而成。病久则火灼阴液，渐变为阴虚火旺之证，可见情绪焦躁，多言不眠，形瘦面赤舌红等症状。这一时期，分辨其主次先后，对于确定治法处方是很重要的。一般说，亢奋症状突出，舌苔黄腻，脉弦滑数者，是痰火为主，而焦虑、烦躁、失眠、精神疲惫，舌质红少苔或无苔，脉细数者，是阴虚为主。至于痰火、阴虚证候出现的先后，则需对上述证候，舌苔、脉象的变化作动态的观察。

（二）证候

1.癫病

（1）痰气郁结：精神抑郁，表情淡漠，寡言呆滞，或多疑虑，语无伦次，或喃喃自语，喜怒无常，甚则忿不欲生，不思饮食。舌苔白腻，脉弦滑。

病机分析：因思虑太过，所愿不遂，使肝气被郁，脾失健运而生痰浊。痰浊阻蔽神明，故出现抑郁、呆滞、语无伦次等症；痰扰心神，故见喜怒无常，忿不欲生，又因痰浊中阻，故不思饮食。苔腻、脉滑皆为气郁痰结之征。

(2)气虚痰结：情感淡漠，不动不语，甚则呆若木鸡，目瞪如愚，傻笑自语，生活被动，灵机混乱，甚至目妄见，耳妄闻，自责自罪，面色萎黄，便溏溲清。舌质淡，舌体胖，苔白腻，脉滑或脉弱。

病机分析：癫久正气亏虚，脾运力薄而痰浊益甚。痰结日深，心窍被蒙，故情感淡漠而呆若木鸡，甚至灵机混乱，出现幻觉症状；脾气日衰故见面色萎黄，便溏、溲清诸症。舌淡胖，苔白腻，脉滑或弱皆为气虚痰结之象。

(3)气血两虚：病程漫长，病势较缓，面色苍白，多有疲惫不堪之象，神思恍惚，心悸易惊，善悲欲哭，思维贫乏，意志减退，言语无序，魂梦颠倒。舌质淡，舌体胖大有齿痕，舌苔薄白，脉细弱无力。

病机分析：癫病日久，中气渐衰，气血生化乏源，故面色苍白，肢体困乏，疲惫不堪；因心血内亏，心失所养，可见神思恍惚，心悸易惊，意志减退诸症。舌胖，脉细是气血俱衰之征。

2.狂病

(1)痰火扰心：起病急，常先有性情急躁，头痛失眠，两目怒视，面红目赤，突然狂暴无知，情感高涨，言语杂乱，逾垣上屋，气力逾常，骂詈叫号，不避亲疏，或毁物伤人，或哭笑无常，登高而歌，弃衣而走，渴喜冷饮，便秘溲赤，不食不眠。舌质红绛，苔多黄腻，脉弦滑数。

病机分析：五志化火，鼓动阳明痰热，上扰清窍，故见性情急躁，头痛失眠；阳气独盛，扰乱心神，神明昏乱，症见狂暴无知，言语杂乱，骂詈不避亲疏；四肢为诸阳之本，阳盛则四肢实，实则登高、逾垣、上屋，而气力超乎寻常。舌绛苔黄腻，脉弦而滑数，皆属痰火壅盛，且有伤阴之势。以火属阳，阳主动，故起病急骤而狂暴不休。

(2)阴虚火旺：狂病日久，病势较缓，精神疲惫，时而躁狂，情绪焦虑、紧张，多言善惊，恐惧而不稳，烦躁不眠，形瘦面红，五心烦热。舌质红，少苔或无苔，脉细数。

病机分析：狂乱躁动日久，必致气阴两伤，如气不足则精神疲惫，仅有时躁狂而不能持久。由于阴伤而虚火旺盛，扰乱心神，故症见情绪焦虑，多言善惊，烦躁不眠，形瘦面红等。舌质红，脉细数，也为阴虚内热之象。

(3)气血凝滞：情绪躁扰不安，恼怒多言，甚则登高而歌，弃衣而走，或目妄见，耳妄闻，或呆滞少语，妄思离奇多端，常兼面色暗滞，胸胁满闷，头痛心悸，或妇人经期腹痛，经血紫暗有块。舌质紫暗有瘀斑，舌苔或薄白或薄黄，脉细弦，或弦数，或沉弦而迟。

病机分析：本证由血气凝滞使脑气与脏腑气不相接续而成，若瘀兼实热，苔黄，脉弦致，多表现为狂病；若瘀兼虚寒，苔白，脉沉弦而迟，多表现为癫病。但是无论属狂属癫，均以血瘀气滞为主因。

七、治疗

(一)治疗原则

1.解郁化痰，宁心安神

癫病多虚，为重阴之病，主于气与痰，治疗宜解郁化痰，宁心安神，补养气血为主要治则。

2.泻火逐痰，活血滋阴

狂病多实，为重阳之病，主于痰火、瘀血，治疗宜降其火，或下其痰，或化其瘀血，后期应予滋养心肝阴液，兼清虚火。

概言之，癫病与狂病总因七情内伤，使阴阳失调，或气并于阳，或血并于阴而发病，故治疗总则以调整阴阳，以平为期，如《素问·生气通天论》篇所言："阴平阳秘，精神乃治。"

（二）治法方药

1.癫病

（1）痰气郁结。

治法：疏肝解郁，化痰开窍。

方药：逍遥散合涤痰汤加减。药用柴胡配白芍疏肝柔肝，可加香附、郁金以增理气解郁之力，其中茯苓、白术可以健脾化浊。涤痰汤为二陈汤增入胆南星、枳实、人参、石菖蒲、竹茹而成，胆南星、竹茹辅助二陈汤化痰，石菖蒲合郁金可以开窍，枳实配香附可以理气，人参可暂去之。

单用上方恐其效力不达，须配用十香返生丹，每服 1 丸，日服两次，是借芳香开窍之力，以奏涤痰散结之功；若癫病因痰结气郁而化热者，症见失眠易惊，烦躁不安而神志昏乱，舌苔转为黄腻，舌质渐红，治当清化痰热，清心开窍，可用温胆汤送服至宝丹。

（2）气虚痰结。

治法：益气健脾，涤痰宣窍。

方药：四君子汤合涤痰汤加减。药用人参、茯苓、白术、甘草四君益气健脾以扶正培本。再予半夏、胆南星、橘红、枳实、石菖蒲、竹茹涤除痰涎，可加远志、郁金，既可理气化痰，又能辅助石菖蒲宣开心窍。

若神思迷惘，表情呆钝，症情较重，是痰迷心窍较深，治宜温开，可用苏合香丸，每服 1 丸，日服两次，以豁痰宣窍。

（3）气血两虚。

治法：益气健脾，养血安神。

方药：养心汤加减。方中人参、黄芪、甘草补脾益气；当归、川芎养心血；茯苓、远志、柏子仁、酸枣仁、五味子宁心神；更有肉桂引药入心，以奏养心安神之功。

若兼见畏寒蜷缩，卧姿如弓，小便清长，下利清谷者，属肾阳不足，应加入温补肾阳之品，如补骨脂、巴戟天、肉苁蓉等。

2.狂病

（1）痰火扰心。

治法：泻火逐痰，镇心安神。

方药：泻心汤合礞石滚痰丸加减。方中大黄、黄连、黄芩苦寒直折心肝胃三经之火，知母滋阴降火而能维护阴液，佐以生铁落镇心安神。礞石滚痰丸方用青礞石、沉香、大黄、黄芩、朴硝，逐痰降火，待痰火渐退，礞石滚痰丸可改为包煎。

胸膈痰浊壅盛，而形体壮实，脉滑大有力者，可采用涌吐痰涎法，三圣散治之，方中瓜蒂、防风、藜芦三味，劫夺痰浊，吐后如形神俱乏，当以饮食调养。阳明热结，躁狂谵语，神志昏乱，面赤腹满，大便燥结，舌苔焦黄起刺或焦黑燥裂，舌质红绛，脉滑实而大者，宜先服大承气汤急下存阴，再投凉膈散加减清以泻实火；病情好转而痰火未尽，心烦失眠，哭笑无常者，可用温胆汤送服朱砂安神丸。

（2）阴虚火旺。

治则：滋阴降火，安神定志。

方药：选用二阴煎加减，送服定志丸。方中生地黄、麦门冬、玄参养阴清热；黄连、木通、竹叶、灯心草泻热清心安神；可加用白薇、地骨皮清虚热；茯神、炒酸枣仁、甘草养心安神。定志丸方用人参、茯神、石菖蒲、甘草，其方健脾养心，安神定志，可用汤药送服，也可布包入煎。

若阴虚火旺兼有痰热未清者，仍可用二阴煎适当加入全瓜蒌、胆南星、天竺黄等。

(3)气血凝滞。

治则：活血化瘀，理气解郁。

方药：选用癫狂梦醒汤加减，送服大黄䗪虫丸。方中重用桃仁合赤芍活血化瘀，还可加用丹参、红花、水蛭以助活血之力；柴胡、香附理气解郁；青陈皮、大腹皮、桑白皮、苏子行气降气；半夏和胃，甘草调中。

如蕴热者可用木通加黄芩以清之；兼寒者加干姜、附子助阳温经。大黄䗪虫丸方用大黄、黄芩、甘草、桃仁、杏仁、芍药、干生地黄、干漆、虻虫、水蛭、蛴螬、䗪虫。可祛瘀生新，攻逐蓄血，但需要服用较长时期。

(三)其他治法

1.单方验方

(1)黄芫花：取花蕾及叶，晒干研粉，成人每天服 1.5～6.0 g，饭前 1 次服下，10～20 天为 1 个疗程，主治狂病属痰火扰心者。一般服后有恶心、呕吐、腹泻等反应，故孕妇、体弱、素有胃肠病者忌用。

(2)巴豆霜：1～3 g，分 2 次间隔半小时服完，10 次为 1 个疗程，一般服用 2 个疗程，第 1 个疗程隔天1 次，第 2 个疗程隔两日 1 次。主治狂病，以痰火扰心为主者。

2.针灸

取穴以任督二脉、心及心包经为主，其配穴总以清心醒脑，豁痰宣窍为原则，其手法多采用三人或五人同时进针法，狂病多用泻法，大幅度捻转，进行强刺激，癫病可用平补平泻的手法。

(1)癫病主方：①中脘、神门、三阴交；②心俞、肝俞、脾俞、丰隆。两组可以交替使用。

(2)狂病主方：①人中、少商、隐白、大陵、丰隆；②风府、大椎、身柱；③鸠尾、上脘、中脘、丰隆；④人中、风府、劳宫、大陵。每次取穴一组，4 组穴位可以轮换使用。狂病发作时，可独取两侧环跳穴，用四寸粗针，行强刺激，可起安神定志作用。

3.灌肠疗法

痰浊蒙窍的癫病：以生铁落、牡蛎、石菖蒲、郁金、胆南星、法半夏、礞石、黄连、竹叶、灯心草、赤芍、桃仁、红花组方，先煎生铁落、礞石 30 分钟，去渣加其他药物煎 30 分钟，取汁灌肠。

4.饮食疗法

心脾不足者：黄芪莲子粥，取黄芪，文火煎 10 分钟，去渣，入莲子、粳米，煮粥。

心肾不交者：百合地黄粥。生地黄切丝，煮 1～2 分钟，去渣，入百合，粳米煮成粥，加蜂蜜适量。

八、转归及预后

癫病属痰气郁结而病程较短者，及时祛除壅塞胸膈之痰浊，复以理气解郁之法，较易治愈；若病久失治，则痰浊日盛而正气日虚，乃成气虚痰结之证；或痰郁化热，痰火渐盛，转变为狂病。

气虚痰结证如积极调治，使痰浊渐化，正气渐复，则可以向愈，但较痰气郁结证易于复发。若迁延失治或调养不当，正气愈虚而痰越盛，痰越盛则症越重，终因灵机混乱，日久不复成废人。

气血两虚治以扶正固本，补养心脾之法，使气血渐复，尚可向愈，但即使病情好转，也多情感淡漠，灵机迟滞，工作效率不高，且复发机会较多。

狂病骤起先见痰火扰心之证，急投泻火逐痰之法，病情多可迅速缓解；若经治以后，火势渐衰而痰浊留恋，深思迷惘，其状如癫，乃已转变为癫病。如治不得法或不及时，致使真阴耗伤，则心神昏乱日重，其证转化为阴虚火旺，若此时给予正确的治疗，使内热渐清而阴液渐复，则病情可向愈发展。如治疗失当，则火愈旺而阴愈伤，阴愈亏则火愈亢，以致躁狂之症时隐时发，时轻时重。

另外，火邪耗气伤阴，导致气阴两衰，则迁延难愈。狂病日久出现气血凝滞，治疗得法，血瘀征象不断改善，则癫狂症状也可逐渐好转。若病久迁延不愈，可形成气血阴阳俱衰，灵机混乱，预后多不良。

九、预防与调护

癫狂之病多由内伤七情而引起，故应注意精神调摄。应正确对待患者的各种病态表现，不应讥笑、讽刺，要关心患者。

(1)对于尚有一些适应环境能力的轻证患者，应注意调节情志活动，如以喜胜忧，以忧胜怒等。

(2)对其不合理的要求应耐心解释，对其合理的要求应尽量满足。

(3)对重证患者的打人、骂人、自伤、毁物等症状，要采取防护措施，注意安全，防止意外。

(4)对于拒食患者应找出原因，根据其特点进行劝导、督促、喂食或鼻饲，以保证营养。

(5)对有自杀、杀人企图或行为的患者，必须严密注意，专人照顾，并将危险品如刀、剪、绳、药品等严加收藏，注意投河、跳楼、触电等意外行为。

（张　磊）

第六节　痫　　证

痫证是一种由多种病因引起以反复发作性、短暂性、刻板性为特征的慢性脑神经异常疾病，又有“癫痫”“羊痫风”之称。其临床特征多为发作时精神恍惚，甚则仆倒，昏不知人，口吐涎沫，两目上视，四肢抽搐，口中怪叫，移时苏醒，醒后如常人；或口、眼、手等局部抽搐而无突然昏倒，或幻视，或呕吐、多汗，或言语障碍，或无意识的动作等。其轻者发作次数少，间隔时间长，瞬间即过，间歇期如常人；重者病情重，发作次数多，间隔时间短，持续时间长，间歇期常有精神不振，思维迟钝。多由于脑部外伤、外感风热毒邪、先天禀赋异常、七情所伤、饮食失节等引发，或患其他病之后，造成脏腑失调，痰浊阻滞，气机逆乱，风阳内动所致。其中痰浊内阻，脏气不平，阴阳偏胜，神机受累，元神失控是病机关键所在。发作时开窍以治其标，控制其发作；休作时祛邪补虚以治其本。临床多以开窍定痫、调气豁痰、平肝息风、清肝泻火、补益心脾、滋养肝肾、通络镇惊、宁心安神等法治之。

痫证属中医脑病范畴，其临床表现与西医所称的癫痫是一致的，包括一组疾病和综合征，其均以脑神经元过度放电导致的反复、发作性和短暂性的中枢神经系统功能失常为特征。根据其病因不同，可分为原发性和继发性两大类。前者是指目前病因不明的癫痫，亦称特发性癫痫；后者是指由多种脑部病损及代谢异常所致者，或称症状性癫痫。

一、中医诊断标准

(1)全面性发作时突然昏倒，项背强直，四肢抽搐；或仅两目瞪视，呼之不应，或头部下垂，肢体无力。

(2)部分性发作时可见多种形式，如口、眼、手等局部抽搐而无突然昏倒，或幻视，或呕吐、多汗，或言语障碍，或无意识的动作等。

(3)起病急骤，醒后如常人，反复发作。

(4)多有家族史，每因惊恐、劳累、情志过极等诱发。

(5)发作前常有眩晕、胸闷等先兆。

(6)脑电图检查有阳性表现，有条件做CT、磁共振检查。

(7)应注意与中风、厥证、痉病等鉴别。

二、鉴别诊断

(一)厥病

厥病除见突然仆倒、昏不知人外，还伴有面色苍白，四肢厥冷，冷汗出，而无口吐涎沫，两目上视，四肢抽搐和病作怪叫之见症，且厥病脑电图检查多无阳性发现，而痫证有特征性改变。

(二)中风

典型发作的痫证与中风病均有突然仆倒，昏不知人，但痫证有反复发作史，发时口吐涎沫，两目上视，或作怪叫，移时可醒，醒后无后遗症，而中风病则常有口眼㖞斜，语言不利，半身不遂等症，昏迷持续时间长，清醒后常有㖞僻不遂等后遗症。

(三)痉病

痫证与痉病都具有时发时止，四肢抽搐等症状，但痫证仅见于发作之时，兼有口吐涎沫，病作怪叫，醒后如常人，且呈阵发性，有间歇期。而痉病多见于持续发作，伴有角弓反张，项背强急，但无惊叫，经治疗后方可恢复，恢复后仍有原发疾病存在。必要时行脑电图、脑脊液等辅助检查以资鉴别。

三、病因病机

(一)病因

中医认为本病的发生，大多由于先天因素以及情志不遂、饮食失节、劳累过度、温热病后热毒所伤以及脑部外伤、中风等因素，导致心、肝、脾、肾等脏腑功能失调，气机逆乱，触动积痰，痰浊上扰，闭塞心窍，壅塞经络而发为痫证。

1.先天因素

古代医家早已认识到癫痫与先天因素有关，所谓“病从胎气而得之”。系母体怀孕后，受惊恐或饮食失调，食味偏嗜，或误服不当之药，或近亲结婚，或七情郁结，使母体精气耗伤，胎元受损而致痫。

2.七情所伤

主要责之于惊恐郁怒。五志过极，“恐则气下”“惊则气乱”，由于突受惊恐，愤郁恼思，脏腑气机逆乱，肝肾亏损，肝阳上亢、化火生风，风火交炽，引动痰气，蒙塞清窍，扰及神明而致惊痫。若因五志化火，火邪一方面炼津成痰，另一方面触动内伏痰浊，使痰随火升，阻蔽心包，可使痫发，即无火不动痰之谓。

3.饮食失节

平素脾胃积热生痰，加之饮食失宜，过食肥甘厚味，脾胃损伤，失于健运，聚湿生痰，蕴伏于内，一遇劳累过度或生活起居失于调摄，遂致气机逆乱，触动积痰，痰阻经络，闭塞清窍，而致痰痫。或因饮食不洁，误食带虫食物，或过食病畜之肉，导致虫卵内阻，循经阻于脑窍而发虫痫。

4.外感风热毒邪

素体虚弱，腠理疏松，外受风热毒邪，风淫肝经，热极生风，风火痰热结聚，上冲清窍而发风痫、热痫。

5.久病、中风、他病日久

痫证久治不愈或中风、他病日久，导致脾胃虚弱，气血耗伤，伤及肝肾，筋脉失控，或脑髓受累，髓海失充，而并发痫证。

6.脑部外伤

由于胎胞外伤或就产时头颅受伤，或由高坠下跌仆撞击，均能导致颅脑受伤，损伤脉络，血溢脉外，瘀血内停，脑络闭阻，神志逆乱，昏不知人；络脉不和，肢体抽搐而发痫证。

（二）病机

1.发病

具有突然性、反复发作性、重复性和刻板性，发作间歇期无不适，事后对发作过程无记忆，发作前可有先兆。

2.病位

本病病位在脑，与心、肝、脾、肾关系密切。

3.病性

五脏虚损为本，风、痰、火、郁、瘀为标，其发作期以邪实为主，缓解期（或休止期）以五脏虚损为主。本病在初期虽可见到实证，后期因其反复发作，一般以虚实夹杂证多见。痫证有阳痫、阴痫之别。

4.病势

痫证初发，正气尚盛，痰虽结而不深，气机逆乱尚易调顺，所以发作持续的时间一般较短，其间歇期亦较长。若久发不愈，本虚而标实，正气渐伤，痰结较深，气机闭阻，不易调顺，则发作持续的时间必然较长，甚则持续不已而间歇期也逐渐缩短。总的发病趋势是由实转虚，虚实夹杂，日久不愈，病机复杂，以成痼疾。

5.病机转化

本病的病机转化取决于正气的盛衰及痰邪深浅。凡发病初期，正气尚足，邪中较浅，多属正盛邪实之实证；日久损伤正气，痰浊、瘀血等邪实沉痼，必致脏腑愈虚，正气更衰，形成虚实夹杂证。如肝风痰浊证，日久不愈，可致肝郁化火，痰郁化热而成肝火痰热证；亦可影响气血正常运行而致瘀血内阻等，此即实证之间可互相转化或兼夹。肝风痰浊日久亦可木旺克脾土，致脾虚水湿失运或致脾虚痰盛证；肝火痰热证日久不解，火热灼伤肝肾之阴，致肝肾阴虚证等，此即实证转虚证。脾虚痰盛证日久，气血生化乏源，则可致心血不足证；心血不足日久，精血同源，则伤及肝肾之阴精，而成肝肾阴虚证等，此即虚证之间亦可互相转化。凡脾、心、肝、肾功能失调，气血运行失畅，则可致痰浊、瘀血等邪实因素，此即因虚致实而成虚实夹杂证，使病机越发复杂，病情越发加重。

四、辨证论治

(一)辨证思路

1.详细了解病史

包括胎产史、家族史、高热惊厥史、脑炎、脑膜炎史、头部外伤史、食生蟹史、疫水接触史、中风病史及发病的年龄、病程等，通过详细了解病史，可对诊断病因及性质提供一定的依据。

2.辨先兆症状

痫证发作之前，多有先兆症状。或在发作之前可呈现情绪改变，如易怒，或嗜睡，或表现抑郁，呈现莫名的恐惧；或饮食倍增；或头痛欲静卧，或出现一时眩晕；或突然腹痛，并有上冲感，呈阵发性；或突然筋脉挛急，多在下腹部；或胸有压迫感，或诉心悸；或意识蒙胧状态，或表现出怪异心情。

3.辨发作

一般说发作时间短、间歇期长者病情轻，反之，则病情重；发病急，程度重，昏仆叫号、抽掣吐涎者多实，发病相对较缓，程度较轻，反呈口眼相引，呆木无知，不能持物者多虚；主症突出，兼症不明显者多实，主症较微，脏腑虚损较明显者多虚。

4.辨别标本虚实

五脏虚损为本，风、痰、火、郁、瘀为标，其发作期或初病以邪实为主，缓解期(或休止期)或久病不愈多虚，久病多虚实夹杂。

5.辨气机逆乱

气机逆乱在本病病机方面有重要意义。临床上，应辨是清气不升，还是浊气不降，或是肝气郁结，以定升清、降浊、理气之法。清气不升多属虚，常有气短乏力、脉弱无力等表现；浊气不降多属实，常有脘腹胀满、二便不爽、脉滑有力等表现；肝郁不舒者常有情志抑郁、急躁易怒、口苦脉弦等表现。

6.治疗原则

治疗当急则开窍以治其标，控制发作；缓则祛邪补虚以治其本。多以调气豁痰、平肝息风、清肝泻火、补益心脾、滋养肝肾、通络镇惊、宁心安神等法治之。本病病久入络，多反复发作，缠绵难愈，酌情加用活血搜风剔络药物。

(二)分证论治

1.痰火扰神

(1)证候表现：猝然仆倒，不省人事，四肢强痉拘挛，口中有声，口吐白沫，烦躁不安，气高息粗，痰鸣辘辘。痫止后仍烦躁不安，失眠，口臭便干，或咳痰黏稠，舌质红或暗红，苔黄腻，脉弦滑。

(2)病机分析：痰邪久郁化火，或火邪煎熬津液酿成痰热，痰火阻闭心窍，扰乱神明，而猝然仆倒，不省人事；痰火壅遏气机则气高息粗；热扰心神则烦躁不安，失眠；火热伤津则口干便秘；痰鸣辘辘，舌红苔黄腻、脉弦滑等为痰火之象。

(3)治法：清热泻火，化痰开窍。

(4)常用方：龙胆泻肝汤(《太平惠民和剂局方》)合涤痰汤(《济生方》)加减。龙胆草、黄芩、栀子、泽泻、柴胡、当归、生地黄、橘红、半夏、胆南星、枳实、茯苓、竹茹、石菖蒲。

(5)加减：抽搐明显者，加钩藤、羚羊角粉 0.3 g 冲服以息风止痉；便秘、腹胀痛可合大承气汤或凉膈散加减以泻下腑积；火热伤津而口干口渴者，加麦冬、沙参以益胃生津；痰黏稠甚者，可加天竺黄、竹沥水清热化痰。

(6)针灸取穴以任、督两脉和足阳明胃经、足厥阴肝经穴为主。

治法：清肝泻火，豁痰开窍。

主穴：长强、鸠尾、阳陵泉、筋缩、丰隆、行间、足三里、通里。

配穴：发作时加水沟、颊车、素髎、神门、涌泉、内关，强刺激不留针。夜间发作加照海，白昼发作加申脉。

操作：毫针刺，针用泻法，每天1次，每次留针30分钟，10次为1个疗程。

(7)临证参考：本证往往由邪滞体内，久郁化热，或火热炽盛所引发，故治以清郁热，泻肝火。清郁热尚可酌加牡丹皮、赤芍、柴胡、大黄等；泻肝火尚可予黛蛤散；邪闭神昏重者可灌服安宫牛黄丸。

2.痰郁扰神

(1)证候表现：发作时多为口面自动症(咂嘴、舔唇、咀嚼、吞咽或进食样动作)、点头及肢体运动等，或者出现情感症状，以精神抑郁为主要特征，或表现为痴呆、认知障碍，头痛、头晕，气上冲胸感，恶心、胸闷、心慌等。舌质红，苔薄白或腻，脉弦。

(2)病机分析：素有脾胃虚弱，运化无力，精微不布，痰浊内聚，复因惊恐恼怒而肝气郁结，气机逆乱，痰随气逆，痰气郁上扰清窍，而发精神抑郁，头痛、头晕；痰阻脑窍神明失司则痴呆、认知障碍，并出现自动症、点头等；痰气郁结胸中则恶心、胸闷、心慌。舌质红，苔薄白或腻，脉弦均为肝郁气滞，风痰上扰之象。

(3)治法：疏肝理气，化痰息风开窍。

(4)常用方：柴贝止痫汤加减。柴胡、浙贝母、牡蛎、天麻、石菖蒲、地龙、半夏。

(5)加减：头晕明显者，选加菊花、石决明、赭石、怀牛膝镇肝息风；烦躁不安，失眠肝胆火盛，加羚羊角(现用山羊角)、龙胆草、栀子清肝泻火息风；胸脘满滞、纳呆、疲倦者，加白术、山药、茯苓、佛手健脾理气；恶心，可加半夏、旋覆花降气止逆；痰多，加半夏、胆南星化痰。

(6)针灸：疏肝理气，化痰息风止痉。

取穴：百会、水沟、太冲、丰隆、膻中。

操作：毫针刺，针用泻法，每天1次或隔天1次，10次为1个疗程。

(7)临证参考：本证临床上属于西医难治性癫痫多见，特别是颞叶癫痫多见，多表现为复杂部分性发作。临证当辨郁、风、痰孰重孰轻，可用定痫丸、柴胡加桂枝龙骨牡蛎汤随症加减，方能取得满意的疗效。痫证因长期发作形成虚实夹杂证，可辨证久服中成药六味地黄丸、补肾益脑片、逍遥散。

3.血虚风动

(1)证候表现：猝然仆倒，或面部烘热，或两目瞪视，或局限性抽搐，或四肢抽搐无力，手足蠕动，二便自遗，舌质淡，少苔，脉细弱。

(2)病机分析：本证总由血虚而虚风内动，或因痫证日久及他病缠绵伤及气血；血虚则筋脉失于濡养而发抽搐或蠕动，或局限性抽搐；肝风夹痰上蒙清窍则仆倒，二便自遗。舌淡苔白，脉细弱均为血虚之象。

(3)治法：养血安神，平肝息风。

(4)常用方：四物汤(《太平惠民和剂局方》)加减。当归、白芍、熟地黄、川芎、酸枣仁、夜交藤、菊花、莲子心。

(5)加减:若抽搐甚,可加全蝎、僵蚕;急躁易怒,加夏枯草、炒栀子;心悸气短,加太子参、五味子。

(6)针灸:健脾养血,化痰息风。

取穴:以任脉穴、背俞穴为主。

主穴:脾俞、气海、膈俞、血海、通里、阳陵泉、筋缩。

配穴:虚烦不眠者,加三阴交、神门。心悸气短者,加内关,膻中。

操作:毫针刺,针用补法,并可加灸,每天1次,每次留针30分钟,10次为1个疗程。

(7)临证参考:本证多见后天脾胃失于调养,化源不足,故治疗上应重视健脾益气以生血,平时常服益气养血健脾之品,如八珍丸、归脾丸等。

4.风痰闭窍

(1)证候表现:发则猝然昏仆,目睛上视,口吐白沫,手足抽搐,喉中痰鸣或口吐涎沫,移时苏醒如常人,病发前多有头晕、头痛,胸闷乏力,痰多,欠伸等先兆症状,舌质淡红,苔白腻,脉滑。

(2)病机分析:素有痰浊内蕴,深伏于脑,复因惊恐恼怒,肝气郁结,肝阳暴张,阳亢化风,气机逆乱,痰随气逆,风阳夹痰浊闭阻脑窍,而猝然昏仆;头晕头痛、胸闷欠伸多为风痰上逆,气机不畅;风痰窜扰筋脉则目睛上视、手足抽搐;风痰上壅则喉中痰鸣,口吐涎沫。苔白腻脉滑为风痰闭阻之象。

(3)治法:涤痰息风,开窍定痫。

(4)常用方:定痫丸(《医学心悟》)加减。天麻、僵蚕、全蝎、远志、竹茹、川贝母、石决明(先煎)、石菖蒲、珍珠母(先煎)、胆南星、姜半夏、钩藤(后下)。

(5)加减:若痰黏不利,加白芥子、莱菔子以祛痰下气;痰涎清稀,加细辛、干姜以温化痰涎;腹胀,加青皮、陈皮、枳壳以理气除胀。

(6)针灸:取穴以任、督二脉及足少阳胆经、足厥阴肝经穴为主。

主穴:长强、鸠尾、阳陵泉、筋缩、本神、风池、太冲、丰隆、足三里、内关。

配穴:眩晕加合谷、百会。

治法:开窍化痰息风。

操作:毫针刺,针用泻法,每天1次,每次留针30分钟,10次为1个疗程。

(7)临证参考:基本方中全蝎、僵蚕等虫类搜剔药可研粉吞服,但因其有一定的毒性,宜从小量开始,逐渐增量,切不可骤用重剂。若抽搐甚者,可加钩藤、蜈蚣等息风止痉;平素食少纳呆,加神曲、麦芽、鸡内金等化食和胃;胸闷呕恶者可加桔梗、厚朴、旋覆花理气止呕。

5.瘀阻脑络

(1)证候表现:发则猝然昏仆,瘛疭抽搐,或单以口角、眼角、肢体抽搐,颜面口唇青紫,缓解期兼见头部或胸胁刺痛,肢体麻木,精神恍惚,舌质紫暗或瘀点、瘀斑,脉弦或涩。

(2)病机分析:跌仆撞击,或产伤,导致脑内受伤,瘀血内停,阻于脑脉,脑络闭塞,脑神失养所致。脑失气血充养,而虚风内生,瘀血夹痰上冲于头则猝然昏仆,瘀血内阻,血行不畅,筋脉失养,则瘛疭抽搐,肢体麻木;瘀阻血脉,不通则痛,故见头部或胸胁刺痛;唇舌紫暗、脉涩为瘀血内阻之象。

(3)治法:活血化瘀,息风通络。

(4)常用方:通窍活血汤(《医林改错》)加减。麝香、赤芍、川芎、桃仁、红花、石决明、牡蛎、全蝎、僵蚕、地龙。

(5)加减：痰多者，加清半夏、竹茹以化痰散结；舌苔白腻，加胆南星、石菖蒲以化痰通络；神疲乏力，加黄芪、太子参以益气养神；头晕，加天麻、菊花；大便干结者，加大黄；气阴两虚者，加太子参、麦冬以补气养阴。

(6)针灸：取穴以督脉穴为主。

治法：活血化瘀，开窍息风。

主穴：水沟、上星、太阳、风池、阳陵泉、筋缩、血海、膈俞、内关。

配穴：头痛者，在局部以梅花针叩刺微出血。

操作：毫针刺，针用泻法，或点刺出血，每天1次，每次留针30分钟，10次为1个疗程。

(7)临证参考：本证由外伤或久病所致，若遇劳累、情绪波动及气候变化等常易诱发。故患者应避免过度劳累及精神紧张等，遇气候突变宜在家静养。

6.心脾两虚

(1)证候表现：久发不愈，猝然昏仆，或仅头部下垂，四肢无力，伴面色无华，口吐白沫，四肢抽搐无力，口噤目闭，二便自遗。平素可见神疲乏力，眩晕时作，食欲不佳，大便溏薄。舌质淡，苔白，脉弱。

(2)病机分析：平素心虚胆怯之人，忧思郁怒不解，劳伤心脾，脾虚失运，气血亏虚，精微不布，湿痰内生，则猝然昏仆，口噤目闭，二便自遗。脾虚气血不足故神疲乏力，面色不华；清阳之气不升故眩晕时作；脾失健运则便溏纳差。舌淡脉弱为气血两虚之象。

(3)治法：补益气血，健脾养心。

(4)常用方：归脾汤(《济生方》)加减。人参、龙眼肉、黄芪、白术、当归、茯苓、酸枣仁、远志、陈皮、姜半夏、熟地黄、五味子、炙甘草。

(5)加减：呕吐痰涎，加胆南星、姜竹茹、瓜蒌、石菖蒲和胃化痰；便溏，加炒扁豆、炮姜温中固涩；头晕健忘者，加制首乌、益智仁以滋阴养血；血瘀者，加丹参、桃仁、红花以活血化瘀；夜游，加生龙骨、生牡蛎、珍珠母以重镇安神。

(6)针灸：取穴以足太阴脾经、足阳明胃经穴为主。

治法：健脾养心，益气补血。

主穴：三阴交、中脘、足三里、心俞、脾俞、内关、阳陵泉、通里。

配穴：发作持续昏迷不醒者，可针补涌泉，灸气海、关元。

操作：毫针刺，针用补法，并可加灸，每天1次，每次留针30分钟，10次为1个疗程。

(7)临证参考：本证常由后天之本失于调养所致，故平时应重视健脾益气生血，可常服八珍汤、归脾汤等方药。补气健脾，可杜绝生痰之源，故本证患者平时宜常服六君子汤、参苓白术散等方药以调理，并注意药物、饮食、劳逸等结合调治。

7.肝肾阴虚

(1)证候表现：发则猝然昏仆，或失神发作，或语謇，四肢逆冷，肢搐瘛疭，手足蠕动，健忘失眠，腰膝酸软。舌质红绛，少苔无苔，脉弦细数。

(2)病机分析：多因痫证反复发作日久不愈，气血先虚，继则肝肾俱亏，肾精不足，肝血亏虚；或肝火亢盛，耗伤肝肾阴液，以致周身失于濡养，阴虚阳亢，化风夹痰，上扰脑神，而猝然昏仆，或失神发作，并见心神失养之健忘、失眠之症。舌红绛少苔、无苔，脉弦细数均为肝肾阴虚之象。

(3)治法：滋养肝肾，息风安神。

(4)常用方：大定风珠(《温病条辨》)加减。鸡子黄、阿胶、白芍、甘草、五味子、生地黄、麦冬、火麻仁、龟甲、鳖甲、牡蛎、枸杞子。

(5)加减:心中烦热者,加竹叶、栀子、灯心草以清心除烦;手足心热明显者,加地骨皮、白薇以清虚热;痰热者,加天竺黄、竹茹以清热化痰;腰膝酸软者,加杜仲、川续断、桑寄生以补肝肾、强筋骨;大便干燥者,加肉苁蓉、火麻仁以润肠通便。

(6)针灸:取穴以足少阴肾经、足厥阴肝经穴为主。

治法:滋补肝肾,潜阳安神。

主穴:肝俞、肾俞、三阴交、太溪、通里、鸠尾、阳陵泉、筋缩。

配穴:神疲面白、久而不复者,为阴精气血俱虚之象,加气海、足三里、百会。

操作:毫针刺,针用补法,每天1次,每次留针30分钟,10次为1个疗程。

(7)临证参考:本证患者常因反复发作,久病伤肾,故须处处顾护肾脏之精血,不可过用刚燥之品,并需因势利导,以柔克刚。若形瘦体羸,神疲面㿠,久而不复,为阴精气血俱虚,当大补精血,宜常服河车大造丸。

五、其他中医疗法

(一)穴位敷贴疗法

以白胡椒3 g、月石1 g、麝香0.01 g,共研细末,贴敷神阙穴。发作期,3天换1次;发作控制后,7天换1次,巩固3个月。

(二)穴位注射法

取大椎、陶道、脾俞、肺俞、三阴交、足三里、丰隆、孔最,每次取3穴,督脉与背俞穴各1穴,另1穴依病情而定,每穴得气后注入当归液4 mL,15天为1个疗程,间隔5天,最少4个疗程。

(三)埋线法

取督脉穴风府、大椎、癫痫为主穴;腰际、陶道、筋缩、命门为配穴,选用0~2号羊肠线1.5~3.0 cm,埋入以上穴位,1个月埋线1次。

(四)推拿疗法

指压患者头部、颈部、肩部、胸椎、腰椎两侧及腹部,大小腿血脉经络,有防治功效。

(五)头针

刺激胸腔区、运动区、晕听区、制癫区、舞蹈震颤控制区,留针15~20分钟,每隔5分钟捻转1次。

(张　磊)

第七节　神　　昏

神昏是以神志丧失且不易逆转为特征的一种病证,又称昏迷、昏不知人,昏谵、昏愦等。

神昏有程度不同,现代医学分为轻、中、重三度。中医学虽未明确分度标准,但从所用术语含义来看,大致有轻重之别。轻者称神识朦胧,时清时昧,重者昏谵、神昏、昏不识人、不知与人言等,最重者常称昏愦,或其状如尸厥等。

神昏只是一个症,不作为病证名称理解,是很多疾病发展到危重阶段时所出现的一个共同病理反映。

现代医学中的昏迷，是由于大脑皮层和皮下网状结构发生高度抑制，脑功能严重障碍的一种病理状态。由急性传染性疾病，感染性疾病，内分泌及代谢障碍性疾病，水电解质平衡紊乱，中毒，物理性损害等引起的昏迷，可参照中医神昏辨证论治。

一、病因病机

（一）阳明腑实

感受寒邪，或温热、湿热之邪，入里化热，热与糟粕相合，结于胃肠，浊气上熏于心，扰于神明而神昏谵语。《伤寒论》中的神昏谵语，皆因阳明腑实所致。正如陆九芝所说："胃热之甚，神为之昏，从来神昏之病；皆属胃家。"温病中因阳明腑实而致昏迷的记载亦颇多。如《温病条辨·中焦篇》第六条："阳明温病，面目俱赤，肢厥，甚则通体皆厥，不瘛疭，但神昏，不大便七八日以外，小便赤，脉沉伏，或并脉亦厥，胸腹坚满，甚则拒按，喜凉饮者，大承气汤主之。"《温热病篇》第六条："湿热证，发痉，神昏笑妄，脉洪数有力，开泄不效者，湿热蕴结胸膈，宜仿凉膈散，若大便数天不通者，热邪闭结胃肠，宜仿承气急下之例。"阳明腑实是热性病发生昏迷的重要因素，因而通下法在救治昏迷患者中占有重要位置。

（二）热闭心包

热闭心包而产生昏迷的理论，是温病学首创，是温病学的一大贡献。除伤寒阳明腑实所造成的神昏之外，又提出了热闭心包的理论，为救治神昏开辟了新的途径。热闭心包有两个传变途径，一是逆传，由卫分证不经气分，而直陷心营，阻闭心包，使神明失守而昏迷。这种逆传，往往是由于所感受有温热之邪毒力太盛，或素体阴虚，外邪易于内陷，或误治引起内陷，这就是叶天士所说的"逆传心包"。另一个传变途径是顺传，由卫分经气分，再传入心营而出现神昏，这种昏迷虽较逆传者出现较晚，但是由于邪热不解，对阴液的耗伤较重。

（三）湿热酿痰蒙蔽心包

感受湿热之邪，湿热交蒸酿痰，痰浊蒙蔽心包，心明失守而神昏。这是叶天士所说的"湿与温合，蒸郁而蒙蔽于上，清窍为之壅塞，浊邪害清也"。

湿为阴邪，热为阳邪，湿遏则热伏，热蒸则湿横，湿热郁蒸，最易闭窍动风，所以薛生白在《湿热病篇》中说"是证最易耳聋干呕，发痉发厥"，《湿热病篇》全篇中有许多条都记载了昏厥的症状。《温病条辨·上焦篇》第四十四条亦有"湿温邪人心包，神昏肢厥"的记载。至于吸收秽浊之气而昏迷者，亦有称为发痧者，其实质也是湿热秽浊之邪，如《温病条辨·中焦篇》第五十六条"吸受秽湿，三焦分布，热蒸头胀，身痛呕逆，小便不通，神识昏迷，舌白不渴……"。《湿温病篇·十四条》"温热证，初起即胸闷不知人，瞀乱大叫痛，湿热阻闭中上二焦……"。皆是由湿热秽浊之气而致昏迷者。

（四）瘀热交阻

由于湿热之邪入营血，煎熬阴液，则血行凝涩而成瘀血。热瘀交阻于心窍而神昏，或素有瘀血在胸膈，加之热邪内陷，交阻于心窍，亦可发生神昏，正如叶天士所说"再有热传营血，其人素有瘀伤宿血在胸膈中，挟热而搏，其舌必紫而暗，扪之湿，当加入散血之品，如琥珀、丹参、桃仁、牡丹皮等。不尔，瘀血与热为伍，阻遏正气，遂变如狂发狂之证"。何秀山亦说："热陷包络神昏，非痰迷心窍，即瘀阻心窍。"

"热入血室"及"下焦蓄血"所产生的昏迷谵狂，其机理与瘀血交阻相似，只是交阻的部位不同而已。热入血室在胞宫，下焦蓄血者在膀胱（部位尚有争议），热入血室者，乃妇人于外感热病过程中，经水适来适断，热邪乘虚陷入血室，与血搏结，瘀热冲心，扰于神明，遂发昏狂，正如薛生白于《湿热病篇》第三十二条所说："湿热证，经水适来，壮热口渴，谵语神昏，胸腹痛，或舌无苔，脉滑数，邪陷营分，宜大剂犀角、紫草、茜草、贯众、连翘、鲜菖蒲、银花露等味。"

伤寒下焦蓄血者，是因为太阳表证不解，热邪随经入腑，与血搏结而不行，瘀热冲心，扰乱神明，其人发狂。如《伤寒论》所说："太阳病六七日，表证仍在，反不结胸，其人发狂者，以热在下焦，少腹当鞭满，小便自利者，下血乃愈，抵当汤主之。"

瘀热交阻的部位，虽然有在心、在胸膈、在下焦、在胞宫之异，但因心主血脉，血分之瘀热，皆可扰于心神而发昏谵或如狂发狂，其病机有共同之处。

（五）气钝血滞

外邪入里化热，病久不解，必伤于阴，络脉凝瘀，阴阳两困，气钝血滞，灵机不运，神识昏迷、呆顿。这种昏迷，薛生白在《湿热病篇》第三十四条中阐述得很清楚。他说："湿热证，七八日，口不渴，声不出，与饮食也不欲，默默不语，神识昏迷，进辛开凉泄、芳香逐秽，俱不效，此邪入厥阴，主客浑受，宜仿吴又可三甲散，醉地鳖虫、醋炒鳖甲、土炒甲片、生僵蚕、柴胡、桃仁泥等味。"薛生白在本条自注中，对气钝血滞的昏迷又做了进一步的解释，他说："暑热先伤阳分，然病久不解，必及于阴，阴阳两困，气钝血滞而暑湿不得外泄，遂深入厥阴，络脉凝瘀，使一阳不能萌动，生气有降无升，心主阻遏，灵气不通，所以神不清而昏迷默默也。破滞破瘀，斯络脉通而邪得解矣。"这种昏迷，在热病后期的后遗症多见，表现昏迷或呆痴、失语等。

（六）心火暴盛

素体肝肾阴虚，加之五志过极，或嗜酒过度，或劳逸失宜，致肝阳暴涨，阳升风动，心火偏亢，神明被扰，瞀乱而致昏迷。这一病机是由刘河间所倡导，他在《素问玄机原病式・火类》中说："由于将息失宜，而心火暴甚，肾水虚衰，不能制之，则阴虚阳实，而热气拂郁，心神昏冒，筋骨不用，而猝倒无知也，多因喜怒思悲恐之五志有所过极而卒中者，由五志过极，皆为热甚故也。"

（七）正虚邪实

正气不足，邪气乘之，神无所倚而致昏迷，《灵枢・九宫八风》篇中言："其有三虚而偏中于邪风，则为击仆偏枯矣。"击仆即卒然昏仆，如物击之速。《金匮要略・中风历节》篇言："络脉空虚，贼邪不泻……入于腑，即不识人，邪入于脏，舌即难言，口吐涎。"不识人，即昏迷之谓。《东垣十书・中风辨》言："有中风者，卒然昏愦，不省人事，痰涎壅盛，语言謇涩等证，此非外来风邪，乃本气自病也。"东垣之论，以气虚为主。

（八）痰蔽清窍

脾失健运，聚湿生痰，痰郁化热，蒙蔽清窍，猝然昏仆。

对中风昏仆，朱丹溪以痰立论，他在《丹溪心法・中风》篇言："中风大率主血虚有痰，治痰为先，次养血行血。"

（九）肝阳暴涨，上扰清窍

暴怒伤肝，肝阳暴涨，气血并走于上，或夹痰火，上扰清窍，心神昏冒而猝倒不知。《素问・生气通天论》曰："阳气者，大怒则形气绝，而血菀于上，使人薄厥。"《素问・调经论》曰："血之与气，并走于上，则为大厥，厥则暴死，气复返则生，不返则死。"张山雷根据上述经文加以阐发，著《中风斠诠》，强调镇肝潜阳，摄纳肝肾，故以"镇摄潜阳为先务，缓则培其本"。

二、诊断要点

(一)临床表现

临床神识不清，不省人事，且持续不能苏醒为特征。病者的随意运动丧夫，对周围事物如声音、光等的刺激全无反应。

(二)鉴别诊断

(1)与癫痫鉴别：癫痫，卒然仆倒，昏不知人，伴牙关紧闭、四肢抽搐、僵直，发作片刻又自行停止，复如常人，并有反复发作，每次发作症状相似的特点。而昏迷，可伴抽搐，亦可无抽搐僵直，一旦昏迷后，非经治疗则不易逆转，且无反复发作史。

(2)与厥证鉴别：厥证，发作呈突然昏仆，常伴四肢厥冷，少有抽搐，短时间即可复苏，醒后无偏瘫、失语、口眼㖞斜等后遗症。且每次发作都有明显诱因，如食厥之因于食，酒厥之因于酒，暑厥之因于暑，气厥之因于气等。昏迷除外伤外，都是在原发病恶化的基础上发生的，神志复苏以后，原发病仍然存在。

(3)与脏躁鉴别：脏躁往往在精神刺激下突然发病，多发于青壮年女性，可表现为抽搐、失语、瘫痪、暴喘等多种状态，发作时神志不丧失，可反复发作，发作后常有情感反应，如哭笑不能抑制，或忧郁寡欢等，每次发作大致相似，与昏迷可资鉴别。

三、辨证论治

(一)闭证

1.热陷心包

主症：昏愦不语，灼热肢厥，或伴抽搐、斑疹、出血、便干溲赤、面赤目赤，可因邪气大盛、正气不支而身热骤降、四肢厥冷、大汗淋漓、面色苍白。舌干绛而蹇，脉细数而疾，或细数微弱。

治法：清心开窍，泄热护阴。

方药：清营汤加减。

水牛角(先煎)30～50 g，生地黄、玄参、麦冬、丹参、连翘各 15 g，竹叶心 6 g，黄连 10 g，甘草 6 g。水煎服。

加减：抽搐者，加羚羊角(现用山羊角，先煎)5 g，钩藤 20 g，地龙 15 g。

2.阳明热盛

主症：身热大汗，烦渴引饮，躁扰不安，渐至谵语神昏，四肢厥冷，面赤目赤。若成阳明腑实证，则大便秘结，腹部坚满。舌红苔黄，脉洪大。甚则舌苔黄燥或干黑起芒刺，脉沉实或沉小而躁疾。

治法：清气泄热。

方药：大承气汤。

大黄 15 g，芒硝、枳实各 12 g，厚朴 10 g，水煎服。

加减：口渴引饮者，加石膏 30 g、知母 15 g。

3.湿热酿痰，蒙蔽心窍

主症：神志蒙眬或时清时昧，重者亦可昏愦不语，少有狂躁，身热不扬，午后热甚，胸脘满闷。舌红苔黄腻，脉濡滑或滑数。

治法：宣扬气机，化浊开窍。

方药：菖蒲郁金汤加减。

石菖蒲、郁金各 15 g，栀子、连翘、牛蒡子、牡丹皮、菊花各 12 g，竹沥适量（冲服），姜汁适量（冲服），玉枢丹 1 粒（研冲）。水煎服。

4.瘀热交阻

主症：昏谵或狂，胸膈室塞疼痛拒按，身热夜甚，唇甲青紫。下焦蓄血者，少腹硬满急结，大便干，其人如狂。热入血室者，经时来时断，谵语如狂，寒热如疟。舌绛紫而润或舌蹇短缩，脉沉伏细数。

治法：清热化瘀，通络开窍。

方药：犀地清络饮。

犀角汁 20 mL（冲），粉牡丹皮 6 g，青连翘（带心）4.5 g，淡竹沥 60 mL（和匀），鲜生地黄 24 g，生赤芍 4.5 g，桃仁 9 粒（去皮），生姜汁 2 滴（同冲），鲜茅根 30 g，灯心草 1.5 g，鲜石菖蒲汁 10 mL（冲服）。

5.气钝血滞

主症：大病之后，神情呆痴，昏迷默默，口不渴，声不出，与饮食亦不欲，语言謇涩，肢体酸痛拘急，胁下锥刺，肌肉消灼。舌暗，脉沉涩。

治法：破滞化瘀，通经活络。

方药：通经逐瘀汤。

刺猬皮 9 g，薄荷 9 g，地龙 9 g，皂角刺 6 g，赤芍 6 g，桃仁 6 g，连翘 9 g，金银花 9 g。

加减：血热，加栀子、生地黄；风寒，加麻黄、桂枝；虚热，加银柴胡、地骨皮；喘咳，加杏仁、苏梗。

6.五志过极，心火暴盛

主症：素有头晕目眩，卒然神识昏迷，不省人事，肢体僵直抽搐，牙关紧闭，两手握固，气粗口臭，喉中痰鸣，大便秘结。舌红苔黄腻，脉弦滑而数。

治法：凉肝息风，清心开窍。

方药：镇肝息风汤。

怀牛膝 30 g，生赭石 30 g，川楝子 6 g，生龙骨 15 g，生牡蛎 15 g，生龟板 15 g，生杭芍、玄参、天冬各15 g，生麦芽、茵陈各 6 g，甘草 4.5 g。

7.痰浊阻闭

主症：神识昏蒙，痰声辘辘，胸腹痞塞，四肢欠温，面白唇暗。舌淡苔白腻，脉沉缓滑。

治法：辛温开窍，豁痰息风。

方药：涤痰汤送服苏合香丸。

半夏、胆南星、橘红、枳实、茯苓、人参、菖蒲、竹茹、甘草、生姜、大枣。

（二）脱证

1.亡阴

主症：神昏舌强，身热汗出，头汗如洗，四肢厥冷，喘促难续，心中憺憺，面红如妆，唇红而艳。舌绛干萎短，脉虚数或细促。

治法：救阴敛阳。

方药：生脉散加味。

人参（另炖）12 g，麦冬 20 g，五味子、山茱萸各 15 g，黄精、龙骨、牡蛎各 30 g。水煎服。

2.阳脱

主症：神志昏迷，目合口开，鼻鼾息微，手撒肢厥，大汗淋漓，面色苍白，二便自遗，唇舌淡润，甚则口唇青紫，脉微欲绝。

治法：回阳救逆。

方药：参附汤。

加减：人参 15 g，制附子 12 g。水煎服。

四、预后与预防

（一）预后

（1）昏迷患者，可以红灵丹、通关散等搐鼻取嚏，有嚏者生，无嚏者死，为肺气已绝。

（2）正衰昏迷，寸口脉已无，趺阳脉尚存者，为胃气未败，尚可生；若趺阳脉已无，为胃气已绝，胃气绝者死。

（3）厥而身温汗出，入腑者吉；身冷唇青，入脏者凶，指甲青紫者死。或醒或未醒，或初病或久病；忽吐出紫红色者死。

（4）口干、手撒、目合、鼻鼾、遗溺，为五脏绝，若已见一二症，唯大剂参、附，兼灸气海、丹田，间有活者。

（5）若高热患者，突然出现体温骤降，冷汗淋漓，四肢厥冷，脉微欲绝者，为邪气太盛，正气不支而亡阳，先急予参、附回阳。待阳复后可复热，当转而清热解毒。不可固守原方，继续扶阳。

（二）预防调护

（1）本病预防主要是及时治疗各种可引起神昏的病证，防止其恶化。

（2）神昏不能进食者，可用鼻饲，给予足够的营养，并输液、吸氧等。

（3）神昏患者应定期翻身按摩，及时做五官及二便的清洁护理等。

（张　磊）

第六章

肺系病证的内科治疗

第一节 感 冒

感冒是感受触冒风邪，邪犯卫表而导致的常见外感疾病，临床表现以鼻塞、流涕、喷嚏、咳嗽、头痛、恶寒、发热、全身不适、脉浮为其特征。

本病四季均可发生，尤以春冬两季为多。病情轻者多为感受当令之气，称为伤风、冒风、冒寒；病情重者多为感受非时之邪，称为重伤风。在一个时期内广泛流行、病情类似者，称为时行感冒。

早在《内经》即已有外感风邪引起感冒的论述，如《素问·骨空论》载："风者百病之始也……风从外入，令人振寒，汗出头痛，身重恶寒。"《素问·风论》也说："风之伤人也，或为寒热。"汉代张仲景《伤寒论·辨太阳病脉证并治》篇论述太阳病时，以桂枝汤治表虚证，以麻黄汤治表实证，提示感冒风寒有轻重的不同，为感冒的辨证治疗奠定了基础。

感冒病名出自北宋《仁斋直指方·诸风》篇。元代朱丹溪《丹溪心法·中寒二》提出："伤风属肺者多，宜辛温或辛凉之剂散之。"明确本病病位在肺，治疗应分辛温、辛凉两大法则。

及至明清，多将感冒与伤风互称，并对虚人感冒有进一步的认识，提出扶正达邪的治疗原则。至于时行感冒，隋代巢元方《诸病源候论·时气病诸候》中即已提示其属"时行病"之类，具有较强的传染性。如所述："时行病者，春时应暖而反寒，冬时应寒而反温，非其时而有其气。是以一岁之中，病无长少，率相近似者，此则时行之气也。"即与时行感冒密切相关。

至清代，不少医家进一步强化了本病与感受时行之气的关系，林佩琴在《类证治裁·伤风》中明确提出了"时行感冒"之名。徐灵胎《医学源流论·伤风难治论》言："凡人偶感风寒，头痛发热，咳嗽涕出，俗谓之伤风……乃时行之杂感也。"指出感冒乃属触冒时气所致。

凡普通感冒（伤风）、流行性感冒（时行感冒）及其他上呼吸道感染而表现感冒特征者，皆可参照本节内容进行辨证论治。

一、病因病机

感冒是因六淫、时行之邪，侵袭肺卫；以致卫表不和，肺失宣肃而为病。

（一）病因

感冒是由于六淫、时行病毒侵袭人体而致病。以风邪为主因，因风为六淫之首，流动于四时之中，故外感为病，常以风为先导。

但在不同季节，每与当令之气相合伤人，而表现力不同证候，如秋冬寒冷之季，风与寒合，多为风寒证；春夏温暖之时，风与热合，多见风热证；夏秋之交，暑多夹湿，每又表现为风暑夹湿证候。但一般以风寒、风热为多见，夏令亦常夹暑湿之邪。至于梅雨季节之夹湿，秋季兼燥等，亦常可见之。再有遇时令之季，如旱天其情为火为热为燥，伤阴津，耗五脏之阴气血，其证为干燥竭液证，治多以润、清、凉育之，如冬旱、春旱、夏秋之旱都常出现，应按此调之。

若四时六气失常，非其时而有其气，伤人致病者，一般较感受当令之气为重。而非时之气夹时行疫毒伤人，则病情重而多变，往往相互传染，造成广泛的流行，且不限于季节性。正如《诸病源候论·时气病诸候》所言："夫时气病者，此皆因岁时不和，温凉失节，人感乖戾之气而生，病者多相染易。"

(二)病机

外邪侵袭人体是否发病，关键在于卫气之强弱，同时与感邪的轻重有关。《灵枢·百病始生》曰："风雨寒热不得虚，邪不能独伤人"。

若卫外功能减弱，肺卫调节疏解，外邪乘袭卫表，即可致病。如气候突变，冷热失常，六淫时邪猖獗，卫外之气失于调节应变，即每见本病的发生率升高。或因生活起居不当，寒温失调以及过度疲劳，以致腠理不密，营卫失和，外邪侵袭为病。

若体质虚弱，卫表不固，稍有不慎，即易见虚体感邪。它如肺经素有痰热、痰湿，肺卫调节功能低下，则更易感受外邪，内外相引而发病。加素体阳虚者易受风寒，阴虚者易受风热、燥热，痰湿之体易受外湿。正如清代李用粹《证治汇补·伤风》篇说："肺家素有痰热，复受风邪束缚，内火不得疏泄，谓之寒暄。此表里两因之实证也。有平昔元气虚弱；表疏腠松；略有不慎，即显风证者。此表里两因之虚证也。"

外邪侵犯肺卫的途径有二，或从口鼻而入，或从皮毛内侵。风性轻扬，为病多犯上焦。故《素问·太阴阳明论》篇说："伤于风者，上先受之。"肺处胸中，位于上焦，主呼吸，气道为出入升降的通路，喉为其系，开窍于鼻，外合皮毛，职司卫外，为人身之藩篱。故外邪从口鼻、皮毛入侵，肺卫首当其冲，感邪之后，随即出现卫表不和及上焦肺系症状。因病邪在外、在表，故尤以卫表不和为主。

由于四时六气不同，以及体质的差异，临床常见风寒、风热、暑湿三证。若感受风寒湿邪，则皮毛闭塞，邪郁于肺，肺气失宣；感受风热暑燥，则皮毛疏泄不畅，邪热犯肺，肺失清肃。如感受时行病毒则病情多重，甚或变生它病。在病程中亦可见寒与热的转化或错杂。

一般而言，感冒预后良好，病程较短而易愈，少数可因感冒诱发其他宿疾而使病情恶化。对老年、婴幼儿、体弱患者以及时感重症，必须加以重视，防止发生传变，或同时夹杂其他疾病。

二、诊查要点

(一)诊断依据

(1)临证以卫表及鼻咽症状为主，可见鼻塞、流涕、多嚏、咽痒、咽痛、周身酸楚不适、恶风或恶寒，或有发热等。若风邪夹暑、夹湿、夹燥，还可见相关症状。

(2)时行感冒多呈流行性，在同一时期发病人数剧增，且病证相似，多突然起病，恶寒、发热(多为高热)、周身酸痛、疲乏无力，病情一般较普通感冒为重。

(3)病程一般3～7天，普通感冒一般不传变，时行感冒少数可传变入里，变生它病。

(4)四季皆可发病,而以冬、春两季为多。

(二)病证鉴别

1.感冒与风温

本病与诸多温病早期症状相类似,尤其是风热感冒与风温初起颇为相似,但风温病势急骤,寒战发热甚至高热,汗出后热虽暂降,但脉数不静,身热旋即复起,咳嗽胸痛,头痛较剧,甚至出现神志昏迷、惊厥、谵妄等传变入里的证候。而感冒发热一般不高或不发热,病势轻,不传变,服解表药后,多能汗出热退,脉静身凉,病程短,预后良好。

2.普通感冒与时行感冒

普通感冒病情较轻,全身症状不重,少有传变。在气候变化时发病率可以升高,但无明显流行特点。若感冒1周以上不愈,发热不退或反见加重,应考虑感冒继发它病,传变入里。时行感冒病情较重,发病急,全身症状显著,可以发生传变,化热入里,继发或合并它病,具有广泛的传染性、流行性。

(三)相关检查

本病通常可做血白细胞计数及分类检查、胸部X线检查。部分患者可见白细胞总数及中性粒细胞升高或降低。有咳嗽、痰多等呼吸道症状者,胸部X线片可见肺纹理增粗。

三、辨证论治

(一)辨证要点

本病邪在肺卫,辨证属表、属实,但应根据证情,区别风寒、风热和暑湿兼夹之证,还需注意虚体感冒的特殊性。

(二)治疗原则

感冒的病位在卫表肺系,治疗应因势利导,从表而解,遵《素问·阴阳应象大论》"其在皮者,汗而发之"之义,采用解表达邪的治疗原则。风寒证治以辛温发汗;风热证治以辛凉清解;暑湿杂感者,又当清暑祛湿解表。

(三)证治分类

1.风寒束表证

恶寒重,发热轻,无汗,头痛,肢节酸疼,鼻塞声重,或鼻痒喷嚏。时流清涕,咽痒,咳嗽,咳痰稀薄色白,口不渴或渴喜热饮,舌苔薄白而润,脉浮或浮紧。

证机概要:风寒外束,卫阳被郁,腠理闭塞,肺气不宣。

治法:辛温解表。

代表方:荆防达表汤或荆防败毒散加减。两方均为辛温解表剂,前方疏风散寒,适用于风寒感冒轻证;后方辛温发汗,疏风祛湿,适用于时行感冒风寒夹湿证。

常用药:荆芥、防风、苏叶、豆豉、葱白、生姜等解表散寒;杏仁、前胡、桔梗、甘草、橘红宣通肺气。

加减:若表寒重,头痛身痛,憎寒发热,无汗者,配麻黄、桂枝以增强发表散寒之功用;表湿较重,肢体酸痛,头重头胀,身热不扬者,加羌活、独活祛风除湿,或用羌活胜湿汤加减;湿邪蕴中,脘痞食少,或有便溏,苔白腻者,加藿香、苍术、厚朴、半夏化湿和中;头痛甚,配白芷、川芎散寒止痛;身热较著者,加柴胡、薄荷疏表解肌。

2.风热犯表证

身热较著，微恶风，汗泄不畅，头胀痛，面赤，咳嗽，痰黏或黄，咽燥，或咽喉乳蛾红肿疼痛，鼻塞，流黄浊涕，口干欲饮，舌苔薄白微黄，舌边尖红，脉浮数。

证机概要：风热犯表，热郁肌腠，卫表失和，肺失清肃。

治法：辛凉解表。

代表方：银翘散或葱豉桔梗汤加减。两方均有辛凉解表，轻宣肺气功能，但前者长于清热解毒，适用于风热表证热毒重者，后者重在清宣解表，适用于风热袭表，肺气不宣者。

常用药：金银花、连翘、黑栀子、豆豉、薄荷、荆芥辛凉解表，疏风清热；竹叶、芦根清热生津；牛蒡子、桔梗、甘草宣利肺气，化痰利咽。

加减：若风热上壅，头胀痛较甚，加桑叶、菊花以清利头目；痰阻于肺，咳嗽痰多，加贝母、前胡、杏仁化痰止咳；痰热较盛，咳痰黄稠，加黄芩、知母、瓜蒌皮；气分热盛，身热较著，恶风不显，口渴多饮，尿黄，加石膏、黄芩清肺泻热；热毒壅阻咽喉，乳蛾红肿疼痛，加青黛、玄参清热解毒利咽；时行感冒热毒较盛，壮热恶寒，头痛身痛，咽喉肿痛，咳嗽气粗，配大青叶、蒲公英、鱼腥草等清热解毒；若风寒外束，入里化热，热为寒遏，烦热恶寒，少汗，咳嗽气急，痰稠，声哑，苔黄白相兼，可用石膏和麻黄内清肺热，外散表寒；风热化燥伤津，或秋令感受温燥之邪，伴有呛咳痰少，口、咽、唇、鼻干燥，苔薄，舌红少津等燥象者，可酌配南沙参、天花粉、梨皮清肺润燥，禁用伍辛温之品。

3.暑湿伤表证

身热，微恶风，汗少，肢体酸重或疼痛，头昏重胀痛，咳嗽痰黏，鼻流浊涕，心烦口渴，或口中黏腻，渴不多饮，胸闷脘痞，泛恶，腹胀，大便或溏，小便短赤，舌苔薄黄而腻，脉濡数。

证机概要：暑湿遏表，湿热伤中，表卫不和，肺气不清。

治法：清暑祛湿解表。

代表方：新加香薷饮加减。本方功能清暑化湿，适用于夏月暑湿感冒，身热心烦，有汗不畅，胸闷等症。

常用药：金银花、连翘、鲜荷叶、鲜芦根清暑解热；香薷发汗解表；厚朴、扁豆化湿和中。

加减：若暑热偏盛，可加黄连、栀子、黄芩、青蒿清暑泄热；湿困卫表，肢体酸重疼痛较甚，加豆卷、藿香、佩兰等芳化宣表；里湿偏盛，口中黏腻，胸闷脘痞，泛恶，腹胀，便溏，加苍术、白蔻仁、半夏、陈皮和中化湿；小便短赤加滑石、甘草、赤茯苓清热利湿。

感冒小结：体虚感冒应选参苏饮、血虚宜不发汗等补血解表。

四、西医治疗

呼吸道病毒感染目前无特异性抗病毒药物，治疗着重在减轻症状，休息，多饮水，戒烟，室内保持一定的温度和湿度，缩短病程，防止继发细菌感染和并发症的发生为主。

（一）对症治疗

发热、头痛可选用阿司匹林、对乙酰氨基酚或一些抗感冒制剂，也可选用中成药。咽痛可选用咽漱液或咽含片。声音嘶哑可用雾化吸入。鼻塞流涕可用1%麻黄素滴鼻液等。

（二）抗菌药物治疗

一般患者不必用抗菌药物，如年幼体弱、有慢性呼吸道炎症或细菌感染时，可根据临床情况及病原菌选择抗菌药物，临床常首选青霉素、磺胺类、大环内酯类或第一代头孢菌素。

(三)抗病毒药物治疗

早期应用抗病毒药物有一定效果,并可缩短病程。利巴韦林对流感病毒、副流感病毒和呼吸道合胞病毒有较强的抑制作用。奥司他韦对甲、乙型流感病毒有效。也可选用金刚烷胺、吗啉胍或抗病毒中成药。

五、预防调护

(一)在流行季节须积极防治

(1)生活上应慎起居,适寒温,在冬春之际尤当注意防寒保暖,盛夏亦不可贪凉露宿。

(2)注意锻炼,增强体质,以御外邪。

(3)常易患感冒者,可坚持每天按摩迎香穴,并服用调理防治方药。冬春风寒当令季节,可服贯众汤(贯众、紫苏、荆芥各 10 g,柴胡 10 g,甘草 3 g);夏令暑湿当令季节,可服藿佩汤(藿香、佩兰各 10 g,薄荷3 g,鲜者用量加倍);如时邪毒盛,流行广泛,可用贯众、板蓝根、生甘草煎服。

(4)在流行季节,应尽量少去人口密集的公共场所,防止交叉感染,外出要戴口罩。室内可用食醋熏蒸,每立方米空间用食醋 5～10 mL,加水 1～2 倍,加热熏蒸 2 小时,每天或隔天 1 次,做空气消毒,以预防传染。

(二)治疗期间应注意护理

(1)发热者须适当休息。

(2)饮食宜清淡。

(3)对时感重症及老年、婴幼儿、体虚者,须加强观察,注意病情变化,如高热动风、邪陷心包、合并或继发其他疾病等。

(4)注意煎药和服药方法。汤剂煮沸后 5～10 分钟即可,过煮则降低药效。趁温热服,服后避风覆被取汗,或进热粥、米汤以助药力。得汗、脉静、身凉为病邪外达之象,无汗是邪尚未祛。出汗后尤应避风,以防复感。

(苏　玲)

第二节　咳　　嗽

咳嗽是由六淫之邪侵袭肺系,或脏腑功能失调,内伤及肺,肺气不清,失于宣肃所成,临床以咳嗽,咳痰为主症的疾病。咳指有声无痰,嗽指有痰无声,咳嗽则是有声有痰之症也。

《素问·宣明五气论》:"五气所病……肺为咳。"《素问·咳论》:"五脏六腑皆令人咳,非独肺也。"《河间六书·咳嗽论》:"咳谓无痰而有声,肺气伤而不清也,嗽为无声有痰,脾湿动而为痰也,咳嗽谓有声有痰……"。《景岳全书》:"咳嗽之要,止惟二证,何有二证? 一曰外感,一曰内伤,而尽之矣。"

本病证相当于现代医学上的呼吸道感染,肺炎,急、慢性支气管炎,支气管扩张,肺结核,肺气肿等肺部疾病。

一、病因病机

(一)外感咳嗽

六淫外邪,侵袭肺系,多因肺的卫外功能减弱或失调,以致在天气寒暖失常、气温突变的情况下,邪从口鼻或皮毛而入,均可使肺气不宣,肃降失司而引起咳嗽。由于四时主气的不同,因而感受外邪亦有区别。风为六淫之首,其他外邪多随风邪侵袭人体,所以,外感咳嗽有风寒、风热和燥热之分。

(二)内伤咳嗽

内伤致咳的原因甚多,有因肺的自身病变;有因其他脏腑功能失调,内邪干肺所致。他脏及肺的咳嗽,可因嗜好烟酒,过食辛辣,熏灼肺胃;或过食肥甘,脾失健运,痰浊内生,上干于肺致咳;或由情志刺激,肝失条达,气郁化火,火气循经上逆犯肺,引起咳嗽。因肺脏自病者,常因肺系多种疾病迁延不愈,肺脏虚弱,阴伤气耗,肺的主气及宣降功能失常,而致气逆为咳。

外感咳嗽与内伤咳嗽可相互影响。外感咳嗽如迁延失治,邪伤肺气,更易反复感邪,咳嗽屡发,肺气日损,渐转为内伤咳嗽;而内伤咳嗽患者,由于脏腑虚损,肺脏已病,表卫不固,因而易受外邪而使咳嗽加重。

二、诊断与鉴别诊断

(一)诊断

1.病史

有肺系病史或有其他脏腑功能失调伤及肺脏病史。

2.临床表现

以咳嗽为主要症状。

(二)鉴别诊断

1.哮病、喘证

哮病、喘证、咳嗽均有咳嗽的表现。哮病以喉中哮鸣有声,呼吸困难气促,甚则喘息不能平卧为主症,发作与缓解均迅速。喘证以呼吸困难,甚则张口抬肩,不能平卧为主要临床表现。咳嗽则以咳嗽、咳痰为主症。

2.肺胀

肺胀除咳嗽外,还伴有胸部膨满,咳喘上气,烦躁心慌,甚则面目紫暗,肢体水肿,病程反复难愈。

3.肺痨

肺痨以咳嗽、咯血、潮热、盗汗、消瘦为主症的肺脏结核病,具有传染性。X线可见斑片状或空洞、实变等表现。

4.肺癌

肺癌以咳嗽、咯血、胸痛、发热、气急为主要表现的恶性疾病,X线可见包块,细胞学检查可见癌细胞。

三、辨证

(一)辨证要点

首先辨外感与内伤。外感咳嗽多是新病,发病急,病程短,常伴肺卫表证,属于邪实,治疗当以宣通肺气,疏散外邪为主,根据脉象、舌苔、痰色、痰质及咳痰难易等情况,辨明风寒、风热、燥热之不同,治以发散风寒,疏散风热,清热润燥等法。内伤咳嗽多为久病,常反复发作,病程长,可伴见其他脏腑病证,多属邪实正虚,治疗当以调理脏腑,扶正祛邪,分清虚实主次处理。

(二)治疗要点

外感咳嗽治宜疏散外邪,宣通肺气为主。内伤咳嗽治宜调理脏腑为主,健脾、清肝、养肺补肾,对虚实夹杂者应标本兼治。

四、辨证论治

(一)风寒袭肺

1.临床表现

咽痒咳嗽声重,咳痰稀薄色白;鼻塞流涕、头痛,肢体酸痛,恶寒发热,无汗;舌苔薄白,脉浮或浮紧。

2.治疗原则

疏风散寒,宣肺止咳。

3.代表处方

杏苏散:茯苓 20 g,杏仁、苏叶、法半夏、枳壳、桔梗、前胡、生甘草各 10 g,陈皮 5 g,大枣5 枚,生姜 3 片。

4.加减应用

(1)咳嗽甚者加矮地茶、金沸草各 10 g,祛痰止咳。

(2)咽痒者加葶苈子、蝉衣各 10 g。

(3)鼻塞声重者加辛夷花、苍耳子各 10 g。

(4)风寒咳嗽兼咽痛,口渴,痰黄稠(寒包火),加天花粉 20 g,黄芩、桑白皮、牛蒡子各 10 g。

(二)风热咳嗽

1.临床表现

咳嗽频剧,咳声粗亢;痰黄稠,咳嗽汗出,咳痰不爽;发热恶风,喉干口渴,舌苔薄黄,脉浮数。

2.治疗原则

疏风清热,宣肺止咳。

3.代表处方

桑菊饮:芦根 20 g,桑叶、菊花、薄荷、杏仁、桔梗、连翘、生甘草各 10 g。

4.加减应用

(1)肺热内盛者加黄芩、知母各 10 g,以清泻肺热。

(2)咽痛、声嗄者配射干、赤芍各 10 g。

(3)口干咽燥,舌质红,加南沙参、天花粉各 20 g。

(三)风燥伤肺

1.临床表现

新起咳嗽,咳声嘶哑,咽喉干痛;干咳无痰或痰少而粘连成丝状,不易咳出或痰中带血丝;或初起伴鼻塞、头痛、微寒、身热等表证,舌质红干而少苔、苔薄白或薄黄,脉浮数或细数。

2.治疗原则

疏风清肺,润燥止咳。

3.代表处方

桑杏汤:沙参、梨皮各 20 g,浙贝母 15 g,桑叶、豆豉、杏仁、栀子各 10 g。

4.加减应用

(1)津伤甚者加麦冬、玉竹各 20 g。

(2)热重者加石膏(先煎)20 g,知母 10 g。

(3)痰中带血丝加白茅根 20 g,生地黄 10 g。

(4)另有凉燥证乃由燥证加风寒证而成,可用杏苏散加紫菀、款冬花、百部各 10 g 治之,以达温而不燥,润而不凉。

(四)痰湿蕴肺

1.临床表现

咳嗽反复发作,咳声重浊,胸闷气憋,痰色白或带灰色;伴体倦、脘痞、食少,腹胀便溏;苔白腻,脉濡滑。

2.治疗原则

燥湿化痰、理气止咳。

3.代表处方

二陈汤合三子养亲汤。

(1)二陈汤:茯苓 20 g,法半夏、陈皮、生甘草各 10 g。

(2)三子养亲汤:紫苏子 15 g,白芥子 10 g,莱菔子 20 g。

4.加减应用

(1)寒痰较重者,痰黏白如泡沫者,加干姜、细辛各 10 g,温肺化痰。

(2)脾虚甚者加党参 20 g,白术 10 g,健脾益气。

(五)痰热郁肺

1.临床表现

咳嗽、气息粗促或喉中有痰声,痰稠黄、咳吐不爽或有腥味或吐血痰;胸胁胀满,咳时引痛,面赤身热,口干引饮,舌红,苔薄黄腻,脉滑数。

2.治疗原则

清热肃肺,化痰止咳。

3.代表处方

清金化痰汤:茯苓 20 g,浙贝母 15 g,黄芩、栀子、知母、麦冬、桑白皮、瓜蒌、桔梗、生甘草各 10 g,橘红 6 g。

4.加减应用

(1)痰黄而浓有热腥味者,加鱼腥草、冬瓜子各 20 g。

(2)胸满咳逆、痰多、便秘者,加葶苈子、生大黄各(先煎)10 g。

(六)肝火犯肺

1.临床表现

气逆咳嗽,干咳无痰或少痰;咳时引胁作痛,面红喉干;舌边红,苔薄黄,脉弦数。

2.治疗原则

清肝泻火,润肺止咳化痰。

3.代表处方

黛蛤散加黄芩泻白散。

(1)黛蛤散:海蛤壳 20 g,青黛(包煎)10 g。

(2)黄芩泻白散:黄芩、桑白皮、地骨皮、粳米、生甘草各 10 g。

4.加减应用

(1)火旺者加冬瓜子 20 g,栀子、牡丹皮各 10 g,以清热豁痰。

(2)胸闷气逆者加葶苈子 10 g,瓜蒌皮 20 g,以理气降逆。

(3)胸胁痛者加郁金、丝瓜络各 10 g,以理气和络。

(4)痰黏难咳加浮海石、浙贝母、冬瓜仁各 20 g,以清热豁痰。

(5)火郁伤阴者加北沙参、百合各 20 g,麦冬 15 g,五味子 10 g,以养阴生津敛肺。

(七)肺阴虚损

1.临床表现

干咳少痰或痰中带血或咯血;潮热,午后颧红,盗汗,口干;舌质红、少苔,脉细数。

2.治疗原则

滋阴润肺,化痰止咳。

3.代表处方

沙参麦冬汤:沙参、玉竹、天花粉、扁豆各 20 g,桑叶、麦冬、生甘草各 10 g。

4.加减应用

(1)咯血者加白及 20 g,三七 15 g,侧柏叶、仙鹤草、阿胶(烊服)、藕节各 10 g,以止血。

(2)午后潮热,颧红者加银柴胡、地骨皮、黄芩各 10 g。

(3)肾不纳气,久咳不愈,咳而兼喘者可用参蚧散加熟地黄、五味子各 10 g。

五、其他治法

(一)中成药疗法

(1)麻黄止嗽丸、小青龙糖浆适用于风寒袭肺咳嗽。

(2)桑菊感冒片、蛇胆川贝液适用于风热咳嗽。

(3)秋燥感冒冲剂、二母宁嗽丸适用于风燥咳嗽。

(4)半贝丸、陈夏六君丸适用于痰湿蕴肺咳嗽。

(5)琼玉膏、玄麦甘桔冲剂适用于肺阴虚损咳嗽。

(6)千金化痰丸、三蛇胆川贝末适宜用于肝火犯肺咳嗽。

(7)双黄连口服液、清金止嗽化痰丸适用于痰热郁肺咳嗽。

(二)针灸疗法

(1)选肺俞、脾俞、合谷、丰隆等穴,以平补平泻手法,每天 1 次,适用于脾虚痰湿咳嗽。

(2)选肺俞、足三里、三阴交等穴,针用补法,每天 1 次,适用于肺阴虚损咳嗽。

(3)选肺俞、列缺、合谷等穴，毫针浅刺用泻法，每天 1 次，适用于外感咳嗽。

(4)选肺俞、尺泽、太冲、阳陵泉等穴，以平补平泻手法，每天 1 次，适用于肝火犯肺咳嗽。

(三)饮食疗法

(1)以薏苡仁、山药各 60 g，百合、柿饼各 30 g，同煮米粥，每早晚温热服食，适用于脾虚痰湿咳嗽。

(2)大雪梨 1 个，蜂蜜适量，去梨核入蜂蜜，放炖盅内蒸熟，每晚睡前服 1 个，适用于肺阴虚损咳嗽。

(3)新鲜芦根(去节)100 g，粳米 50 g 同煮粥，每天 2 次温服，适用于肺热咳嗽。

(4)百合 30 g，糯米 50 g，冰糖适量，煮粥早晚温服，适用于肺燥咳嗽。

六、预防调摄

(1)平素应注意气候变化，防寒保暖，预防感冒。

(2)易感冒者可服玉屏风散。

(3)加强锻炼，增强抗病能力。

(4)咳嗽患者饮食不宜过于肥甘厚味、辛辣刺激。

(5)内伤久咳者，应戒烟。

(苏　玲)

第三节　哮　　病

哮病是由于宿痰伏肺，遇诱因引触，导致痰阻气道，气道挛急，肺失肃降，肺气上逆所致的发作性痰鸣气喘疾病。发时喉中哮鸣有声，呼吸气促困难，甚则喘息不能平卧。

一、病因病机

哮病的发生，乃宿痰内伏于肺，复因外感、饮食、情志、劳倦等诱因引触，以致痰阻气道，气道挛急，肺失肃降，肺气上逆所致。

(一)外邪侵袭

外感风寒或风热之邪；未能及时表散，邪气内蕴于肺，壅遏肺气，气不布津，聚液生痰而成哮病之因。

(二)饮食不当

饮食不节致脾失健运，饮食不归正化，水湿不运，痰浊内生，上干于肺，壅阻肺气而发哮病。

(三)情志失调

情志不遂。肝气郁结，木不疏土；或郁怒伤肝，肝气横逆，木旺乘土均可致脾失健运，失于转输，水湿蕴成痰浊，上干于肺，阻遏肺气，发生哮病。

(四)体虚病后

素体禀赋薄弱，体质不强，或病后体弱(如幼年患麻疹、顿咳，或反复感冒，咳嗽日久等)导致肺、脾、肾虚损，痰浊内生，成为哮病之因。若肺气耗损，气不化津，痰饮内生；或阴虚火盛，热蒸液聚，痰热胶固；脾虚水湿不运，肾虚水湿不能蒸化，痰浊内生，均成为哮病之因。

哮病的病理因素以痰为根本，痰的产生责之于肺不能布散津液，脾不能转输精微，肾不能蒸化水液，以致津液凝聚成痰，伏藏于肺，成为哮病发生的“夙根”。此后每遇气候突变、饮食不当、情志失调、劳累过度等诱因导致气机逆乱而发作。

二、辨证论治

（一）辨证要点

1.辨已发未发

哮病发作期和缓解期临床表现不同，发作期以喉中哮鸣有声，呼吸气促困难，甚则喘息不能平卧等为典型临床表现。缓解期无典型症状，若病程日久，反复发作，导致身体虚弱，平时可有轻度哮症，而以肺、脾、肾虚损为主要表现，或肺气虚，或肺气阴两虚，或脾气虚、肾气虚、肺脾气虚、肺肾两虚等。

2.辨证候虚实

哮病属邪实正虚之证，发作时以邪实为主，症见呼吸困难，呼气延长，喉中痰鸣有声，痰黏量少，咳吐不利，甚则张口抬肩，不能平卧，端坐俯伏，胸闷窒塞，烦躁不安，或伴寒热，苔腻，脉实。未发时以正虚为主，肺虚者，气短声低，咳痰清稀色白，喉中常有轻度哮鸣音，自汗恶风；脾虚者，食少，便溏，痰多；肾虚者，平素短气息促，动则为甚，吸气不利，腰酸耳鸣。

3.辨痰性质

发作期痰阻气道，气道挛急，肺失肃降，以邪实为主，痰有寒痰、热痰、痰湿之异，分别引起寒哮、热哮、痰哮。一般寒哮内外皆寒，其证喉中哮鸣如水鸡声，咳痰清稀，或色白如泡沫，口不渴，舌质淡，苔白滑，脉浮紧；热哮痰热壅盛，其证喉中痰鸣如吼，胸高气粗，咳痰黄稠胶黏，咳吐不利，口渴喜饮，舌质红，苔黄腻，脉滑数。寒热征象不明显，喘咳胸满，但坐不得卧，痰涎涌盛，喉如曳锯，咳痰黏腻难出者，为痰哮。

（二）类证鉴别

喘证：与哮病的病因病机不同，喘证由外感六淫，内伤饮食、情志，或劳欲、久病，致邪壅于肺，宣降失司所致，或肺不主气，肾失摄纳而成；哮病乃宿痰伏肺，遇诱因引触，致痰阻气道，气道挛急，肺失肃降而成。临床表现亦有明显区别，哮病与喘证都有呼吸急促的表现，但哮必兼喘，而喘未必兼哮。哮指声响言，喉中有哮鸣声，是一种反复发作的独立性疾病；喘指气息言，为呼吸气促困难，是多种急慢性疾病的一个症状。

（三）治疗原则

发时治标，平时治本为哮病治疗的基本原则。发时攻邪治标，祛痰利气，寒痰宜温化宣肺，热痰当清化肃肺，痰浊壅肺应去壅泻肺，风痰当祛风化痰，表证明显者兼以解表；反复日久，正虚邪实者又当攻补兼顾，不可拘泥；平时扶正治本，阳气虚者应温补，阴虚者宜滋养，分别采取补肺、健脾、益肾等法，以冀减轻、减少或控制其发作。

（四）分证论治

1.发作期

（1）寒哮。

证候：呼吸急促，喉中哮鸣有声，胸膈满闷如塞。咳不甚，痰少咳吐不爽，或清稀呈泡沫状，口不渴，或渴喜热饮，面色晦暗带青，形寒怕冷。或小便清，天冷或受寒易发，或恶寒、无汗、身痛。

舌质淡、苔白滑。脉弦紧或浮紧。

治法:温肺散寒,化痰平喘。

方药:射干麻黄汤。若病久,本虚标实,当标本同治,温阳补虚,降气化痰,用苏子降气汤。

(2)热哮。

证候:气粗息涌,喉中痰鸣如吼,胸高胁胀。咳呛阵作,咳痰色黄或白,黏浊稠厚,咳吐不利,烦闷不安,不恶寒,汗出,面赤,口苦,口渴喜饮。舌质红,舌苔黄腻,脉滑数或弦滑。

治法:清热宣肺,化痰定喘。

方药:定喘汤。若病久痰热伤阴,可用麦门冬汤加沙参、冬虫夏草,川贝母、天花粉。

(3)痰哮。

证候:喘咳胸满,但坐不得卧,痰涎涌盛,喉如曳锯,咳痰黏腻难出。呕恶,纳呆。口黏不渴,神倦乏力,或胃脘满闷,或便溏,或胸胁不舒,或唇甲青紫。舌质淡或淡胖,或舌质紫暗或淡紫,舌苔厚浊,脉滑实或带弦、涩。

治法:化浊除痰,降气平喘。

方药:二陈汤合三子养亲汤。如痰涎涌盛者,可合用葶苈大枣泻肺汤泻肺除壅;若兼意识朦胧,似清似昧者,可合用涤痰汤涤痰开窍。

2.缓解期

(1)肺虚。

证候:气短声低,咳痰清稀色白,喉中常有轻度哮鸣音,每因气候变化而诱发。面色㿠白,平素自汗,怕风,常易感冒,发前喷嚏频作,鼻塞流清涕。舌质淡,苔薄白。脉细弱或虚大。

治法:补肺固卫。

方药:玉屏风散。

(2)脾虚。

证候:气短不足以息,少气懒言,平素食少脘痞,痰多,便溏,倦怠无力,面色萎黄不华,或食油腻易腹泻,或泛吐清水,畏寒肢冷,或少腹坠感,脱肛。舌质淡,苔薄腻或白滑,脉象细软。

治法:健脾化痰。

方药:六君子汤。若脾阳不振,形寒肢冷,便溏者,加桂枝、干姜或合用理中丸以振奋脾阳;若中气下陷,见便溏,少腹下坠,脱肛等,则可改用补中益气汤。

(3)肾虚。

证候:平素短气息促,动则为甚,吸气不利,劳累后喘哮易发。腰酸腿软,脑转耳鸣。或畏寒肢冷,面色苍白;或颧红,烦热,汗出黏手。舌淡胖嫩,苔白;或舌红苔少。脉沉细或细数。

治法:补肾摄纳。

方药:金匮肾气丸或七味都气丸。阴虚痰盛者,可用金水六君煎滋阴化痰。

(苏　玲)

第四节　喘　　证

喘证以呼吸困难,甚则张口抬肩,鼻翼翕动,难以平卧为特征,是肺系疾病常见症状之一,多由邪壅肺气，宣降不利或肺气出纳失常所致。

西医学中的喘息性支气管炎、肺部感染、肺气肿、慢性肺源性心脏病、心源性哮喘等，均可参照本节进行辨证治疗。

一、病因病机

（一）外邪犯肺

外感风寒、风热之邪，或肺素有痰饮，复感外邪，卫表闭塞，肺气壅滞，宣降失常，肺气上逆而喘。

（二）痰浊内蕴

恣食肥甘油腻，过食生冷或嗜酒伤中，脾失健运，湿浊内生，聚湿成痰，上渍于肺，阻遏气道，肃降失常，气逆而喘。

（三）久病劳欲

久病肺虚，劳欲伤肾，肺肾亏损，气失所主，肾不纳气，肺气上逆而喘。

二、辨证论治

喘证的辨证，重在辨虚实寒热。实喘一般起病急，病程短，呼吸深长有余，气粗声高，脉有力；虚喘多起病缓慢，病程长，呼吸短促难续，气怯声低，脉无力；热喘胸高气粗，痰黄黏稠难咳，面赤烦躁、唇青鼻煽，舌红苔黄腻、脉数；寒喘面白唇青，痰涎清稀，舌苔白、脉迟。

治疗原则：实证祛邪降逆平喘；虚证培补摄纳平喘。

（一）实喘

1.风寒束肺

（1）证候：咳喘胸闷，痰稀色白，初起多兼恶寒发热，头痛无汗，身痛等表证，舌苔薄白，脉浮紧。

（2）治法：祛风散寒，宣肺平喘。

（3）方药：麻黄汤加减。方中麻黄、桂枝辛温发汗，散寒解表，宣肺平喘；杏仁、甘草降气化痰。若表寒不重，可去桂枝，即为宣肺平喘之三拗汤；痰白清稀量多起沫加细辛、生姜温肺化痰；痰多胸闷甚者加半夏、陈皮、白芥子理气化痰。

2.风热袭肺

（1）证候：喘促气粗，痰黄而黏稠，身热烦躁，口干渴，汗出恶风，舌质红，苔薄黄，脉浮数。

（2）治法：祛风清热，宣肺平喘。

（3）方药：麻杏石甘汤加减。方中麻黄、石膏相使为用疏风清热，宣肺平喘；杏仁、甘草化痰利气。若痰多黏稠、烦闷者加黄芩、桑白皮、知母、瓜蒌皮、鱼腥草，增强清热泻肺化痰之力；大便秘结者加大黄、枳实泻热通便；喘甚者加葶苈子、白果化痰平喘。

3.痰浊壅肺

（1）证候：喘咳痰多，胸闷，呕恶，纳呆，口黏不渴，舌淡胖有齿痕，苔白厚腻，脉缓滑。

（2）治法：燥湿化痰，降逆平喘。

（3）方药：二陈汤合三子养亲汤加减。方中陈皮、半夏、茯苓、甘草燥湿化痰，理气和中；莱菔子、苏子、白芥子化痰降逆平喘，二方合用效专力宏。若痰涌、便秘、喘不能卧加葶苈子、大黄涤痰通便。

(二)虚喘

1.肺气虚

(1)证候:喘促气短,咳声低弱,神疲乏力,自汗畏风,痰清稀,舌淡苔白,脉缓无力。

(2)治法:补肺益气定喘。

(3)方药:补肺汤合玉屏风散加减。方中人参、黄芪补益肺气;白术、甘草健脾补中助肺;五味子、紫菀、桑白皮化痰止咳,敛肺定喘;防风助黄芪益气护表。若兼见痰少质黏,口干,舌红少津,脉细数者,为气阴两虚。治宜益气养阴,敛肺定喘。方用生脉散加沙参、玉竹、川贝母、桑白皮、百合养阴益气滋肺。

2.肾气虚

(1)证候:喘促日久,气不得续,动则尤甚,甚则张口抬肩,腰膝酸软,舌淡苔白,脉沉弱。

(2)治法:补肾纳气平喘。

(3)方药:七味都气丸合参蛤散加减。方中熟地黄、山茱萸、山药、牡丹皮、泽泻、茯苓、五味子补肾纳气;人参大补元气,蛤蚧肺肾两补,纳气平喘。

3.喘脱

(1)证候:喘逆加剧,张口抬肩,鼻煽气促,不能平卧,心悸,烦躁不安,面青唇紫,汗出如珠,手足逆冷,舌淡苔白,脉浮大无根。

(2)治法:扶阳固脱,镇摄纳气。

(3)方药:参附汤送服黑锡丹。方中人参、附子回阳固脱、救逆;黑锡丹降气定喘。

三、针灸治疗

(一)实喘

尺泽、列缺、天突、大柱,针刺,用泻法。

(二)虚喘

鱼际、定喘、肺俞,针刺,用补法,可灸。

(三)喘脱

定喘、肺俞、关元、神阙,灸法。

四、护理与预防

饮食宜清淡而富有营养,忌油腻酒醪及辛热助湿生痰动火食物。室内空气要保持新鲜,避免烟尘刺激。痰多者要注意排痰,保持呼吸道通畅。慎起居,适寒温,节饮食,薄滋味,戒烟酒,节房事。适当参加体育活动,增强体质。保持良好的心态。

(苏　玲)

第五节　肺　　痈

肺痈是指由于热毒血瘀,壅滞于肺,以致肺叶生疮,形成脓疡的一种病证。临床表现以咳嗽,胸痛,发热,咯吐腥臭浊痰,甚则脓血相兼为主要特征。

一、病因病机

本病主要是风热火毒，壅滞于肺，热盛血瘀，蕴酿成痈，血败肉腐化脓，肺络损伤而致本病。病位在肺，病理性质属实属热。热壅血瘀是成痈化脓的病理基础。

（一）感受外邪

多为风热毒邪，经口鼻或皮毛侵袭肺脏；或因风寒袭肺，未得及时表散，内蕴不解，郁而化热，邪热熏肺，肺失清肃，肺络阻滞，以致热壅血瘀，蕴毒化脓而成痈。

（二）痰热内盛

平素嗜酒太过，或嗜食辛辣煎炸厚味，蕴湿蒸痰化热，熏灼于肺，或原有其他宿疾，肺经及他脏痰浊瘀热，蕴结日久，熏蒸于肺，以致热盛血瘀，蕴酿成痈。

二、辨证论治

（一）辨证要点

辨病程阶段，初期辨证总属实证，热证。一般按病程的先后划分为初期、成痈期、溃脓期、恢复期四个阶段。初期痰白或黄，量少，质黏，无特殊气味；成痈期痰呈黄绿色，量多、质黏稠有腥臭；溃脓期为脓血痰，其量较多，质如米粥，气味腥臭异常；恢复期痰色较黄，量减少，其质清稀，臭味渐轻。

（二）类证鉴别

风温：风温起病多表现为发热、恶寒、咳嗽、气急、胸痛等，但肺痈之寒战、高热、胸痛、咳吐浊痰明显，且喉中有腥味，与风温有别。且风温经正确及时治疗，一般邪在气分而解，多在一周内身热下降，病情向愈。如病经一周，身热不退或更盛，或退而复升，咳吐浊痰，喉中腥味明显，应进一步考虑有肺痈之可能。

（三）治疗原则

肺痈属实热证，治疗以祛邪为总则，清热解毒，化瘀排脓是治疗肺痈的基本原则。初期治以清肺散邪；成痈期则清热解毒，化瘀消痈；溃脓期治疗应排脓解毒；恢复期对阴伤气耗者治以养阴益气，如久病邪恋正虚者，当扶正祛邪，补虚养肺。

（四）分证论治

1.初期

（1）证候：恶寒发热，咳嗽，胸痛，咳时尤甚。咳吐白色黏痰，痰量由少渐多，呼吸不利，口干鼻燥。舌质淡红，舌苔薄黄或薄白少津。脉浮数而滑。

（2）治法：疏散风热，清肺散邪。

（3）方药：银翘散加减。

2.成痈期

（1）证候：身热转甚，时时振寒，继则壮热，胸满作痛，转侧不利，咳吐黄稠痰，或黄绿色痰，自觉喉间有腥味。咳嗽气急，口干咽燥，烦躁不安，汗出身热不解。舌质红，舌苔黄腻。脉滑数有力。

（2）治法：清肺解毒，化瘀消痈。

（3）方药：千金苇茎汤合如金解毒散加减。

3.溃脓期

（1）证候：咳吐大量脓血痰，或如米粥，腥臭异常，有时咯血，胸中烦满而痛，甚则气喘不能卧。

身热，面赤，烦渴喜饮。舌质红或绛，苔黄腻，脉滑数。

(2)治法：排脓解毒。

(3)方药：加味桔梗汤加减。

4.恢复期

(1)证候：身热渐退，咳嗽减轻，咯吐脓血渐少，臭味不甚，痰液转为清稀。精神渐振，食欲渐增，或见胸胁隐痛，不耐久卧，气短，自汗，盗汗，低热，午后潮热，心烦，口燥咽干，面色不华，形体消瘦，精神萎靡；或见咳嗽，咯吐脓血痰日久不净，或痰液一度清稀而复转臭浊，病情时轻时重，迁延不愈。舌质红或淡红，苔薄。脉细或细数无力。

(2)治法：养阴益气清肺。

(3)方药：沙参清肺汤或桔梗杏仁煎加减。

（苏　玲）

第六节　肺　　胀

肺胀是指以胸部膨满，憋闷如塞，喘息气促，咳嗽痰多，烦躁，心慌等为主要临床表现的一种病证。日久可见面色晦暗，唇甲发绀，脘腹胀满，肢体水肿。其病程缠绵，时轻时重，经久难愈，重者可出现神昏、出血、喘脱等危重证候。多种慢性肺系疾病反复发作，迁延不愈，导致肺气胀满，不能敛降。

现代医学的慢性阻塞性肺部疾病，常见如慢性支气管炎、支气管哮喘、支气管扩张、重度陈旧性肺结核等合并肺气肿以及慢性肺源性心脏病、肺源性脑病等，出现肺胀的临床表现时，可参考本节进行辨证论治。

一、病因病机

本病的发生，多因久病肺虚，痰浊潴留，而至肺失敛降，肺气胀满，又因复感外邪诱使病情发作或加剧。

(一)久病肺虚

因内伤久咳、久哮、久喘、支饮、肺痨等慢性肺系疾病，迁延失治，以致痰浊潴留，壅阻肺气，气之出纳失常，还于肺间，日久导致肺虚，肺体胀满，张缩无力，不能敛降而成肺胀。

(二)感受外邪

久病肺虚，卫外不固，腠理疏松，六淫之邪每易反复乘袭，诱使本病发作，病情日益加重。

肺胀病变首先在肺，继则影响脾、肾，后期病及于心。外邪从口鼻、皮毛入侵，每多首先犯肺，导致肺气上逆而为咳，升降失常而为喘，久则肺虚，主气功能失常。若子耗母气，肺病及脾，脾失健运，则可导致肺脾两虚。母病及子，肺虚及肾，肺不主气，肾不纳气，则气喘日益加重，呼吸短促难续，尤以吸气困难，动则更甚。且肾主水，肾衰则不能化气行水，水邪泛溢肌表则肿，上凌心肺则喘咳心悸。肺与心脉相通，肺虚不能调节心血的运行，气病及血，则血瘀肺脉，肺病及心，临床可见心悸、发绀、水肿、舌质暗紫等症。心阳根于命门真火，肾阳不振，进一步导致心肾阳衰，可出现喘脱危候。

肺胀的病理因素主要为痰浊、水饮与血瘀。痰的产生，病初由肺气郁滞，脾失健运，津液不归正化而成；渐因肺虚不能化津，脾虚不能转输，肾虚不能蒸化，痰浊潴留益甚，喘咳持续难已。三种病理因素之间又可互相影响和转化，如痰从寒化则成饮；饮溢肌肤则为水；痰浊久留，肺气郁滞，心脉失畅则血滞为瘀；瘀阻血脉，“血不利则为水”。一般早期以痰浊为主，渐而痰瘀并见，终至痰浊、血瘀、水饮错杂为患。

肺胀的病性多属本虚标实，但有偏实、偏虚的不同，且多以标实为急。外感诱发时偏于邪实，平时偏于本虚。早期多属气虚、气阴两虚，病位以肺、脾、肾为主。晚期气虚及阳，或阴阳两虚，纯属阴虚者少见，病位以肺、肾、心为主。正虚与邪实多互为因果，阳虚致卫外不固，易感外邪，痰饮难蠲；阴虚致外邪、痰浊易从热化，故虚实诸候常夹杂出现，每致愈发愈频，甚则持续不已。

二、辨证论治

(一)辨证要点

1.症状

以咳逆上气，痰多，喘息，胸部膨满，憋闷如塞，动则加剧，甚则鼻煽气促，张口抬肩，目胀如脱，烦躁不安等为主症。日久可见面色晦暗，面唇发绀，脘腹胀满，肢体水肿，甚或出现喘脱等危重证候。病重可并发神昏、动风或出血等症。有长期慢性咳喘病史，常因外感而诱发，病程缠绵，时轻时重；发病者多为老年，中青年少见。

2.检查

体检可见桶状胸，胸部叩诊呈过清音，心肺听诊肺部有干湿性啰音，且心音遥远。X线检查见胸廓扩张，肋间隙增宽，膈降低且变平，两肺野透亮度增加，肺血管纹理增粗、紊乱，右下肺动脉干扩张，右心室增大。心电图检查显示右心室肥大，出现肺型P波等。血气分析检查可见低氧血症或合并高碳酸血症，PaO_2 降低，$PaCO_2$ 升高。血液检查红细胞和血红蛋白可升高。

(二)类症鉴别

肺胀与哮病、喘证均以咳而上气，喘满为主症，其区别如下。

1.哮证

哮证是一种反复发作性的痰鸣气喘疾病，以喉中哮鸣有声为特征，常突然发病，迅速缓解，久病可致肺胀，而肺胀以喘咳上气、胸膺膨满为主要表现，为多种慢性肺系疾病日久积渐而成。

2.喘证

喘证以呼吸困难，甚至张口抬肩，不能平卧为主要表现，可见于多种急慢性疾病的过程中。而肺胀是由多种慢性肺系疾病迁延不愈发展而来，喘咳上气，仅是肺胀的一个症状。

(三)分证论治

肺胀为多种肺病迁延不愈，反复发作而致，总属标实本虚，感邪发作时偏于标实，缓解时偏于本虚。偏实者须分清痰浊、水饮、血瘀。早期以痰浊为主，渐而痰瘀并重。后期痰瘀壅盛，正气虚衰，本虚与标实并重。偏虚者当区别气(阳)虚、阴虚。早期以气虚或气阴两虚为主，病位在肺、脾、肾。后期气虚及阳，甚则阴阳两虚，病变部位在肺、肾、心。

本病的治疗当根据标本虚实不同，有侧重地选用扶正与祛邪的不同治则。标实者。根据病邪的性质，分别采取祛邪宣肺，降气化痰，温阳利水，活血祛瘀，甚或开窍、息风、止血等法。本虚者，当以补养心肺，益肾健脾为主，或气阴兼调，或阴阳双补。正气欲脱时则应扶正固脱，救阴回阳。

1.痰浊壅肺

证候：胸膺满闷，短气喘息，稍劳即重，咳嗽痰多，色白黏腻或呈泡沫，晨风自汗，脘痞纳少，倦怠无力，舌暗，苔薄腻或浊腻，脉稍滑。

分析：肺虚脾弱，痰浊内生，上逆于肺，肺失宣降，则胸膺满闷，咳嗽、痰多色白黏腻；痰从寒化饮，则痰呈泡沫状；肺气虚弱，复加气因痰阻，放短气喘息，稍劳即重；肺虚卫表不固，则畏风、自汗；肺病及脾，脾虚健运失常，故见脘痞纳少，倦怠无力；舌质暗，苔薄腻或浊腻，脉滑为痰浊壅肺之征。

治法：化痰降气，健脾益肺。

方药：苏子降气汤合三子养亲汤。二方均能降气化痰平喘，但苏子降气汤偏温，以上盛下虚，寒痰喘咳为宜；三子养亲汤偏降，以痰浊壅盛，肺实喘满，痰多黏腻为宜。其中，苏子、前胡、白芥子化痰降逆平喘；半夏、厚朴、陈皮燥湿化痰，行气降逆；白术、茯苓、甘草运脾和中。

若痰多，胸满不能平卧，加葶苈子、莱菔子泻肺祛痰平喘；症见短气乏力，易出汗，痰量不多者为肺脾气虚，酌加党参、黄芪、防风健脾益气，补肺固表；若因外感风寒诱发，痰从寒化为饮，喘咳，痰多黏白泡沫，见表寒里饮证者，宗小青龙汤意加麻黄、桂枝、细辛、干姜散寒化饮；饮郁化热，烦躁而喘，脉浮用小青龙加石膏汤兼清郁热。

2.痰热郁肺

证候：咳逆，喘息气粗，胸部膨满，烦躁不安，痰黄或白，黏稠难咳，或伴身热微恶寒，微汗，口渴，溲黄便干，舌边尖红，苔黄或黄腻，脉滑数。

分析：痰浊内蕴，感受风热或郁久化热，痰热壅肺，故痰黄、黏白难咳；肺热内郁，清肃失司，肺气上逆，则喘咳气逆息粗，胸满；热扰于心，则烦躁；风热犯肺则发热微恶寒，微汗；痰热伤津，则口渴，溲黄，便干；舌红，苔黄或黄腻，脉数或滑数均为痰热内郁之象。

治法：清肺化痰，降逆平喘。

方药：越婢加半夏汤或桑白皮汤。越婢加半夏汤宣泄肺热，适用于饮热郁肺，外有表邪，喘咳上气，目如脱状，身热，脉浮大者；桑白皮汤清肺化痰，适用于痰热壅肺，喘急胸满，咳吐黄痰或黏白稠厚者。

若痰热内盛，痰黄胶黏，不易咳出者，加瓜蒌皮、鱼腥草、海蛤粉、象贝母、桑白皮等清热化痰利肺；痰鸣喘息，不得平卧者，加射干、葶苈子泻肺平喘；便秘腹满者，加大黄、芒硝，通腑泄热以降肺平喘；痰热伤津，口舌干燥，加天花粉、知母、芦根以生津润燥；阴伤而痰量已少者，酌减苦寒之品，加沙参、麦门冬等养阴。

3.痰蒙神窍

证候：神志恍惚，表情淡漠，谵妄烦躁，撮空理线，嗜睡神昏，或肢体瞤动，抽搐，咳逆喘促，咳痰不爽，舌质暗红或淡紫，苔白腻或淡黄腻，脉细滑数。

分析：痰迷心窍，蒙蔽神机，故见神志恍惚，表情淡漠，谵妄烦躁，撮空理线，嗜睡神昏；肝风内动，则肢体瞤动抽搐；痰浊阻肺，肺虚痰蕴，故咳逆喘促而咳痰不爽；舌质暗红或淡紫，乃心血瘀阻之征；苔白腻或淡黄腻，脉细滑数皆为痰浊内蕴之象。

治法：涤痰开窍，息风醒神。

方药：涤痰汤。本方可涤痰开窍，息风止痉。方中用二陈汤理气化痰；用胆南星清热涤痰，息风开窍；竹茹、枳实清热化痰利膈；菖蒲开窍化痰；人参扶正防脱。

若痰热较盛，烦躁身热，神昏谵语，舌红苔黄者，加黄芩、葶苈子、天竺黄、竹沥以清热化痰；肝风内动，抽搐加钩藤、全蝎、另服羚羊角粉以凉肝息风；瘀血明显，唇甲青紫加桃仁、红花、丹参活血通脉；如热伤血络，见紫斑、咯血，便血色鲜者，配清热凉血止血药，如水牛角、白茅根、生地黄、牡丹皮、紫珠草、地榆等。另外，可选用安宫牛黄丸清心豁痰开窍，每次 1 丸，日服 2 次。

4.阳虚水泛

证候：心悸，喘咳，咳痰清稀，面浮肢肿，甚则一身悉肿，腹部胀满有水，脘痞食欲缺乏，尿少，畏寒，面唇青紫，舌胖质暗，苔白滑，脉沉细。

分析：久病喘咳，肺脾肾亏虚，肾阳虚不能温化水液，水邪泛滥，则面浮肢肿，甚则一身悉肿，腹部胀满有水；水液不归州都之官，则尿少；水饮上凌心肺，故心悸，喘咳，咳痰清稀；脾阳虚衰，健运失职则脘痞食欲缺乏；脾肾阳虚，不能温煦则畏寒；阳虚血瘀，则面唇青紫；舌胖质暗，苔白滑，脉沉细为阳虚水泛之征。

治法：温肾健脾，化饮利水。

方药：真武汤合五苓散。真武汤温阳利水，五苓散健脾渗湿利水使水湿由小便而解，两方配伍，可奏温肾健脾，利尿消肿之功。方中用附子、桂枝温肾通阳；茯苓、白术、猪苓、泽泻、生姜健脾利水；赤芍活血化瘀。

若水肿势剧，上凌心肺，见心悸喘满，倚息不得卧者，加沉香、牵牛子、川椒目、葶苈子行气逐水；血瘀甚，发绀明显者，加泽兰、红花、丹参、益母草、北五加皮化瘀行水。

5.肺肾气虚

证候：呼吸浅短难续，声低气怯，甚则张口抬肩，倚息不能平卧，咳嗽，痰白如沫，咳吐不利，心慌胸闷，形寒汗出，面色晦暗，舌淡或暗紫，脉沉细数无力，或结代。

分析：久病咳喘，肺肾两虚，故呼吸浅短难续，声低气怯，甚则张口抬肩，倚息不能平卧；寒饮伏肺，肾虚水泛，则咳嗽痰白如沫，咳吐不利；肺病及心，心气虚弱，故心慌胸闷；阳气虚，则形寒；腠理不固，则汗出；气虚血行瘀滞，则面色晦暗，舌淡或暗紫，脉沉细数无力，或有结代。

治法：补肺纳肾，降气平喘。

方药：平喘固本汤合补虚汤。平喘固本汤补肺纳肾，降气化痰，补虚汤重在补肺益气。方中用党参、人参、黄芪、炙甘草补肺；冬虫夏草、熟地黄、胡桃肉、坎脐益肾；五味子敛肺气；灵磁石、沉香纳气归元；紫菀、款冬、苏子、法半夏、橘红化痰降气。

若肺虚有寒，怕冷，舌质淡，加肉桂、干姜、钟乳石温肺散寒；气虚瘀阻，颈脉动甚，面唇发绀明显者，加当归、丹参、苏木活血化瘀通脉；若肺气虚兼阴伤，低热，舌红苔少者，可加麦冬、玉竹、生地黄、知母等养阴清热。如见面色苍白，冷汗淋漓，四肢厥冷，血压下降，脉微欲绝等喘脱危象者，急用参附汤送服蛤蚧粉或黑锡丹补气纳肾，回阳固脱。病情稳定阶段，可常服皱肺丸。

另外，可选用验方：紫河车 1 具，焙干研末，装入胶囊，每服 3 g，适于肺胀之肾虚者。百合、枸杞子各 250 g，研细末，白蜜为丸，每服 10 g，日 3 次，适于肺肾阴虚的肺胀。

三、针灸治疗

（一）基本处方

肺俞、太渊、膻中。

肺俞、太渊为俞原配穴法，宣通肺气，止咳平喘；气会膻中，调气降逆。

(二)加减运用

1.痰浊壅肺证

加中脘、足三里、丰隆以健脾和中、运化痰湿。诸穴针用平补平泻法。

2.痰热郁肺证

加大椎、曲池、丰隆以清化痰热，大椎、曲池针用泻法。余穴针用平补平泻法。

3.痰蒙神窍证

加水沟、心俞、内关以涤痰开窍、息风醒神，针用泻法。余穴用平补平泻法。

4.阳虚水泛证

加肾俞、关元、阴陵泉以振奋元阳、化饮利水。诸穴针用补法，或加灸法。

5.肺肾气虚证

加肾俞、太溪、气海、足三里以滋肾益肺。诸穴针用补法，或加灸法。

(三)其他

1.耳针疗法

取交感、平喘、肺、心、肾上腺、胸，每次取2～3穴，毫针刺法，中等刺激，每次留针15～30分钟，每天或隔天1次，10次为1个疗程。

2.保健灸法

经常艾灸足三里、关元、肺俞、脾俞、肾俞等穴，可增强抗病能力。

(苏　玲)

第七节　肺　　癌

一、定义

肺癌是指起源于支气管黏膜或肺泡细胞的恶性肿瘤。以咳嗽、咯血、发热、胸痛、气急为主要症状，晚期可能伴有肺外症状。

二、历史沿革

在中医古文献中未见肺癌的病名，但有不少类似肺癌的记载。根据本病的临床表现，肺癌可归属于中医学“咳嗽”“咯血”“胸痛”“肺痈”“肺痿”“虚劳”“痰饮”等范畴。古医籍中又有“肺积”“息贲”“肺壅”等称谓。

中医学早在春秋战国时期就对类似肺癌症状中的咳嗽咯血气急作了描述，《素问·咳论篇》曰：“肺咳之状，咳而喘息有音，甚则唾血”。《素问·玉机真脏论篇》曰：“大骨枯槁，大肉陷下，胸中气满，喘息不便，内痛引肩项，身热，脱肉破䐃，真脏见，十月之内死”。此描述极似肺癌晚期咳嗽、胸痛、发热诸症危重及恶病质状态。到了《难经》时，提出了与西医学肺癌相似的中医病名息贲，并明确了它的病位和症状，《难经·五十六难》谓：“肺之积，名曰息贲，在右胁下，覆大如杯，久不已，令人洒淅寒热，喘咳，发肺壅”。

汉代张仲景描述的肺痿症状、病机和治法方药，以及采用养阴、甘温法治疗“肺痿”，对肺癌的病机证治具有指导意义。《金匮要略·肺痿肺痈咳嗽上气病脉证治七》云:“肺痿吐涎沫而不咳者,其人不渴,必遗尿,小便数……此为肺中冷,必眩,多涎唾,甘草干姜汤以温之……大逆上气,咽喉不利,止逆下气者,麦门冬汤主之。”

宋代《济生方》对息贲的临床表现有了更详细的描述,如《济生方·积聚论治》云:“息贲之状,在右胁下大如覆杯,喘息奔溢,是为肺积,诊其脉浮而毛,其色白,其病气逆背痛,少气喜忘,目瞑肤寒,皮中时痛,或如虱缘,或如针刺。”并提出息贲汤治疗肺积,定喘丹用于久咳喘促,经效阿胶丸治劳嗽咳血等具体方药。宋代《普济方》书中则载有治疗息贲、咳嗽喘促、胸胁胀满、咳嗽见血、胸膈壅闷、呕吐痰涎、面黄体瘦等肺癌常见症的方药。

金元时期李杲治疗肺积的息贲丸,所治之症“喘息气逆,背痛少气”类似肺癌症状。

明代张景岳《景岳全书·虚损》云:“劳嗽,声哑,声不能出,或喘息气促者,此肺脏败也,必死”。此描述与晚期肺癌纵隔转移压迫喉返神经而致声嘶等临床表现相似,并指出其预后不良。

清代沈金鳌所著《杂病源流犀烛》对肺癌的病因病机和治疗都有了详细的记载,书中提到:“邪积胸中,阻塞气道,气不得通,为痰……为血,皆邪正相搏,邪既胜,正不得制之,遂结成形而有块”“息贲,肺积病也……皆由肺气虚,痰热壅结也,宜调息丸、息贲丸,当以降气清热,开痰散结为主”。

总之,宋以前,古人对肺癌的症状、病机、辨证分型、方药已有初步认识;宋元明清,对肺癌的症状、病机、辨证分型、治法方药等均有广泛而深入的研究,其形成的理论与积累的经验对于今天我们研究肺癌有一定的指导意义。

三、病因病机

本病病位在肺,与脾肾密切相关,《素问·五脏生成篇》谓:“诸气者,皆属于肺”。或因禀赋,或因六淫,或因饮食,或因邪毒,导致肺失宣降,气机不利,血行瘀滞,痰浊内生,毒邪结聚而成。

(一)正气亏虚

禀受父母之先天不足,或后天失养,肺气亏虚,宣降失常,邪毒乘虚而入,客邪留滞,肺气贲郁,脉络阻塞,痰瘀互结而成肺积。如《活人机要》云:“壮人无积,虚人则有之”。《医宗必读》谓:“积之成也,正气不足,而后邪气踞之”。

(二)情志失调

七情内伤,气逆气滞,而气为血帅,气机逆乱,血行瘀滞;或思虑伤脾,脾失健运,聚湿生痰,痰贮于肺,肺失宣降,气滞血瘀,痰凝毒聚,局部结而成块。诚如《素问·举痛论篇》说:“悲则心系急,肺布叶举,而上焦不通,荣卫不散……思则心有所存,神有所归,正气留而不行,故气结矣”。

(三)外邪犯肺

肺为娇脏,喜润而恶燥,燥热之邪最易伤肺,加之长期吸烟,“烟为辛热之魁”,燥热灼阴,火邪刑金,炼液为痰,形成积聚;或邪毒侵肺,肺为气之主,通于喉,开窍于鼻,直接与外环境相通,如废气、矿尘、石棉和放射性物质等邪毒袭肺,则肺之宣降失司,肺气郁滞不行,气滞血瘀,毒瘀结聚,日久而成癌瘤。清代吴澄《不居集》云:“金性喜清润,润则生水,以滋脏腑。若本体一燥,则水源渐竭,火无所制,金受火燥,则气自乱而咳嗽,嗽则喉干声哑,烦渴引饮,痰结便闭,肌肤枯燥,形神虚委,脉必虚数,久则涩数无神”。

(四)饮食所伤

《素问·痹论篇》曰:“饮食自倍,肠胃乃伤”。脾为生痰之源,脾虚则水谷精微不能生化输布,致湿聚生痰,肺为贮痰之器,痰浊留于水之上源,阻滞肺络,痰瘀为患,结于胸中,肿块渐成。

本病的发病与痰、热、虚密切相关。肺失宣降，脾失健运，痰浊内生；“肺为娇脏，喜润而恶燥”，肺肾阴虚，肺叶失润，或“肺热叶焦”；肺气不足，肺脾肾虚，痰热互结，终成本病。

四、诊断

(一)发病特点

肺癌发病呈现城市化，中老年人多见，但近年来，发病年龄呈下降趋势，肺癌年轻化、女性化的趋势日益明显。与吸烟呈明显的相关性。本病起病缓慢，病情呈进行性加重，常因早期症状隐匿和缺少特异性而失治误治，延误时机。

(二)临床表现

肺癌的临床表现包括肺部和肺外两方面的症状和体征。

1.肺内症状

咳嗽通常为肺癌较早出现的症状，患者可有干咳或咳吐少量黏稠白痰，或剧咳，热毒犯肺时可咳吐脓痰；咯血和咳血痰多为间断性反复少量血痰，血多于痰，色鲜红，偶见大咯血；胸痛早期通常表现为不定时的胸闷，压迫感或钝痛，有些患者难以描述疼痛的性质和部位，痛无定处，甚则胸痛剧烈或痛无缓解。有的周围型肺癌患者以胸胁痛，肩背痛，上肢痛等为首发症状；气急主要表现为活动后气急，肺癌晚期淋巴结转移压迫大支气管或隆突及弥漫性肺泡癌、胸腔积液、心包积液等则气急症状更为明显；发热多为肿瘤压迫或阻塞支气管后引起肺部感染，也可由于癌肿坏死毒素吸收而引起癌性发热，抗感染治疗效果不明显。

2.肺外表现

主要是由于肿块压迫、侵犯邻近的组织、器官，远处转移及副癌综合征，如“类癌综合征”(表现为皮肤潮红、腹泻、水肿、喘息、心悸阵作等)、“库欣综合征”“异位生长激素激素分泌综合征”“异位甲状旁腺激素分泌综合征”“异位促性腺激素综合征”“肺性关节炎”等。

(三)影像学检查

肺部的X线、CT及MRI的应用，使肺癌的定位及分期诊断有了很大的提高。

(四)细胞病理学诊断

包括痰液、纤维支气管镜刷检物、支气管吸出液及灌洗液、各种穿刺物的细胞学检查，是确诊肺癌的重要方法。经皮肺穿刺术可行细胞学或病理学诊断。

(五)血清学检查

目前仍在寻找对于肺癌敏感性高、特异性强的生物标志物，如单克隆抗体诊断肺癌及对肺癌患者染色体、癌基因的研究等。部分患者血清癌胚抗原(CEA)呈阳性。

五、鉴别诊断

(一)肺痨

肺痨与肺癌两者病位均在肺，均可见咳嗽、咯血、胸痛、消瘦。但肺癌还见气急，是在正气亏虚的基础上，气郁、瘀血、痰湿、邪毒互相搏结而成，病情发展迅速，难以治愈。肺痨病情发展缓慢，还可见潮热、盗汗，它是一种慢性传染性疾病，其病理主要是阴虚火旺。

(二)肺胀

肺胀是因咳嗽、哮喘等证日久不愈，肺脾肾虚损，气道滞塞不利，出现以胸中胀满，痰涎壅盛，上气咳喘，动辄加剧，甚则面色晦暗，唇舌发绀，颜面四肢水肿，病程缠绵，经久难愈为特征的疾病。肺癌之气喘肿胀之症虽然可见,但不是必具之症,病程较短,发展迅速,预后不良。

(三)喘证

喘证是以气息迫促为主要临床表现的一类疾病。作为一个症状,喘息可以出现在许多急、慢性疾病的过程中,多呈反复发作,经治症状缓解。肺癌的主要症状中包括喘息气急,伴有咳嗽、咯血、发热、胸痛等症,经有效抗癌治疗或可缓解,但预后不良。

六、辨证

(一)辨证要点

1.辨咳嗽

咳嗽是肺癌患者主要症状,咳而声低气怯者属虚;洪亮有力者属实。晨起咳嗽阵发加剧,咳嗽连声重浊,多为痰浊咳嗽;午后、黄昏咳嗽加重,或夜间时有单声咳嗽,咳声轻微短促者,多属肺燥阴虚;夜卧咳嗽较剧,持续难已,短气乏力者,多为气虚或阳虚咳嗽。

2.辨咳痰

从痰可知疾病的盛衰及病邪虚实。痰少或干咳无痰者多属燥热、阴虚;痰多者常属痰湿、痰热、虚寒。痰白而稀薄者属风、属寒;痰黄而稠者属热;痰白而稠厚者属湿。

3.辨咯血

咯血色鲜红、质地黏稠者,为实热证;血色淡红、质地清稀者,为虚证、寒证;血色暗红、夹有血块者,为瘀血。

4.辨胸痛

胸痛突然,且剧烈难忍者,多属实证;起病缓慢,呈隐痛、绵绵而痛,且时间长久者,多为虚证。胀痛窜痛为气滞;针刺刀割样疼痛为血瘀。

5.辨气急

气急或兼哮鸣,咳嗽痰白清稀,属寒;气急或兼哮鸣,咳嗽黄痰,或发热,属热;气急,胸闷痰鸣,痰多白黏或带泡沫状,为痰盛。喘促气短,言语无力,咳声低微,自汗怕风,为肺气虚;喘促日久,呼多吸少,动则喘息更甚,气不得续,汗出肢冷,畏寒,为肾气虚。

6.辨发热

发热,或高或低,劳累发作或加重,为气虚发热;午后潮热,或夜间发热,手足心热,为阴虚发热;发热欲近衣,四肢不温,为虚阳外越;发热,热势随情绪变化起伏,烦躁易怒,为气郁发热;午后或夜晚发热,或身体局部发热,但欲漱水不欲咽,为瘀血发热;低热,午后热甚,身热不扬,为湿郁发热。

(二)证候

1.肺郁痰瘀

症状:咳嗽不畅,咳痰不爽,痰中带血,胸肋背痛,胸闷气急,唇紫口干,便秘,舌暗红,有瘀斑或瘀点,苔白或黄,脉弦滑。

病机分析:肺主气,司呼吸,邪毒外侵,肺气郁闭,失于宣降,气机不利,血行瘀滞,痰浊内生,毒邪结聚于肺而成本病。肺气郁闭,失于宣降,痰浊凝聚则咳嗽不畅,咳痰不爽,胸闷气急;肺朝百脉,主治节,气滞血瘀,迫血妄行,损伤肺络,则痰中带血;气滞血瘀,不通则痛,故胸胁背痛;肺失宣降,津液失布,气机不畅故口干便秘;唇紫,舌暗,瘀斑(点)皆为血瘀之征;舌红,苔白或黄,脉弦滑皆为气郁痰阻之象。

2.脾虚痰湿

症状：咳嗽痰多，咳痰稀薄，胸闷气短，疲乏懒言，纳呆消瘦，腹胀便溏，舌淡胖，边有齿痕，舌苔白腻，脉濡、缓、滑。

病机分析：脾气亏虚，失于运化，痰湿内生，上渍于肺故咳嗽痰多，咳痰稀薄；脾不健运，机体失养，故疲乏懒言，纳呆消瘦，腹胀便溏；脾失运化，痰湿内生，贮存于肺，肺失宣降，故胸闷气短；舌淡胖，边有齿痕，舌苔白腻，脉濡缓滑均为肺脾气虚夹痰湿的表现。

3.阴虚痰热

症状：咳嗽痰少，干咳无痰，或痰带血丝，咳血，胸闷气急，声音嘶哑，潮热盗汗，头晕耳鸣，心烦口干，尿赤便结。舌红绛，苔花剥或舌光无苔，脉细数无力。

病机分析：肺阴亏虚，肺失濡润，虚热内生，肺气上逆，故咳嗽痰少，干咳无痰，胸闷气急；肺阴不足，清肃不行，阴虚火旺，火灼肺络故痰带血丝，咳血；肺阴亏虚，津液不布，肠道失养，故口干便结；潮热盗汗，头晕耳鸣，心烦尿赤均为阴虚内热之征；舌红绛，苔花剥或舌光无苔，脉细数无力为阴虚内热的表现。

4.气阴两虚

症状：干咳少痰，咳声低微，或痰少带血，面色萎黄暗淡，唇红，神疲乏力，口干短气，纳呆肉削，舌淡红或胖，苔白干或无苔，脉细。

病机分析：咳声低微，神疲乏力，面色萎黄暗淡，短气，纳呆肉削为肺脾气虚之征；干咳少痰，或痰少带血，唇红口干，则属肺阴虚内热的表现；舌淡红或胖，苔白干或无苔，脉细亦为气阴两虚之征。

七、治疗

(一)治疗原则

1.宣肺化痰为主

本病为各种原因致肺失宣降，气不利，痰浊内生而成。因此宣肺化痰为治疗的基本原则。

2.治痰勿忘健脾

肺为贮痰之器，故治痰以治肺为主。而脾为生痰之源，故治痰常兼健脾。

3.益气养阴勿忘滋肾

本病病久，伤及气阴，穷必及肾，引起肾阴亏损，肺叶失润，肺叶干焦，故益气养阴勿忘滋肾。

(二)治法方药

1.肺郁痰瘀

治法：宣肺理气，化痰逐瘀。

方药：苇茎汤加减。方中苇茎甘寒轻浮，清肺泻热，冬瓜仁化痰排脓，桃仁活血行瘀，薏苡仁清肺破毒肿。四药合用，共成清肺化痰，逐瘀排脓之功。加用浙贝母、猫爪草、山慈菇等化痰散结；桃仁、三七活血通络。

胸胁胀痛者加制乳香、制没药、延胡索；咯血者重用仙鹤草、白茅根、旱莲草；痰瘀发热者加金银花、连翘、黄芩。

2.脾虚痰湿

治法：健脾燥湿，理气化痰。

方药：六君子汤加减。方中党参、茯苓、白术、甘草健脾益气；半夏、陈皮祛痰化湿；浙贝母、猫爪草、山慈菇、生牡蛎、壁虎等豁痰散结。

痰涎壅盛者加牛蒡子;肢倦思睡者加人参、黄芪。

3.阴虚痰热

治法:滋肾清肺,化痰散结。

方药:百合固金汤加减。方中百合、生熟地滋养肺肾阴液;麦门冬助百合以养肺阴,清肺热,玄参助生熟地以益肾阴,降虚火;当归、芍药养血和营;贝母、桔梗散结化痰止咳;甘草调和诸药。

若咳血甚者,加侧柏叶、仙鹤草、白茅根以凉血止血;淋巴结转移者,加用白花蛇舌草、夏枯草等以加强散结之力;五心烦热者加知母、丹皮、黄柏以清热养阴;口干欲饮者加天花粉、天门冬益肺胃之阴;大便干结者加生地、火麻仁润肠通便。

4.气阴两虚

治法:益气养阴,化痰散结。

方药:大补元煎加减。方中人参大补元气,熟地、当归滋阴补血,人参与熟地相配,即是景岳之两仪膏,善治精气大耗之证;枸杞子、山茱萸滋补肝肾;杜仲温补肾阳;甘草助补益而和诸药。诸药配合,能大补真元,益气养阴,故景岳曾称此方为“救本培元第一要方”。加用浙贝母、猫爪草、山慈菇等化痰散结;桃仁、三七活血通络。

面肢水肿者加葶苈子、郁金行气利水;神志昏蒙者加全蝎、蜈蚣攻毒通络。

(三)其他治法

1.古方

(1)息贲汤:半夏、吴茱萸、桂心、人参、桑白皮(炙)、葶苈(炒)。治肺之积,在右胁下,大如覆杯,久久不愈,病洒洒寒热,气逆喘咳,发为肺痈。

(2)定喘丹:杏仁、马兜铃、蝉蜕、砒。上件为末,蒸枣肉为丸,如葵子大,每服六七丸,临睡用葱白泡茶放冷送下。治男子妇人,久患咳嗽,肺气喘促,倚息不得睡卧。

(3)经效阿胶丸:阿胶、生地、卷柏叶、山药、大蓟根、五味子、鸡苏、柏子仁、人参、茯苓、百部、防风、远志、麦门冬。上为细末,炼蜜为丸,如弹子大,每服一丸,细嚼,浓煎小麦汤或麦门冬汤咽下。治劳嗽,并咳血唾血。

(4)息贲丸:厚朴、黄连、干姜、白茯苓、川椒、紫菀、川乌、桔梗、白豆蔻、陈皮、京三棱、天门冬、人参、青皮、巴豆霜。上除茯苓、巴豆霜各另研旋入外,为细末和匀,炼蜜丸,梧桐子大。治肺积,名息贲,在右胁下,大如覆杯,喘息气逆,背痛少气,喜忘目瞑,皮寒时痛。久不已,令人洒淅寒热喘嗽,发为肺壅,其脉浮而毛。

2.中成药

(1)参一胶囊:由人参皂苷 Rg_1 单一成分组成。有培元固本,补益气血的功效。与化疗配合用药,有助于提高原发性肺癌、肝癌的疗效,可改善肿瘤患者的气虚症状,提高机体免疫功能。饭前空腹口服,每次 2 粒,每天 2 次,连续 2 个月为 1 个疗程。

禁忌:有出血倾向者忌用。

注意事项:火热证或阴虚内热证者慎用。

(2)鹤蟾片:由仙鹤草、干蟾皮、浙贝母、半夏、天门冬、人参、葶苈子组成。具有解毒除痰,凉血祛瘀,消癥散结之功效。适用于原发性支气管肺癌,肺部转移癌,能够改善患者的主观症状和体征,提高患者生存质量。每次 6 片,每天 3 次,温开水送服。

(3)小金丹:由麝香、当归、木鳖子、草乌、地龙、乳香、没药、墨炭、白胶香、五灵脂、马钱子组成，有散结消肿，化瘀止痛的功效。用于痰气凝滞所致的瘰疬、瘿瘤、乳岩、乳癖，症见肌肤或肌肤下肿块一处或数处，推之能动，或骨及骨关节肿大、皮色不变、肿硬作痛。每次 1.2～3 g，每天 2 次，小儿酌减。

(4)梅花点舌丹：雄黄、牛黄、熊胆、冰片、硼砂、血竭、葶苈子、沉香、乳香、没药、麝香、珍珠、蟾酥、朱砂组成。能清热解毒，消肿止痛。用于火毒内盛所致的疔疮痈肿初起、咽喉牙龈肿痛、口舌生疮。口服，每次 3 粒，每天 1～2 次外用，用醋化开，敷于患处。

3.针灸

(1)体针处方：以手太阴肺经腧穴和肺的俞、募穴为主。肺俞、中府、太渊、孔最、膏肓、丰隆、足三里。

方义：病变在肺，按俞募配穴法取肺俞、中府调理肺脏气机、宣肺化痰；孔最为手太阴郄穴，配肺俞可宣通肺气；太渊为肺经原穴，本脏真气所注，配肺俞可宣肺化痰。膏肓为主治诸虚百损之要穴，具有理肺补虚之效。丰隆为豁痰散结要穴，加胃经合穴足三里，意在培补后天之本，培土生金，诸穴合用可收祛邪化痰、益气宣肺之功。

辨证配穴：肺郁痰瘀证加膻中、三阴交行气活血，健脾化痰。脾虚痰湿证加脾俞、阴陵泉健脾利湿化痰。阴虚痰热证加尺泽、然谷，肺经合穴尺泽，配肾经荥穴然谷，可清虚热而保阴津。气阴两虚加太溪、气海益气养阴。

随症配穴：胸痛加膻中、内关宽胸理气；胁痛加支沟、阳陵泉疏利少阳；咽喉干痒加照海滋阴利咽；痰中带血加鱼际清肺止血；咯血者，加阴郄、地机；盗汗加阴郄、复溜滋阴敛汗；肢体水肿、小便不利加阴陵泉、三阴交健脾利湿。肺癌放化疗后呕吐、呃逆加内关、膈俞；肺癌放化疗后白细胞减少加大椎、膈俞。

刺灸方法：常规针刺，平补平泻为主，虚证加灸。胸背部穴位不宜刺深。

(2)耳针：肺、气管、大肠、胸、肝、脾、神门、耳轮 4～6 反应点。针双侧，用中等刺激，留针10～20 分钟，或用王不留行籽贴压。每天 1 次。

(3)穴位注射：大椎、风门、肺俞、膏肓、丰隆、足三里。每次取 2～4 穴，用胎盘针、胸腺素等药，注射量根据不同的药物及具体辨证而定。局部常规消毒，在选定穴位处刺入，待局部有酸麻或胀感后再将药物注入。隔天 1 次。

(4)拔罐：肺俞、膈俞、风门、膏肓。留罐 5 分钟，隔天 1 次。

(5)穴位贴敷：用白芥子、甘遂、细辛、丁香、川芎等研末调糊状，贴大椎、肺俞、膏肓、身柱、脾俞、膈俞等，用胶布固定，保留至皮肤发红，每星期 1 次，3 次为 1 个疗程。尤适用于放化疗后。

(6)挑治：多用于实证，取胸区点、椎环点、背区点以及压痛点、痧点挑治。

4.蟾酥膏外治

蟾酥、生川乌、重楼、红花、莪术、冰片等组成，制成布质橡皮膏，外贴疼处，一般 15～30 分钟起效，每6 小时更换 1 次，可连用 1～3 天。

八、转归及预后

本病初起者，肺气郁滞，络脉受损，常因邪毒、痰湿为患，以实为主，机体正气尚强，通过调治，病情或可好转；若未控制，邪毒伤正，肺脾气虚，遏邪乏权，邪毒可进一步向肺外传变，或流窜于皮下肌肤，或流注于脏腑筋膜，或着于肢节骨骼，淫髓蚀骨，或邪毒上扰清窍，甚至蒙蔽清窍。虚损加重，耗气伤阴，见面削形瘦，“大肉尽脱”等虚损衰竭之症，常预示着患者已进入生命垂危阶段。

此外，“痰热”常为肺癌病理演变的一个侧面，其机制是多因痰瘀化热所致。一旦出现这种转化，临床治疗时，必须采取截断方法，以求得热象迅速控制，以阻断病情的急剧恶化。本病变证较多，常见变证有血证（咯血）、虚劳、喘证等。

肺癌的预后相对较差，其与组织学类型、病程与分期、肿瘤的部位、有无转移、患者的年龄及机体的免疫状态、综合治疗、精神、饮食等因素有关。近 20 年来，中国肺癌病死率在全部恶性肿瘤中上升幅度最大，在大中城市已居首位。约 80％患者在诊断后一年内死亡，中位生存期一般在 6 个月左右，肺癌总的 5 年生存率只有 5％～10％，疗效尚不满意。

九、预防与护理

预防主要在于戒烟，防止空气污染，尤其是致癌物质的污染，改善劳动条件。对有职业性接触致病因素者及高发区人群进行定期健康检查。饮食方面注意营养均衡，防止过食辛燥之品伤及肺阴。慎起居，避风寒，适当锻炼，增强机体抵抗外邪的能力。

肺癌的护理首先是调理情志，涵养性情，做到“恬淡虚无，精神内守”，保持乐观积极健康的心理状态，并积极配合治疗。科学的生活包括调饮食，益脾胃；慎起居，适气候；炼体魄，避邪气等方面。要防止饮食不节和偏嗜，注意五味既可养人亦可伤人的辩证观，使饮食多样化，五谷杂粮合理调配，果蔬之类，注意摄取，素食、荤食，适度调整；起居有常，不妄作劳。“动”“静”结合，“劳”“逸”适度。采取适合自身的多样化的锻炼方式，如体育活动、健身操、气功、太极拳、舞蹈等，择其乐而从之，并要“练身”与“练心”有机结合，持之以恒。注意适应气候变化以“避邪气”；戒烟酒，避免不良环境的影响。

（公凤娇）

第七章

脾胃系病证的内科治疗

第一节 嘈　　杂

一、概念

嘈杂俗名“嘈心”“烧心症”，是指胃中空虚，似饥非饥，似辣非辣，似痛非痛，胸膈懊憹，莫可名状的一种病症，常兼有嗳气、吐酸等，亦可单独出现，常见于西医学的功能性消化不良、反流性食管炎、慢性胃炎和消化性溃疡等疾病中。因胃癌、胆囊炎等疾病引起的嘈杂不在本病证讨论范围。

二、病因病机

嘈杂主要由饮食不节、情志不和、脾胃虚弱和营血不足等因素导致痰热、肝郁、胃虚、血虚，从而发生嘈杂。

(一)病因

1.饮食不节

饮食不节，暴饮暴食，损伤脾胃；或过食辛辣香燥，醇酒肥甘，或生冷黏滑难消化之食物，积滞中焦，痰湿内聚，郁而化热，痰热内扰而成嘈杂。

2.情志不和

肝主疏泄，若忧郁恼怒，使肝失条达，横逆反胃，致肝胃不和，气失顺降而致嘈杂。

3.脾胃虚弱

由于脾胃素虚，或病后胃气未复，阴分受损，或过食寒凉生冷，损伤脾阳，以致胃虚气逆，扰乱中宫而致嘈杂。

4.营血不足

由于素体脾虚，或思虑过度，劳伤心脾，或因失血过多，皆能造成营血不足，使胃失濡润，心失所养，致嘈杂萌生。

(二)病机

1.病因病机脾胃虚弱为本，胃失和降为发病关键

脾胃虚弱可导致痰饮内生，或土虚木乘，若湿热或痰热久恋，日久阴液暗耗，或热病之后津液

受戕，胃阴不足，濡润失司，致和降无能；或体质素弱，形瘦胃薄，复加生冷伤胃，饥饱伤脾，中气更馁，运化无力，水饮留滞，亦可导致嘈杂发生。嘈杂的病因病机脾胃虚弱为本，痰湿、热邪、气郁等为标，胃失和降为发病关键。

2.嘈杂病位在胃，其发病与脾、肝关系密切

脾主运化，胃主受纳，脾为胃运化水谷精微，脾宜升则健，胃宜降则和，而脾胃土的健运又有赖于肝木的正常疏泄。大凡经常饥饱不一或饮食不节，日积月累，脾胃运化失常，致湿热或痰热中阻，胃失通降之职；或性格内向，常常郁郁寡欢，致肝失条达，横逆犯胃，肝胃不和，胃失和降，均可引发嘈杂。

三、诊断与病证鉴别

（一）诊断依据

（1）胃脘部空虚感，似饥非饥，似辣非辣，似痛非痛，胸膈懊憹等症状，可伴有上腹部压痛。

（2）可伴有反酸、嗳气、恶心、食欲缺乏、胃痛等上消化道症状。

（3）多有反复发作病史，发病前多有明显的诱因，如天气变化、情志不畅、劳累、饮食不当等。

（4）胃镜、上消化道钡餐等理化检查有明确的胃十二指肠疾病，并排除其他引起上腹部疼痛的疾病。

（二）辅助检查

电子胃镜、上消化道钡餐，可做急、慢性胃炎，胃十二指肠溃疡病等的诊断，并可与胃癌做鉴别诊断；幽门螺杆菌检测、血清胃泌素含量测定、血清壁细胞抗体测定、胃蛋白酶原测定及内因子等检查有利于慢性胃炎的诊断；肝功能、血尿淀粉酶、血脂肪酶化验和肝胆脾胰彩超、CT、MRI 等检查可与肝、胆、胰疾病做鉴别诊断；血常规、腹部 X 线检查可与肠梗阻、肠穿孔等做鉴别诊断。

（三）病证鉴别

1.嘈杂与胃痛

嘈杂是指胃内似饥非饥、似痛非痛，莫可名状的证候，常兼有嗳气、恶心、吐酸、干哕、胃痛等症。胃痛是指胃脘部感觉有隐痛、胀痛、刺痛、灼痛等不适的证候。嘈杂与胃痛的共同点是两者均属于胃脘部不适之证，其病因病机为饮食劳倦、肝气犯胃等以致损伤脾胃而发病。而鉴别的关键在于能否准确表达出症状，也就是说，嘈杂者无法清楚地说明自己的痛苦，但一般比疼痛症状较轻，也可发生于疼痛的前期；而胃痛则能准确表达清楚其部位、性质，一般发病较急，时好时犯。

2.嘈杂与吞酸

《张氏医通・嘈杂》曰："嘈杂与吞酸一类，皆由肝气不舒……中脘有饮则嘈，有宿食则酸。"指出嘈杂与吞酸病位相同，并具有相同的肝气不舒的病机，区别在于病因不同：嘈杂为饮邪所致，而吞酸的关键在于有宿食留滞。从临床实践来看，两者的临床表现明显不同，后者常自觉有酸水上泛，前者主要是胃中空虚，似饥非饥之状，但两者也可同时出现。引起嘈杂、吞酸的原因很多，也有由同一原因的不同表现。

四、辨证论治

（一）辨证思路

1.辨虚实

本病首先当分虚实。实证分为胃热（痰热）证与肝胃不和证，虚证又可分为胃气虚、脾胃虚

寒、胃阴虚及血虚。胃热者，嘈杂而兼恶心吐酸，口渴喜冷，舌质红，舌苔黄或干，脉多滑数；肝胃不和者，胃脘嘈杂如饥，似有烧灼感，胸闷懊憹，嗳气或反酸，两胁不舒，发作与情绪关系较大，舌红，苔薄白，脉细弦；胃气虚者，嘈杂时作时止，兼口淡无味，食后脘胀，体倦乏力，舌淡，苔白，脉虚；脾胃虚寒者，嘈杂，多见泛吐清水或酸水，或兼恶心，呕恶，食少，腹胀，便溏，甚则形寒，舌淡，苔白，脉细弱；胃阴虚者，嘈杂时作时止，饥而不欲食，口干舌燥，舌质红，少苔或无苔，脉细数；血虚者，嘈杂而兼血虚征象。

2.辨寒热

次当辨寒热，胃热(痰热)证属实热证，胃阴虚证阴虚化热时，可出现五心烦热等而形成虚热证，胃气虚进一步发展，可见畏寒肢冷等而形成脾胃虚寒证。

3.辨脏腑

嘈杂痛病位主要在胃，但与肝、脾关系密切。辨证时要注意辨别病变脏腑的不同。如肝郁气滞致病导致肝胃不和嘈杂，其发病多与情志因素有关，痛及两胁，心烦易怒、嗳气频频；胃气虚证及脾气虚弱，中阳不振所致嘈杂，常伴食欲缺乏、便溏，面色少华，舌淡脉弱等脾胃虚弱或虚寒之征象；口苦、反酸，食油腻后加重者，多为胃热(痰热)证。

4.辨病势缓急轻重顺逆

凡嘈杂起病急骤者，病程较短，多由饮食不节，过食生冷，暴饮暴食，饮酒恼怒、情绪激动诱发，致寒伤中阳，食滞不化，肝气郁结，胃失和降而致嘈杂；凡嘈杂起病缓慢，疼痛渐发，病程较长。多由脾胃虚弱，失于调治，或重病大病，损伤脾胃，造成中气不足，升降失司，脾虚不能运化滞浊，胃气不和而致嘈杂。

嘈杂经过正确的治疗，病邪祛除，正气未衰，嘈杂可很快好转，嘈杂持续时间缩短，复发减少，多为顺象。若治疗不能坚持，或延误诊治，或复感新病邪，急性嘈杂发展为慢性嘈杂，经常复发，间隔时间缩短，嘈杂时间可长达数年。嘈杂若失治则可延为便闭、三消、噎膈之症，故应及时诊治，谨防恶变可能。

(二)治疗原则

脾胃位居中焦，胃气宜通、宜降、宜和，通则胃气降，降则气机和，和则纳运正常，纳运和，则嘈杂自陈，故治疗嘈杂应抓住通、降、和三法。在治疗嘈杂的过程中，应时时注意顾护胃气。

(三)分证论治

1.胃热(痰热)证

症状：嘈杂而兼恶心吐酸，口渴喜冷，心烦易怒，或胸闷痰多，多食易饥，或似饥非饥，胸闷不思饮食，舌质红，舌苔黄或干，脉多滑数。

病机分析：胃热嘈杂，多由饮食伤胃，湿浊内留，积滞不化；或肝气失畅，郁而化热，气机不利，痰热内扰中宫，故出现心烦易怒、口渴，胸闷吞酸等症状；舌红苔黄，脉滑数，为热邪犯胃之象。

治法：清胃降火，和胃除痰。

代表方药：黄连温胆汤加减。方中以黄连、半夏为君，黄连直泻胃火，半夏降逆和胃化痰，与黄连配伍辛开苦降，宣通中焦；以寒凉清降的竹茹、枳实为臣清胆胃之热，降胆胃之逆，既能泻热化痰，又可降逆和胃；佐以陈皮理气燥湿，茯苓健脾渗湿，使湿祛而痰消；取少量生姜辛以通阳，甘草益脾和胃，调和诸药，共为使药。此方应去大枣不用，因大枣性味甘温，有滋腻之性。诸药合用，可使痰热清，胆胃和，诸症可愈。

加减：胃痛者，加延胡索、五灵脂；腹胀者，加川厚朴、莱菔子；嗳气者，加代赭石、旋覆花；反酸者，加瓦楞子、海螵蛸；纳呆者，加山楂、神曲；便秘者，加大黄；舌红郁热者，加黄芩；苔腻湿重者，加苍术、佩兰；热盛者，可加黄芩、栀子等，以增强其清热和胃功效。

2.肝胃不和证

症状：胃脘嘈杂如饥，似有烧灼感，胸闷懊侬，嗳气或反酸，两胁不舒，发作与情绪关系较大。女性可兼经前乳胀，月经不调，舌质红，苔薄白，脉细弦。

病机分析：肝主疏泄，若忧郁恼怒，使肝失条达，横逆犯胃，致肝胃不和，气失顺降，而致嘈杂。

治法：抑木扶土。

代表方药：四逆散加减。方中佛手、枳壳、白芍、绿萼梅疏肝抑木，石斛、白术、茯苓、甘草健脾胃补中气，瓦楞子、蒲公英抑酸护膜清热。

加减：女性兼经前乳胀，月经不调者，可予丹栀逍遥散，两胁胀痛明显者，可加香橼、延胡索以增强疏肝理气作用。

3.胃气虚证

症状：嘈杂时作时止，兼口淡无味，食后脘胀，体倦乏力，舌淡，苔白，脉虚。

病机分析：胃者水谷之海，五脏六腑皆禀气于胃，如因素体虚弱，劳倦或饮食所伤，以致胃虚气逆，扰乱中宫，故见嘈杂。

治法：补益胃气。

代表方药：四君子汤加味。方中党参、白术、茯苓、甘草长于补中气，健脾胃，怀山药、白扁豆增强健脾之效。

加减：兼气滞者，加木香、砂仁调气和中；胃寒明显者，加干姜温胃散寒。

4.脾胃虚寒证

症状：嘈杂，多见泛吐清水或酸水，或兼恶心，呕恶，食少，腹胀，便溏，甚则形寒，中脘冰冷感，水声辘辘。面色萎黄或少华，舌质淡，苔白，脉细弱。

病机分析：脾胃虚弱，失于调治，或重病大病，损伤脾胃，造成中气不足，升降失司，脾虚不能运化滞浊，胃气不和而致嘈杂。

治法：温中健脾，理气和胃。

代表方药：四君子汤合二陈汤加减。方中党参、白术、茯苓、甘草、怀山药、黄芪等益气健脾；陈皮、半夏、木香、砂仁理气和胃；炒薏苡仁、白扁豆健脾渗湿。

加减：若寒痰停蓄胸膈，或为胀满少食而为嘈杂者，宜和胃二陈煎，或和胃饮。若脾胃虚寒，停饮作酸嘈杂者，宜温胃饮，或六君子汤。若脾肾阴分虚寒，水泛为饮，作酸嘈杂者，宜理阴煎，或金水六君煎。

5.胃阴虚证

症状：嘈杂时作时止，饥而不欲食，食后饱胀，口干舌燥，大便干燥，舌质红，少苔或无苔，脉细数。

病机分析：胃阴不足，胃失濡养，胃失和降，胃虚气逆，故见嘈杂，饥而不欲食，食后饱胀，口干舌燥，大便干燥，舌红，少苔或无苔，脉细数为胃阴不足之象。

治法：滋养胃阴。

代表方药：益胃汤加减。方中沙参、麦冬、生地黄、玉竹、石斛、冰糖甘凉濡润，益胃生津，冀胃阴得复而嘈杂自止。

加减：胃脘胀痛者，可加玫瑰花、佛手、绿萼梅、香橼等理气而不伤阴之品；食后堵闷者，可加鸡内金、麦芽、炒神曲等以消食健胃；大便干燥者，加瓜蒌仁、火麻仁、郁李仁等润肠通便；阴虚化热者，可加天花粉、知母、黄连等清泄胃火；反酸者，可加煅瓦楞子、海螵蛸等以制酸。

6.血虚证

症状：嘈杂而兼面黄唇淡，心悸头晕，夜寐多梦，善忘，舌质淡，苔薄白，脉细弱。

病机分析：营血不足，心脾亏虚，胃失濡养，故见嘈杂。心失血养，故心悸，夜寐梦多；脑失血濡，故头晕，善忘；面黄唇淡，舌淡，脉细弱均为血虚之征。

治法：益气补血，补益心脾。

代表方药：归脾汤加减。方中取四君子汤补气健脾，使脾胃强健而气血自生，乃补血不离健脾之意；木香理气，生姜、大枣调和营卫，龙眼、酸枣仁、远志养心安神，适用于血虚嘈杂，甚为合拍。

加减：兼气虚者，可加黄芪、党参、白术、茯苓以健脾益气；泛吐清水者加吴茱萸、高良姜；便溏甚者加薏苡仁；腹胀明显者加枳壳、厚朴。

（四）其他疗法

1.单方验方

(1)煅瓦楞 30 g，炙甘草 10 g，研成细粉末，每次 3 g，每天 3 次口服。

(2)海螵蛸 15 g，浙贝母 15 g，研成细粉末，每次 2 g，每天 3 次口服。

(3)煅瓦楞 15 g，海螵蛸 15 g，研成细粉末，每次 2 g，每天 3 次口服。

(4)鸡蛋壳去内膜洗净，炒黄，研成细粉末，每次 2 g，每天 2 次口服。

(5)龙胆草 1.5 g，炙甘草 3 g，水煎 2 次，早晚分服。

2.常用中成药

(1)香砂养胃丸。①功用主治：温中和胃。适用于胃脘嘈杂，不思饮食，胃脘满闷或反吐酸水。②用法用量：每次 3 g，每天 3 次。

(2)胃复春。①功用主治：健脾益气，活血解毒。适用于脾胃虚弱之嘈杂。②用法用量：每次 4 片，每天 3 次。

(3)养胃舒。①功用主治：滋阴养胃，行气消导。适用于口干、口苦、食欲缺乏、消瘦等阴虚嘈杂证。②用法用量：每次 1～2 包，每天 3 次。

(4)小建中颗粒。①功用主治：温中补虚，缓急止痛。适用于脾胃虚寒，脘腹疼痛，喜温喜按，吞酸的嘈杂。②用法用量：每次 15 g，每天 3 次。

3.针灸疗法

胃热者选穴：足三里、梁丘、公孙、内关、中脘、内庭；脾胃虚寒者选穴：足三里、梁丘、公孙、内关、中脘、气海、脾俞；胃寒者选穴：足三里、梁丘、公孙、内关、中脘、梁门；肝郁者选穴：足三里、梁丘、公孙、内关、中脘、期门、太冲；胃阴不足者选穴：足三里、梁丘、公孙、内关、中脘、三阴交、太溪。

操作：毫针刺，实证用泻法，虚证用补法，胃寒及脾胃虚寒宜加灸。

4.外治疗法

(1)取吴茱萸 25 g，将吴茱萸研末，过 200 目筛，用适量食醋和匀，外敷涌泉穴，每天 1 次，每次30 分钟。

(2)取吴茱萸 5 g、白芥子 3 g，研为细末，用纱布包扎，外敷中脘穴，每次 20 分钟，并以神灯(TDP 治疗仪)照射。

五、临证参考

(一)明确诊断,掌握预后

明确诊断是采取正确治疗的前提。嘈杂所对应的相关疾病整体预后较好,但萎缩性胃炎、胃溃疡等疾病为胃癌前状态性疾病,有潜在恶变的可能性,应根据病变的轻重程度,及时复查,明确病情的转归,及时更改治疗方案。慢性胃炎伴重度异型增生患者需及时行内镜或手术治疗;消化性溃疡注意有无合并出血、幽门梗阻或癌变者,如出现这些合并症,当中西医结合治疗。

(二)判断病情的特点,注意辨证辨病相结合

嘈杂治疗上应注意辨证辨病相结合,辨证时必须注意辨别病情的轻重缓急、病性的寒热虚实,审察气血阴阳,观察整个病程中的症情转化,做到随证化裁。同时,采用理化检查以明确疾病诊断,病证结合,进一步判断疾病的特点,既不延误病情,又能针对性地指导治疗。如对于消化性溃疡,考虑到其致病因素主要为胃酸,在辨证施治的基础上可配合使用制酸护膜、生肌愈疡的药物,如白及、乌贼骨、瓦楞子、浙贝母等;对于萎缩性胃炎,应注意濡润柔养,兼以活血通络,切勿刚燥太过;对于胃食管反流病,则应注意泄肝和胃降逆。

(三)结合胃镜及组织病理特点选用药物

胃镜及组织病理检查为中医辨证施治提供了更客观、更丰富的临床资料,治疗时应不忘结合胃镜病理特点治疗。如伴有幽门螺杆菌感染的患者,特别是根除失败的患者,在西医标准三联根除 Hp 治疗方案的基础上,我们可以配合黄连、黄芩、黄芪、党参等扶正清热解毒中药治疗,以冀提高 Hp 的根除率;对于慢性萎缩性胃炎伴有肠上皮化生或异性增生者,在辨证论治的基础上,可予健脾益气,活血化瘀中药,并适当选用白花蛇舌草、半枝莲、半边莲、藤梨根等抗癌中药,并告知患者定期复查胃镜及组织病理;伴有食管、胃黏膜糜烂者,在配伍三七粉、白及、乌贼骨、煅瓦楞等制酸护膜药物。

六、预防调护

(1)注意在气候变化的季节里及时添加衣被,防寒保暖。

(2)一天三餐定时定量,细嚼慢咽,避免进食过烫、过冷的食物和辛辣刺激性食品,避免进食过咸、过酸及甜腻的食物,戒烟酒等。

(3)慎用对胃黏膜有损伤的药物,如非甾体抗炎药、糖皮质激素、红霉素等。

(4)保持心情舒畅,保持正常的生活作息规律,避免劳累过度。

(苏　玲)

第二节　胃　　缓

一、概念

胃缓是由于长期饮食失调,或劳倦过度等,使中气亏虚,脾气下陷、肌肉瘦削不坚,固护升举无力,以致胃体下坠。以脘腹坠胀作痛,食后或站立时加重为主症的病证。本病主要指西医学中

的胃下垂。各种慢性病中出现的胃肠功能障碍等类似病症者不在本病证范围。

二、病因病机

胃缓主要由饮食不节，内伤七情，劳倦过度，或先天禀赋薄弱等因素导致脾胃虚弱，中气下陷，升降失和，使形体瘦削，肌肉不坚所引起。

(一)病因

1.饮食不节，损伤脾胃

饮食不节，暴饮暴食，饥饱无常，损伤脾胃；或五味过极，辛辣无度，肥甘厚腻，过嗜烟酒，蕴湿生热，伤脾碍胃；或嗜食寒凉生冷，损伤脾阳，水谷不能化生精微，停痰留饮。均可因脾胃失和而致胃缓。

2.情志失调，内伤脾胃

情志拂逆，木郁不达，横逆犯胃，以致肝胃不和；忧思伤脾，脾失健运，胃失和降，升降失和致胃缓。

3.禀赋不足，脾胃虚弱

素体禀赋不足，或劳倦内伤，或久病产后等原因损伤脾胃，脾胃虚弱，中阳不足，虚寒内生，胃失温养；或因热病伤阴，或因胃热火郁，灼伤胃阴，或久服香燥之品，耗伤胃阴，或汗吐下太过，胃阴受损，胃失濡养；纳食减少，味不能归于形，形体瘦削，肌肉不坚而形成胃缓。

(二)病机

1.病机关键为脾胃失和，升降失常

脾主升，胃主降；脾主运化，胃主受纳，脾胃失和即表现为脾胃这一对矛盾的功能紊乱，或为脾气下陷，或为胃气上逆，或脾不运化，或胃不受纳。饮食不节，损伤脾胃，湿热痰饮内生；或情志失调，内伤脾胃；或禀赋不足，劳倦内伤、久病产后损伤脾胃，胃失温养或濡养，导致脾胃虚弱，中气下陷，升降失和而形成胃缓。

2.病位在胃，与肝脾肾密切相关

本病病位在胃，与肝、脾、肾相关。脾胃同居中焦，互为表里，共为后天之本。生理上两者纳运互用，升降协调，燥湿相济，阴阳相合，病理上也相互影响。肝与胃是木土乘克的关系，若肝气郁滞，势必克脾犯胃，致气机郁滞，胃失通降；肝气久郁，或化火伤阴，或成瘀入络，或伤脾生痰，使胃缓缠绵难愈。肾为胃之关，脾胃运化腐熟，全赖肾阳之温煦，若肾阳不足，可致脾肾阳虚，中焦虚寒，胃失温养；若肾阴亏虚不能上济于胃，则胃失于濡养。

3.病理性质有虚实寒热之异，且可相互兼夹

胃缓，本为虚证，脾胃气虚，脾肾阳虚或脾胃阴虚，脾胃脏腑功能失调，常导致气滞、热郁、血瘀、食积、湿阻、饮停，临床多见虚实夹杂。本病主要的病理因素气滞、热郁、血瘀、食积、湿阻、饮停等，可单一致病，又可相兼为病，亦可相互转化，出现如气病及血等情况。

三、诊断与病证鉴别

(一)诊断依据

(1)不同程度的上腹部饱胀感，食后尤甚，腹胀可于餐后、站立过久和劳累后加重，平卧时减轻，腹部疼痛呈隐痛或胀痛，无周期性及节律性。

(2)常伴有厌食、嗳气、便秘、腹痛及消瘦、头晕、乏力等胃肠功能失调的症状及全身虚弱

表现。

(3)起病缓慢，多发生于瘦长体形，经产妇及消耗性疾病进行性消瘦等。饮食不节、情志不畅、劳累等均为诱发因素。

(4)上消化道X线钡餐造影检查可见胃小弯角切迹、胃幽门管低于髂嵴连线水平；胃呈长钩形或无张力型，上窄下宽，胃体与胃窦靠近，胃角变锐。胃的位置及张力均低，整个胃几乎位于腹腔左侧。

根据站立位胃角切迹与两侧髂嵴连线的位置，将胃下垂分为3度：轻度角切迹的位置低于髂嵴连线下1～5 cm；中度角切迹的位置位于髂嵴连线下5.1～10.0 cm；重度角切迹的位置低于髂嵴连线下10 cm以上。

(二)辅助检查

上消化道钡餐是目前诊断的主要方法，饮水B超检查也具有辅助诊断作用。电子胃镜、上消化道钡餐，可排除胃黏膜糜烂，胃十二指肠溃疡病，胃癌等病变并明确诊断；肝功能、淀粉酶化验和B超、CT、MRI等检查可与肝、胆、胰疾病做鉴别诊断；血常规、腹部X线检查可与肠梗阻、肠穿孔等做鉴别诊断；血糖、甲状腺功能检查可与糖尿病、甲状腺疾病做鉴别诊断。

(三)病证鉴别

1.胃缓与胃痞

胃缓与胃痞均以脘腹痞满为主症，但胃缓的脘腹痞满多见于饭后，同时可兼见胀急疼痛，或胃脘部常有形可见，与一般的痞满不同。

2.胃缓与胃痛

胃缓可见脘腹痞满及疼痛，但胃缓之胃脘疼痛多为坠痛，餐后、站立过久和劳累后加重，平卧时减轻，呈隐痛或胀痛，无周期性及节律性，与一般胃痛不难鉴别。

四、辨证论治

(一)辨证思路

1.辨虚实

脾胃气虚者，病势绵绵，多伴有食欲缺乏，纳后脘胀，神疲乏力，舌淡胖有齿印，脉弱；脾虚气陷者，脘腹重坠作胀，食后益甚，或便意频数，肛门重坠，或脱肛，或小便混浊，或久泄不止；脾肾阳虚者，脘腹胀满，食后更甚，喜温喜按，食少便溏，畏冷肢凉，胃中振水，呕吐清水，腰酸，舌淡胖，苔白滑，脉沉弱。脾虚阴损者，胃脘痞满，食后更显，神疲乏力，气短懒言，咽干口燥，烦渴欲饮，午后颧红，小便短少，大便干结，舌体瘦薄，苔少而干，脉虚数。脾胃脏腑功能失调，常导致气滞、热郁、血瘀、食积、湿阻、饮停；气滞者，痛无定处，时发时止，胃痛且胀，多由情志诱发；热郁者，舌红苔黄，口臭反酸，得热则甚，脉数；血瘀者，病久痛有定处，痛如针刺，入夜尤甚，舌紫暗或有瘀斑，脉涩。食积者，多有饮食不节史，可伴嗳腐反酸，大便秘结；湿阻者，苔厚而腻，脉滑；饮停者，胃中振水，泛吐涎沫或呕吐清水，舌淡胖，苔白滑；临床多见虚实夹杂，相兼为病。

2.辨寒热

脾虚气陷，脾肾阳虚多见虚寒征象，表现为病程较久，脘腹痞满，隐隐而痛，喜温喜按，伴泛吐清水，遇寒痛甚，得温痛减，饮食喜温，舌苔白滑，脉象弦紧或舌淡苔薄，脉弱等特点；气滞郁而化热，湿阻或食积久而化热，阴液不足等均可见热之征象，如脘腹胀满，按之不适，口苦，厌食，舌苔黄腻或咽干口燥，午后颧红，小便短少，大便干结，舌体瘦薄，苔少而干，脉虚数。

3.辨脏腑

胃缓病位主要在胃,但与肝、脾、肾密切相关,辨证时要注意辨别病变脏腑的不同。脾胃虚弱,中气下陷所致胃缓,常见脘腹重坠作胀,食后益甚,或便意频数,肛门重坠,或脱肛;脾肾阳虚胃缓,常伴喜温喜按,食少便溏,畏冷肢凉,胃中振水,呕吐清水,腰膝酸软;肝郁气滞、肝胃郁热等致病多与情志因素有关,脘腹胀满,胸胁满闷,心烦易怒,嗳气频频。

(二)治疗原则

根据胃缓的病机,其治疗原则以益气升阳,行气降逆为主。凡脾气虚弱,治以健脾益气;脾气不升或中气下陷,宜益气升阳;胃失和降,气机不利,上逆为呕、为哕,则宜行气降逆;胃缓多为虚中夹实,因脾阳不足而痰饮内停,治以温化痰饮;因气机阻滞,久而入络有瘀血者,治以活血化瘀;因脾胃升降失调,寒热夹杂或湿热蕴结者,治宜辛开苦泄。

(三)分证论治

1.脾虚气陷证

症状:脘腹重坠作胀,食后益甚,或便意频数,肛门重坠,或脱肛,或小便混浊,或久泄不止,神疲乏力,食少,消瘦,便溏,眩晕,舌淡,脉弱。

病机分析:脾胃气虚,升降失司,中气下陷,故脘腹重坠作胀,食后益甚,或便意频数,肛门重坠,或脱肛,或久泄不止;脾虚运化无力,故食少便溏;脾胃为气血生化之源,脾主四肢,脾失健运,清阳不升,生化不足,故神疲乏力,消瘦,眩晕;舌淡,脉弱亦为脾虚之征。

治法:补气升陷。

代表方药:补中益气汤合升陷汤加减。黄芪、党参、白术、当归、炙甘草益气健脾生血,柴胡、升麻、桔梗升举清阳,枳壳、陈皮理气和胃降逆。

加减:兼肝郁气滞,加柴胡、香附、厚朴、槟榔;反酸,加左金丸、乌贼骨、煅瓦楞;瘀血阻滞,加丹参、蒲黄、五灵脂、三七;湿热中阻,加茵陈、佩兰、豆蔻、黄连;食积纳呆,加焦山楂、麦芽、谷芽、神曲;泄泻便溏,加仙鹤草、炒山药、芡实、莲子。

2.脾肾阳虚证

症状:脘腹胀满,食后更甚,喜温喜按,食少便溏,畏冷肢凉,胃中振水,呕吐清水,腰酸,舌淡胖,苔白滑,脉沉弱。

病机分析:脾主运化,脾主四肢,脾肾阳虚,运化失司,故脘腹胀满,食后更甚,喜温喜按,食少便溏;四肢失于温煦,故畏冷肢凉;脾胃虚寒,痰饮内生,胃失和降故胃中振水,呕吐清水;腰为肾之府,肾阳虚衰故腰酸;舌淡胖,苔白滑,脉沉弱亦为脾肾阳虚,痰饮内停之征。

治法:温补脾肾。

代表方药:附子理中汤合苓桂术甘汤加减。干姜、附子、党参温补脾肾,桂枝、白术、炙甘草、茯苓以温化水饮。

加减:腰酸明显,加杜仲、牛膝、淫羊藿、续断;呕吐清水,加陈皮、半夏;久泄不止,加石榴皮(壳)、煨诃子、罂粟壳、芡实、莲子。

3.脾虚阴损证

症状:胃脘痞满,食后更显,神疲乏力,气短懒言,咽干口燥,午后颧红,小便短少,大便干结,舌体瘦薄,苔少而干,脉虚数。

病机分析:脾胃气阴两虚,脾胃气虚,健运失常,故胃脘痞满,食后更显,神疲乏力,气短懒言;胃津不足,津液不能上承,故咽干口燥;阴虚内热,故午后颧红;阴液亏虚,化源不足,大肠失于濡润，故小便短少，大便干结；舌体瘦薄，苔少而干，脉虚数均为气阴亏虚，虚中有热之征。

治法：补脾益胃。

代表方药：参苓白术散合益胃汤加减。太子参、生黄芪、炙甘草、山药补脾益气，玉竹、麦冬、石斛益胃生津，佛手、桔梗理气和胃。

加减：失眠多梦，加夜交藤、酸枣仁、柏子仁、茯神；大便干结，加火麻仁、冬瓜仁、瓜蒌、杏仁。

（四）其他疗法

1.单方验方

（1）苍术 15 g，加水武火煮沸 3 分钟，改用文火缓煎 20 分钟，亦可直接用沸水浸泡，少量频饮，适用于脾虚湿阻者。

（2）枳实 12 g，水煎服，用于脾虚气滞者。

（3）黄芪 30 g，砂仁（布包）10 g，乌鸡半只，共煲至烂熟，去砂仁，加盐调味，饮汤吃肉，适用于脾虚气陷者。

（4）黄芪 30 g，陈皮 9 g，猪肚 1 只，猪肚洗净，将黄芪、陈皮用纱布包好放入猪肚中，麻线扎紧，加水文火炖煮，熟后去掉药包，趁热食肚饮汤，适用于中气不足、脾胃虚弱者。

（5）桂圆肉 30 g，加水煮沸后备用，将鸡蛋 1 个打入碗内，用煮好的桂圆肉水冲入蛋中搅匀，煮熟食用，每天早、晚各 1 次，适用于脾胃阳虚者。

（6）乌龟肉 250 g、炒枳壳 15 g，共煲汤，加盐调味，吃肉饮汤，适用于胃阴亏虚者。

2.常用中成药

（1）补中益气丸。①功用主治：补中益气，升阳举陷。适用于脾胃虚弱、中气下陷所致的体倦乏力、食少腹胀、便溏久泻、肛门下坠。②用法用量：每次 6 g，每天 3 次。

（2）枳术宽中胶囊。①功用主治：健脾和胃，理气消痞。适用于脾虚气滞引起的脘胀、呕吐、反胃、纳呆、反酸等。②用法用量：饭后服用。每次 3 粒，每天 3 次。

（3）香砂养胃丸。①功用主治：温中和胃。适用于不思饮食，胃脘满闷或泛吐酸水。②用法用量：每次 3 g，每天 3 次。

（4）胃苏颗粒。①功用主治：理气消胀，和胃止痛。适用于胃脘胀痛。②用法用量：每次 15 g，每天 3 次。

（5）保和丸。①功用主治：消食，导滞，和胃。适用于食积停滞，脘腹胀满，嗳腐吞酸，不欲饮食。②用法用量：每次 8 粒，每天 2 次。

（6）理中丸。①功用主治：温中祛寒，补气健脾。适用于胃下垂属脾胃虚寒者。②用法用量：每次 9 g，每天 2～3 次。

（7）金匮肾气丸。①功用主治：温补肾阳，化气行水。适用于肾阳虚损引起的脘腹胀满，腰膝酸软，小便不利，畏寒肢冷。②用法用量：每次 6 g，每天 2 次。

（8）胃乐宁。①功用主治：养阴和胃。适用于胃阴亏虚引起的痞满，腹胀。②用法用量：每次 1 片，每天 3 次。

（9）达立通颗粒。①功用主治：清热解郁，和胃降逆，通利消滞，适用于肝胃郁热所致痞满证，症见胃脘胀满、嗳气、食欲缺乏、胃中灼热、嘈杂反酸、脘腹疼痛、口干口苦；运动障碍型功能性消化不良见上述症状者。②用法用量：温开水冲服，1 次 1 袋，1 天 3 次。于饭前服用。

3.针灸疗法

（1）针刺：针足三里、中脘、关元、中极、梁门、解溪、脾俞、胃俞等穴。

(2)灸法:灸足三里、天枢、气海、关元等穴。

(3)耳针:用毫针柄在耳郭的胃肠区按压,寻找敏感点,然后在此点上加压2～3分钟,每天1次。

4.外治疗法

(1)外敷法:①取升麻研粉与石榴皮适量捣烂,制成1枚直径1 cm的药球,置于患者神阙穴,胶布固定。患者取水平卧位,将水温60 ℃的热水袋熨敷肚脐,每次半小时以上,每天3次。②用蓖麻子仁98%、五倍子末2%,按此比例打成烂糊,制成每颗约10 g,直径1.5 cm的药饼备用。用时在百会穴剃去与药饼等大头发1块,将药饼紧贴百会穴上,纱布绷带固定,每天早、中、晚各1次,每次10分钟左右,以感觉温热而不烫痛皮肤为度。

(2)推拿疗法:患者先取俯卧位,医师双手由患者T_3～L_5两侧揉捏2～3遍,用右肘尖分别在脊柱两旁按压肝俞、胆俞、脾俞、胃俞等穴2～3遍,双手掌根同时由腰部向背部弹性快速推按4～5遍。转仰卧位,医师双手掌自下而上反复波形揉压腹部2～3遍,然后用拇指点压中脘、天枢、气海、关元、气冲、足三里、内关各1分钟,每次约按摩30分钟,每天1次,2个月为1个疗程。

五、临证参考

(一)以虚为主,虚中兼实

临床上胃缓多以虚为主,脾胃气虚是其发病的根本,临床常见脾虚气陷,脾肾阳虚,脾虚阴损等证型。但可因体质、药物、饮食、情志、气候等多种因素,在疾病发展过程中易出现痰饮、食积、气滞、血瘀等证候,治疗应善于抓主症,解决主要矛盾,因虚致实者当以补虚为主,佐以祛邪;以实为著者当以祛邪为主,佐以补虚。

(二)病在脾胃,涉及肝肾

生理上,脾胃同居中焦,脾以升为健;胃以降为和,两者升降相因,为气机升降之枢纽。病理情况下,脾胃气机升降失常,脾气不能升清,则胃气不能降浊;胃气失于和降,则脾的运化功能失常。治疗时注意调畅中焦气机,恢复脾胃受纳运化之职,以合“治中焦如衡,非平不安”的用药原则,常用方法有补中益气法、益胃养阴法、辛开苦降法等。肝属木,脾胃属土,土壅木郁,土虚木乘,临床上常见肝脾不和及肝胃不和,故从肝论治胃缓也十分重要。叶天士提出“醒胃必先制肝”“培土必先制木”的用药原则。在具体用药中,又当区分肝气郁滞、肝郁化火、肝阴不足等不同的病理机制,给予疏肝、清肝、泄肝、柔肝和平肝等治疗。肾为胃之关,脾胃运化腐熟,全赖肾阳之温煦,若肾阳不足,可致脾肾阳虚,中焦虚寒;若肾阴亏虚不能上济于胃,则胃失于濡养而脾虚阴损。胃缓久病勿忘补肾,适当参以补肾之品。

(三)内外兼治,综合治疗

胃缓多病程较长,以虚为主,患者餐后脘腹坠胀,食欲缺乏,消瘦,若单纯以汤药长期调养,患者的依从性较差。因此,治疗胃缓应内服与外治结合,内服以汤药浓煎,多次频服,或以膏散剂型;外治以敷贴、针灸、推拿,兼以自我锻炼。

(四)合理营养,增强信心

胃缓者多脘腹坠胀,食欲缺乏,消瘦,存在营养不良,久而影响康复的信心,出现焦虑或抑郁的情绪。膳食应荤素搭配,食材新鲜,营养合理,做工精细;忌肥甘厚腻、粗糙不易消化之物。也要注意调节患者的情绪,并得到患者家庭的支持,以增强康复的信心。

六、预防调护

(1)加强体育锻炼,如仰卧起坐、俯卧撑等可增加肌力,有助于防治本病。

(2)饮食营养丰富，烹调以蒸、煮、炖为主，宜少吃多餐，餐后宜平卧少许时间；进餐定时，细嚼慢咽，禁止暴饮暴食，避免进食不易消化的食物，如坚硬、粗糙、油腻及粗纤维的食品。

(3)经产多胎易致腹壁松弛，应计划生育，少生优生。

(4)保持心情舒畅，生活作息规律，避免过度劳累。

(苏　玲)

第三节　胃　　痛

胃痛是指以胃脘部近心窝处疼痛为主要临床表现的一种病证，又称胃脘痛。

《内经》对本病的论述较多，如《灵枢·邪气脏腑病形》曰："胃病者，腹䐜胀，胃脘当心而痛。"最早记载了"胃脘痛"的病名；又《灵枢·厥病》云："厥心痛，腹胀胸满，心尤痛甚，胃心痛也。"所论"厥心痛"的内容，与本病有密切的关系。

《内经》还指出造成胃脘痛的原因有受寒、肝气不舒及内热等，《素问·举痛论》曰："寒气客于肠胃之间、膜原之下，血不得散，小络急引故痛。"《素问·六元正纪大论》曰："木郁之发，民病胃脘当心而痛。"《素问·气交变大论》曰："岁金不及，炎火通行，复则民病口疮，甚则心痛。"迨至汉代，张仲景在《金匮要略》中则将胃脘部称为心下、心中，将胃病分为痞证、胀证、满证与痛证，对后世很有启发。如"心中痞，诸逆心悬痛，桂枝生姜枳实汤主之。""按之心下满痛者，此为实也，当下之，宜大柴胡汤"。书中所拟的方剂如大建中汤、大柴胡汤等，都是治疗胃脘痛的名方。《仁斋直指方》对胃痛的原因已经认识到"有寒，有热，有死血，有食积，有痰饮，有虫"等不同。《备急千金要方·心腹痛》在论述九痛丸功效时指出，其胃痛有虫心痛、疰心痛、风心痛、悸心痛、食心痛、饮心痛、寒心痛、热心痛、去来心痛九种。

对于胃脘痛的辨证论治，《景岳全书·心腹痛》分析极为详尽，对临床颇具指导意义，指出："痛有虚实……辨之之法，但当察其可按者为虚，拒按者为实；久痛者多虚，暴病者多实；得食稍可者为虚，胀满畏食者为实；痛徐而缓，莫得其处者多虚，痛剧而坚，一定不移者为实；痛在肠脏，中有物有滞者多实，痛在腔胁经络，不干中脏，而牵连腰背，无胀无滞者多虚。脉与证参，虚实自辨。"除此之外，还须辨其寒热及有形无形。《丹溪心法·心脾痛》在论述胃痛治法时指出"诸痛不可补气"的观点，对后世影响很大，而印之临床，这种提法尚欠全面，后世医家逐渐对其进行纠正和补充。

《证治汇补·胃脘痛》对胃痛的治疗提出"大率气食居多，不可骤用补剂，盖补之则气不通而痛愈甚。若曾服攻击之品，愈后复发，屡发屡攻，渐至脉来浮大而空者，又当培补"，值得借鉴。

古代文献中所述胃脘痛，在唐宋以前医籍多以"心痛"代之，宋代之后，医家对胃痛与心痛相混谈提出质疑，至金元《兰室秘藏》首立"胃脘痛"一门，明确区分了胃痛与心痛，至明清时期胃痛与心痛得以进一步区别开来。如《证治准绳·心痛胃脘痛》就指出："或问丹溪言心痛即胃脘痛然乎？曰：心与胃各一脏，其病形不同，因胃脘痛处在心下，故有当心而痛之名，岂胃脘痛即心痛者哉！"《医学正传·胃脘痛》亦云："古方九种心痛……详其所由，皆在胃脘，而实不在于心也。"

现代医学的急、慢性胃炎，消化性溃疡，胃神经官能症，胃癌等疾病，以及部分肝、胆、胰疾病，出现胃痛的临床表现时，可参考本节进行辨证论治。

一、病因病机

胃痛的发生，主要责之于外邪犯胃、饮食伤胃、情志不畅和先天脾胃虚弱等，致胃气郁滞，胃失和降，不通则痛。

(一)外邪犯胃

外邪之中以寒邪最易犯胃，夏暑之季，暑热、湿浊之邪也间有之。邪气客胃，胃气受伤，轻则气机壅滞，重则和降失司，而致胃脘作痛。寒主凝滞，多见绞痛；暑热急迫，常致灼痛；湿浊黏腻，常见闷痛。

(二)饮食伤胃

若纵恣口腹，过食肥甘，偏嗜烟酒，或饥饱失调，寒热不适，或用伤胃药物，均可伐伤胃气，气机升降失调而作胃痛。尤厚味及烟酒，皆湿热或燥热之性，易停于胃腑伤津耗液为先，久则损脾。

(三)情志不畅

情志不舒，伤肝损脾，亦致胃痛。如气郁恼怒则伤肝，肝失疏泄条达，横犯脾胃，而致肝胃不和或肝脾不和，气血阻滞则胃痛；忧思焦虑则伤脾，脾伤则运化失司，升降失常，气机不畅也致胃痛。

(四)脾胃虚弱

身体素虚，劳倦太过，久病不愈，可致脾胃不健，运化无权，升降转枢失利，气机阻滞，而致胃痛；或因胃病日久，阴津暗耗，胃失濡养，或伴中气下陷，气机失调；或因脾胃阳虚，阴寒内生，胃失温养，均可导致胃痛。

胃痛与胃、肝、脾关系最为密切。胃痛初发多属实证，病位主要在胃，间可及肝；病久常见虚证，其病位主要在脾；亦有虚实夹杂者，或脾胃同病，或肝脾同病。

胃痛病因虽有上述不同，病性尚有虚实寒热、在气在血之异，但其发病机制有其共性，即所谓“不通则痛”。胃为阳土，喜润恶燥，主受纳、腐熟水谷，以降为顺。胃气一伤，初则壅滞，继则上逆，此即气滞为病。其中首先是胃气的壅滞，无论外感、食积均可引发；其次是肝胃气滞，即肝气郁结，横逆犯胃所造成的气机阻滞。另外，气为血帅，气行则血行，气滞日久，必致血瘀，也即久患者络之意；“气有余便是火”，气机不畅，可蕴久化热，火能灼伤阴津，或出血之后，血脉瘀阻而新血不生，致阴津亦虚，均可致胃痛加重，每每缠绵难愈。脾属阴土，喜燥恶湿，主运化，输布精微，以升为健，与胃互为表里，胃病延久，可内传于脾。脾气受伤，轻则中气不足，运化无权；继则中气下陷，升降失司；再则脾胃阳虚，阴寒内生，胃络失于温养。若胃痛失治误治，血络损伤，还可见吐血、便血等证。

二、诊断要点

(一)症状

胃脘部疼痛，常伴有食欲缺乏，痞闷或胀满，恶心呕吐，吞酸嘈杂等。发病常与情志不遂、饮食不节、劳累、受寒等因素有关。起病或急或缓，常有反复发作的病史。

(二)检查

上消化道X线钡餐造影、纤维胃镜及病理组织学检查等，有助诊断。

三、鉴别诊断

(一)胃痞

二者部位同在心下,但胃痞是指心下痞塞,胸膈满闷,触之无形,按之不痛的病证。胃痛以痛为主,胃痞以满为患,且病及胸膈,不难区别。

(二)真心痛

心居胸中,其痛常及心下,出现胃痛的表现,应高度警惕,防止与胃痛相混。典型真心痛为当胸而痛,其痛多刺痛、剧痛,且痛引肩背,常有气短、汗出等症,病情较急,如《灵枢·厥病》曰:“真心痛,手足青至节,心痛甚,旦发夕死,夕发旦死。”中老年人既往无胃痛病史,而突发胃脘部位疼痛者,当注意真心痛的发生。胃痛部位在胃脘,病势不急,多为隐痛、胀痛等,常有反复发作史。X线、胃镜、心电图及生化检查有助鉴别。

四、辨证

胃痛的主要部位在上腹胃脘部近心窝处,往往兼见胃脘部痞满、胀闷、嗳气、吐酸、纳呆、胁胀、腹胀,甚至出现呕血、便血等症。常反复发作,久治难愈。至于临床辨证,当分虚实两类。实证多痛急拒按,病程较短;虚证多痛缓喜按,缠绵难愈,这是辨证的关键。

(一)寒邪客胃

证候:胃痛暴作,得温痛减,遇寒加重;恶寒喜暖,口淡不渴,或喜热饮,舌淡,苔薄白,脉弦紧。

分析:寒凝胃脘,气机阻滞,则胃痛暴作,得温痛减,遇寒加重;阳气被遏,失去温煦,则恶寒喜暖,口淡不渴,或喜热饮;舌淡,苔薄白,脉弦紧,为内寒之象。

(二)饮食伤胃

证候:胃脘疼痛,胀满拒按,嗳腐吞酸,或呕吐不消化食物,其味腐臭,吐后痛减,不思饮食,大便不爽,得矢气及便后稍舒,舌苔厚腻,脉滑。

分析:饮食积滞,阻塞胃气,则胃脘疼痛,胀满拒按;食物不化,胃气上逆,则嗳腐吞酸,或呕吐不消化食物,其味腐臭,吐后痛减;胃失和降,腑气不通,则不思饮食,大便不爽,得矢气及便后稍舒;舌质淡,苔厚腻,脉滑,为饮食内停之征。

(三)肝气犯胃

证候:胃脘胀痛,连及两胁,攻撑走窜,每因情志不遂而加重,善太息,不思饮食,精神抑郁,夜寐不安,舌苔薄白,脉弦滑。

分析:肝气郁结,横逆犯胃,肝胃气滞,故胃脘胀痛;胁为肝之分野,故胃痛连胁,攻撑走窜;因情志不遂加重气机不畅,故以息为快;胃失和降,受纳失司,故不思饮食;肝郁不舒,则精神抑郁,夜寐不安;舌苔薄白,脉弦滑为肝胃不和之象。

(四)湿热中阻

证候:胃脘灼热而痛,得凉则减,遇热加重。伴口干喜冷饮,或口臭不爽,口舌生疮。甚至大便秘结,排便不畅,舌质红,苔黄少津,脉滑数。

分析:胃气阻滞,日久化热,故胃脘灼痛,得凉则减,遇热加重,口干喜冷饮或口臭不爽,口舌生疮;胃热久积,腑气不通,故大便秘结,排便不畅;舌质红,苔黄少津,脉象滑数,为胃热蕴积之象。

(五)瘀血停胃

证候:胃脘疼痛,状如针刺或刀割,痛有定处而拒按,入夜尤甚。病程日久,胃痛反复发作而不愈,面色晦暗无华,唇暗,舌质紫暗或有瘀斑,脉涩。

分析:气滞则血瘀,或吐血、便血之后,离经之血停积于胃,胃络不通,而成瘀血,瘀血停胃,故疼痛状如针刺或刀割,固定不移,拒按;瘀血不净,新血不生,故面色晦暗无华,唇暗;舌质紫暗,或有瘀点、瘀斑,脉涩,为血脉瘀阻之象。

(六)胃阴亏耗

证候:胃脘隐痛或隐隐灼痛,伴嘈杂似饥,饥不欲食,口干不思饮,咽干唇燥,大便干结,舌体瘦,质嫩红,少苔或无苔,脉细而数。

分析:气郁化热,热伤胃津,或瘀血积留,新血不生,阴津匮乏,阴津亏损则胃络失养,故见胃脘隐痛;若阴虚有火,则可见胃中灼痛隐隐;胃津亏虚则胃纳失司,故嘈杂似饥,知饥而不欲纳食;阴液亏乏,津不上承,故咽干唇燥;阴液不足则肠道干涩,故大便干结;舌体瘦舌质嫩红,少苔或无苔,脉细而数,皆为胃阴不足而兼虚火之象。

(七)脾胃虚寒

证候:胃脘隐痛,遇寒或饥时痛剧,得温或进食则缓,喜暖喜按。伴面色不华,神疲肢怠,四末不温,食少便溏,或泛吐清水。舌质淡而胖,边有齿痕,苔薄白,脉沉细无力。

分析:胃病日久,累及脾阳。脾胃阳虚,故胃痛绵绵,遇寒或饥时痛剧,得温熨或进食则缓,喜暖喜按;气血虚弱,故面色不华,神疲肢怠;阳气虚不达四末,故四肢不温;脾虚不运,转输失常,故食少便溏;脾阳不振,寒湿内生,饮邪上逆,故泛吐清水;舌质淡而胖,边有齿痕,苔薄白,脉沉细无力,为脾胃虚寒之象。

五、治疗

治疗以理气和胃止痛为主,审证求因,辨证施治。邪盛以祛邪为急,正虚以扶正为先,虚实夹杂者,则当祛邪扶正并举。虽有“通则不痛”之说,但决不能局限于狭义的“通”法,要从广义的角度理解和运用“通”法。属于胃寒者,散寒即所谓通;属于血瘀者,化瘀即所谓通;属于食停者,消食即所谓通;属于气滞者,理气即所谓通;属于热郁者,泻热即所谓通;属于阴虚者,益胃养阴即所谓通;属于阳虚者,温运脾阳即所谓通。

(一)中药治疗

1.寒邪客胃

治法:温胃散寒,行气止痛。

处方:香苏散合良附丸加减。

方中高良姜、吴茱萸温胃散寒;香附、乌药、陈皮、木香行气止痛。

如兼见恶寒、头痛等风寒表证者,可加苏叶、藿香等以疏散风寒,或内服生姜汤、胡椒汤以散寒止痛;若兼见胸脘痞闷,胃纳呆滞,嗳气或呕吐者,是为寒夹食滞,可加枳实、神曲、鸡内金、制半夏、生姜等以消食导滞,降逆止呕。若寒邪郁久化热,寒热错杂,可用半夏泻心汤辛开苦降,寒热并调。

中成药可选用良附丸、胃痛粉等。

2.饮食伤胃

治法:消食导滞,和胃止痛。

处方:保和丸加减。

方中神曲、山楂、莱菔子消食导滞；茯苓、半夏、陈皮和胃化湿；连翘散结清热。

若脘腹胀甚者，可加枳实、砂仁、槟榔等以行气消滞；若胃脘胀痛而便闭者，可合用小承气汤或改用枳实导滞丸以通腑行气；胃痛急剧而拒按，伴见苔黄燥，便秘者，为食积化热成燥，则合用大承气汤以泻热解燥，通腑荡积。

中成药可选用加味保和丸、枳实消痞丸等。

3.肝气犯胃

治法：疏肝解郁，理气止痛。

处方：柴胡疏肝散加减。

方中柴胡、芍药、川芎、郁金、香附疏肝解郁；陈皮、枳壳、佛手、甘草理气和中。

若胃痛较甚者，可加川楝子、延胡索以加强理气止痛作用；嗳气较频者，可加沉香、旋覆花以顺气降逆；反酸者加乌贼骨、煅瓦楞子中和胃酸。痛势急迫，嘈杂吐酸，口干口苦，舌红苔黄，脉弦或数，乃肝胃郁热之证，改用化肝煎或丹栀逍遥散加黄连、吴茱萸以疏肝泻热和胃。

中成药可选用气滞胃痛冲剂、胃苏冲剂等。

4.湿热中阻

治法：清化湿热，理气和胃。

处方：清中汤加减。

方中黄连、栀子清热燥湿；制半夏、茯苓、草豆蔻祛湿健脾；陈皮、甘草理气和中。

湿偏重者加苍术、藿香燥湿醒脾；热偏重者加蒲公英、黄芩清胃泻热；伴恶心呕吐者，加竹茹、橘皮以清胃降逆；大便秘结不通者，可加大黄(后下)通下导滞；气滞腹胀者加厚朴、枳实以理气消胀；纳呆少食者，加神曲、谷芽、麦芽以消食导滞。

中成药可选用清胃和中丸。

5.瘀血停胃

治法：理气活血，化瘀止痛。

方药：失笑散合丹参饮加减。

前方以五灵脂、蒲黄活血祛瘀，通利血脉以止痛；后方重用丹参活血化瘀，檀香、砂仁行气止痛。

若因气滞而致血瘀，气滞仍明显时，宜加理气之品，但忌香燥太过。若血瘀而兼血虚者，宜合四物汤等养血活血之味。若血瘀而兼脾胃虚衰者，宜加炙黄芪、党参等健脾益气以助血行。若瘀血日久，血不循常道而外溢出血者，应参考吐血、便血篇处理。

中成药可选用九气拈痛丸。

6.胃阴亏耗

治法：滋阴益胃，和中止痛。

处方：益胃汤合芍药甘草汤加减。

方中沙参、玉竹补益气阴；麦冬、生地黄滋养阴津；冰糖生津益胃；芍药、甘草酸甘化阴，缓急止痛。

若气滞仍著时，加佛手、香橼皮、玫瑰花等轻清畅气而不伤阴之品；津伤液亏明显时，可加芦根、天花粉、乌梅等以生津养液；大便干结者，加火麻仁、郁李仁、瓜蒌仁等润肠之品。若兼肝阴亦虚，症见脘痛连胁者，可加白芍、枸杞、生地黄等柔肝之品，也可用一贯煎化裁为治。

中成药可选用养胃舒胶囊。

7.脾胃虚寒

治法：温中健脾。

方药：黄芪建中汤加减。

方中以黄芪补中益气、饴糖益气养阴为君；以桂枝温阳气、芍药益阴血为臣；以生姜温胃、大枣补脾为佐；炙甘草调和诸药，共奏温中健脾，和胃止痛之功。

若阳虚内寒较重者，也可用大建中汤化裁，或加附子、肉桂、荜茇等温中散寒；兼反酸者，可加黄连汁炒吴茱萸、煅瓦楞、海螵蛸等制酸之品；泛吐清水时，可予小半夏加茯苓汤或苓桂术甘汤合方为治；兼见血虚者，也可用归芪建中汤治之。若胃脘坠痛，证属中气下陷者，可用补中益气汤化裁为治。

此外，临床上胃强脾弱，上热下寒者也不少见，症状除胃脘疼痛以外，还可见恶心呕吐，嗳气，肠鸣便溏或大便秘结，舌质淡，苔薄黄腻，脉细滑等，治疗时，可选用半夏泻心汤、黄连理中汤或乌梅丸等以调和脾胃，清上温下。

中成药可选用人参健脾丸、参苓白术丸等。

(二)针灸治疗

1.基本处方

中脘、内关、足三里。中脘、足三里募合相配，内关属心包经，历络三焦，通调三焦气机而和胃，三穴远近结合，共同调理胃腑气机。

2.加减运用

(1)寒邪客胃证：加神阙、梁丘以散寒止痛，神阙用灸法。余穴针用平补平泻法。

(2)饮食伤胃证：加梁门、建里、璇玑以消食导滞。诸穴针用泻法。

(3)肝气犯胃证：加期门、太冲以疏肝理气，针用泻法。余穴针用平补平泻法。

(4)湿热中阻证：加阴陵泉、内庭以清利湿热，阴陵泉针用平补平泻法。余穴针用泻法。

(5)瘀血停胃证：加膈俞、阿是穴以化瘀止痛，针用泻法。余穴针用平补平泻法，或加灸法。

(6)胃阴亏耗证：加胃俞、太溪、三阴交以滋阴养胃。诸穴针用补法。

(7)脾胃虚寒证：加神阙、气海、脾俞、胃俞以温中散寒，神阙用灸法。余穴针用补法，或加灸法。

3.其他

(1)指针疗法：取中脘、至阳、足三里等穴，以双手拇指或中指点压、按揉，力度以患者能耐受并感觉舒适为度，同时令患者行缓慢腹式呼吸，连续按揉3～5分钟即可止痛。

(2)耳针疗法：取胃十二指肠、脾、肝、神门、下脚端，每次选用3～5穴，毫针浅刺，留针30分钟；或用王不留行籽贴压。

(3)穴位注射疗法：根据中医辨证，分别选用当归注射液、丹参注射液、参附注射液或生脉注射液等，也可选用维生素 B_1 或维生素 B_{12} 注射液，按常规取2～3穴，每穴注入药液2～4 mL，每天或隔天1次。

(4)埋线疗法。取穴：肝俞、脾俞、胃俞、中脘、梁门、足三里。方法：将羊肠线用埋线针植入穴位内，无菌操作，每月1次，连续3次。适用于慢性胃炎之各型胃痛症者。

(5)兜肚法：取艾叶30 g，荜茇、干姜各15 g，甘松、山柰、细辛、肉桂、吴茱萸、延胡索、白芷各10 g，大茴香6 g，共研为细末，用柔软的棉布折成15 cm直径的兜肚形状，将上药末均匀放入，紧密缝好，日夜兜于中脘穴或疼痛处，适用于脾胃虚寒胃痛。

(张一持)

第四节 反　胃

反胃是以脘腹痞胀，宿食不化，朝食暮吐，暮食朝吐为主要临床表现的一种病。

一、历史沿革

反胃又称胃反。胃反之名，首见于汉代张仲景《金匮要略·呕吐哕下利病脉证治》篇。宋代《太平圣惠方·治反胃呕吐诸方》则称之为“反胃”。其后亦多以反胃名之。

《金匮要略·呕吐哕下利病脉证治》中说：“趺阳脉浮而涩，浮则为虚，涩则伤脾；伤脾则不磨，朝食暮吐，暮食朝吐，宿谷不化，名为胃反。”明确指出本病的病机主要是脾胃损伤，不能腐熟水谷。有关治疗方面，提出了使用大半夏汤和茯苓泽泻汤，至今仍为临床所常用。

隋代巢元方《诸病源候论·胃反候》对《金匮要略》之说有所发挥，将病因病机归纳为血气不足、胃寒停饮、气逆胃反，指出“荣卫俱虚，其血气不足，停水积饮，在胃脘则脏冷，脏冷则脾不磨，脾不磨则宿谷不化，其气逆而成胃反也”。

唐代王冰在《黄帝内经·素问》注文中更将本病精辟总结为“食入反出，是无火也”。宋代《圣济总录·呕吐门》也说：“食久反出，是无火也。”

金元时期，朱丹溪《丹溪心法·翻胃》提出血虚、气虚、有热、有痰之说，治法方药则更趋丰富全面。

明代张景岳对于反胃的病因、病机、辨证、治法、方药等有了系统性的阐发，他在《景岳全书·反胃》一节中说：“或以酷饮无度，伤于酒湿，或以纵食生冷，败其真阳；或因七情忧郁，竭其中气；总之，无非内伤之甚，致损胃气而然。”又说：“反胃一证，本属火虚，盖食入于胃，使胃暖脾强，则食无不化，何至复出……然无火之由，则犹有上中下三焦之辨，又当察也。若寒在上焦，则多为恶心或泛泛欲吐者，此胃脘之阳虚也。若寒在中焦，则食入不化，每食至中脘，或少顷或半日复出者，此胃中之阳虚也。若寒在下焦，则朝食暮吐，暮食朝吐，乃以食入幽门，丙火不能传化，故久而复出，此命门之阳虚也”“虚在上焦，微寒呕吐者，惟姜汤为最佳，或橘皮汤亦可，虚在中焦而食入反出者，宜五君子煎、理中汤……虚在下焦而朝食暮吐……其责在阴，非补命门以扶脾土之母，则火无以化，土无以生，亦犹釜底无薪，不能腐熟水谷，终无济也。宜六味回阳饮，或人参附子理阴煎，或右归饮之类主之。此屡用之妙法，不可忽也”“反胃由于酒湿伤脾者，宜葛花解酲汤主之，若湿多成热，而见胃火上冲者，宜黄芩汤或半夏泻心汤之类主之。”其中补命门火之说是他对本病治疗上的一大创见。

明代李中梓根据临床实际，进一步丰富了反胃的辨证内容。他在《医宗必读·反胃噎嗝》中说：“反胃大都属寒，然不可拘也。脉大有力，当作热治，脉小无力，当作寒医。色之黄白而枯者为虚寒，色之红赤而泽者为实热，以脉合证，以色合脉，庶乎无误。”

清代李用粹《证治汇补·反胃》对七情致病认识较为深刻。他说：“病由悲愤气结，思虑伤脾……皆能酿成痰火，妨碍饷道而食反出。”对反胃的病因病机，做了新的补充。清代陈士铎《石室秘录·噎嗝反胃治法》言：“夫食入于胃而吐出，似乎病在胃也，谁知肾为胃之关门，肾病而胃始病。”这种看法，与张景岳补命门以扶脾土的观点基本相同。清代沈金鳌《杂病源流犀烛·噎塞反胃关格源流》言："反胃原于真火衰微，胃寒脾弱，不能纳谷，故早食晚吐，日日如此，以饮食入胃，既抵胃之下脘，复返而出也。若脉数，为邪热不杀谷，乃火性上炎，多升少降也"。同时指出："亦有瘀血阻滞者，亦有虫而反出者，亦有火衰不能生土，其脉沉迟者。"进一步丰富了对反胃病因病机的认识。

以上所引各家之说，从不同的方面对反胃作了阐述，使本病的辨证论治内容日趋完善。

二、范围

西医学的胃十二指肠溃疡病，胃十二指肠憩室，急慢性胃炎，胃黏膜脱垂症，十二指肠郁积症，胃部肿瘤，胃神经症等，凡并发胃幽门部痉挛、水肿、狭窄，或胃动力紊乱引起胃排空障碍，而在临床上出现脘腹痞胀，宿食不化，朝食暮吐，暮食朝吐等症状者，均可参照本节内容辨证论治。

三、病因病机

反胃多由饮食不节，酒色过度，或长期忧思郁怒，损伤脾胃之气，并产生气滞、血瘀、痰凝阻胃，使水谷不能腐熟，宿食不化，导致脘腹痞胀，胃气上逆，朝食暮吐，暮食朝吐。

（一）脾胃虚寒

饥饱失常，嗜食寒凉生冷，损及脾阳，以致脾胃虚寒，不能消化谷食，终至尽吐而出。思虑不解，或久病劳倦多可伤脾，房劳过度则伤肾。脾伤则运化无能不能腐熟水谷，肾伤则命火衰微，不能温煦脾土，则脾失健运，谷食难化而反。

（二）痰浊阻胃

酒食不节、七情所伤、房室、劳倦等病因，均可损伤脾胃，因之水谷不能化为精微而成湿浊，积湿生痰，痰阻于胃，逐使胃腑失其通降下行之功效，宿食不化而成反胃。

（三）瘀血积结

七情所伤，肝胃气滞，或遭受外伤，或手术创伤等原因可导致气滞血瘀。胃络受阻，气血不和，胃腑受纳、和降功能不及，饮食积结而成反胃。

（四）胃中积热

多由于长期大量饮酒，吸烟，嗜食膏粱厚味，经常进食大量辣椒等辛烈之品，均可积热成毒，损伤胃气，而成反胃之证。抑或痰浊阻胃，瘀血积结，郁久化热。邪热在胃，火逆冲上，不能消化饮食，而见朝食暮吐，暮食朝吐。此即《素问·至真要大论》篇病机十九条中所说"诸逆冲上，皆属于火""诸呕吐酸……皆属于热"之意。

由此可见，本病病位在胃，脾胃虚寒、不能腐熟水谷是导致本病的最主要因素，但同时与肝、脾、肾等脏腑密切相关。除气滞、气逆外，还有痰浊、水饮、积热、瘀血等病理因素共同参与发病过程，而且各种病因病机之间往往相互转化。痰浊、水饮多为脾胃虚寒所致；痰浊、瘀血等可使气虚、气滞、食停，同时也可郁久化热；诸因均可久病入络，而成瘀血积结。

四、诊断与鉴别诊断

（一）诊断

1.发病特点

反胃在临床上较为常见，患者以成年人居多，男女性别差异不大，对老年患者要特别提高警惕，注意是否有癌肿等病存在。

2.临床表现

本病一般多为缓起，先有胃脘疼痛，吐酸，嘈杂，食欲缺乏，食后脘腹痞胀等症状，若迁延失治或治疗不当，病情则进一步加剧，逐渐出现脘腹痞胀加剧，进食后尤甚，饮食不能消化下行，停积于胃腑，终致上逆而呕吐。其呕吐的特点是朝食暮吐，暮食朝吐，呕出物多为未经消化的食物，或伴有痰涎血缕；严重患者亦可呕血。

患者每因呕吐而不愿进食，人体缺乏水谷精微之濡养，日见消瘦，面色萎黄，倦怠无力。由于饮食停滞于胃脘不能下行，按压脘部则感不适，有时并可触及包块；振摇腹部，可听到漉漉水声。

脉象，舌质，舌苔，则每随其或寒或热，或虚或实而表现不同，可据此作为进一步的辨证依据。

(二)鉴别诊断

1.呕吐

从广义言，呕吐可以包括反胃，而反胃也主要表现为呕吐。但一般呕吐多是食已即吐，或不食亦吐，呕吐物为食物、痰涎、酸水等，一般数量不多。反胃则主要是朝食暮吐，暮食朝吐，患者一般进食后不立即呕吐，但因进食后，食物停积于胃腑，不能下行，至一定时间，则尽吐而出，吐后始稍感舒畅。所吐出的多为未经消化的饮食，而且数量较多。

2.噎膈

噎膈是指吞咽时哽噎不顺，饮食在胸膈部阻塞不下，和反胃不同。反胃一般多无吞咽哽噎，饮食不下是饮食不能下通幽门，在食管则无障碍。噎膈则主要表现为吞咽困难，饮食不能进入贲门。噎膈虽然也会出现呕吐，但都是食入即吐，呕吐物量不多，经常渗唾痰涎，据此亦不难做出鉴别。

五、辨证

(一)辨证要点

1.注意呕吐的性质和呕吐物的情况

反胃的主要特征是朝食暮吐，暮食朝吐，因此在辨证中必须掌握这一特点。要详细询问病史，如呕吐的时间、呕吐的次数、呕吐物性状及多少等，这对于辨证很有价值。

2.要细辨反胃的证候

反胃的辨证可概括为寒、热、痰、瘀四个主要证型。除从呕吐物的性质内容判断外，其他症状、脉象、舌质、舌苔、患者过去和现在的病史、身体素质等，均有助于辨证。

(二)证候

1.脾胃虚寒

症状：食后脘腹胀满，朝食暮吐，暮食朝吐，吐出宿食不化及清稀水液，吐尽始觉舒适，大便溏少，神疲乏力，面色青白，舌淡苔白，脉细弱。甚者面色苍白，手足不温，眩晕耳鸣，腰膝酸软，精神萎靡。舌淡白，苔白滑，脉沉细无力。

病机分析：此证之主要病机是脾胃虚寒，即胃中无火。因胃中无火，胃失腐熟通降之职，不能消化与排空，乃出现朝食暮吐，暮食朝吐，宿食不化之症状，一旦吐出，消除停积，故吐后即觉舒适。《素问·至真要大论》篇云："诸病水液，澄澈清冷，皆属于寒。"患者吐出清稀水液，故云属寒，大便溏少，神疲乏力，面色青白，亦属脾胃虚寒；舌淡白，脉弱，均为阳气虚弱之症。其严重者面色苍白，手足不温，舌质淡白，脉沉细无力，为阳虚之甚；腰膝酸软，眩晕耳鸣属肾虚；精神萎靡属肾精不足神气衰弱之征。这些表现，是由肾阳衰弱，命火不足，火不生土，脾失温煦而致，此属脾肾两虚之证,较前述之脾胃虚寒更为严重。

2.胃中积热

症状:食后脘腹胀满,朝食暮吐,暮食朝吐,吐出宿食不化及混浊酸臭之稠液,便秘,溺黄短,心烦口渴,面红。舌红干,舌苔黄厚腻,脉滑数。

病机分析:朝食暮吐,暮食朝吐,宿食不化,是属反胃之症。《素问·至真要大论》篇言:"诸转反戾,水液浑浊,皆属于热。"今患者吐出混浊酸臭之液,故属于热证。内热消烁津液,故口渴便秘,小便短黄;内热熏蒸,故心烦,面红。舌红干,苔黄厚,脉滑数,皆为胃中积热之征。

3.痰浊阻胃

症状:经常脘腹胀满,食后尤甚,上腹或有积块,朝食暮吐,暮食朝吐,吐出宿食不化,并有或稠或稀之痰涎水饮,或吐白沫,眩晕,心下悸。舌苔白滑,脉弦滑,或舌红苔黄浊,脉滑数。

病机分析:有形痰浊,阻于中焦,故不论已食未食,常见脘腹胀满。呕吐白色痰涎水饮或白沫,乃痰浊之征;痰浊积于中焦,故可见上腹部积块;眩晕乃因痰浊中阻,清阳不升所致;心下悸为痰饮阻于心下;舌苔白滑,脉弦滑,是痰证之特征;舌红,苔黄浊,脉滑数者,是属痰郁化热的表现。

4.血瘀积结

症状:经常脘腹胀满,食后尤甚,上腹或有积块,朝食暮吐,暮食朝吐,吐出宿食不化,或吐黄沫,或吐褐色浊液,或吐血便血,上腹胀满刺痛拒按,上腹部积块坚硬,推之不移。舌质暗红或兼有瘀点,脉弦涩。

病机分析:有形之瘀血,阻于胃关,影响胃气通降下行,故不论已食未食,常见腹部胀满;吐黄沫或褐液,解黑便,皆由瘀血阻络,血液外溢所致;腹胀刺痛属血瘀;上腹积块坚硬,推之不移,舌暗有瘀点,脉涩等皆为血瘀之征。

六、治疗

(一)治疗原则

1.降逆和胃

以降逆和胃为基本原则,阳气虚者,合以温中健脾,阴液亏者,合以消养胃阴,气滞则兼以理气,有瘀血或痰浊者,兼以活血祛痰。病去之后,当以养胃气、胃阴为主。如此,方能巩固疗效,利于健康。

2.注意服药时机

掌握服药的时机,也是治疗反胃的一个关键。由于反胃患者,宿食停积胃腑,若在此时服药,往往不易吸收,影响药效。故反胃患者应在空腹时服药,或在宿食吐净后再服药,疗效较佳。

(二)治法方药

1.脾胃虚寒

治法:温中健脾,和胃降逆。

方药:丁蔻理中汤加减。方中以党参补气健脾,干姜温中散寒;寒多以干姜为君,虚多以党参为君;辅以白术健脾燥温;甘草补脾和中,加白豆蔻之芳香醒胃,丁香之理气降浊,共奏温阳降浊之功。

吐甚者,加半夏、砂仁,以加强降逆和胃作用。病久脾肾阳虚者,可在上方基础上,加入温补命门之药,如附子、肉桂、补骨脂、吴茱萸之类;如寒热错杂者,可用乌梅丸。

除上述方药之外,尚可用丁香透膈散或二陈汤加味。如《证治汇补·反胃》言:"主以二陈汤,加藿香、蔻仁、砂仁、香附、苏梗；消食加神曲、麦芽；助脾加人参、白术；抑肝加沉香、白芍；温中加炮姜、益智仁；壮火加肉桂、丁香，甚用附子理中汤，或八味丸。”又介绍用伏龙肝水煎药以补土，糯米汁以泽脾，代赭石以镇逆。《景岳全书·反胃》用六味回阳饮，或人参附子理阴煎，或右归饮之类，皆经验心得之谈，可供临床参考。

2.胃中积热

治法：清胃泻热，和胃降浊。

方药：竹茹汤加减。方中竹茹、栀子清胃泻热，兼降胃气；半夏、陈皮、枇杷叶和胃降浊。

热重可加黄芩、黄连；热积腑实，大便秘结，可加大黄、枳实、厚朴以降泄之。

久吐伤津耗气，气阴两虚，表现反胃而唇干口燥，大便干结，舌红少苔，脉细数者，宜益气生津养阴，和胃降逆，可用大半夏汤加味。《景岳全书·反胃》谓：“反胃出于酒湿伤脾者，宜葛花解酒汤主之；若湿多成热，而见胃火上冲者，宜黄芩汤，或半夏泻心汤主之。”亦可随宜选用。

3.痰浊阻胃

治法：涤痰化浊，和胃降逆。

方药：导痰汤加减。方中以半夏、南星燥湿化痰浊；陈皮、枳实以和胃降逆；茯苓、甘草以渗湿健脾和中。

痰郁化热者，宜加黄芩、黄连、竹茹；若体尚壮实者可用礞石滚痰丸攻逐顽痰。痰湿兼寒者，可加干姜、细辛；吐白沫者，其寒尤甚，可加吴茱萸汤；脘腹痞满、吐而不净者可选《证治汇补》木香调气散(白豆蔻、丁香、木香、檀香、藿香、砂仁、甘草)行气醒脾、化浊除满。

吐出痰涎如鸡蛋清者，可加人参、白术、益智仁，以健脾摄涎。如《杂病源流犀烛·噎嗝反胃关格源流》云：“凡饮食入胃，便吐涎沫如鸡子白，脾主涎，脾虚不能约束津液，故痰涎自出，非参、术、益智不能摄也。”

4.瘀血积结

治法：祛瘀活血，和胃降浊。

方药：膈下逐瘀汤加减。方中以香附、枳壳、乌药理气和胃，气为血帅，气行则血行；复以川芎、当归、赤芍以活血；桃仁、红花、延胡索、五灵脂以祛瘀；牡丹皮以清血分之伏热。可再加竹茹、半夏以加强降浊作用。

吐黄沫，或吐血，便血者，可加降香、田七以活血止血；上腹剧痛者可加乳香、没药；上腹结块坚硬者，可加鳖甲、牡蛎、三棱、莪术。

(三)其他治法

(1)九伯饼：天南星、人参、半夏、枯矾、枳实、厚朴、木香、甘草、豆豉为末，老米打糊为饼，瓦上焙干，露过，每服一饼，细嚼，以姜煎平胃散下，此方加阿魏甚效。

(2)壁虎(即守宫)1～2只(去腹内杂物捣烂)，鸡蛋1个。用法：将鸡蛋一头打开，装入壁虎，仍封固蒸熟，每天服1个，连服数天。

(3)雪梨1个、丁香50粒，梨去核，放入丁香，外用纸包好，蒸熟食用。

七、转归及预后

反胃之证，可由胃痛、嘈杂、反酸等证演变而来，一般起病缓慢，变化亦慢。临床所分四证，可以独见，亦可兼见。

病初多表现为单纯的脾胃虚寒或胃中积热，其病变在无形之气，温之清之，适当调治，较易治疗。

患病日久，反胃频繁，除影响进食外，还可损伤胃阴，常在脾胃虚寒的同时并见气血、阴液亏虚；同时多为本虚而标实，或见寒热错杂，或合并痰浊阻胃或瘀血积结，其病变在有形之积，耗伤气血更甚，较难治疗。此时治疗时应注重温清同进，补泻兼施，用药平稳，缓缓图之。

久治不效，应警惕癌变可能。年高体弱者，发病之时已是脾肾两亏，全身日见衰弱，四种证候可交错兼见，进而发展为真阴枯竭或真火衰微之危症，则预后多不良。

八、预防与护理

要注意调节饮食，戒烟酒刺激之品，保持心情舒畅，避免房事劳倦。出现胃痛、嘈杂、反酸之证者，应及时诊治，尽量避免贪食竹笋和甜腻等食品，以免变生反胃。得病之后，饮食宜清淡流质，避免粗硬食物；患者呕吐之时，应扶助患者以利吐出。药汁宜浓缩，空腹服。中老年患者一旦出现反胃，应注意排除癌肿可能。

（张一持）

第五节　噎　　膈

噎膈是指以吞咽食物梗噎不顺，重则食物不能进入胃腑，食入即吐为主要临床表现的一种病证。噎，指吞咽时梗塞不顺；膈，指格拒，食物不能下，下咽即吐。噎较轻，是膈之前期表现，在临床中往往二者同时出现，故并称噎膈。

膈之病名，首见于《内经》。《素问·阴阳别论》篇指出“三阳结，谓之膈”。《灵枢·上膈》篇曰：“脾脉……微急为膈中，食饮之而出，后沃沫”。在《内经》的许多章节中还记述了本病证的病因、病位、传变及转归，认识到其发病与精神因素、阳结等有关，所病脏腑多在胃脘，对后世治疗启迪很大。隋朝对此病有进一步的认识，如巢元方《诸病源候论·痞膈病诸候·气膈候》中认为：“此由阴阳不和，脏气不理，寒气填于胸膈，故气噎塞不通，而谓之气噎”。并将噎膈分为气、忧、食、劳、思五噎；忧、恚、气、寒、热五膈。唐宋以后将噎膈并称，孙思邈《备急千金要方·噎塞论》引《古今录验》，对五噎的证候，做了详细描述：“气噎者，心悸，上下不通，噎哕不彻，胸胁苦满”。至明清时期对其病因病机的认识较为全面，如李用粹在《证治汇补·噎膈》篇中曰：“有气滞者，有血瘀者，有火炎者，有痰凝者，有食积者，虽有五种，总归七情之变，由气郁化火，火旺血枯，津液成痰，痰壅而食不化也”。这些理论至今仍有重要的指导意义。

现代医学的食管癌、贲门癌以及贲门痉挛、贲门弛缓、食管憩室、反流性食管炎、弥漫性食管痉挛、胃神经官能症等疾病，出现噎膈的临床表现时，可参考本节进行辨证论治。

一、病因病机

噎膈之病，主要为七情内伤，饮食不节，年老体弱等原因，致使气、痰、瘀相互交阻，日久津气耗伤，食管失于润养，胃失通降而见噎膈。

（一）七情内伤

由于忧思恼怒，情志不遂，肝郁气滞，肝气横犯脾胃，脾伤则气结，运化失司，水湿内停，滋生痰浊，痰气相搏，阻于食管，食管不利或狭窄而见噎膈；肝伤则气郁，气郁则血凝，瘀血阻滞食管，饮食噎塞难下而成噎膈。

（二）饮食不节

因过食肥甘辛辣燥热之品，或嗜酒过度，造成胃肠积热，则津伤血燥，以致食管干涩而成噎膈。或常食发霉、粗糙之品，损伤食管脾胃而致噎膈。

（三）久病年老

由于大病久病，或年老气虚，或阴损及阳，久则脾肾衰败，阳气虚衰，运化无力，浊气上逆，壅阻食管咽喉，则吞咽困难而成噎膈。

噎膈之病位在食管，属胃所主，其病变脏腑又与肝、脾、肾有密切关系，因三脏与胃、食管皆有经络联系。脾为胃行其津液，若脾失健运，可聚湿生痰，阻于食管。胃气之和降，赖于肝气之条达，若肝失疏泄，则胃失和降，气机郁滞，久则气滞血瘀，食管狭窄。中焦脾胃赖于肾阴的濡养和肾阳的温煦，若肾阴不足，失于濡养，或脾肾衰败，阳气虚弱，运化受阻，浊气上逆均可发为噎膈。

噎膈之病因病机复杂，但主要为七情内伤，饮食不节，日久则气郁生痰，气滞血阻，滞于食管而见噎膈；其次为年老体弱等原因，致阴津亏虚，气血枯燥，食管失于润养，干涩难下而见噎膈。但时常虚实交错，相互影响，互为因果，因而使病证极为复杂，病情缠绵难愈。

二、诊断要点

（一）症状

初起咽部或食管内有异物感，进食时有停滞感，继则咽下梗噎，重则食不得咽下或食入即吐。常伴有胃脘不适，胸膈疼痛，甚则形体消瘦，肌肤甲错，精神疲惫等。

（二）检查

口腔与咽喉检查，食管、胃的 X 线检查，食管与胃的内镜及病理组织学检查，食管脱落细胞检查以及 CT 检查有助于早期诊断。

三、鉴别诊断

（一）梅核气

噎膈与梅核气两者均见吞咽过程中梗塞不舒的症状。梅核气自觉咽喉中有物梗塞，吐之不出，咽之不下，但饮食咽下顺利，无噎塞感，是气逆痰阻于咽喉所致。噎膈则饮食梗阻难下，甚则不通。

（二）反胃

噎膈与反胃两者均有食入复出的症状，但反胃饮食能顺利咽下入胃，经久复出，朝食暮吐，暮食朝吐，宿谷不化，病证较噎膈轻，预后较好。

四、辨证

首先辨清噎膈的虚实。气滞血瘀，痰浊内阻者为实；津枯血燥，气虚阳弱者为虚。新病多实，或实多虚少；久病多虚，或虚中夹实。吞咽困难，梗塞不顺，胸膈胀痛者多实；食管干涩，饮食难下，或食入即吐者多虚。然而临证时，多为虚实相杂，应注意详辨。噎膈以正虚为本，夹有气滞、痰阻、血瘀等为标实。初起以标实为主，可见梗塞不舒，胸膈胀满、疼痛等气血郁滞之证。后期以正虚为主，出现形体消瘦，皮肤枯燥，舌红少津等津亏血燥之候；面色㿠白，形寒气短，面浮足肿等气虚阳微之证。临证时应仔细辨明标本的轻重缓急，利于辨证施治。

(一)气滞痰阻

1.证候

咽食梗阻，胸膈痞满，甚则疼痛，随情志变化可加重或减轻，伴有嗳气呃逆，呕吐痰涎，口干咽燥，大便干涩，舌质红，苔薄腻，脉弦滑。

2.分析

由于气滞痰阻于食管，食管不利，则咽食困难，胸膈痞满，遇情绪舒畅可减轻，精神抑郁则加重；气结津液不能上承，且郁热伤津，故口干咽燥；津不下润则大便干涩；痰气交阻，胃气上逆，则嗳气呃逆，呕吐痰涎；舌质红，苔薄腻，脉弦滑，为气郁痰阻，兼有郁热伤津之象。

(二)瘀血阻滞

1.证候

吞咽梗阻，胸膈疼痛，食不得下，甚则滴水难进，食入即吐，或吐出物如赤豆汁，兼面色暗黑，肌肤枯燥，形体消瘦，大便坚如羊屎，或便血，舌质紫暗，或舌红少津，脉细涩。

2.分析

血瘀阻滞食管或胃口，道路狭窄，故吞咽困难，胸膈疼痛，食不得下，食入即吐；久病阴伤肠燥，故大便干结，坚如羊屎；久瘀伤络，血渗脉外，则吐物如赤豆汁，或便血；长期饮食不入，化源告竭，肌肤失养，故形体消瘦，肌肤枯燥；面色暗黑，为瘀血阻滞之征；舌质紫暗，少津，脉细涩为血亏瘀结之象。

(三)津亏热结

1.证候

进食时咽喉梗涩而痛，水饮可下，食物难进，或入食即吐，兼胸背灼痛，五心烦热，口干咽燥，形体消瘦，肌肤枯燥，大便干结，舌质红而干，或有裂纹，脉弦细数。

2.分析

由于胃津亏耗，不能上润，故进食时咽喉梗涩而痛；热结痰凝，阻塞食管，故食物反出；热结灼阴，津亏失润，则口干咽燥，大便干结；胃不受纳，无以化生精微，故五心烦热，形体消瘦，肌肤枯燥；舌红而干，或有裂纹，脉弦细而数，均为津亏热结之象。

(四)脾肾阳衰

1.证候

长期吞咽受阻，饮食不下，胸膈疼痛，面色㿠白，形瘦神衰，气短畏寒，面浮足肿，泛吐清涎，腹胀便溏，舌淡苔白，脉细弱。

2.分析

噎膈日久，阴损及阳，脾肾阳衰，饮食无以受纳和运化，浊气上逆，故吞咽受阻，饮食不下，泛吐涎沫；脾肾衰败，化源衰微，肌体失养，故面色㿠白，形瘦神衰；阳气衰微，寒湿停滞，气短畏寒，面浮肢肿，腹胀便溏；舌淡苔白，脉细弱，均为脾肾阳衰之象。

五、治疗

噎膈的治疗在初期重在治标，宜以行气化痰、活血祛瘀为主；中、后期重在治本，以滋阴润燥、补气温阳为主。但本病表现极为复杂，常常虚实交错，治疗时应根据病情区分主次，全面兼顾。

(一)中药治疗

1.气滞痰阻

(1)治法:化痰解郁,润燥降气。

(2)处方:启膈散(《医学心悟》)。方中丹参、郁金、砂仁理气化痰,解郁宽胸;沙参、贝母、茯苓润燥化痰,健脾和中;荷叶蒂和胃降逆;杵头糠治卒噎。

痰湿较重可加瓜蒌、天南星、半夏以助化痰之力;若津液耗伤加麦冬、石斛、天花粉以润燥;若郁久化热,心烦口干者,加黄连、栀子、山豆根;若津伤便秘者加桃仁、蜂蜜以润肠通便。

2.瘀血阻滞

(1)治法:活血祛瘀,滋阴养血。

(2)处方:通幽汤(《脾胃论》)。方中生地黄、熟地黄、当归身滋阴润肠,解痉止痛;桃仁、红花活血祛瘀,通络止痛;甘草益脾和中;升麻升清降浊。

若胸膈刺痛,酌加三七、丹参、赤芍、五灵脂活血祛瘀,通络止痛;胸膈闷痛,加海藻、昆布、贝母、瓜蒌软坚化痰,宽胸理气;若呕吐痰涎,加莱菔子、生姜汁以温胃化痰。

3.津亏热结

(1)治法:滋阴养血,润燥生津。

(2)处方:沙参麦冬汤(《温病条辨》)加减。方中沙参、麦冬、玉竹滋补津液;桑叶、天花粉养阴泻热;扁豆、甘草安中和胃;可加玄参、生地黄、石斛以助养阴之力;加栀子、黄连、黄芩以清肺胃之热。

若肠燥失润,大便干结,可加当归、瓜蒌仁、生首乌润肠通便;若腹中胀满,大便不通,胃肠热盛,可用人参利膈丸或大黄甘草汤泻热存阴,但应中病即止,以免耗伤津液;若食管干涩,口燥咽干,可用滋阴清膈饮以生津养胃。

4.脾肾阳衰

(1)治法:温补脾肾,益气回阳。

(2)处方:补气运脾汤(《统旨方》)加减。方中人参、黄芪、白术、茯苓、甘草补脾益气;砂仁、陈皮、半夏和胃降逆;加旋覆花降逆止呕;加附子、干姜温补脾阳;加枸杞子、杜仲温养肝肾,填充精血。若气阴两虚加石斛、麦冬、沙参以滋阴生津。

若中气下陷、少气懒言可用补中益气汤;若气血两亏、心悸气短可用十全大补汤加减。

在此阶段,阴阳俱竭,如因阳竭于上而水谷不入,阴竭于下而二便不通,称为关格,系开合之机已废,为阴阳离决的一种表现,当积极救治。

(二)针灸治疗

1.基本处方

取穴:天突、膻中、内关、上脘、膈俞、足三里、胃俞、脾俞。天突散结利咽,宽贲门;膻中、内关宽胸理气,降逆止吐;上脘和胃降逆,调气止痛;膈俞利膈宽胸;足三里、胃俞、脾俞和胃扶正。

2.加减运用

(1)气滞痰阻证:加丰隆、太冲以理气化痰,针用泻法。余穴针用平补平泻法。

(2)瘀血阻滞证:加合谷、血海、三阴交以行气活血,针用泻法。余穴针用平补平泻法。

(3)津亏热结证:加天枢、照海以滋补津液、泻热散结,针用补法。余穴针用平补平泻法。

(4)脾肾阳衰证:加命门、气海、关元以温补脾肾、益气回阳。诸穴针用补法,或加灸法。

3.其他

(1)耳针疗法:取神门、胃、食管、膈,用中等刺激,每天 1 次,10 次为 1 个疗程,或贴压王不留行籽。

(2)穴位注射疗法：取足三里、内关，用维生素 B_1、维生素 B_6 注射液，每穴注射 1 mL，每 3 天注射1 次，10 次为 1 个疗程。

（苏　玲）

第六节　呃　逆

呃逆是以喉间呃呃有声，声短而频，不能自控为主要临床表现的一种病证。古称“哕”，又称“哕逆”，俗称打嗝。

呃逆在《内经》中称“哕”，并阐发了其病机，《素问·宣明五气》篇曰：“胃气上逆，为哕。”同时记载了三种简便的治疗方法，如《灵枢·杂病》云：“哕，以草刺鼻，嚏而已；无息而立迎引之，立已；大惊之，亦可已。”至元·朱丹溪始称“呃”，《丹溪心法·呃逆》篇曰：“古谓之哕，近谓之呃，乃胃寒所生，寒气自逆而呃上。亦有热呃，亦有其他病发呃者”。至明代统称“呃逆”，《景岳全书·呃逆》篇曰：“而呃之大要，亦惟三者而已，则一曰寒呃，二曰热呃，三曰虚脱之呃。”对本病分类可谓提纲挈领。清·李用粹《证治汇补·呃逆》篇，将呃逆分为火、寒、痰、虚、瘀五种，并对每种呃逆的临床表现进行了较详细的论述，至今仍有一定的临床指导意义。

现代医学的单纯性膈肌痉挛、胃肠神经官能症、食管癌、胃炎、胃扩张、肝硬化晚期、脑血管病、尿毒症等疾病，以及胃、食管手术后或其他原因引起的膈肌痉挛，出现呃逆的临床表现时，可参考本节进行辨证论治。

一、病因病机

呃逆的病因多为饮食不当、情志不舒和正气亏虚等，或突然吸入冷空气而引发呃逆。其病机主要是胃失和降，胃气上逆，动膈冲喉。

(一)外感寒邪

外感寒邪，胃中吸入冷气，寒遏胃阳，气机不利，气逆动膈，上冲于喉，发出呃呃之声，不能自制。

(二)饮食不当

由于过食生冷，或因病而服寒凉药物过多，寒气蕴结中焦，损伤胃阳，胃失温煦，或过食辛辣煎炒之物，或醇酒厚味，或因病过用温补之剂，燥热内生，胃火炽盛，胃失和降，反作上逆，发生呃逆。

(三)情志不舒

因恼怒太过，肝失条达，气机不利，以致肝气横逆犯胃，胃失和降，气逆动膈。或因肝气郁结，不能助脾运化，聚湿生痰；或因忧思伤脾，脾失健运，滋生痰湿；或因气郁化火，灼津成痰；或素有痰饮内停，复因恼怒，皆可致逆气挟痰，上犯动膈而发生呃逆。

(四)体虚病后

禀赋不足，年老体弱，久病肾虚，或劳累太过耗伤中气，脾阳失温，胃气虚衰，清气不升，浊气不降，气逆动膈冲喉而发生呃逆。或过汗、吐、下，虚损误攻，妇人产后，或热病伤阴，使胃阴不足，失于润养，和降失职，虚火上炎动膈冲喉而发生呃逆。

呃逆之病位在膈，病变关键脏腑在胃，与肺、肝、脾、肾诸脏有关。膈位于肺胃之间，膈上为肺，膈下为胃，二脏与膈位置邻近，经脉又相连属。若肺失肃降或胃气上逆，皆可致膈间气机不利，逆气动膈，上冲喉间，发出呃呃之声。手太阴肺之经脉，起于中焦，下络大肠，还循胃口，上膈属肺，将胃、膈、肺三者紧密相连。另外，胃之和降，还赖于肝之条达，若肝气郁滞，横逆犯脾胃，气逆动膈，亦成呃逆。肺胃之气的和降，又赖于肾气的摄纳，若久病伤肾，肾失摄纳，则肺胃之气不能顺降，上逆动膈而发呃逆。可见呃逆病机关键在于胃失和降，胃气上逆，动膈冲喉。胃气上逆，除胃本身病变外，同时与肺气肃降，肾气摄纳，肝气条达之功能紊乱等均有关系。

二、诊断要点

（一）症状

自觉气逆上冲，喉间呃呃连声，声短而频，不能自制为主症，其呃声或高或低，发作间隔或疏或密，间歇时间不定。伴有胸膈痞闷，胃脘不舒，嘈杂灼热，腹胀嗳气，心烦不寐等症状。多与受凉，过食寒凉、辛辣，或情志郁怒等诱发因素有关。偶发性的呃逆，或病危胃气将绝时之呃逆，为短暂症状，不列为呃逆病。

（二）检查

X 线胃肠钡透及内镜等检查有助于诊断。必要时检查肝、肾功能、B 超、心电图、CT 等有助于鉴别诊断。

三、鉴别诊断

（一）嗳气

嗳气与呃逆同属胃气上逆之证，嗳气声音低缓而长，可伴酸腐气味，气排出后自感舒适，病势较缓，多在饱食、情志不畅时发病。而不同于呃逆喉间呃呃连声，声短而频，不能自制。

（二）干呕

干呕与呃逆同属胃气上逆之证，干呕患者可见呕吐之状，但有声无物，或有少量痰涎而无食物吐出。干呕之声为呕声，也不同于呃逆的呃呃连声，声短而频。

四、辨证

辨证时首先要分清功能性呃逆、病理性呃逆。若因受寒或肝郁出现短暂的呃逆，又无明显兼症，可不治自愈。非器质性病变引起的呃逆为功能性疾病，经治可愈。若呃逆反复发作，并有明显的兼症，或出现在其他慢性病症的过程中，可视为病理性呃逆，当辨证治疗。首先辨清此病的寒热虚实。寒者呃声沉缓有力，得热则减，遇冷加重，伴胃脘不适，苔白脉缓；热者呃声洪亮，声高短促，伴口臭烦渴，便秘溲赤，苔黄脉大；虚者呃声低长，时断时续，体虚脉弱；实者呃声洪亮，连续发作，脉弦有力等。

（一）胃寒气逆

1.证候

呃逆声沉缓有力，得热则减，遇寒加重，喜食热饮，恶食冷饮，膈间及胃脘痞满不适，或有冷感，口淡不渴，舌质淡，苔白或白滑，脉象迟缓。多在过食生冷，受凉、受寒后发病。

2.分析

由过食生冷或受凉等，致寒积中焦，胃气为寒邪阻遏，胃失和降，上逆动膈冲喉而成呃逆；胃中实寒，故呃声沉缓有力；胃气不和，故脘膈痞闷不适。得热则减，遇寒更甚者，是因寒气得温则行，遇寒则凝之故；口淡不渴，舌苔白，脉迟缓者，均属胃中有寒之象。

（二）胃火上逆

1.证候

呃声洪亮，冲逆而出，口臭烦渴，多喜冷饮，尿黄便秘，舌红苔黄或黄燥，脉滑数。多在过食辛辣，或饮酒等后发病。

2.分析

由于嗜食辛辣烤制及醇酒厚味之品，或过用温补药物，或素体阳盛再加辛辣等品，久则胃肠积热化火，胃火上冲，故呃声洪亮，冲逆而出；阳明热盛，灼伤胃津，故口臭烦渴而喜冷饮；热邪内郁，肠间燥结，故大便秘结，小便短赤；舌苔黄，脉滑数，均为胃热内盛之象。

（三）气逆痰阻

1.证候

呃逆连声，呼吸不利，脘胁胀满，或肠鸣矢气，可伴恶心嗳气，头目昏眩，脘闷食少，或见形体肥胖，平时多痰，舌苔薄腻，脉象弦滑。常在抑郁恼怒后加重，情志舒畅时缓解。

2.分析

因七情所伤，肝气郁结，失于条达，横犯脾胃，胃气上冲动膈而成呃逆；肝郁气滞，故胸胁胀满不舒；气郁日久化火，灼津成痰，或因肝木克脾，脾失健运，聚湿成痰，痰气互结，阻于肺则呼吸不利，阻于胃则恶心嗳气，阻于肠则肠鸣矢气；清气不升，浊阴不降，故见头目昏眩；舌苔薄腻，脉象弦滑，皆为气逆痰阻之象。

（四）脾胃虚寒

1.证候

呃声低沉无力，气不得续，泛吐清水，面色苍白，手足欠温，伴有脘腹冷痛，食少乏力，或见腰膝无力，大便稀溏或久泻。舌淡苔白，脉沉细而弱。

2.分析

若饮食不节或劳倦伤中，使脾胃阳气受损；或素体阳虚，脾胃无力温养，脾胃升降失调，则胃气上逆，故呃声低弱无力，气不得续。脾胃俱虚，运化无力，则食少乏力；阳虚则水饮停胃，故泛吐清水；若久病及肾，肾阳衰微，则腰膝无力，便溏久泻；手足不温，舌淡苔白，脉沉而细，均为阳虚之象。

（五）胃阴不足

1.证候

呃声短促，气不连续，口干舌燥，烦渴少饮，伴不思饮食，或食后饱胀，大便干燥，舌质红少苔，或有裂纹，脉细而数。

2.分析

由于热病或郁火伤阴，或辛温燥热之品耗损津液，使胃中津液不足，胃失濡养，难以和降，气逆扰膈，故呃声短促，虚则气不连续；胃阴耗伤不能上润，则见口干舌燥，烦渴少饮；脾胃虚弱，运化无力，故见不思饮食，食后饱胀；津液耗伤，大肠失润，故大便干燥；舌质红，苔少而干，脉细数，均为阴虚之象。

五、治疗

呃逆治疗当以和胃、降逆、平呃为主。但要根据病情的寒热虚实之偏重不同，分别以寒则温之，热则清之，实则泻之，虚则补之。若重病中出现呃逆，治当大补元气，或滋阴养液以急救胃气。

(一)中药治疗

1.胃寒气逆

(1)治法：温中散寒，降逆止呃。

(2)处方：丁香散(《古今医统》)。方中丁香辛温，散寒暖胃为君，柿蒂味苦，下气降逆止呃为臣，二者相合，温中散寒，降逆止呃，两者相得益彰，疗效甚好，为临床治疗呃逆常用要药；佐以良姜温中散寒，宣通胃阳；使以炙甘草和胃益气。

若兼痰湿者，症见脘闷腹胀不舒，可加半夏、厚朴、陈皮等和降胃气，化痰导滞；兼表寒者，加苏叶、藿香以散寒解表，和胃降逆。

寒呃日久，中阳受伤可选用丁香柿蒂汤，以益气温中，降逆止呃；日久虚寒呃逆，可选用加味四逆汤，以补阳散寒，降逆止呃。

另可选用朴沉化郁丸，每次 9 g，每天 2 次，温开水送服；或用荜澄茄、良姜各等份，研末，加醋少许调服，每天 1 剂，连用 3 天。

2.胃火上逆

(1)治法：清热和胃，降逆止呃。

(2)处方：竹叶石膏汤(《伤寒论》)。方中竹叶、生石膏辛凉甘寒，清泻胃火为主药；佐以法半夏和胃降逆；人参、麦冬养胃生津；粳米、甘草益胃和中。

若胃气不虚者去人参，常加柿蒂、竹茹降逆止呃；便秘者则合小承气汤，用大黄、枳实、厚朴通利大便，釜底抽薪，此乃上病下治之法；若中焦积热日久伤阴，可选用清胃散以清泻胃火，凉血养阴，降逆止呃。

另可用左金丸，每次 9 g，每天 2 次，温开水送服；或用柿蒂、黄连各 10 g，水煎内服治疗热呃。

3.气逆痰阻

(1)治法：理气化痰，降逆止呃。

(2)处方：旋覆代赭石汤(《伤寒论》)方中旋覆花下气消痰，代赭石重镇降逆，二药相配，一轻一重，共成和降之功为主药；法半夏、生姜化痰和胃，佐以人参补中益气；甘草、大枣和中并引药归经。

如胃气不虚，可去人参、甘草、大枣，以防壅滞气机，加木香以行气止呃；若痰湿明显，可加陈皮、茯苓、浙贝以醒脾化痰；若兼热象，可加黄芩、竹茹以清热化痰。

本型还可选用木香顺气丸，每次 6 g，每天 2 次，温开水冲服；疏肝丸，每次 1 丸，每天 2 次，温开水送服。

4.脾胃虚寒

(1)治法：温补脾胃，和中降逆。

(2)处方：理中丸(《伤寒论》)加减。方中干姜温中祛寒为主药；辅以人参、白术、炙甘草健脾益胃；加入刀豆甘温，温中下气，善治呃逆；丁香、白豆蔻辛温芳香，行气暖胃，宽膈止呃。

若寒甚者，加附子温中祛寒；肾阳不足者加肉桂、山茱萸等以温肾补脾。本型也可选用附子理中丸，每次 1 丸，每天 2 次，温开水送服。

5.胃阴不足

(1)治法:益气养阴,和胃止呃。

(2)处方:益胃汤(《温病条辨》)加减。方中沙参、麦冬、玉竹、生地黄、冰糖甘润养阴益胃;可酌加柿蒂、刀豆、枇杷叶等顺气降逆。全方合用以达益气养阴、和胃止呃之效。

若神疲乏力,气阴两虚者,可加沙参、白术、山药;若食欲缺乏腹胀加炒麦芽、炒谷芽等;若阴虚火旺,咽喉不利加石斛、芦根以养阴清热。

本型也可选用枇杷膏,每次 10 g,每天 3 次,温开水冲服;或用大补阴丸,每次 1 丸,每天 2 次,温开水送服。

(二)针灸治疗

1.基本处方

取穴:膈俞、内关、膻中、中脘、足三里。

膈俞利膈止呃;内关宽胸利膈,畅通三焦气机;膻中宽胸理气,降逆止呃;中脘、足三里和胃降逆。

2.加减运用

(1)胃寒气逆证:加梁门、气海以温胃散寒、疏通膈气、降逆止呃,针用补法,或加灸法。余穴针用平补平泻法,或加灸法。

(2)胃火上逆证:加内庭以清泻胃火、降逆止呃。诸穴针用泻法。

(3)气逆痰阻证:加太冲、阴陵泉以降逆化痰。诸穴针用平补平泻法。

(4)脾胃虚寒证:加关元、命门以温补中焦、和胃止呃。诸穴针用补法,或加灸法。

(5)胃阴不足证:加胃俞、三阴交以养阴止呃。诸穴针用补法。

3.其他

(1)耳针疗法:取耳中、胃、神门、肝、心,毫针强刺激,留针 30 分钟,每天 1 次;也可采用耳针埋藏或用王不留行籽贴压法。

(2)拔罐法:取中脘、梁门、气海,或用膈俞、肝俞、胃俞,每次留罐 15～20 分钟,每天 1～2 次。

(3)穴位贴敷法:用麝香粉 0.5 g,放入神阙穴内,用伤湿止痛膏固定,适用于实证呃逆,尤其以肝郁气滞者取效更捷;或用吴茱萸 10 g,研细末,用醋调成膏状,敷于双侧涌泉穴,胶布或伤湿止痛膏固定,可引气火下行,适用于各种呃逆,对肝、肾气逆引起的呃逆尤为适宜。

(4)指压疗法:翳风、攒竹、内关、天突,任取 1 穴,用拇指或中指重力按压,以患者能耐受为度,连续按揉 1～3 分钟,同时令患者深吸气后屏住呼吸,常能立即止呃;或取 T_2～L_1 双侧夹脊穴、肺俞至肾俞的膀胱经,先用拇指或掌根摩揉,再提捏膀胱经 3～5 遍,后用拇指点按双侧膈俞 1～2 分钟。

(张一持)

第七节　食　管　癌

食管是连接下咽到胃之间的生理管道,食管癌为食管鳞状上皮或腺上皮异常增生所形成的恶性肿瘤。中国是食管癌高发国家,其死亡率仅次于胃癌。早期症状多不明显,偶有表现为食物哽噎感，胸骨后不适感，或食管内异物感；中晚期常出现进行性吞咽困难，食物反流，疼痛，体重减轻等。目前认为食管癌的发生与环境、生活习惯、遗传等因素相关。

本病属中医“噎膈”范畴，如《症因脉治·噎膈论》言：“伤噎膈之证，饮食之间渐觉难下，或下咽稍急，即噎胸前，如此旬月，日甚一天，渐至每食必噎，只食稀粥、不食干粮。”《医贯》中亦有：“噎膈者，饥欲得食，但噎塞迎逆于咽喉胸膈之间，在胃口之上，未曾入胃，即带痰吐而出。”食管癌具有很强的局部生长和侵袭能力，从中医角度而言与气、痰、瘀关系密切。

一、生理特性

(一)以通为用，以降为顺

食管为管腔性器官，上连口咽，下接胃的贲门，功能以传导饮食为主，古人称为“胃管”“脘管”。口腔咀嚼后的食物通过吞咽进入食管，再通过食管蠕动性收缩使食物向下推进送入胃中，这一过程自始至终以“通降”为顺为要。《难经集注》称食管为“胃之系”，属于腑，具有六腑传化物、泻而不藏的功能，以通为用，以降为顺。其通降之性主要体现在饮食纳入和气机运行上。

《素问·举痛论》曰：“百病皆生于气。”《灵枢·上膈》言：“气为上膈者，食饮入而还出。”说明气机郁结是发生食管癌的病理机制。若脾气郁结，则水湿失运，滋生痰浊，痰气相搏；肝气郁滞，则津行不畅，瘀血内停，已结之气，与后生之痰、瘀交阻于食管、贲门，使食管不畅，发为噎膈。正如《诸病源候论》所言：“忧恚则气结，气结则不宣流，使噎。”气虚则食管无力通降，津血流通不畅，瘀血、痰湿滞于食管，妨碍饮食。食管为“饮食之道”，饮食物经由口腔吞咽进入食管，由食管之气下降推动送入胃中。若脏腑气机郁而不伸，气不布津而痰凝，气结血阻而成瘀，痰气瘀阻于食管，致食管狭窄，通降不畅，则出现饮食梗塞、哕、呕、闷诸症。

(二)喜润恶燥，寒热相宜

叶天士在《临证指南医案》中说：“阳明阳土，得阴自安。”食管为阳明胃腑之系，下传食物，以凉润通降用事，其表面滑润方能顺利传导饮食。气津充足则食管能传导食物，不足则病。

若平素过食肥甘，恣食辛辣热烫，或嗜酒吸烟，诸热伤津耗血，失其濡润致食管干涩；或湿热内生，酿成痰浊，痰气结为有形之物，阻于食管、贲门，耗损气血阴津，因实致虚，亦可使食管干涩，引起进食噎塞。正如何梦瑶氏云：“酒客多噎膈，食热酒者尤多，以热伤津液，咽管干涩，食不得入也。”临床上80％食管癌发病在五十岁以后，概因年老肾虚，精血渐枯，食管失养，干涩枯槁，发为此病。《医贯·噎膈》即云：“惟男子年高者有之，少无噎膈。”若阴损及阳，命门火衰，脾胃失于温煦，则阳虚运化无力，痰瘀互结，阻于食管，也可发病。

食管又称“咽门”，其有屏障之意，极易受寒热刺激而发病。隋·巢元方《肘后备急方》提到了“寒膈”“热膈”。饮食过热，或常食生冷之品，既可损伤食管脉络，又可损伤胃气，气滞血瘀阻于食管、贲门，也可发为食管癌。宋·严用和《济生方·噎膈》认为“倘或寒温失宜，食饮乖度……则成膈”。

(三)食管为清道，宜空不宜实，以洁为常

《素问·五脏别论》曰：“水谷入口，则胃实而肠虚，食下，则肠实而胃虚。”胃肠如此虚实交替，完成饮食物的消化与吸收。而食管则不然，其为“清道”，应始终保持空虚的生理状态。《医学指要》言“胃管柔空”，指出了食管通畅、光滑清洁，方能顺利完成食物传送。

叶天士在《临证指南医案·噎膈》中言：“脘管窄隘，不能食物”，指出食管癌的形成与解剖形态有关。现代解剖学研究证明食管的三个生理狭窄区，食物转送欠畅，易致异物滞留，故多发扩

张、炎症、瘢痕、憩室，也是食管癌的好发部位。故徐灵胎评《临证指南医案·噎膈》说："噎膈之证，必有瘀血、顽痰、逆气，阻膈胃气。"指出了食管癌的发生为瘀血、顽痰、逆气长期阻于食道，致食管狭窄，胃气不降，饮食难下。因此，食管宜空不宜实，以洁为常，此为食管顺利完成食物传送而不发病的生理基础。

二、病机要素

由上可知，食管性喜柔润而不耐寒热，空清而勿邪留，则其通降顺畅，清洁有常。邪留食管，或气，或寒，或热，则其失柔润而干涩，失空清而狭窄，久之成痰成瘀衍生为癌，故本病以气结津亏，痰瘀互结为基本病机，病性多燥多热。由上述病机及西医对本病的认识，总结出本病当以"气、津、血"为其病理要素，气涵盖了"气虚、气滞"，津囊括了"痰(湿)、津亏"，血即"血虚、血瘀"。

食管癌初期多见痰气交阻于食管与胃，此时症状隐匿，咽下食物时胸膈部梗塞不顺，食毕则消失，情志不舒时明显。随疾病进展则见瘀血内结，此时痰、气、瘀交结，以致胃之通降受阻，上下不通出现饮食难下，或食入复吐，胸膈疼痛，痛有定处。进展期痰瘀阻滞郁而化火，伤阴耗液，见热结津亏之证，此时多表现为水饮可下，食物难进，吞咽梗阻而痛。晚期阴津日益枯槁，胃腑失养，以致阴损及阳，见脾肾阳虚，中阳衰微，此时病邪已深，正气凋残多表现为水饮不下，泛吐多量黏液白沫，消瘦，乏力，面容憔悴，精神萎靡，终致大肉尽脱，形销骨立而危殆难医。

食管癌病性之寒热燥湿因病理类型、病程进展及治疗手段的不同而有所侧重。

从病理类型来看，食管癌大部分属于鳞癌，少数为腺癌。黄金昶提出鳞癌多热，腺癌多寒湿。孙桂芝则认为食管癌上、中、下三段的病机各有侧重，食管上段癌多兼火热，常见鳞癌；中段癌多有痰气交阻，下段癌多见痰湿蕴结，病理多为腺癌。概因火热炎上、痰湿趋下之故。

从病程进展来看，早期食管癌以气机郁结、痰气互阻为主，寒热属性不明显，多燥；进展期痰浊瘀血互结，久则郁而化火，热结津亏，形成局部属热、属燥而全身属寒的寒热错杂之候；晚期阴津日益枯槁，胃腑失养，阴损及阳，形成一派脾肾阳虚多寒之象。

从治疗手段来看，食管癌手术过后，正气大伤，患者出现一系列恶风怕冷，出汗，疲乏等气虚的表现，如果没有得到及时治疗终至阳虚，此时病性以寒为主；经过化疗以后的患者，首先伤及脾胃，继者损伤肝肾，终致阴阳两虚，常表现为气血亏虚、脾肾阳虚或肝肾阴虚；经过放疗以后的患者，由于射线属热，作用于人体，热毒耗伤津液或灼津成痰，日久成瘀，多表现为热盛阴亏、痰热阻滞、痰瘀互结之象。

食管癌病位在食道，属胃气所主，其发生与肝、脾、肾三脏关系密切。七情内伤、饮食不节、年老体虚可致肝、脾、肾三脏功能失常。若脾之功能失调，健运失司，水湿聚而为痰；肝之疏泄失常，则气失条达，可致气滞血瘀或气郁化火；肾阴不足，则不能濡养咽嗌，肾阳虚馁，不能温运脾土，以致气滞、痰阻、血瘀，使食管狭窄，津液干涸失濡而成食管癌。故其发病是由于肝脾肾三脏功能失调，导致气滞、痰浊、瘀血阻滞于食管，津枯血燥，发为食管癌。

三、立法组方

(一)行气布津以润养，消痰逐瘀以宣通

食管癌为病，关键在于气结津亏，痰瘀交阻，致食管干涩，食管、贲门狭窄，表现为吞咽梗塞不顺，甚则食入即吐。其基本治法以行气布津、消痰逐瘀为主，均以恢复食管的通降柔润之性为目标，以"宣通""润养"为要。食管癌病程较长，早期以标实为主，治疗重在理气开郁，化痰散结，佐

以和胃润燥;随着病情发展而呈虚实夹杂之候,气郁、痰凝、血瘀愈加明显,而致食管干涩,食管、贲门狭窄更甚,邪实有加,应攻补兼施,有所侧重,灵活选用化痰、祛瘀、降气之法,同时养血润燥,兼顾培补正气;晚期以正虚为主,因津液亏耗,损及肾阴,终致阴阳两虚,而成噎膈重证,治宜滋阴养血,益气温阳,兼以驱邪。

(二)辛凉散火,慎用苦寒

进展期食管癌,局部顽痰、死血、逆气结成有形之物,郁而化火,此时癌瘤生长迅速,易于转移,当前的主要治疗是控制癌瘤生长转移,主要治法是清热解癌毒。至于清热解癌毒法,临床上大多数医师认为就是清热解毒,喜用白花蛇舌草、半枝莲等大苦大寒的清热解毒药,有一定效果,但易伤人阳气,甚至容易冰伏邪气,一旦停药就易复发,加重病情。此处所言清热散火法即内经所云"火郁发之"是清热解癌毒之关键,用药方面当选用具有辛凉清透发散效用的处方,如升降散、普济消毒饮。结合食管癌气结津亏、痰瘀交阻这一基本病机,同时兼以行气布津、化痰逐瘀。

(三)分型论治,调和气血阴阳为本

食管癌手术后,常表现为气血亏虚,脾肾阳虚等症状,治疗当以补益气血、健脾温肾为主,方选补中益气汤、归脾汤、桂附地黄丸等。化疗后多表现为气血亏虚、脾肾阳虚或肝肾阴虚,治疗上当以益气养血,健脾和胃,温肾助阳,滋补肝肾,方选当归补血汤、八珍汤、小建中汤、右归丸、六味地黄丸等。放疗后多表现为热盛阴亏,痰热阻滞,痰瘀互结,治疗当以清热、滋阴、化痰、祛瘀,代表方清燥救肺汤、沙参麦冬汤、清金化痰汤、桃红四物汤等。但是针对食管癌本身病证,尚需结合上面说到的行气布津以润养,消痰逐瘀以宣通来辨证选方。

李中梓《医宗必读》云"噎膈……此证之所以疑难者,方欲健脾理痰,恐燥剂有妨于津液;方欲养血生津,恐润剂有碍于中州。审其阴伤火旺者,当以养血为亟;脾伤阴盛者,当以温补为先。更有忧恚盘礴,火郁闭结,神不大衰,脉尤有力,当以仓公、河间之法下之。"故而食管癌在选用治法及药物方面,需考虑全面,不可肆意用药,亦应审证施方,不可定势。

四、选方示例

(一)二陈汤(《太平惠民和剂局方》)合半夏厚朴汤(《金匮要略》)

1.组成

半夏 15 g,茯苓 20 g,陈皮 15 g,甘草 6 g,厚朴 15 g,生姜 25 g,苏叶 10 g。

2.用法

加乌梅一个,水煎服。

3.征象

吞咽不舒,痰多色白易咳,胸膈痞闷,恶心呕吐,肢体困重,或头眩心悸,舌苔白滑或腻,脉弦滑。

4.证析

食管癌属痰湿阻滞气机者。脾失健运,湿无以化,湿聚成痰,郁阻食管则出现吞咽不舒,痰多色白易咳,阻于胸膈,气机不畅,则感痞闷不舒;流注肌肉,则肢体困重;阻遏清阳,则头目眩晕;痰浊凌心,则为心悸;痰湿停胃令胃失和降,则恶心呕吐;舌淡红,舌苔白滑或腻,脉弦滑为痰湿阻滞之舌脉。

5.病机

脾失健运,津液不布,聚而成痰,湿痰阻于咽喉胸膈之间。

6.治法

燥湿化痰，理气开郁。

7.方解

方中半夏辛温性燥，善能燥湿化痰，且又和胃降逆，为君药。苏叶、陈皮、厚朴为臣，既可理气行滞，又能燥湿化痰。君臣相配，寓意有二：一为等量合用，不仅相辅相成，增强燥湿化痰之力，而且体现治痰先理气，气顺则痰消之意，符合食管癌前期的病机特点；二为半夏、陈皮皆以陈久者良，而无过燥之弊，主要是考虑到食管恶燥的特点。佐以茯苓健脾渗湿，渗湿以助化痰之力，健脾以杜生痰之源。煎加生姜，既能制半夏之毒，又能协助半夏化痰降逆、和胃止呕减轻呕吐痰涎的症状；复用少许乌梅，收敛肺气，与半夏、橘红相伍，散中兼收，防其燥散伤食管津液之虞，均为佐药。以甘草为佐使，健脾和中，调和诸药。

8.临证化裁

结合食管为润腑的特性，用药切忌大量应用辛香燥热之品破气散结，逞一时之快，劫伤阴血，其后必加重病情，适当加一些养阴药如生地、麦冬、玄参、天花粉等，正如《医学心悟》所言："噎膈，燥证也，宜润。"

(二)四逆散(《伤寒论》)合半夏厚朴汤(《金匮要略》)

1.组成

柴胡 15 g，枳实 15 g，芍药 20 g，法半夏 15 g，厚朴 15 g，茯苓 20 g，苏叶 10 g，炙甘草 6 g，生姜 25 g。

2.用法

水煎服。

3.征象

自觉咽中梗阻，口干咽燥，胸闷，憋气，易怒，纳呆，大便稀，舌质淡红，苔白腻，脉弦滑。

4.证析

食管癌属气滞痰凝者。患者平素脾气暴躁，肝气不舒，可见胸闷，憋气，易怒；脾胃失于宣降，津液不布，聚而为痰，气郁痰阻，见于食管癌早期，自觉咽中梗阻，纳呆，大便稀；气结日久，津液不能上承，故见口干咽燥；舌质淡红，苔白腻，脉弦滑者，肝气滞痰凝之象也。

5.病机

气滞津液停滞为痰，痰浊内盛，壅塞食管。

6.治法

疏肝解郁，理气化痰。

7.方解

方以柴胡疏肝升清，达阳于表；枳实行结气而降浊，泻脾气之壅滞。柴胡、枳实同用，一升一降，可加强疏肝理气之功效，使木郁达之。芍药柔肝敛阴，且能和血脉，与柴胡相伍，一气一血，一散一收，相反而相成，既能增强柔肝疏肝之效，又能监制柴胡辛散伤阴和升发之性。半夏燥湿化痰，厚朴加强枳实破气之壅滞，苏叶理气宽胸，茯苓祛湿，杜绝生痰之源，炙甘草调中实脾，且以调和诸药。用四逆散疏肝解郁，畅达食管的窒塞之气；配合半夏厚朴汤行气化痰消除食管癌壅塞之痰。

8.临证化裁

若痰涎壅盛，大便秘结者，可加用昆布丸化痰散结；痰黏不易咳出者加海浮石、竹沥；胸膈满闷者加郁金、香附；痰黄稠黏加黄芩、象贝母；嗳气频多，恶心欲吐者加旋覆花、代赭石，旋覆花配代赭石出自《伤寒论》“伤寒发汗，若吐若下，解后，心下痞硬，噫气不除者，旋覆代赭汤主之”。旋覆花苦辛而咸，可下气消痰，降气行水。代赭石重镇降逆，《长沙药解》谓之“驱浊下冲，降摄肺胃之逆气”。

（三）启膈散（《医学心悟》）

1.组成

沙参 9 g，丹参 9 g，茯苓 3 g，川贝母 4.5 g，郁金 1.5 g，砂仁壳 1.2 g，荷叶蒂 2 个，杵头糠 1.5 g。

2.用法

水煎服。

3.征象

吞咽困难，胸膈痞满，甚则疼痛，情绪舒畅时诸症稍有减轻，反之加重，嗳气呃逆，呕吐痰涎，口干咽燥，舌质红，苔薄腻，脉弦滑。

4.证析

食管癌属气滞痰阻者，常见于食管癌早期。患者平素抑郁，引起肝气横逆，胃气上逆，故见嗳气呃逆，呕吐痰涎；痰湿交阻于食管，此时可出现吞咽不顺，胸膈痞满，甚则疼痛，情绪舒畅时诸症稍有减轻，反之加重；肝气郁结化火，津液耗伤，故可见口干咽燥；舌质红，苔薄腻，脉弦滑是气滞痰阻之舌脉。

5.病机

气不布津，痰气交阻。

6.治法

降气化痰，开郁润燥。

7.方解

取沙参、丹参为君，甘凉润燥，和营疏瘀，顾护食管喜润的特点；川贝母、广郁金苦辛泻降为臣，降气开郁化痰，通食管之阻塞，茯苓甘淡和中，砂仁沁香悦脾，恢复脾胃功能，以为佐使。妙在借荷蒂少阳生发之气，升举清阳，杵头糠通肠开胃，下气磨积，顺其阴阳升降之机焉。

8.临证化裁

虚者，加人参；若兼血积，加桃仁、红花；若兼痰积，加广橘红；若兼食积，加麦芽、山楂；口咽干燥甚者，可加麦冬、天花粉、玄参，若郁久化热，心中烦闷，大便干燥，可加栀子、黄连、山豆根、生地黄以清热除烦，滋阴润燥；泛吐痰涎甚多者，加半夏、陈皮，以加强化痰之功，或含化玉枢丹。

（四）二术二陈汤（《古今医统》）合透膈汤（《袖珍方》）

1.组成

苍术 12 g，白术 12 g，茯苓 15 g，半夏 15 g，陈皮 12 g，甘草 3 g，厚朴 15 g，槟榔 10 g，木香 10 g，白豆蔻 15 g，青皮 15 g，砂仁 5 g，枳实 10 g，大黄 15 g，芒硝 15 g。

2.用法

水煎服。

3.征象

自觉食管被物噎塞，喉间如碍，水饮难下，呕吐清水，头痛，身重，不欲饮食，舌质淡，苔白腻，脉缓。

4.证析

食管癌属痰湿阻滞者。患者素体脾虚，脾失健运，痰湿不化，故可见水饮难下，呕吐清水，不欲饮食；日久痰气阻滞于食管，可出现被物噎塞，致喉间如碍等食管癌的初期症状；痰湿闭遏清阳，不能分布营卫以奉上于头，故头痛，身重；脾虚，痰湿不化可表现舌质淡，苔白腻，脉缓之象。

5.病机

脾胃虚弱，脾失健运，痰湿不化，气机升降失常，痰气阻滞食道。

6.治法

理气健脾，燥湿化痰。

7.方解

苍术燥湿强脾，兼擅升阳；白术助脾燥湿，力主健运；陈皮治生痰之由；茯苓渗湿，杜食管癌生痰之源；半夏燥湿化痰，兼醒脾胃；槟榔、大黄、芒硝，破积下气通腑；桔梗、枳实，一升一降，宽胸行气；厚朴、陈皮、青皮加强行气，调畅食管阻塞之气机；甘草调中缓逆，且和诸药也；生姜煎服，使脾健气调，则痰湿自化，而清阳敷布，头痛无不自止。

8.临证化裁

虚寒者，加人参、煨干姜；痰饮，加南星，倍半夏；宿食，加神曲、砂仁；肿块明显痰湿比较重者，加海藻、昆布。

（五）桃红四物汤（《医宗金鉴》）合海藻玉壶汤（《外科正宗》）

1.组成

当归 6 g，熟地黄 12 g，川芎 6 g，白芍 9 g，桃仁 9 g，红花 6 g，海藻 3 g，贝母 3 g，陈皮 3 g，昆布 3 g，青皮 3 g，川芎 3 g，当归 3 g，连翘 3 g，半夏 3 g，独活 3 g，甘草 3 g，海带 2 g。

2.用法

水煎服。

3.征象

自觉胸膈疼痛，饮食不得下而复吐出，甚则饮水难下，情志不舒时加重，大便干，舌质红或青紫，脉弦细涩。

4.证析

食管癌属气滞痰湿瘀血互结者。不良情志刺激，七情内伤，肝之疏泄失常，气失条达，可致气滞，气不能输布津液生痰，日久气滞痰瘀互结阻滞食管成癌，出现胸膈疼痛，饮食不得下而复吐出，甚则饮水难下，情志不舒时加重；患者由于进食困难，可致胃肠津液亏乏，出现大便干；气滞痰瘀日久化热，故舌质红或青紫，脉弦细涩。

5.病机

气机郁结，终致气、痰、血互结于食道而成结块。

6.治法

养血活血，软坚散结。

7.方解

方中以强劲的破血之品桃仁、红花为主，力主活血化瘀；海藻、海带、昆布化痰软坚，消瘀散结；配以半夏、贝母化痰散结。桃仁、红花、半夏、贝母、海藻、海带、昆布相配共消食管癌之痰瘀阻滞。陈皮、青皮疏肝理气以助痰瘀消除。食管癌患者往往津血亏虚，以甘温之熟地、当归滋阴补肝、养血活血；芍药养血和营，以增补血之力。川芎活血行气、调畅气血，以助活血之功；川芎、当归辛散活血；独活通经活络；连翘清热解毒，消肿散结；甘草调和诸药。诸药配伍，共奏化痰行气，消瘀散结之功，以恢复食管的空清状态。

8.临证化裁

食管喜润恶燥，大量使用祛湿化痰等辛温燥烈之品，容易损伤阴津，故在用药时均需加入沙参、麦冬、生地、玄参滋阴养血润燥之品；热象明显时可加夏枯草、连翘以清热散结，血瘀明显者加三棱、莪术以破瘀软坚。

(六)益胃汤(《温病条辨》)合参苓白术散(《太平惠民和剂局方》)

1.组成

沙参 9 g，麦冬 15 g，冰糖 3 g，细生地 15 g，玉竹 4.5 g，白扁豆 12 g，炒白术 15 g，茯苓 15 g，甘草 15 g，人参 15 g，山药 15 g，莲子 9 g，薏苡仁 9 g，桔梗 9 g，砂仁 9 g。

2.用法

水煎服。

3.征象

饮食困难，心烦不舒，口干咽燥，头晕乏力，便秘，舌红、苔少，脉细数无力。

4.证析

食管癌属放疗后气阴亏虚者。食管癌患者经过放疗后，热毒炽盛，耗气伤津，故可见心烦不舒，头晕乏力，口干咽燥，便秘；由于痰瘀阻滞食管，以致食管狭窄，出现饮食困难；舌红、苔少，脉细数无力乃气阴两虚之象。

5.病机

热毒炽盛，损伤气阴。

6.治法

补气健脾，益胃养阴。

7.方解

本方重用生地、麦冬为君，味甘性寒，功擅养阴清热，生津润燥，以补充食管癌放疗后损伤之津液。北沙参、玉竹为臣，养阴生津，加强生地、麦冬益胃养阴之力；佐以人参、白术、茯苓、甘草健脾益气以补食管癌放疗后损伤之肺气，培土生金之意；白扁豆、桔梗、莲子、砂仁、山药、薏苡仁理气健脾祛湿，以杜绝气虚生痰；冰糖为使，濡养肺胃。诸药合用补气养阴。

8.临证化裁

若汗多，气短，兼有气虚者，加党参、五味子以益气敛汗；食后脘胀者，加陈皮、神曲以理气消食；有明显肿块者，加炒白芥子、浙贝、海蛤壳、瓦楞子以软坚散结，在整个治疗过程中，要抓住除邪务尽这一关键，采用软坚散结的方法，可望邪去正安，机体康复。

(七)沙参麦冬汤(《温病条辨》)

1.组成

沙参 10 g，麦冬 10 g，玉竹 6 g，天花粉 6 g，生扁豆 5 g，生甘草 3 g，冬桑叶 6 g。

2.用法

水煎服。

3.征象

食入格拒不下，入而复出，甚者水饮难进，心烦口干，胃脘灼热，大便干结如羊屎，形体消瘦，皮肤干枯，小便短赤，舌质光红，干裂少津，脉细数。

4.证析

食管癌属津亏热结者。食管癌患者日久气郁化火，损伤阴津，故可见食入格拒不下，入而复出，甚者水饮难进，心烦口干，形体消瘦，皮肤干枯，小便短赤；胃失润降，故可见胃脘灼热，大便干结如羊屎；舌质光红，干裂少津，脉细数是胃阴不足之象。

5.病机

气郁化火，阴津亏损，胃失润降。

6.治法

滋阴养血，生津润燥。

7.方解

方中用沙参、麦冬、玉竹、花粉滋阴养血，一方面补损伤之阴津，同时兼顾食管喜润恶燥的特性，生扁豆、生甘草益气培中、甘缓和胃，配以桑叶，轻宣燥热，合而成方，针对食管癌热结津亏有清养肺胃、生津润燥之功。

8.临证化裁

有痰可酌情加浙贝、白芥子、半夏等化痰药；有瘀加三棱、莪术等活血药；热毒重者可加半枝莲、山慈菇、山豆根；由于肿瘤形态凹凸不平，质地坚硬，所以用药方面要适当地配伍一些软坚散结的药，可选四味软坚汤（牡蛎、夏枯草、海藻、昆布）。

（八）通幽汤（《兰室秘藏》）

1.组成

炙甘草 3 g，红花 3 g，生地黄 15 g，熟地黄 15 g，升麻 30 g，桃仁泥 30 g，当归身 30 g，槟榔 15 g。

2.用法

水煎服。

3.征象

汤水难以下咽，胸膈后胀痛，呕吐痰涎，神疲乏力，形体消瘦，面色晦暗，口干咽燥，大便干结，舌质暗红，苔有剥落，脉沉细涩。

4.证析

食管癌属气阴两虚，瘀血内阻者。痰、气、血、瘀交阻食管，故可出现汤水难以下咽，胸膈后胀痛，呕吐痰涎；日久耗伤气阴，故出现神疲乏力，形体消瘦，面色晦暗，口干咽燥，大便干结；舌质暗红，苔有剥落，脉沉细涩正是气阴两虚，血瘀阻滞的脉象。

5.病机

瘀血内阻，气阴两虚。

6.治法

滋阴养血，破结行瘀。

7.方解

当归、二地滋阴以养血，桃仁、红花润燥而行血，槟榔下坠而破气滞，恢复食管喜柔润空清的状态；加升麻者，天地之道，能升而后能降，清阳不升，则浊阴不降，正所谓：地气上为云，天气下为雨也。

8.临证化裁

胸膈胀痛加延胡索；呕吐痰多加白芥子、半夏、贝母；淋巴结转移加牡蛎、龙骨、玄参；消瘤加山豆根、半枝莲、白花舌蛇草。

(九)四妙勇安丸(《验方新编》)合升降散(《伤寒瘟疫条辨》)

1.组成

僵蚕 6 g,蝉蜕 3 g,姜黄 9 g,大黄 12 g,金银花 30 g,玄参 30 g,当归 15 g,甘草 10 g。

2.用法

水煎服。

3.征象

饮食不下,水饮难进,局部红肿热痛,身热凛寒,口渴少饮,形体消瘦,舌红苔黄,脉沉数有力为特征。

4.证析

食管癌属痰瘀互结、热盛津亏者,常见于食管癌进展期和放疗后。痰瘀阻滞,以致食管狭窄故可见饮食不下,水饮难进;日久化火,伤津耗液,可见局部红肿热痛,身热凛寒,口渴少饮,形体消瘦;舌红苔黄,脉沉数有力是其典型脉象。

5.病机

痰瘀郁久,化火伤津。

6.治法

清热散火滋阴,化痰祛瘀。

7.方解

方中金银花辛甘寒入心,善清食管癌之热毒,故重用为主药,当归温润活血散瘀,玄参泻火解毒滋阴,甘草清解百毒,配银花以加强清热解毒之力,用量亦不轻,共为辅佐。四药合用,既能清热解毒,活血散瘀,又兼顾了食管润腑的生理特性。合升降散调畅气机,取僵蚕、蝉蜕,升阳中之清阳;姜黄、大黄,降阴中之浊阴,一升一降,内外通和,而食管癌杂气之流毒顿消矣。

8.临证化裁

食管喜润恶燥,用药需加顾护阴血之品,慎用大苦大寒之药如白花蛇舌草、石见穿、半枝莲等以防败坏胃气;顾护食管寒热相宜的特性,多选一些石膏、金银花、连翘等辛甘寒的药物;兼瘀血者,加用活血药物如桃仁、红花、三棱、莪术;兼有痰湿需加化痰药物如半夏、天南星,促进郁热消去。

(十)温胃饮(《景岳全书》)

1.组成

人参 15 g,炒白术 15 g,炒扁豆 15 g,陈皮 12 g,干姜 15 g,炙甘草 3 g,当归 15 g。

2.用法

水煎服。

3.征象

水饮不下,呕吐吞酸,大便泄泻,不思饮食,四肢不温,面色黄,舌质淡,苔白,脉细弱。

4.证析

食管癌属脾胃虚寒者。食管癌患者平素喜好冷食,过度损伤脾阳,以致痰湿不化郁积食管,日久成癌出现水饮不下,四肢不温;脾虚气机升降失常,气血生化乏源,出现呕吐吞酸,大便泄泻,不思饮食,面色黄等一系列症状;舌质淡,苔白,脉细弱是脾胃虚寒之象。

5.病机

脾胃虚寒,气不布津,津聚生痰。

6.治法

温中和胃，补气健脾。

7.方解

方中干姜温运中焦，以散寒邪为君；人参补气健脾，协助干姜以振奋脾阳为臣，使津液能正常输布食道；佐以白术健脾燥湿，以促进脾阳健运；陈皮、扁豆理气健脾化湿，当归配人参补气血，使以炙甘草调和诸药，而兼补脾和中，以蜜和丸，取其甘缓之气调补脾胃。诸药合用，使中焦重振，脾胃健运，升清降浊机能得以恢复，则吐泻腹痛可愈。

8.临证化裁

下寒带浊者，加破故纸；气滞或兼胸腹痛者，加藿香、丁香、木香、白豆蔻、砂仁、白芥子；脾气陷而身热者，加升麻；水泛为痰，胸腹痞满者，加茯苓；脾胃虚极，大呕不吐，不能止者，倍用参、术，加胡椒，煎熟徐徐服之；肿瘤多有形之肿块，由于其坚硬如石，故称之"岩"，加浙贝、海藻、昆布、牡蛎以消痰软坚散结，正如《内经》所言："坚者消之……结者散之"的治法。

（十一）四逆加人参汤（《伤寒论》）

1.组成

制附片 15 g，干姜 8 g，炙甘草 10 g，人参 5 g。

2.用法

水煎服。

3.征象

饮食不下，面色苍白或萎黄，肌肤不荣，大肉已削，形寒肢冷，少气懒言，面足水肿，口干唇燥，便干量少，舌质淡，脉虚细无力。

4.证析

食管癌属气虚阳微者。食管癌晚期，脾胃亏虚，导致气血生化乏源，出现饮食不下，面色苍白或萎黄，肌肤不荣，大肉已削，口干唇燥，便干量少；此时食管癌患者经过滥用一系列苦寒泻火之药使阳气衰败从而导致人体阴阳气血皆虚，发展为气虚阳微，表现为形寒肢冷，少气懒言，面足浮肿，舌质淡，脉虚细无力。

5.病机

单纯的阴血亏虚，发展为气虚阳微，阴阳两虚。

6.治法

益气温阳，回阳固脱。

7.方解

方中干姜、附子温脾肾之阳以助食管癌患者气机的正常运行，用人参、甘草生津和阴以行气布津，四逆汤中加大补元气之人参以益气固脱，使阳气回复，阴血自生。

8.临证化裁

针对肿瘤有形之肿块，治疗除据证予以益气温阳等法以外，还应软坚散结以图其标，消除肿块，故可加仙茅、淫羊藿、肉苁蓉、海藻、牡蛎、贝母等温阳散结。晚期患者衰弱已极，切忌攻伐。至此期正衰已极邪气亢盛，难收良效，可加半夏、陈皮、荷叶等和胃降逆，醒脾开胃之品。

（十二）全通汤（王三虎经验方）

1.组成

石见穿 30 g，冬凌草 30 g，威灵仙 12 g，人参 6 g，当归 12 g，肉苁蓉 15 g，栀子 10 g，生姜 6 g，

枇杷叶 12 g,降香 12 g,代赭石 20 g,瓜蒌 12 g,竹茹 12 g。

2.用法

水煎服。

3.征象

患者吞咽食物不畅,食欲缺乏,精神萎靡,体重下降,大便不畅,偶有胃脘部不适,舌淡红苔薄黄,中部厚腻,舌边仍有瘀点瘀斑,脉弦。

4.证析

食管癌属寒热错杂、虚实夹杂、燥湿相混、阴阳互见、癌毒胶固者。食管癌之所以难治,就在于其病机的复杂性。痰气血瘀,上下不通故可出现吞咽食物不畅;食管癌多有脾胃气虚,加上一系列治疗损伤了脾胃的运化功能,气血生化匮乏,故可见食欲缺乏,精神萎靡,体重下降,胃脘部不适,大便不畅;由于其病机寒热错杂、虚实夹杂、燥湿相混、阴阳互见、癌毒胶固,故可见舌淡红,苔薄黄,中部厚腻,舌边仍有瘀点瘀斑,脉弦之舌脉。

5.病机

癌毒胶固,阴衰阳结,寒热错杂,痰气血瘀,上下不通,本虚标实。

6.治法

抗癌扶正,养阴通阳,清热散寒,化痰散瘀。

7.方解

方以石见穿、冬凌草解毒抗癌为君药,威灵仙解除拘挛为臣药,人参、肉苁蓉、当归益气补阳、活血润肠,栀子、生姜寒热并用为佐药,枇杷叶、降香、赭石、瓜蒌、竹茹和胃化痰为使药。全方体现了辨病与辨证结合的组方特点。

8.临证化裁

用药既顾及治疗食管癌本身的特殊用药,如壁虎、硇砂、硼砂、姜石、鹅管石、藤梨根,又针对具体病机用药,如麦冬与半夏、猪苓与阿胶、苍术与玄参等对药,使化痰而不致燥,去湿而不伤阴。再如黄连、干姜寒热并用,辛开苦降;和降胃气用柿蒂、旋覆花;散寒止痛用徐长卿等。

五、中成药应用释义

(一)消瘰丸(《医学衷中参西录》)

由牡蛎(煅)、生黄芪、三棱、莪术、朱血竭、生明乳香、生明没药、龙胆草、玄参、浙贝母组成。具有化痰软坚,健脾清肝,通气活血功效。适用于食管癌痰湿重兼有火为主的患者。共为末,炼蜜为丸,如梧桐子大。每服 9 g,开水下,一天 2 次。

(二)西黄丸(《外科证治全生集》)

由牛黄或体外培育牛黄、麝香或人工麝香、乳香(醋制)、没药(醋制)组成。具有清热解毒、消肿散结之功效。适用于热毒壅结所致的食管癌的治疗及辅助治疗,改善中晚期癌症患者的临床症状,提高生活质量。口服,一次 1 瓶(3 g),一天 2 次。

(三)左归丸(《景岳全书·新方八阵》)

由大怀熟地、山药(炒)、枸杞子、山茱萸肉、川牛膝(酒洗,蒸熟)、菟丝子(制)、鹿胶(敲碎,炒珠)、龟胶(切碎,炒珠)组成。具有滋阴补肾的功效。适用于食管癌阴虚日渐耗伤肾中真阴,伴有腰酸膝软,盗汗,神疲口燥的患者。上先将熟地蒸烂杵膏,加炼蜜为丸,如梧桐子大。每服百余丸(9 g),食前用滚汤或淡盐汤送下。

（四）桂附地黄丸（《金匮要略·血痹虚劳病脉症并治第六》）

由肉桂、附子（制）、熟地黄、山茱萸（制）、牡丹皮、山药、茯苓、泽泻组成，辅料为蜂蜜。具有温补肾阳之功效。适用于食管癌阴损及阳，形成一派脾肾阳虚的征象。口服，水蜜丸一次6 g，小蜜丸一次9 g，大蜜丸一次1丸，一天2次。

（五）薯蓣丸（《金匮要略·血痹虚劳病》）

由山药、当归、桂枝、六神曲、生地黄、豆黄卷、甘草、人参、川芎、芍药、白术、麦门冬、杏仁、柴胡、桔梗、茯苓、阿胶、干姜、白蔹、防风、大枣组成。具有调理脾胃，益气和营功效。适用于食管癌后期气血两虚，脾肺不足所致，尤其对于女性患者有闭经、月经不调疗效颇佳。口服，一次2丸，一天2次，温开水送服。

（六）参附注射液

由红参、黑附片提取物组成，主要含人参皂苷、水溶性生物碱。人参皂苷0.8 mg/mL、乌头碱0.1 mg/mL，每mL注射液相当于生药：红参0.1 g，附片0.2 g组成。具有益气温阳之功效。适用于食管癌放化疗后气虚血亏及术后体虚。肌内注射一次2～4 mL，一天1～2次。静脉滴注一次20～100 mL，（用5%～10%葡萄糖注射液250～500 mL稀释后使用）。静脉推注一次5～20 mL（用5%～10%葡萄糖注射液20 mL稀释后使用）。或遵医嘱。

（七）生脉注射液

由红参、五味子、麦冬组成。益气养阴生津。适用于食管癌放疗后。肌内注射：一次2～4 mL，一天1～2次。静脉滴注：一次20～60 mL，用5%葡萄糖注射液250～500 mL稀释后使用，或遵医嘱。

（公凤娇）

第八节　胃　　癌

胃癌是指起源于胃上皮组织的恶性肿瘤，是我国常见的消化道恶性肿瘤。我国男女性胃癌发病率在全世界范围内高居各种恶性肿瘤的第4位与第5位。临床上胃癌早期症状多不典型，常表现为非特异性上腹部隐痛不适、饱胀、食欲缺乏、恶心、嗳气等；进展至中晚期可出现上腹部包块、疼痛剧烈、吞咽困难、腹泻便溏、呕血黑便甚或腹胀大如蛙腹、大肉尽脱等症状。幽门螺杆菌（HP）感染与胃癌发生关系密切。

胃癌的病证可按“胃脘痛”“痞气”“胃反”等辨证论治。如《灵枢·邪气脏腑病形》曰：“胃病者，腹䐜胀，胃脘当心而痛。”《难经·论五脏积病》记载：“脾之积，名曰痞气，在胃脘，覆大如盘。久不愈，令人四肢不收，发黄疸，饮食不为肌肤。”《金匮要略·呕吐哕下利病脉证治》又有：“朝食暮吐，暮食朝吐，名曰胃反。”Hp感染属中医病因中外毒侵袭的认识范畴。

一、生理特性

（一）胃为仓廪，纳熟需常

《内经》云：“脾胃者，仓廪之官，五味出焉”。仓廪之意，辞海释云：储藏米谷的仓库，故仓廪主要系指胃腑而言。《素问·五脏生成篇》曰：“胃者，水谷之海，六府之大原也，五味入口藏于肠胃，以养五脏气"，胃居中焦，为一腔大器，外型如褶皱之皮囊，水谷受纳之所，精微化生之地，纳熟正常则气血津液有所生，五脏之气有所养。

纳熟正常前提有二，一则纳物正常，二则脾能健运。《类经·脏象类》云："胃司受纳水谷，而脾受其气以为运化"。胃者水谷之腑，司受纳，脾如龙蟠虎伏附着于胃，禀受胃气以化水谷，二者以膜相连，一表一里，一纳一消，运行不息。生理上，胃纳正常是脾主运化的前提，脾主运化为胃腑纳物提供能源，两者相依相用，共同维持胃腑纳熟之功；病理上，两者相互影响，《难经·四十九难》言："饮食劳倦则伤脾"，《素问·生气通天论》云："味过于酸，肝气以津，脾气乃绝"，可见纳物不常皆能伤脾。胃纳水谷，全赖脾气为之运化，脾气鼓动，胃气乃行，化生气血，供养全身。若脾失健运，不能为胃腑纳熟提供能源，化物不及而纳熟失常，以致水反为湿为痰，谷反为滞为瘀，阻于胃腑，蕴结日久而成胃癌。

胃癌发病与幽门螺杆菌(Hp)感染关系密切，中医认为 HP 感染多因饮食不洁，进食陈腐变质的食物(纳物不常)而致脾胃亏虚，脾失健运，以致湿热毒邪侵袭胃腑所致。胃为仓廪，外型如褶皱之皮囊，褶皱之处便是藏毒之所，湿热毒邪久居胃腑而不化，导致痰瘀毒久积胃腑而不散，由毒致虚，因虚毒恋，虚毒相互为病，继而发展为癌前病变甚至胃癌。

(二)胃为阳土，以润为要

《临证指南医案·脾胃》曰："阳明阳(燥)土，得阴自安"，胃腑受纳腐熟全赖胃阳蒸化，以化为津液、气血，充溢脏腑，周流全身。然胃喜润恶燥，非阴水不养，胃中津液充足，濡润正常，方能消化水谷，维持其通降下行之性，胃中无水则如赤地千里，物必焦硬而食停难化。《灵枢·营卫生会》亦言："中焦如沤"，沤者，久渍也，长时间浸泡之义，腐熟如酒酵之喷发，炊釜之沸腾。水谷入胃，必赖胃液浸渍和腐熟以化物。若素体阴虚，或寒凝阴液，或热灼阴津，致胃失濡润，阴液匮乏，则无水不沤，"磨谷"无力，或润降失利，传物失畅，则饮食水谷积滞胃脘，久则气滞血瘀，终致痰凝血瘀，化毒生癌。若脾气亏虚，阴液布散不及致燥湿失衡，或水湿停聚为湿为痰，困阻脾胃中焦，则气机不利，津停血滞，痰瘀互结阻于胃腑，聚久成积。

(三)胃气通降，升降之轴

胃主降浊，与脾相应，脾主升清，升降相因，相反相成，共同维持"清阳出上窍，浊阴出下窍，清阳发腠理，浊阴走五脏，清阳实四肢，浊阴归六腑"(《素问·至真要大论》)的升降运动。脾宜升则健，胃宜降则和，升降有常，气机得畅则胃气通降而分清浊。若脾虚气陷，胃失和降，或胃腑通降失常，则清浊不分，清气在下、浊气在上而致水谷积滞于胃脘，气滞食积，终致血瘀，瘀久化积；或阴浊之气聚集胃腑不散，痰凝血瘀，蓄久生成胃癌。

胃居中焦，与脾共为阴阳升降之轴。上焦阳气要下济于阴，下焦阴津要上济于阳，需经过中焦脾胃升降之功。脾胃之枢纽，升降有序，则气血津液运行有常。若六淫外邪侵袭胃腑，或饮食劳倦邪从内生，而致胃腑升降功能失常，阴阳不能相互顺接，或阳气盛，则气郁化热，热灼阴液，煎津为痰，熬血为瘀；或阴津盛，则津不得化，聚为痰湿，或阳居于上，阴居于下，寒热互结于胃腑，致使气机升降失常更甚，气血随之瘀聚于胃，久则痰瘀交结，不散而为胃癌。

《血证论》有云："木之性主疏泄，食气入胃，全赖肝木之气以疏泄，而水谷乃化"。肝主疏泄气机，助胃通降以畅气津；疏泄胆汁，助胃消化以传化物。若木郁乘土，或土虚木乘，疏泄气机不利，致胃腑通降失职，清阳之气不能敷布；疏泄胆汁失常，不能助胃消化，胃中水谷不得传化；肝失疏泄，胃腑失职则气血津液无以升降，饮食清气无由出入，水反为湿，谷反为滞，津停为痰，血郁成瘀，食积、痰湿、瘀血阻于胃脘，蕴结日久生成胃癌。

二、病机要素

胃癌病理要素当以"痰、瘀、毒"为要。胃癌是由多种因素导致脾胃虚弱，气血化生乏源，无以生养正气，致正气久虚，贼邪乘虚犯胃，羁留不去而成。脾胃亏虚导致胃腐熟失常，或燥湿不济，或通降失职，使胃中水谷停滞不化，浊壅不行，致中焦气机失枢，清气不升，浊阴不降，日久津停血郁，痰瘀毒结，胃癌乃成。正如张元素《活法机要》谓："脾胃怯弱，气血两虚，四时有感，皆能成积"。毒有外毒、内毒，外毒主要指幽门螺杆菌感染；内毒指痰瘀蕴结，日久化毒。

胃癌的寒热病性，早期常表现为湿热之性：外感 Hp 等邪毒，或嗜食烟酒肥甘，或五志过极郁久化火，皆耗伤胃之气阴，久则胃失和降，脾失健运，痰壅湿浊内生，俱从燥化热见湿热之象；肝失疏泄，气机不利，脾失健运，湿浊内生，气郁化热与湿相合而成亦见湿热之象。随病程进展，湿热之邪久蕴伤正，中阳渐损而见寒热错杂之证，或脾胃升降失常，阴阳气不相顺接，而致阴阳交结胃腑，而见寒热错杂之象。胃癌中晚期，正气日渐耗伤，脾胃气虚生湿，湿困中阳使胃阳渐耗；或药石寒凉，伐伤中阳；或过食寒凉，冰伏胃阳；或失于调摄，寒邪乘虚而入损及胃阳，皆可致阳气亏虚而生寒象。

胃癌病程较长，病情变化多端，从治疗手段的不同，寒热又有所侧重。胃癌术后致胃腑缺如，则中焦受纳运化失职，气血生化乏源，而见食少腹胀、面色无华、心悸气短、畏寒汗出、脉微弱等全身机能减退之虚象；化疗后，中焦气机逆乱、中气受损常见呕吐、免疫力下降等毒副反应，吐下之余，定无完气，气虚温煦失职而常见胃脘部位喜温喜按，免疫功能下降，卫气失"温分肉，肥腠理"之功而常见恶风寒、汗出等，皆为偏寒之象；放疗后，热毒直入胃腑，煎灼阴液，而致阴虚胃热，患者表现为口渴欲饮、舌干少津，苔薄，质红，脉细数等虚热之象。

胃癌的燥湿病性，常因津液敷布失调而表现为燥湿同见。或因癌物阻滞，或化疗干扰致中焦气机不利，清浊升降失常，一则阴液不降而停聚在局部生湿，一则清气不升而阴津不能外润而成燥；或因中气(阳)亏虚，津液聚合离散失调，气(阳)虚不化津液而成湿，同时无力上承津液而成燥；或因痰、湿阻滞膜腠，津液通道开合受阻，局部生燥而成燥湿同见；或因手术影响，使津液失布亦可导致燥湿同见。

胃癌的病证可按"胃脘痛""反胃""伏梁"等辨证论治，其与胃、脾、肝关系密切。脾胃亏虚，运化失常，升降失职，津液代谢不利而为痰湿，血液运行不畅而生瘀血，痰瘀既成又可作为致病因素滞于胃脘，日久酿为浊毒、瘀毒。临床表现除疲倦乏力、少气懒言等气虚见证外，可见胃脘痞闷，腹部胀满，食欲缺乏，肢体困重，或胃痛有定处，扪及有块，呕血或黑便，舌质暗有瘀点瘀斑；病程进展，痰湿瘀毒久聚不散，中阳渐耗，积块日大，临床表现为恶心呕吐、不欲饮食、胃胀胃痛，或朝食暮吐，暮食朝吐，胃脘部喜温喜按等症；或肝气郁结，木郁乘土，或脾胃虚弱，土虚木乘，致气机不畅或逆乱，胃腑通降失常，则气血津液运行不利，停滞于胃腑，气滞水湿渐聚成痰化瘀，终致痰瘀毒结蕴于胃腑，积聚成块，日久酿为癌毒，临床表现为胃脘胀满或疼痛，窜及两胁，嗳腐吞酸或呃逆等症。后期，随着病程迁延，病情逐渐加重，胃气日渐克削，神气衰于前日，饮食减于囊时，终致恶患者亡。

三、立法组方

胃癌为病，当以"化痰消瘀、调气解毒"为基本治法，消其痰瘀，补其虚损，调其升降。化痰瘀之积，使壅者去而塞者通，胃腑及气血津液通畅；补脾胃之虚，以助其健运，从而充实基础物质的亏损；调胃之气机，使逆乱的气血津液恢复升降出入之常，通过“消、补、通、调”之法，以期恢复胃之生理。

(一)化痰消瘀，散结解毒

胃为仓廪，纳熟需常。若因嗜食肥甘厚味，或Hp感染致湿热邪毒内侵；或食积胃腑，浊壅不行；或过用寒凉攻伐而损伤胃阳；或胃癌术后，胃腑缺损，使胃纳熟失常而为病，则胃癌之治，应求恢复胃纳熟之常。若见胃脘胀满疼痛，口中黏腻，舌苔厚腻，脉滑数，以湿热蕴结为主者，治宜运脾化湿，消痰散结，消散以复胃腑纳熟之常，可选平胃散、当归贝母苦参丸加减；若见胃腑胀满，食欲缺乏，或见呕吐胃内容物，以食积痰阻为主者，治宜消食通滞，化痰散结，使胃腑之滞得化，纳熟及升降有常，可选枳实导滞丸、木香槟榔丸、消痞丸加减；若见胃脘疼痛较甚，痛有定处，舌暗或有瘀点，脉涩，以气滞血瘀为主者，当以理气活血、消瘀止痛，祛邪复胃纳物腐熟之生理功能，亦是消散癌瘀之法，可选膈下逐瘀汤、抵当汤，或失笑散合丹参饮加减；若见胃脘冷痛，喜温喜按，呕吐宿谷不化，舌淡胖或边有齿痕，苔白滑，脉沉，以脾胃阳虚为主者，治宜补阳健脾，散寒止痛，可选理中汤、建中汤之类加减，助胃腑化物以充养五脏，扶正抗邪，亦是复其自身生理功能之常；若见面色不华，食欲缺乏，以脾胃亏虚较甚，或胃癌术后者，脉虚弱无力，治宜健脾益胃，补气养血为主，可选八珍汤、当归补血汤类加减。

(二)养阴助沤，消积导滞

胃为阳土，得阴自安；中焦如沤，以润为要。沤即长时间浸泡之义，若嗜食辛辣，或久病化热伤阴，或胃癌放疗，均致胃失濡润，沤化失职，食积停滞。此时胃癌之治，益胃养阴求其沤化，消积导滞助其腐熟。若见胃内灼热，口干欲饮，胃脘嘈杂，五心烦热，舌红少苔者，治宜益胃养阴，助沤行滞，以求阴液得复，胃腑则以润为用，沤物以消积，腐熟以化物为常，可选玉女煎、益胃汤、麦门冬汤类加减。

(三)辛开苦降，条达肝气

胃气通降，升降之轴。若胃腑通降失常，或脾胃升降失常，或因情志不遂，气机不畅而病。此时胃癌之治，应求恢复胃之气机，调其升降。若痰湿久滞不化，胃腑升降功能失常，见胃脘痞满，腹胀，食欲缺乏等，治宜辛开苦降，条达肝气，取疏通胃腑之气机以畅其升降之意，可选温胆汤、半夏泻心汤加木香、枳实、厚朴等行气之品，且半夏泻心汤平调寒热，复胃腑之寒热燥湿之常；若因情志不遂，气机不畅，而致胃腑通降失常，必见胃脘胀满或疼痛，窜及两胁，嗳气陈腐或呃逆，脉弦，可选柴胡疏肝散、逍遥散类加减，治宜疏肝解郁、理气和中，以求肝胃相和，升降有序，气机得畅，胃腑生理为之常。

四、选方示例

(一)三加减正气散(《温病条辨》)合温胆汤(《三因极一病证方论》)

1.组成

藿香10 g，厚朴10 g，茯苓皮10 g，杏仁10 g，滑石15 g，陈皮15 g，法半夏10 g，茯苓10 g，枳实10 g，竹茹10 g，甘草5 g。

2.用法

生姜5片，大枣1枚，水煎服。

3.证象

肢体倦怠，恶心呕吐，胃脘嘈杂，胸痞腹胀，口苦微渴，小便黄，苔黄而腻，脉象滑数或弦数。

4.证析

胃癌属湿热中阻者，多见于胃癌早期。湿热蕴结中焦，湿性重浊故见肢体倦怠；湿热阻滞气机，可见胸痞腹胀，浊阴上逆则恶心呕吐，湿热中阻，可见嘈杂似饥；口苦微渴，小便黄，苔黄而腻，脉象滑数或弦数。

5.病机

湿热中阻，气机不利。

6.治法

行气，祛湿，清热。

7.方解

胃癌属湿热中阻者，治宜行气化湿，兼清胃热。方中杏仁、陈皮、厚朴、枳实开宣三焦之气，气行则湿化，茯苓健脾化湿，以杜生湿之源；茯苓皮渗湿利水，藿香芳香醒脾化湿，滑石清利湿热，半夏化痰燥湿，和胃止呕，竹茹取其甘而微寒，清热除烦止呕，与辛温之半夏相伍，一温一凉，化湿和胃止呕之功备，则湿浊去而气机得畅，脘痞腹胀、恶心呕吐等症可除。

8.临证化裁

若心热烦闷者，加山栀、淡豆豉以清热除烦，取其栀子豉汤之意，《伤寒论》："……胃中空虚，客气动膈，心中懊侬，舌上胎者，栀子豉汤主之。"栀子味苦性寒，泄热除烦，降中有宣；香豉体轻气寒，升散调中，宣中有降；二药相合，共奏清热除烦之功；呕吐甚者，酌加苏叶或梗、枇杷叶、旋覆花以降逆止呕，以助胃气之通降。

(二)平胃散(《太平惠民和剂局方》)合当归贝母苦参丸(《金匮要略》)

1.组成

苍术 20 g，厚朴 10 g，陈皮 10 g，当归 15 g，贝母 10 g，苦参 15 g，生姜 6 g，大枣 10 枚，甘草 6 g。

2.用法

水煎服。

3.证象

脘腹满闷，食欲缺乏，吞咽困难，泛吐黏痰，呕吐宿食，大便溏，舌白腻，脉弦滑。

4.证析

胃癌属痰湿蕴结者，多见于胃癌早中期。脾胃运化失常，水湿不化，津液不布，郁滞不通，凝结成痰，阻滞气血，停于体内，日久则形成积聚肿块。湿性重浊、黏腻，滞于胃脘，故脘腹胀满，食欲缺乏；胃气上逆，湿邪随之上泛，则吐黏痰宿食；大便溏，舌白腻，脉弦滑均为痰湿之征象。

5.病机

脾失健运，水湿不化，湿聚成痰，痰瘀互结阻于胃腑。

6.治法

健脾化湿，祛痰散结。

7.方解

方中厚朴，辛苦性温，不但能行气消满，且有芳香苦燥之性，与苍术配伍，燥湿以健脾，行气以化湿，湿气引则脾得运化，佐以陈皮理气和胃，芳香醒脾，三药合用痰湿得化；当归补血活血，散胃腑之瘀血，补胃腑之气血，祛邪而不伤正；因胃为阳腑，以润为要，佐以贝母既化痰散结，又防苍、朴之辛燥；痰瘀互结，久必化热，亦或湿从热化，故以苦参清热利湿；以生姜、大枣健脾和胃；甘草调和诸药。全方标本兼顾，湿邪得化，痰瘀得散，痰湿瘀结之诸证得解。

8.临证化裁

湿甚者，加半夏、陈皮，取其二陈汤之意，《丹溪心法附余》："半夏豁痰燥湿，橘红消痰利气，燥湿渗湿则不生痰，利气降气则痰消解，可谓体用兼赅，标本两尽之药也"；痰瘀互结较甚者，临证可加海藻、昆布、黄药子，或桃仁、红花等化痰散瘀之品；若呕吐甚者，可加重生姜之用量，温胃止呕；湿热甚者，可酌情加黄连、蒲公英、栀子等清热解毒之品，以防郁久化毒。

(三)枳实导滞丸(《内外伤辨惑论》)

1.组成

枳实 10 g，大黄 10 g，黄连 10 g，黄芩 10 g，神曲 12 g，白术 10 g，茯苓 10 g，泽泻 15 g。

2.用法

水煎服，亦可做丸剂。

3.证象

胃脘胀满，甚则疼痛，嗳腐吞酸或呃逆，不思饮食，下利泄泻或大便秘结，小便短赤，舌质红，苔黄腻，脉滑数。

4.证析

胃癌属湿热积滞者，多见于胃癌早中期。过食肥甘、或饮食不洁，伤及脾胃，脾胃运化失常，则胃中积滞，生湿蕴热，气机壅塞，故胃脘胀满，甚则疼痛；湿热不化，则大便泄泻或下利；若热壅气阻，又可见大便秘结。中焦受阻，气机逆乱，故嗳气呃逆，不思饮食。

5.病机

湿热积滞，气机被阻。

6.治法

消导通滞，清利湿热。

7.方解

方中以苦寒之大黄为君，攻积泻热，使积热从大便而下，以苦辛微寒之枳实为臣，行气消积，以除脘腹胀满。佐以苦寒之黄连、黄芩清热燥湿，又可厚肠止痢；茯苓、泽泻甘淡，渗利水湿而止泻；白术甘苦性温，健脾燥湿，使攻积而不伤正；神曲甘辛性温，消食化滞，使食消则脾胃和。诸药相伍，积去食消，湿去热清，湿热积滞诸症自解。此方用于湿热食滞之泄泻、下痢，亦属"通因通用"之法。

8.临证化裁

若误下伤阳而呃逆者，可加丁香、柿蒂、生姜、人参，取丁香柿蒂汤之意，《成方便读》："……丁香温胃祛寒，补火生土；柿蒂苦温降气，生姜散逆疏邪，二味皆胃经之药；用人参者，以祛邪必先补正，然后邪退正安，且人参入胃，镇守于中，于是前三味之功，益臻效验耳"；食积偏重者，可加用木香、槟榔以行气导滞；热象不甚者，大黄可减量使用。里急后重者，可加入白芍、甘草柔甘缓急止痛。

(四)丹参饮(《时方歌括》)合失笑散(《太平惠民和剂局方》)

1.组成

炒蒲黄(包煎)10 g，五灵脂 15 g，丹参 30 g，檀香 3 g，砂仁 3 g，枳壳 15 g，党参 10 g，茯苓 10 g，甘草 6 g。

2.用法

水煎服。

3.证象

胃脘刺痛拒按，痛有定处，或可扪及肿块，腹胀满不欲食，呕吐宿食亦或呕血，便血，肌肤甲错，舌质紫暗或有瘀点，苔薄白或黄，脉沉细涩。

4.证析

胃癌属之气滞血瘀者，多见于胃癌早中期。或因肝气犯胃，胃气失降，而致气血瘀滞；或因脾失健运，水谷不化，而致气血阻于胃腑，不通则痛，故胃脘疼痛，痛处固定、疼痛拒按、按及有瘤块；胃失和降，受纳失司，则腹满不欲食；胃气上逆，则呕吐宿食，血瘀胃络致血不归经而吐血、便血；肌肤甲错、舌质紫暗或有瘀点、脉沉细涩均为气滞血瘀证象。

5.病机

气滞血瘀，阻于胃络。

6.治法

理气活血，化瘀通络。

7.方解

方中用丹参活血化瘀止痛，活血兼养血，既祛除阻于胃络之瘀邪，又顾及气血之匮乏，祛瘀不伤正，扶正不助邪；檀香、枳壳专疏利胸膈脾胃之气而行气止痛，以恢复胃之通降，畅郁滞之气机；蒲黄、五灵脂加强活血化瘀、通络止痛之功；砂仁、党参、茯苓三者共奏健脾和胃化湿之效；甘草调和诸药。全方重用活血，辅以理气，以达气血并治。气血调和，痛则自止，瘀血自散。

8.临证化裁

痛甚者，可加三棱、莪术以助破血散瘀之力，《日华子本草》："莪术、三棱可治一切血气，开胃消食，通月经，消瘀血，止扑损痛，下血及内损恶血等"；瘀久化火，胃中灼热者，可加黄连、半支莲、蒲公英、白花蛇舌草等清热解毒之品；瘀久损络而便血、吐血甚者，可加重蒲黄之用量，或加槐花、仙鹤草等收敛止血之品。

(五)柴胡疏肝散(《医学统旨》)

1.组成

柴胡 10 g，川芎 10 g，香附 12 g，枳壳 10 g，白芍 30 g，甘草 12 g。

2.用法

水煎，分 3 次，温服。

3.证象

胃脘胀满或疼痛，窜及两胁，嗳气陈腐或呃逆，纳食少或反胃，舌质淡红，苔薄黄，脉弦。

4.证析

胃癌属肝胃不和者，多见于胃癌早中期。情志是胃癌发病常见因素，情志久郁，肝气不利，致肝脾郁而不升，胆胃郁而不降，气机不舒，胃腑气滞，亦或胃气上逆，故胃脘胀满或疼痛，嗳气呃逆等。

5.病机

肝气郁滞，胃失和降。

6.治法

疏肝和胃，理气止痛。

7.方解

方中白芍养肝敛阴、和胃止痛，与柴胡相伍一散一收，助柴胡疏肝，相反相成共为主药；配枳壳调中焦之气运，与柴胡同用一升一降，加强疏肝理气之功，以达所致之郁邪；白芍、甘草配伍缓急止痛，疏肝理气以和脾胃；川芎行气开郁、理气止痛，解肝郁而调胃之气血。诸药合用，辛以散结，苦以降通，畅肝之枢机，复胃之通降，从而诸症自除。

8.临证化裁

肝郁化火，胁肋疼痛，嘈杂吞酸，呕吐口苦，苔黄脉弦数者，可加黄连、吴茱萸，取其左金丸之意，《医方考》："左金者，黄连泻去心火，则肺金无畏，得以行金令于左以平肝，故曰左金。吴茱萸气臊味辛性热，故用之以为反佐"；嗳气胀满者，可加鸡内金、麦芽、神曲，消食健胃之意；胃脘灼痛者，可加金铃子，与川楝子，取金铃子散之意，正如《绛雪园古方选注》所言："金铃子散，一泄气分之热，一行血分之滞，既散其肝郁调气机，亦泄邪热而止胃痛"。

（六）半夏泻心汤（《伤寒论》）

1.组成

法半夏 12 g，黄芩 9 g，干姜 9 g，人参 9 g，黄连 3 g，大枣 12 枚，炙甘草 9 g。

2.用法

水煎，分 3 次，温服。

3.证象

胃脘部胀满不舒，但满而不痛，时有呕吐呃逆，肠鸣下利，舌苔腻而微黄，脉滑微数。

4.证析

胃癌属寒热错杂者，多见于胃癌中期。脾胃居中焦，为阴阳升降之枢纽，胃癌患者中焦虚损，气机升降失常，阴阳不相顺接，寒热互结于胃腑，遂成痞证；脾为阴脏，其气主升，胃为阳腑，其气主降，中气既伤，升降失常，故上见呕吐，下则肠鸣下利。

5.病机

寒热错杂，脾胃升降失常。

6.治法

寒热平调，消痞散结。

7.方解

方中以辛温之半夏为君，散结除痞，又善降逆止呕。臣以干姜之辛热以温中散寒，黄芩、黄连之苦寒以泄热开痞。君臣相伍，寒热平调，辛开苦降。然寒热互结，又缘于中焦失运，升降失常，故方中又以人参、大枣甘温益气，以补脾虚，为佐药。甘草补脾和中而调和诸药，为佐使药。诸药相伍，使寒去热清，升降复常，则痞满可除，呕利自愈。全方寒热共用以调阴阳失和，苦辛并进以复胃腑气机之升降，补泻同施以调其虚实，则寒热错杂之诸证自除。

8.临证化裁

湿热蕴结中焦，呕甚而痞，中气不虚，或舌苔厚腻者，可去人参、甘草、大枣、干姜，加枳实、生姜以下气消痞止呕，《温病条辨》有言："呕甚而痞者，半夏泻心汤去人参甘草干姜大枣加枳汤主之"。

（七）参苓白术散（《太平惠民和剂局方》）

1.组成

莲子肉 9 g，薏苡仁 9 g，砂仁 9 g，桔梗 9 g，白扁豆 12 g，白茯苓 15 g，人参 15 g，炙甘草 15 g，白术15 g，山药 15 g。

2.用法

细末为散，开水冲服，亦可作汤剂。

3.证象

饮食不化，胸脘痞闷，肠鸣泄泻，四肢乏力，形体消瘦，面色萎黄，舌淡苔白腻，脉虚缓。

4.证析

胃癌属脾虚夹湿，多见于胃癌中晚期，或胃癌术后、化疗后。正气渐耗，脾胃运化失职，湿自内生，则清气下郁，水谷不消而胸脘痞闷，肠鸣泄泻。脾失健运，气血生化乏源，肢体失于濡养，故四肢无力，形体消瘦，面色萎黄。

5.病机

脾虚湿滞，升降失常。

6.治法

益气健脾，渗湿止泻。

7.方解

方中以人参、白术、茯苓益气健脾渗湿为君。配伍山药、莲子肉助人参以健脾益气，兼能止泻；白扁豆、薏苡仁助白术、茯苓以健脾渗湿，均为臣药。佐以砂仁醒脾和胃，行气化滞；桔梗宣肺利气，以通调水道，又载药上行，以益肺气。炙甘草健脾和中，调和诸药，为使。诸药合用，补中气亏虚，渗其湿浊，行其气滞，恢复脾胃受纳与健运之职，则诸症自除。

8.临证化裁

若兼里寒而腹痛者，加炮姜，与炙甘草、白术、人参共取理中之意，《成方便读》："理中方，但用参、术、甘草，大补脾元，加炮姜之温中守而不走者，以复其阳和，自然阳长阴消，正旺邪除耳"。

(八)升阳益胃汤(《内外伤辨惑论》)

1.组成

黄芪 30 g，半夏、人参、甘草各 15 g，独活、防风、白芍、羌活各 9 g，陈皮 6 g，茯苓 5 g，柴胡 5 g，泽泻5 g，白术 5 g，黄连 3 g。

2.用法

加生姜 5 片，大枣 2 枚，水煎温服。

3.证象

胃脘疼痛，体重节肿，口苦舌干，反酸恶心，饮食无味，食不消化。

4.证析

胃癌属脾胃气虚，清阳不升，湿郁生热者，多常见于胃癌中晚期。脾胃为气机升降之枢纽，若脾胃虚弱，则气机升降失常，水湿不化，阴浊内生，日久结聚成胃癌。脾胃气虚，湿滞胃脘，则见脘腹疼痛胀满，食不消化；久郁化热则见口苦舌干，反酸恶心；清阳不升则怠惰嗜卧，四肢不收，大便不调。

5.病机

脾胃气虚，湿郁生热。

6.治法

益气升阳，清热除湿。

7.方解

方中重用黄芪补脾胃之气为君，与人参、白术、甘草相伍补益中气，以复脾胃之健运；柴胡、防风、羌活、独活升举清阳，兼以除湿；半夏、陈皮、茯苓、泽泻，清热除湿，并引湿热下行；黄连清胃癌所致之郁热；白芍养血和营并制柴胡、防风、羌活、独活之辛燥。纵观全方，全方苦辛通降、兼清郁热;诸药合用,益气升阳,清热除湿,共除清阳不升,湿热郁生诸证。

8.临证化裁

完谷不化、舌苔白腻者去白芍,加砂仁、薏苡仁、藿香、佩兰,以宣化湿浊、健运脾胃;胃痛剧烈、舌苔黄腻者去人参、黄芪,加黄芩、苍术以燥湿健脾;恶心、呕吐甚者去羌活、独活,加橘皮、竹茹,《医方考》有言:"……橘皮平其气,竹茹清其热,降逆止呕清热之意已全"。

(九)一贯煎(《续名医类案》)合麦门冬汤(《金匮要略》)

1.组成

北沙参 10 g,麦冬 10 g,当归 10 g,生地黄 18 g,枸杞子 12 g,川楝子 6 g,半夏 10 g,党参 15 g,粳米6 g,大枣 6 g,甘草 6 g。

2.用法

水煎服。

3.证象

胃内灼热,口干欲饮,胃脘嘈杂,食后脘痛,五心烦热,大便干结,食欲缺乏,舌红少苔或苔黄少津,脉弦数或细数。

4.证析

胃癌属胃阴不足者,多见于胃癌中晚期、放化疗后的患者。胃癌久病;或平素嗜辛辣之品;或情志不遂,久郁化火;或胃癌放疗后,均可致耗液伤津,而胃失濡养,或灼津成痰,灼血为瘀,终使胃失和降,而为恶病。阴液耗伤,故胃内灼热、口干欲饮;胃腑肠道失于濡养,故食后脘痛,或大便干结;五心烦热、舌红少苔等症皆为阴虚之证象。

5.病机

胃阴不足,胃腑失养。

6.治法

滋阴益胃,降逆和中。

7.方解

方中重用北沙参、麦冬,共奏益胃养阴生津之效,生地黄、枸杞子滋肾养阴,以先天充养后天,以上四药合用复所伤之阴;当归善行血补血,与党参合用,既调和胃之气血以祛邪,又益气养阴以扶正;川楝子泄热、行气止痛;半夏配伍于大量养阴药之中,既能发挥其降逆止呕之效,又不助邪伤阴;粳米、大枣、甘草合用共奏补中益气、健脾养胃之功,甘草亦能调和诸药;全方以滋阴养胃、和胃降逆为主,佐以清热止痛,标本兼治,使胃阴不足之诸证自除。

8.临证化裁

伤阴血、阴液易耗气,气虚者可加黄芪、党参;热毒内蕴者可加金银花、玄参、竹茹、黄连,取其清热解毒生津之意;热灼胃络而呕血者可加侧柏炭、白茅根,《本草正义》有云:"白茅根,寒凉而味甚甘,能清血分之热而不伤于燥,又不黏腻,故凉血而不虑其积血,以主呕血,泄降火逆,其效甚捷"。

(十)香砂六君子汤(《伤寒论》)合当归补血汤(《内外伤辨惑论》)

1.组成

党参 15 g,白术(炒)10 g,茯苓 10 g,木香 10 g,砂仁 10 g,当归 6 g,黄芪 30 g,甘草 3 g。

2.用法

水煎服。

3.证象

全身乏力，心悸气短，头晕目眩，面色无华，形体消瘦，虚烦不寐，自汗盗汗，舌淡苔白，脉细无力或虚大无力。

4.证析

胃癌属气血亏虚者，多见于胃癌切除术后，或化疗后，亦多见于胃癌晚期。胃为气血生化之源，癌肿阻于胃腑，胃受纳腐熟失常，气血生化不足；或胃癌术后，胃腑缺损，化气生血无力，亦致气血亏虚。气血不足，心脉灌注乏源，故心悸气短；脑失所养，则头晕目眩；血不荣肤，则面色无华；脾胃亏虚，气血不足，无以充养四肢，则形体消瘦；舌淡苔白，脉细无力或虚大无力均为气血亏虚之征象。

5.病机

气血亏虚。

6.治法

补气养血。

7.方解

方中党参、茯苓、炒白术、炙甘草取四君子汤之意，平补脾胃之气；气机不畅，加用木香、砂仁理气行滞，有补而不滞之意；用当归其意有二：一是行血以祛瘀，二是合黄芪以补气生血；炙甘草亦有调和诸药之用。全方重在补气，佐以养血，“有形之血不能速生，无形之气所当急固”，因此，补气以固血，血固则气守。全方共奏补气生血之效，以复胃癌术后之气血。

8.临证化裁

若气血亏虚尚浅，而瘀毒内结，脘腹痛甚者，可加入川芎、丹参等活血祛瘀之品，川芎为“血中之气药”，正如《本草汇言》所言：“川芎味辛性阳，气善走窜而无阴凝黏滞之态，虽入血分，又能去一切风，调一切气，气血并调，散瘀而不伤正”；久病入络者，可加入蜈蚣、全蝎、土鳖虫等虫类入络搜邪之品；气滞者，可加重木香用量，或加入郁金、枳壳等理气之品。

(十一)人参养荣丸(《太平惠民和剂局方》)

1.组成

白芍 100 g，当归 100 g，肉桂 100 g，炙甘草 30 g，陈皮 100 g，人参 100 g，炒白术 100 g，炙黄芪 100 g，五味子 75 g，茯苓 75 g，炒远志 50 g，熟地 75 g，生姜 50 g，大枣 100 g。

2.用法

研磨糊丸，开水冲服，亦可作汤剂。

3.证象

惊悸健忘，身热自汗，咽干唇燥，饮食无味，体倦肌瘦，毛发脱落，气短，腰背酸痛。舌淡，苔白，脉虚弱。

4.证析

胃癌属气血亏虚者，多见于胃癌切除术后，或化疗后，亦多见于胃癌晚期。胃癌术后或后期，气血虚弱，筋骨失养，则肌肉萎缩，肢体乏力；心主血，其华在面，心藏神，心失所养，则面黄心悸，失眠多梦；血虚阳浮，则发热；气血亏虚，脾胃运化不及，故而食欲缺乏。

5.病机

气血亏虚，心胃失养。

6.治法

温补气血，安神和胃。

7.方解

方中人参、黄芪、白术、云苓、炙甘草，当归、白芍、熟地补胃癌术后之气血；五味子、远志养心安神；桂心温通心阳，以助化生；陈皮、白术、茯苓理气健脾和胃，合上药可使补而不滞；姜、枣调和中焦，与诸药合用，可使气血充养，肌肉温煦，筋骨强壮，胃癌术后气血亏虚诸证则可缓解。

8.临证化裁

气虚严重者，加人参、太子参补气之品，或加重黄芪、党参用量；血虚严重者，加阿胶、鹿角胶滋阴养血。

(十二)理中汤(《伤寒论》)合吴茱萸汤(《金匮要略》)

1.组成

人参 10 g，白术 10 g，干姜 10 g，吴茱萸 10 g，大枣 10 g，生姜 18 g，炙甘草 10 g。

2.用法

水煎温服。

3.证象

胃脘冷痛，喜温喜按，呕吐宿谷不化或泛吐清水，面色㿠白，肢冷神疲，便溏浮肿，苔白滑或白腐，脉沉无力。

4.证析

胃癌属脾胃阳虚者，多见胃癌中晚期。胃癌日久，脾胃阳虚，阳虚阴盛，寒从内生，寒凝气滞，则胃脘冷痛，喜温喜按，肢冷神疲；阳虚失于温煦，故见面色㿠白；胃阳不足，胃失和降，受纳、腐熟无力，故呕吐宿谷不化或泛吐清水，便溏浮肿；苔白滑或白腐，脉沉无力均为阳虚之证象。

5.病机

脾胃阳虚。

6.治法

温中散寒，健脾暖胃。

7.方解

方中干姜温运中焦，以散寒邪；人参补气健脾，以复中虚，且协助干姜以振奋脾阳；以白术健脾燥湿，促进脾阳健运；吴茱萸味辛性热，归肝肾脾胃经，既可温胃止呕，又可温肝降逆，更可温肾以止吐利，一药而三病皆宜；生姜温胃散寒，降逆止呕，以助吴茱萸之力；大枣、炙甘草调和诸药，既可助人参以补虚，又可配生姜以调和脾胃。全方诸药使中焦重振，脾胃健运，升清降浊，机能得以恢复，脾胃阳虚之诸症自除。

8.临证化裁

脾胃阳虚可及肾阳，或以肾阳暖脾胃之阳，所以可加服右归丸，补肾阳以助脾胃之阳。

(十三)黄芪建中汤(《金匮要略》)

1.组成

黄芪 18 g，桂枝 15 g，炙甘草 10 g，芍药 30 g，生姜 15 g，大枣 12 枚。

2.用法

水煎，汤成，去渣，纳饴糖 60 g 再加热使其溶化，温服，1 天 3 次。

3.证象

腹中时时拘急疼痛，喜温喜按，少气懒言；神疲乏力，大便溏薄，手足不温，舌质淡，脉细弱。

4.证析

胃癌属气血阴阳亏虚，脾胃虚寒者。胃癌晚期，气血阴阳俱虚，中阳应弱，脾胃虚寒，寒者得暖易散，虚者得按较舒，故喜暖喜按。脾胃虚寒，运化迟缓，纳食不多。脾主运化，又主四肢，阳虚者则手足欠温，神疲乏力，大便溏薄。舌质淡，脉细弱，均为中虚有寒，阳气不能输布之象。

5.病机

气血阴阳俱虚，脾胃虚寒。

6.治法

温中补气，和里缓急。

7.方解

方中以黄芪配饴糖温中益气，桂枝温中散寒，三药合用，取辛甘化阳之义，白芍和营敛阴，甘草补中益气，二药合用，取酸甘化阴之义，四药合用以复胃癌久病所伤之阴阳，且甘苦相须，能缓挛急而止痛；生姜、大枣为调和营卫。全方共奏温中补气、和里缓急之功，可使脾胃虚寒诸证自解。

8.临证化裁

若反酸者，可去饴糖，加吴茱萸暖肝温胃以制酸，另可再加瓦楞子。泛吐清水较多者，可加茯苓、白术、半夏，取其小半夏汤、苓桂术甘汤之意，如《医宗金鉴·删补名医方论》所言“茯苓淡渗，可逐饮出下窍，桂枝通阳以输水，白术燥湿消痰以除支满，则水饮得化，湿满得消”。如阳虚寒甚而痛，可用大建中汤建立中气，或理中丸以温中散寒，中阳得运，则寒邪自散，诸症悉除。

（十四）黄土汤（《金匮要略》）

1.组成

灶心黄土 30 g，干地黄 15 g，白术 10 g，附子 10 g，阿胶 12 g，黄芩 12 g，甘草 3 g。

2.用法

水煎，阿胶加水烊化，和药冲服。

3.证象

胃脘隐痛，饮食减少，身倦，四肢不温或怕凉，面色萎黄，吐血，或大便色黑，舌淡，脉沉细无力。

4.证析

胃癌属脾胃虚寒（慢性出血）者，多见胃癌晚期，或胃癌术后恢复期。胃癌日久耗损，加之放化疗攻伐，致脾胃阳虚，统摄无权，则血从上溢发为吐血；血从下走而为便血、大便隐血；温煦失职，寒从内生则胃脘冷痛，肢冷神疲；饮食减少、面色萎黄、舌淡、脉沉细无力均为中焦虚寒、阴血不足之象。

5.病机

脾胃阳虚，统摄无权。

6.治法

温中健脾，养血止血。

7.方解

方中灶心黄土温中止血，为君；白术、附子温脾阳而补中气，助君药以复统摄之权为臣；出血量多，阴血亏耗，而辛温之术、附又易耗血动血，故用生地、阿胶滋阴养血，黄芩可清胃癌放疗后之热毒，且能止血为佐；甘草调药和中为使。诸药配合，寒热并用，标本兼治，刚柔相济，温阳而不伤阴，滋阴而不碍阳。此方现代运用常以代赭石取代灶心土，因现在灶心土取用不便，且代赭石具有收敛止血、止呕的功效，其中含有三氧化二铁，具有补血之功。此方可全面兼顾胃癌晚期，或胃癌放化疗后，脾胃阳虚，统摄无权所致的失血证。

8.临证化裁

出血多者，加白及、三七以止血；气虚甚者，加人参以益气摄血；食少食欲缺乏者，阿胶改为阿胶珠，以减其滋腻之性；虚寒甚者，加炮姜炭以温中止血。

五、中成药应用释义

（一）健脾丸（《证治准绳》）

由白术 75 g，木香 20 g，黄连 20 g，甘草 20 g，茯苓 60 g，人参 45 g，神曲 30 g，陈皮 30 g，砂仁 30 g，麦芽 30 g，山楂 30 g，山药 30 g，肉豆蔻 30 g 组成。用法用量：共为细末，糊丸或水泛小丸，每服 6～9 g，温开水送下，每天 2 次。功效与主治：健脾和胃，消积化滞。本方证因脾虚胃弱，运化失常，食积停滞所致，治当健脾与消食并举，重用白术、茯苓健脾祛湿以止泻。山楂、神曲、麦芽消食和胃，除已停之积；人参、山药益气补脾，以助苓、术健脾之力。木香、砂仁、陈皮皆芳香之品，功能理气开胃，醒脾化湿，既可解除脘腹痞闷，又使全方补而不滞；以肉豆蔻温涩，合山药以涩肠止泻；黄连清热燥湿，且可清解食积所化之热，甘草补中和药。常用于胃癌脾胃气虚患者，或胃癌术后、化疗后伤及脾胃患者，表现为疲倦乏力，纳呆，少食即胀，泄泻等。

（二）丁蔻理中丸（《湿温时疫治疗法》）

由丁香、豆蔻、党参、炒白术、干姜、炙甘草组成。用法用量：以蜜为丸，每丸重 6 克。口服，一次1 丸，一天 2 次。功效与主治：温中散寒、补脾健胃。用于脾胃虚寒所致的脘腹疼痛，呕吐泄泻，消化不良。方中丁香、干姜、豆蔻三药合用，温中以散寒；党参、炒白术、甘草合用取其君子汤之意，补脾健胃。可用于治疗胃癌之脾胃阳虚之证。

（三）薯蓣丸（《金匮要略》）

由薯蓣三十分，当归、桂枝、神曲、干地黄、豆黄卷各十分，甘草二十八分，人参七分、川芎、芍药、白术、麦门冬、杏仁各六分，柴胡、桔梗、茯苓等各五分，阿胶七分，干姜三分，白蔹二分，防风六分，大枣百枚为膏。用法用量：上 21 味，末之，炼蜜和丸，如弹子大，空腹酒服 1 丸上。功效：气血双补，滋阴助阳，脾肾同治，扶正祛邪。方义：薯蓣丸由 21 味药物组成，该方配伍巧妙，以补为主，补中有散。薯蓣用三十分，在方中独重，《神农本草经》言其“气味甘平无毒，主伤中，补虚羸，除寒热邪气，补中益气，长肌肉，强阴。”强调其补中之效，突出其强阴之功。甘草用二十七分，大枣百枚为膏，也是方中用量较重者，二药具有培补中土之功。三药用量之大，充分体现了张仲景治虚劳重视后天以大补脾胃为主的思想。常用于胃癌晚期食欲缺乏、身体消瘦患者，临证中当嘱患者安心调养，不求急功，缓图胃气来复，可获良效。

（公凤娇）

第八章

肾系病证的内科治疗

第一节 水 肿

一、概述

体内水液潴留，泛滥肌肤，引起头面、目窠、四肢、腹部甚至全身水肿者，称为水肿。本病在《内经》称为“水”，《金匮》称为“水气”。究其致病之因，由于外感风邪水湿，或因内伤饮食劳倦，以致水液的正常运行发生障碍，遂泛滥而为肿。按人体内水液的运行，依靠肺气之通调，脾气之转输，肾气之开阖，而三焦司决渎之权，能使膀胱气化畅行，小便因而通利。故肺、脾、肾三脏功能的障碍，对于水肿的形成，实有重大的关系。

本病的分类，《内经》曾按证候分为风水、石水、涌水。《金匮》从病因脉证而分为风水、皮水、正水、石水；又按五脏的证候而分为心水、肝水、肺水、脾水、肾水。至元代朱丹溪总结前人的理论与经验，将水肿分为阴水与阳水两大类。后人根据朱氏之说，在阴水、阳水两大类的基础上加以分型，对辨证有进一步的认识。

本病的治疗，在汉唐以前，主要以攻逐、发汗、利小便等为大法，其后乃增入健脾、补肾、温阳以及攻补兼施等法，在治疗上有了很大的发展。

二、病因病机

(1)风邪外袭，肺气不宣。肺主一身之表，外合皮毛，如肺为风邪所袭，则肺气不能通调水道，下输膀胱，以致风遏水阻，风水相搏，流溢于肌肤，发为水肿。

(2)居处卑湿，或涉水冒雨，水湿之气内侵，或平素饮食不节，湿蕴于中，脾失健运，不能升清降浊，致水湿不得下行，泛于肌肤，而成水肿。如湿郁化热，湿热交蒸，而小便不利，亦可形成水肿。

(3)劳倦伤脾，兼之饥饱不调，致脾气日渐亏损。脾主为胃行其津液，散精于肺，以输布全身。今脾虚则水液不能蒸化，停聚不行，一旦土不制水，泛滥横溢，遂成水肿。

(4)房事不节，或精神过用，肾气内伤；肾虚则开阖不利，膀胱气化失常，水液停积，以至泛滥横溢，形成水肿。

综上所述，凡因风邪外侵(肺)、雨湿浸淫、饮食不节等因素而成水肿者，多为阳水；其因劳倦内伤、房事过度，致脾、肾虚而成水肿者，多为阴水。但阳水久延不退，致正气日衰，水邪日盛，亦可转为阴水。若阴水复感外邪，水肿增剧，标证占居主要地位时，又当急则治标，从阳水论治(与初起阳水实证治法，当然有所区别)。不但如此，在发病机理上，肺、脾、肾三者又是相互联系、相互影响的。正如张景岳说："凡水肿等证，乃肺脾肾三脏相干之病。盖水为至阴，故其本在肾；水化于气，故其标在肺；水唯畏土，故其制在脾。今肺虚则气不化精而化水，脾虚则土不制水而反克，肾虚则水无所主而妄行。"从这段文字中，说明本病在肺与肾的关系上是母子相传。如果肾水上泛，传入肺经，而使肺气不降，失去通调水道的功能，可促使肾气更虚，水邪更盛；相反，肺经受邪而传入肾经时，亦能引起同样的结果。他又说明在脾与肾的关系上是相制相助。如脾虚不能制水，水湿壅盛，必损其阳，故脾虚的进一步发展，必然导致肾阳亦衰；倘肾阳衰微，不能温养脾土，可使本病更加严重。因此，肺脾肾三脏之间的关系，以肾为本，以肺为标，而以脾为中流的砥柱，实为治疗本病的关键所在。

三、辨证施治

水肿初起，大都从目睑部开始，继则延及头面四肢以至全身。也有从下肢开始，然后及于全身的。如病势严重，可兼见腹满胸闷、气喘不得平卧等证。在治疗方法上，如《素问・汤液醪醴论》言："平治于权衡，去菀陈莝……开鬼门，洁净府。"《金匮要略》也说："诸有水者，腰以下肿，当利小便；腰以上肿，当发汗乃愈。"目前在临床上根据这些原则，主要有发汗、利尿、逐水，以及健脾益气、温肾降浊等法；而这几种方法，或一法独进，或数法合施，须视疾病的轻重和需要而选择应用。兹将阳水与阴水的分型证治，分别叙述如下。

(一)阳水

1.风水泛滥

(1)主症：目睑水肿，继则四肢及全身皆肿，来势迅速，肢节酸重。小便不利，多有恶寒、恶风、发热等证，或咳嗽而喘，舌苔薄白，脉浮紧。或喉关红肿，舌质红而脉浮数。

(2)证候分析：水气内停，风邪外袭，风为阳邪，其性上行，风水相搏，故其肿自上起而发展迅速。邪在肌表，壅遏经隧，故肢节酸重。膀胱气化失常，故小便不利，且有恶风、寒热等表证。风水上犯于肺，则咳嗽而喘。若风热交侵，亦有喉痛或喉蛾肿大者。苔薄白，脉浮紧，是风水偏寒；舌质红，脉浮数，则是风水兼热。

(3)治法：祛风行水。

(4)方药：越婢加术汤为主方。方中麻黄、石膏宣肺清热，白术健脾制水，使肺气得通，水湿得下，则风水自除。热不甚的去石膏，加鲜茅根以清热利小便，收效亦速。表邪甚而偏寒的，去石膏，加羌活、防风。咳喘可加杏仁、陈皮；甚者加桑白皮、葶苈子以泻肺气。如咽喉红肿疼痛，则加牛蒡、象贝、黄芩之类以清肺热。

若汗出恶风，身重而水肿不退，卫阳已虚者，则宜助卫气以行水湿之邪，用防己黄芪汤加味。

2.水湿浸渍

(1)主症：肢体水肿，按之没指，小便短少，身体重而困倦，舌苔白腻，脉沉缓。

(2)证候分析：水湿之邪，浸渍肌肤，壅阻不行，故肢体水肿。水湿内聚，三焦决渎失司，膀胱气化不行，所以小便不利。水湿日增而无出路，故肿势日甚，按之凹陷没指。身重而倦，脉沉缓，苔白腻，都是水湿内停、阳气不运的征象。

(3)治法:通阳利水。

(4)方药:五苓散合五皮饮为主方。五苓散温阳利水,五皮饮消肿行水,二方合用,利水消肿之力更大。如上半身肿甚而喘者,加麻黄、杏仁。舌苔白厚,口淡,神倦脘胀,下半身肿重难行者,去桑白皮,加厚朴、川椒目、防己以行气化湿;如怯寒肢冷,脉沉迟者,再加附子、干姜以助阳化气,而行水湿。

3.湿热壅盛

(1)主症:遍身水肿,皮色润泽光亮,胸腹痞闷,烦热,小便短赤,或大便干结,舌苔黄腻,脉沉数。

(2)证候分析:水湿之邪化热,壅于肌肤经隧之间,故身水肿而润泽光亮。湿热熏蒸,气机升降失常,故胸腹痞闷而烦热。湿热下注,膀胱输化无权,故小便短赤。湿热壅滞,肠失传导,故大便干结。苔黄腻,脉沉数,乃湿热壅盛,已属里实之证。

(3)治法:分利湿热。

(4)方药:疏凿饮子为主方。本方能攻逐水湿,具有上下表里分消之力,使蓄积之水从二便排去,水去热清,则肿势自退。此为治湿热水肿实证的一般泻剂。若腹满不减,大便秘结的,可合用已椒苈黄丸以助攻泻之力,使水从大便而下泄。若证势严重,兼见气粗喘满,倚息不得卧,脉弦数有力者,为水在胸中,上迫于肺,肺气不降,宜泻肺行水为主,可用五苓、五皮等方,合葶苈大枣泻肺汤,以泻胸中的水气。

(二)阴水

1.脾阳不运

(1)主症:身肿腰以下为甚,按之凹陷不易恢复,脘闷腹胀,纳减便溏,面色萎黄,神倦肢冷,小便短少,舌质淡,苔白滑,脉沉缓。

(2)证候分析:由于中阳不足,气不化水,致下焦水邪泛滥,故身肿腰以下为甚,按之凹陷而不起。脾阳不振,运化无力,故脘闷纳减,腹胀便溏。脾虚则气不华色,阳不卫外,故面色萎黄,神倦肢冷。阳不化气,则水湿不行而小便短少。舌淡,苔白滑,脉沉缓,是脾虚水聚、阳气不运之征。

(3)治法:温运脾阳,以利水湿。

(4)方药:实脾饮为主方。方中有白术、茯苓、附子、干姜之温运脾阳,化气行水,为本方的主力。如水湿过重,可加入桂枝、猪苓、泽泻,以助膀胱之气化而利小便;便溏者,去大腹子;气虚息短者,可加人参以补元气。

又有水肿一证,由于较长期的饮食失调,或营养不足,损及脾胃而起。症见遍身水肿,晨起则头面较甚,劳动则下肢肿胀,能食而疲软乏力,大便如常,小便反多,与上述水肿不同。舌苔薄腻,脉象软弱。由于脾虚生湿,气失舒展,郁滞为肿,治宜健脾化湿,不宜分利,可用参苓白术散为主方。或加黄芪、桂枝以益气通阳,或加附子、补骨脂以温肾助阳。并可用豆类、米糠等煮服,作为辅助治疗。

2.肾阳衰弱

(1)主症:面浮,腰以下肿甚,按之凹陷不起,阴下冷湿,腰痛酸重,尿量减少,四肢厥冷,怯寒神倦,面色灰暗,舌质胖,色淡苔白,脉沉细,尺弱。

(2)证候分析:腰膝以下,肾气主之。肾阳衰微,阴盛于下,故见腰以下肿及阴下冷湿等证。腰为肾之府,肾虚而水气内盛,故腰痛酸重。肾与膀胱相表里,肾气虚弱,致膀胱气化不利,故小便量少。肾阳不足,命门火衰,不能温养肢体,故四肢厥冷,怯寒神倦。面色灰暗无华,舌质淡而胖，苔白，脉沉细尺弱，均是肾阳虚衰、水湿内盛之象。

(3)治法：温暖肾阳，化气行水。

(4)方药：真武汤为主方。本方温肾利水，使阳气得复，寒水得化，小便得利，则肿自消退。如虚寒过甚，可加葫芦巴、巴戟天、肉桂心等以温补肾阳。如喘息自汗，不得卧，可加人参、炙甘草、五味子、煅牡蛎等以防喘脱。

3.兼症

(1)如果复感寒邪，寒水相搏，肿势转甚，恶寒无汗者，本方去白芍，暂加麻黄、细辛、甘草、大枣，以温经散寒。

(2)久病阳虚未复，又见阴虚之证，水肿反复发作，精神疲倦，头晕耳鸣，腰痛遗精，牙龈出血，为阳损及阴，阴虚不能敛阳，虚阳扰动所致。治宜扶元阳，滋阴液，兼利小便以去水邪，可用大补元煎，合《济生》肾气丸同时并进。

凡水肿病，宜戒忿怒，远酒色，适寒温，禁食盐、醋、虾、蟹及生冷等品。一般在肿退三月后，可少盐进食，渐渐增加。

本病久而不愈，如见唇黑，脐突，足下平满，背平者，为五脏俱伤，乃属危候。又有屡次反复发作，致腹胀喘急，恶心呕吐，不思饮食，大便稀溏，或有下血者，是脾胃衰败，气不统血，亦为危重之候。

（张一持）

第二节 淋　证

淋证是指小便频数短涩、滴沥刺痛，欲出未尽，小便拘急，或痛引腰腹的病症。

淋之病证名称，最早见于《内经》，《金匮要略》称“淋秘”。“淋”是小便涩痛，淋沥不爽；“秘”指小便秘涩难通，又曰：淋之为病，小便如粟状，小腹弦急，痛引脐中。清代顾靖远《顾松园医镜》曰“淋者，欲尿而不能出，胀急痛甚；不欲尿而点滴淋沥。”对本病症状作了形象的描述。

淋证的分类，在《中藏经》载：有冷、热、气、血、劳、膏、虚、实八种。《备急千金要方》提出“五淋”之名。《外台秘要》指出五淋是石淋、气淋、膏淋、劳淋、热淋。后代医家沿用五淋之名，现代医家分为气淋、血淋、热淋、膏淋、石淋、劳淋六种。

一、病因病机

淋证病位在于膀胱和肾，且与肝脾有关。中医认为，肾与膀胱通过静脉互为络属，膀胱的贮尿和排尿功能依赖于肾阳的气化，肾气充足，则固肾有权，膀胱开合有度，反之肾的气化失常，固摄无摄，则出现尿频尿急，尿痛或是小便不利等症。肝主疏泄，有调畅气机，促进脾脏运化的功能。脾的运化水液功能减退，必致水液停滞在体内，产生湿浊等病理产物。

淋证的病因是以膀胱湿热为主，亦有因肾虚和气郁而发，其病机主要是湿热蕴结下焦，导致膀胱气化不利。

据临床所见，淋证以实证居多，若病延日久，又可从实转虚，或以虚实并见，多食辛辣肥甘之品，或嗜酒太过酿成湿热，影响膀胱的气化功能。若小便灼热刺痛者为热淋；若湿热蕴积，尿液受其煎熬，日积月累，尿中杂质凝结为砂仁，则为石淋；若湿热蕴结于下，以致气化不利，无以分清泌浊，脂液随小便而去，小便如脂如膏，则为膏淋，若热盛伤络迫血，妄行，小便涩痛有血，或肾阴亏虚，虚火灼络，尿中夹血，则为血淋；如久淋不愈，湿热之邪，耗伤正气或年老久病，房劳等可致脾肾亏虚，遇劳即发者，为劳淋；恼怒伤肝，气郁化火，或气火郁于下焦，或中气不足，气虚下陷者，则为气淋；肾气亏虚，下元不固，不能制约脂液，尿液混浊则为膏淋。

淋证多见于现代医学的肾结核、尿路结石、肾盂肾炎、膀胱癌、前列腺炎、老年前列腺肥大、前列腺癌及各种原因引起的乳糜尿等疾病。

二、辨证论治

(一)热淋

证候：小便短数，灼热刺痛，溺色黄赤，小腹拘急胀痛，或有寒热等，舌苔黄腻，脉滑数。

治法：清热利湿通淋。

方药：用八正散加减。

处方：萹蓄，瞿麦，木通，车前子，滑石，大黄，栀子，甘草梢，川楝子，土茯苓。

加减：大便秘结者，可重用生大黄，并加枳实以通腑泄热，小便涩痛剧烈，可配用琥珀，川牛膝，天台乌，行气止痛。

(二)石淋

证候：尿中挟砂石，小便难涩，或突然中断，腰腹剧痛难忍，舌红，苔黄脉数。

治法：清热利湿，通淋排石。

方药：方选石韦散合三金汤。处方：石韦，冬葵子，金钱草，鸡内金，瞿麦，滑石，海金砂，川楝子，玄胡等。

加减：若体壮者，可重用金钱草 50～80 g，如见尿中带血，可加小蓟，生地黄，藕节。

(三)气淋

证候：属肝郁气滞者，小便涩滞，淋沥不尽，少腹满痛，舌苔薄白，脉沉弦。

治法：利气疏导。

方药：可选用沉香散。处方：沉香，石韦，滑石，当归，橘皮，白芍，王不留行，青皮等。如属中气不足者，可用补中益气汤，处方为黄芪，党参，白术，升麻，柴胡，大枣，川楝子，川牛膝等。

(四)血淋

证候：属湿热下注者，小便热涩刺痛，尿涩深红，或排出血丝，血块，舌红苔黄腻，脉滑数。

方药：方选小蓟饮子合导赤散。处方：生地黄，小蓟，通草，滑石，蒲黄，竹叶，甘草梢，当归，瞿麦，白茅根，木通，侧柏炭，茜草炭，车前草，炒栀子炭。

属阴虚火旺者：方药用知柏地黄汤加味。

属心脾两虚者：方药用归脾汤。处方：黄芪，党参，白术，茯苓，桂圆肉，枣仁，木香，当归，大枣，远志，仙鹤草，茜草炭，侧柏炭。

(五)膏淋

(1)属湿热下注者，小便混浊，如米泔水，尿道热涩疼痛，舌红，苔腻，脉滑数。

治法：清热利湿，分清泌浊。

方药：萆薢分清饮加减。处方：川萆薢，石菖蒲，黄柏，茯苓，丹参，泽泻，薏苡仁，益智仁，车前子，白术，莲子芯等。

(2)属肾虚不固者，淋久不已，淋出如脂，涩痛虽见减轻，见形体日渐消瘦者。

治法：补肾固涩。

方药：方选都气丸加味。处方：五味子，熟地黄，枣皮，山药，茯苓，泽泻，牡丹皮，芡实，金樱子，煅龙骨，煅牡蛎。

(六)劳淋

证候：尿涩痛不甚明显，但淋沥不已，时作时止，遇劳即发，腰膝酸软，神疲乏力，舌质淡，脉虚弱。

治法：健脾益肾。

方药：方用无比山药丸加减。处方：山药，茯苓，泽泻，熟地黄，枣皮，巴戟天，菟丝子，杜仲，怀牛膝，五味子，淡大云，赤石脂等。

属肾阴不足者，用六味地黄丸。属肾气虚者，用菟丝子汤(丸)。兼见畏寒肢冷者为肾阳虚，用金匮肾气丸。

结语：淋证是多种原因引起的疾病。临床但见有小便淋漓而痛者，不论起病缓急，均可诊为淋病(证)。而六淋之症各有特殊。如石淋，以排出砂石为主；膏淋，排出小便混浊如米泔水，或滑利如晦膏；血淋，溺血而痛；气淋，则少腹胀满明显，尿有余沥；热淋，必见小便刺痛；劳淋，常遇劳复发，小便淋漓不已。淋证虽有六淋之分，但各淋之间，可互相转化，病情的转归亦有虚实相兼，故辨治上要分清虚实审查证候的标本缓急，并应注意以下几点。

(1)热淋多初起伴有发热恶寒，此为湿热熏蒸，邪正相搏所致，虽非外邪袭表，发汗解表自非所宜，况且热淋乃膀胱有热，阴液易耗，若妄投辛散发表之品，不仅不能退热，反有劫伤营阴之弊。故仲景曾告诫："淋家不可发汗。"后世尚有"淋家忌补"之说。这是治疗淋证初起和虚实夹杂时，必须注意的。如若过早滥用温补，腻补，易造成湿热化燥，或寇邪留恋，使病情迁延难愈。若见本虚标实，也宜育阴清化，标本兼顾，方能奏效。

(2)淋证初起，多由下焦湿热引起，湿热交结，得热易发，故治疗剂量要足，要有连贯性，"祛邪务尽"。后期亦虚实夹杂居多，治疗应持续"祛邪扶正"发则，使之邪去正安。

(3)治疗气淋、石淋，可配用理气药，如沉香，木香，青皮，枳壳，乌药等。意在舒展宣通气机。另石淋兼有大便秘结者，可配用大黄、芒硝是取其通腑散结助排石之用。

(4)淋证在治疗期间，应嘱患者多饮开水，增加尿液使邪有出路。规劝患者饮食宜清淡，禁食肥腻、辛辣、香燥之品，防湿热内生，注意休息，节房事，防损肾气。保持外阴清洁，防外感以免病情反复影响治疗效果。

三、尿路感染的中医辨证论治

(一)概述

尿路感染统属于中医学"淋证"范畴。中医学对本病的定义为"小便频数短涩，滴沥刺痛，少腹拘急，痛引腰腹的病症"。"热"在本病发生发展中极为重要，或为湿热，或为郁热，或为虚热，总与"热"有关。因于此，《丹溪心法·淋》提出"淋有五，皆属于'热'"的观点，为后人称道。

但是对于本病，我们不得不正视其容易反复发作的特性。因为此特性，致久病而伤正，导致虚实夹杂，治疗时需要祛邪扶正兼顾。这也是巢元方《诸病源候论·淋病诸侯》提出来"诸淋者，由肾虚而膀胱热故也"的原因。上述两种观点的有机结合也是现今治疗尿路感染的主要中医理论基石，临证不可不思。

（二）辨证论治

1.膀胱湿热型

（1）证候：小便频数，短涩刺痛，点滴而下，急迫灼热，溺色黄赤，少腹拘急胀痛，或发热恶寒，口苦呕恶，或腹痛拒按，大便秘结，舌红，苔黄腻，脉滑数。

（2）病机：多食辛辣肥甘之品，或嗜酒过度，酿成湿热，下注膀胱；或下阴不洁，湿热秽浊毒邪侵入膀胱，酿成湿热；或肝胆湿热下注皆可使湿热蕴结下焦，膀胱气化不利，发为淋证。甚至因湿热炽盛，可灼伤脉络，破血妄下，可导致血随尿出；另外湿热久蕴，煎熬尿液，日积月累，可结成砂石，同时湿热蕴结，膀胱气化不利，不能分清别浊，亦可导致脂液随小便而出。

（3）治法：清热解毒，利湿通淋。

（4）方药：八正散加减。

（5）基本方：丝通草 10 g，瞿麦 15 g，萹蓄 15 g，车前草 30 g，滑石（包）30 g，炒栀子 10 g，制大黄 12 g，灯心草 10 g，甘草 6 g。

（6）加减：如伴有砂石集聚，可加金钱草、海金沙、鸡内金各 30 g 以加强排石消坚，同时配合车前子，冬葵子，留行子加强排石通淋。如伴有尿血滴沥，可加小蓟草，生地黄，生蒲黄，白茅根等加强清热凉血，止血；如伴有尿中如脂如膏，可加用萆薢、菖蒲、黄柏、莲子心、茯苓等清利湿浊；如伴有少腹胀闷疼痛，可加用沉香、陈皮、小茴香利气、当归、白芍、柔肝，甚至可配合青皮、乌药、川楝子、槟榔加强理气止痛之力。

同时，大肠埃希菌仍是尿路感染主要的致病菌，按照现代药理学研究成果诸如红藤，败酱草，蒲公英等对此类细菌效果较好，临床亦可参照使用。

2.肝郁气滞型

（1）证候：小便涩痛，淋漓不尽，小腹胀满疼痛，苔薄白，脉多沉弦。兼虚者可表现为尿时涩滞，小便坠胀，尿有余沥，面色不华，舌质淡，脉虚细无力。

（2）病机：因情志失和，恼怒伤肝，肝失疏泄；或气郁于下焦，久郁化火，循经下注膀胱。均可导致肝气郁结，膀胱气化不利，发为本病。

（3）治法：实证宜利气疏导，虚证宜补中益气，实证用沉香散，虚证用补中益气汤。

（4）基本方 1（无虚证）：沉香 5 g，橘皮 10 g，当归 10 g，白芍 15 g，甘草 6 g，石革 15 g，冬葵子 15 g，滑石（包）30 g，王不留行 15 g，胸闷肋胀者，可加青皮，乌药，小茴香以疏肝理气；日久气滞血瘀者，可加红花，赤芍，川牛膝以活血化瘀。

（5）基本方 2（有虚证）：生黄芪 15 g，党参 10 g，炙甘草 6 g，白术 15 g，当归 10 g，陈皮 10 g，升麻 6 g，柴胡 6 g，滑石 30 g，车前草 30 g，黄柏 10 g，土茯苓 30 g。

3.脾肾亏虚型

（1）证候：小便不甚赤涩，但淋沥不已，时感小便涩滞，时作时止，遇劳即发，腰膝酸软，神疲乏力，舌质淡，脉细弱。

（2）病机：久淋不愈，湿热耗伤正气；或劳累过度，房事不节或年老，久病，体弱，皆可致脾肾亏虚。脾虚而中气不足，气虚下陷；或肾虚而下元不固，肾失固摄，不能制约脂液，脂液下注，随尿而去；或肾虚而阴虚火旺，火热灼伤脉络，血随尿出；或病久伤正，遇劳即发者，发则为淋。

（3）治法：健脾补肾，佐以清化湿热。

（4）方药：知母地黄汤加减。

（5）基本方：知母 10 g，黄柏 10 g，生地黄 15 g，山药 15 g，枣皮 10 g，牡丹皮 12 g，茯苓 15 g，

泽泻 12 g,金樱子 30 g,车前子(布包)15 g,滑石(布包)30 g,玉米须 15 g。

(6)加减:如伴有阴虚火旺,尿血明显者,加女贞子、墨旱莲各 20 g,如神疲乏力明显,气短自汗,加用生黄芪 30 g,党参 15 g,生薏苡仁 30 g,竹叶 10 g。

(张一持)

第三节 遗 尿

遗尿是指在睡眠中小便自遗,醒后方知的疾病,也称尿床。临床上,以儿童为多见,成年男女也可以有此疾病。有些成年人因不好意思就诊,故常常使病情拖延很长时间,造成治疗上十分困难。

现代医学认为,遗传、熟睡或做梦、精神因素、尿路病变、下尿路梗阻及不稳定性膀胱等均可引起遗尿。

《素问·宣明五气论》言:"膀胱不利为癃,不约为遗溺"。又《咳论》言:"膀胱咳状,咳而遗溺"。《灵枢·本输》言:"虚则遗溺,遗溺则补之"。遗溺与遗尿同。

遗尿一词最早见于《伤寒论》。在"辨阳明病脉证并治"中说:"三阳合病,腹满身重,难以转侧,口不仁,面垢,谵语遗尿"。又"辨太阳病脉证并治"中说:"若被下者,小便不利,直视失溲"。这种与高热昏迷联系在一起的"遗尿""失溲",主要是指外感热病危重阶段出现的尿失禁,实际上是属于广义之遗尿。

狭义之遗尿也称尿床。最早见于隋代巢元方《诸病源候论·尿床候》,且巢氏有指出:"夫人有于睡眠不觉尿出者,是其禀质阴气偏盛,阳气便虚也"。唐代孙思邈《备急千金要方》把遗尿、遗溺、小便失禁、尿床并列为名。至《仁斋直指附遗方论》提出了遗尿和尿床的不同概念,认为:"出而不禁为之遗尿;睡里自出,谓之尿床"。此处遗尿实际上就是指小便不禁。

明代张介宾所称之遗溺亦是广义的。《景岳全书·遗溺》言:"遗溺一症,有自遗者,以睡中而遗失也;有不禁者,以气门不固而频数不能禁也;又有气脱于上,则下焦不约而遗失不知者"。又如清代何梦瑶《医碥·遗尿小便不禁》言:"不知而出为遗;知而不能忍为不禁,比小便数为甚,故另为一类"。从内涵分析,"不知而出为遗"还包括睡熟中遗溺和昏迷中遗溺。

近代才把昏迷中的遗溺归入尿失禁,而遗尿只是指睡熟中的遗溺,即本节所讨论的内容。

一、病因病机

根据历代医家所述,遗尿的病因病机可以归纳以下几个方面:①心肾虚热,心气亏损,或者心肾不交,每致传送失度,水液无制,而为遗尿;②肝肾积热,肾督经脉虚衰,失于固摄,肝气失于疏泄,无以调节尿道之开启,则为遗尿;③湿热蕴结于里,下注膀胱,膀胱失约,亦可导致遗尿。

遗尿的病因病机与五脏虚损关系密切。肺虚不能化气,脾虚中气下陷,心虚小肠传送失度,肝失疏泄而开启失常,最终使肾虚不能温化水液而尿出不知。

二、诊断要点

遗尿的诊断依据。

(1)三岁以上儿童,或成年人,在睡眠中小便自遗,或者有梦自遗,醒后方知。

(2)凡属功能性遗尿,中医有较好的疗效,但若经 1 个月左右的治疗,效果不显著者,应转西医进一步查明原因,以排除器质性病变。

三、类证鉴别

遗尿须与下列病证做鉴别。

(一)小便不禁

此为在平时清醒状态下,小便不随意流出。而一旦咳嗽较剧,直立过久,行走过多,心急,大笑,高声,惊吓时尿自出。大多数见于女性及老年人。在昏迷时小便自遗亦属小便不禁,与睡熟中的小便尿床是容易鉴别的。

(二)膀胱咳

在咳嗽剧烈时,小便自遗,而咳嗽痊愈后,小便自遗亦见消失。

四、辨证论治

(一)辨证要点

1.辨病程之长短

遗尿多见于儿童。随着年龄的增长,肾气渐充而自愈。乃至成年尚未愈者,这与体质素弱或与大病以后气血亏损有关。因此,病程之长短常能反映病情的一定变化。

如幼年病程短者,显系幼稚气阳未充。发病至年少者则为生长发育不够健全,理宜积极调理。而病程长于成年者,则为身体衰弱,气阳不能固守,当应积极治疗。所以,本病病程长者,病情多较重。

2.辨寒热虚实

遗尿以五脏虚亏见多,故常表现出阳衰寒象,如形体怯冷,小便清长,腰脊酸软而感寒冷,肢末不温,或者见有大便稀溏,舌质淡,苔白,脉象沉细无力。而心肾不交则表现热象,如阴虚潮热,心烦,口咽干燥,手心足心烦热,小便短黄,舌质红,苔少或光,脉象细数。因湿热下注而表现热象,口苦口干,心烦呕恶,胸腹胀满,舌苔黄腻,脉象濡滑而数。病程中也可出现虚实互见,寒热错杂,应注意详辨施治。

(二)治疗原则

遗尿的治疗以虚则以补,热则以清为原则。当然须佐以固涩之品。但补益固涩,又以无实邪,湿热清为前提,有时清中固涩,常常互用,可见用药配伍得当是十分重要的。

(三)分证论治

1.肾督虚损

证候:神疲怯寒,小便自遗,头晕眼花,腰膝酸痛,脊背酸楚,两足无力,舌淡苔白,脉细无力。

治法:补肾填精。

方药:菟丝子煎合缩泉丸加减。菟丝子、补骨脂各 15 g,小茴香、桑螵蛸、覆盆子各 10 g,益智仁、当归、乌药、山药各 10 g。

若少腹不温,乏力恶寒,加制附片、肉桂各 6 g;若脘腹作胀、纳食减少,加神曲、砂仁各 10 g。

2.心肾虚热

证候:夜寐遗尿,精神不振,形体消瘦,寐不安宁,心烦而溲数淋沥,舌苔薄,舌尖有红刺,脉沉细而数。

治法：补心肾，清虚热。

方药：桑螵蛸散。人参、茯神、远志各 15 g，菖蒲 12 g，龟甲、桑螵蛸、龙骨各 30 g。

若心肾不交，而夜寐不安者，可加交泰丸；若肾阴虚，而相火偏亢，加滋水清肝饮，另加益智仁、山药各 10 g，五味子 6 g。

3.湿热下注

证候：夜寐遗尿，小便频数，淋沥短涩，且有灼热感，舌偏红，苔薄腻，脉细滑而数。

治法：清利湿热。

方药：八正散加减。瞿麦、萹蓄、车前子各 10 g，大黄 6 g，栀子、滑石各 12 g，生草梢 5 g，灯心草、山药、桑螵蛸、菟丝子各 15 g。

若湿热较盛，加白茅根、石韦各 15 g；若湿热伤阴，加知母、黄柏、麦冬各 10 g。

五、其他疗法

（一）单方验方

（1）蜂房焙干研末，每服 3～5 g，加白糖少许，开水冲服，每天 2 次。

（2）白薇散：白薇、白蔹、白芍各 30 g。以上各药捣细末为散，每于食前以粥饮调下 6 g。主要适用于湿热内盛或下注于膀胱之遗尿。

（3）秘元丹：白龙骨 90 g，诃子 10 个去核，缩砂仁 30 g 去皮。上药为末，糯米粥丸梧桐子大，每服50 g，空心盐酒下。适用于内虚里寒的遗尿。

（4）遗尿汤：桑螵蛸、黄芪、龙骨各 15 g，肉桂 6 g，水煎服，每天 1 剂，分两次服。功效补肾固肾。主治肾气不足、下元虚冷、膀胱失约所致遗尿。

（5）固本止遗汤：党参、白术、菟丝子、枸杞子、当归各 6 g，黄芪、山药、五味子、覆盆子各 9 g，肉桂 2 g，小茴香 3 g。上药用于清水泡 20 分钟，再用文火煎 30 分钟，每剂煎 2 次。以上为 10 岁小儿用量，年龄小于 10 岁者酌减，大于 10 岁者酌增，每天 1 剂，将煎好的药液混匀，早晚各服 1 次。功效益气健脾，温肾止遗。主治小儿及成人遗尿。

（二）食疗

（1）鸡肠散：黄雄鸡肠 4 具，切碎，净洗，炙令黄熟；肉苁蓉、苦参、赤石脂、白石脂、黄连各 150 g，捣罗同研匀细为散，每次服 6 g，酒调，食前服，白天服 2 次，睡前服 1 次。适用于肾气不固，而心火偏盛之遗尿。

（2）猪肚 1 具，莲子 150 g，同煮至稀烂，食用。主要适用于脾气不足之遗尿。

（3）洋参猪腰：西洋参、龙眼干各 15 g，猪腰 1 对。以上 3 样蒸熟食用。治疗小儿遗尿。

（4）龙骨鸡蛋：生龙骨 30 g，鸡蛋若干。将生龙骨加水适量煎煮，取汤煮荷包鸡蛋。3 岁以下每次 1 个，3 岁以上每次 2 个，每晚服 1 次。第 2 次煎龙骨时，可加入第 1 次煮后之龙骨汤煎，如此逐日加入，连用 3～6 天。功效镇心安神，收敛固涩。治疗小儿遗尿。

（5）复方猪脬汤：鲜猪脬 2 个，茯苓、桂圆肉各 30 g。将猪脬反复清洗干净，后 2 味药共研末，每取药末 30 g 装入猪脬内，置于碗上，上蒸笼蒸 2～3 个小时。睡前将猪脬同药一起吃尽，第2 天晚上再吃 1 次。功效健脾固肾。主治遗尿症。

(三)外治法

1.脐疗法

丁香、肉桂各 3 g。将两者研细,与米饭适量共捣成泥,做成小饼,每晚敷于肚脐上。功效补火助阳。治疗遗尿。

2.针灸疗法

针刺气海、太渊、足三里、三阴交,用补法,并配合艾灸,每天 1 次,适用于脾肺气虚所致遗尿。

3.穴位埋线疗法

在百会穴行常规消毒,埋入 000～001 号羊肠线 2 mm,30 天 1 次,1～2 次即可。

(张一持)

第九章

常见疾病的中西医结合治疗

第一节　慢性支气管炎

一、概述

慢性支气管炎是气管、支气管黏膜及其周围组织的慢性非特异性炎症，临床上以咳嗽、咳痰为主要症状，每年发病持续3个月，连续2年或2年以上。排除具有咳嗽、咳痰、喘息症状的其他疾病（如肺结核、肺尘埃沉着症、肺脓肿、心脏病、心功能不全、支气管扩张、支气管哮喘、慢性鼻咽炎、食管反流综合征等疾病）。慢性支气管炎在老年人中发病率最高，北方高于南方，山区高于平原，农村高于城市，吸烟者高于不吸烟者，空气污染严重的地方发病率较高。如病情迁延，反复发作者可导致支气管扩张、阻塞性肺气肿及肺源性心脏病等并发症的发生。

本病的主要症状为咳嗽、咳痰，部分患者可出现气喘。在中医学中，早就对慢性支气管炎的临床表现做了不少描述，多属于“痰饮”“咳喘”等范畴。

二、病因病理

本病的病因，不外乎外邪侵袭及肺、脾、肾三脏功能低下所致。其急性发病者，多由于人体正气不足，卫外失固，感受风寒或风热之后，以致肺失宣肃而出现咳嗽、咳痰、恶寒或发热、痰白或黄稠，甚则气喘等肺系症状。倘若失治或反复发作，久则肺气日衰，促使机体抗病能力进一步下降，更易感受外邪，以致病情缠绵不已，形成恶性循环。病久由肺累及于脾，继而由脾虚而损及于肾，终至三脏俱虚，导致水液代谢失常，聚而成痰，上渍于肺，阻滞肺络，升降失司，慢性支气管炎遂由此而始；此外，也有因年老体弱，或起居失常、贪烟嗜酒、情绪郁结、环境污染等因素，而使肺、脾、肾受损，痰饮内生，壅滞于肺，影响其宣降功能，同样可形成本病。

三、诊断

（一）临床表现

1.病史

见于临床上有咳嗽、咳痰为主要症状或伴有喘息，每年发病持续3个月，并持续2年或2年以上反复发作而能排除心脏疾病和呼吸道其他疾病的患者。

2.症状

可分为单纯型和喘息型两种临床类型，前者主要表现为咳嗽、咳痰；后者除咳嗽、咳痰外，尚有喘息症状。慢性支气管炎临床可分为以下三期。

(1)急性发作期：1周内出现脓性或黏液脓性痰，痰量明显增多或伴有其他炎症表现；或1周内咳、痰、喘症状任何一项加剧至重度。

(2)慢性迁延期：有不同程度的咳、痰、喘症状，迁延不愈；或急性发作期症状一个月后仍未恢复到发作前水平。

(3)临床缓解期：经治疗或临床缓解，症状基本消失或偶有轻微咳嗽少量痰液，保持2个月以上者。

3.体征

慢性支气管炎患者早期可无任何阳性体征；急性发作期两肺下部常可闻及干、湿啰音；喘息型者可闻及哮鸣音；并发肺气肿时则可有肺气肿体征。

(二)实验室检查

慢性支气管炎患者缓解期阶段，血常规检查白细胞数一般无变化；急性发作期或并发肺部急性感染时，血白细胞数及中性粒细胞数增多，喘息型者则见嗜酸性粒细胞增多，但老年人由于免疫力降低，白细胞检查可正常；痰液检查于急性发作期阶段，中性粒细胞可增多，喘息型常见有较多的嗜酸性粒细胞；痰涂片或培养可找到引起炎症发作的致病菌。

(三)特殊检查

1.X线检查

早期常无异常改变；反复发作时可见肺纹理粗乱，严重时可呈网状、条索状、斑点状阴影；如并发肺气肿者则有双肺透亮度增加、横膈低位及肋间隙增宽等表现。

2.纤支镜检查

慢性支气管炎患者一般可见支气管黏膜增厚、充血、水肿等炎性改变，可取分泌物送检涂片或培养检查，以确定有无细菌感染。

3.免疫学检查

慢性支气管炎患者表现为细胞免疫功能低下，尤见于老年患者。由于支气管黏膜受损，分泌型IgA(SIgA)水平下降，故痰中SIgA可明显减少。

4.自主神经功能检查

慢性支气管炎患者往往表现自主神经功能紊乱，以副交感神经功能亢进为主。

5.肺功能检查

慢性支气管炎患者早期多无明显异常，但也有部分患者表现为小气道阻塞征象，如频率依赖性肺顺应性降低；75%肺活量最大呼气流速(V_{75})、50%肺活量最大呼气流速(V_{50})、25%肺活量最大呼气流速(V_{25})、最大呼气后期流速($FEF_{75\sim85}$)等均见明显降低；闭合气量(CV)可增加。

6.动脉血气分析

早期无明显变化。长期反复发作的慢性支气管炎或并发阻塞性肺气肿的患者，也可有轻度的低氧血症表现。

四、鉴别诊断

(一)肺结核

咳嗽、咳痰无季节性,常随病灶破溃程度及病灶周围炎而加重,往往有低热、盗汗、消瘦和食欲缺乏等结核中毒症状,红细胞沉降率增高,结核菌素试验为强阳性,X 线胸片及查痰找结核菌能明确诊断。

(二)支气管肺癌

支气管肺癌多发生于 40 岁以上,特别是有多年吸烟史者,咳嗽常呈刺激性,或有少量痰,且痰中多带血,血清唾液酸增高,癌胚抗原(CEA)阳性,X 线检查、痰脱落细胞检查、纤维支气管镜检查及 CT 检查等可以确诊。

(三)支气管扩张症

支气管扩张症亦有慢性反复性咳嗽,但常伴有大量脓性痰和反复咯血,胸部听诊多在肺的中下部闻及固定性湿啰音,以单侧为多,并可见杵状指,胸部 X 线检查见肺纹理粗乱或呈卷发状,支气管造影可获诊断。

(四)支气管哮喘与喘息型慢性支气管炎

临床上有时颇难鉴别,支气管哮喘常有明显的个人及家族过敏史,以发作性哮喘为特征,多有一定的季节性,以秋季发病居多,血中常有 IgE 升高,发作时两肺满布哮鸣音,应用支气管扩张剂能见效,缓解后可毫无症状和体征,这均有助于两者的鉴别。

五、并发症

本病常可并发肺炎、支气管扩张、阻塞性肺气肿及肺源性心脏病等。

六、中医证治枢要

慢性支气管炎之咳嗽,中医学上多称为“内伤咳嗽”。由于老年多见,病程较长,往往表现为肺、脾、肾俱虚,痰饮伏肺而成,故以健脾益肾、化痰蠲饮为基本治则。如病属急性发作期者,治当以祛邪为主,宜以化痰蠲饮治疗,夹寒者,则温化寒痰;夹热者,则清热化痰;兼喘息者,可酌加降气平喘之品。病属缓解期者,一般以补益为主,肺气虚者补肺益气,脾阳虚者健脾助运,肾阳虚者补肾纳气,阴阳俱虚者滋阴助阳。若病属迁延期者,常须扶正祛邪,标本兼顾。

七、辨证施治

(一)风寒束肺

主症:咳嗽、咳痰,痰白清稀,或有喘息,伴鼻塞流涕,畏寒发热,头痛,肢体酸疼。舌质淡红,苔薄白,脉紧。

治法:解表散寒,温化痰饮。

处方:三拗汤加减。麻黄 5 g,杏仁 9 g,甘草 6 g,前胡 9 g,桔梗 9 g,紫菀 9 g,款冬 9 g,荆芥 6 g,姜半夏 9 g,陈皮 6 g。

阐述:本证常见于慢性支气管炎继发感染时。风寒痰饮闭阻肺系,因此以三拗汤解表逐寒,祛痰化饮最为适宜。方中加入荆芥,可增强解表散寒之力,其他诸药均为化痰镇咳之用。如气急痰多者,可酌加苏子、白芥子、茯苓、五味子等;头痛较甚者,可加蔓荆子、川芎、制延胡索等;腹胀食欲缺乏者，则加鸡内金、山楂、麦芽以行滞消食健胃。

(二)风热犯肺

主症：咳嗽、咳痰，痰黄黏稠或咳痰不畅，身热口渴，头痛咽干，微恶风寒，或呼吸气粗，便干尿黄。舌质红，苔薄黄，脉浮数或滑数。

治法：清热解表，豁痰平喘。

处方：麻杏石甘汤合银翘散加减。麻黄 5 g，杏仁 9 g，甘草 6 g，生石膏 30 g，银花 30 g，连翘 12 g，荆芥 6 g，薄荷 5 g(后下)，牛蒡子 12 g，竹叶 9 g，芦根 30 g，桔梗 9 g，黄芩 12 g，鱼腥草 30 g。

阐述：素有慢性支气管炎者，一旦感受风热之邪而引发，往往酿成痰热壅肺而出现肺部炎症，表现为肺热征象。多数医家认为，患者发病之后，由于正虚邪盛，病情常缠绵难愈，且易于发生变证，因此必须迅速而有效地清除邪热，控制感染的进一步扩展。本方组成麻杏石甘汤重在清肺平喘，银翘散则意在疏风散热、解表透邪；为防邪热内传，加用黄芩、鱼腥草以挫病势的深入。

(三)燥热伤肺

主症：干咳无痰，或痰少而黏，咯而不爽，偶有痰血，鼻燥喉痒、口干喜饮，大便干燥，小便黄短。舌质红，苔薄黄而干，脉数或细数。

治法：清热生津，润肺止咳。

处方：沙参麦冬汤加减。南沙参 15 g，北沙参 15 g，麦冬 12 g，玉竹 12 g，甘草 6 g，桑叶 9 g，扁豆 12 g，石斛 30 g，怀山药 15 g，杏仁 9 g，枇杷叶 12 g，云雾草 30 g，金荞麦 30 g。

阐述：本型多见于长期吸烟史的慢性支气管炎患者。中医学认为，肺开窍于鼻，外合皮毛，直接与外界相通，故周围环境变化极易影响肺的生理功能，因而六淫之邪不论通过口鼻或皮毛侵袭人体，必内归于肺，从而出现肺系证候，一旦秋季当令燥邪伤肺，最易耗阴灼液而致燥咳不已；至于吸烟的危害，前人早就指出“久则肺焦”，也同样可出现燥热伤肺的症状。因此，在治疗时，显然需要采用育阴润肺、清热止咳之剂，古方“沙参麦冬汤”“清燥救肺汤”有一定效果。但养阴生津的方药，有时对本病型的疗效尚欠满意，特别是慢性支气管炎患者，由于病情反复多变，过用养阴则有助湿碍脾之弊，这无疑是临床上用药的一个矛盾。为此往往需酌加扁豆、茯苓、薏苡仁、山药等健脾渗湿之品；同时方中加用金荞麦和云雾草二药以加强其清热止咳的效果。据文献记载，云雾草又名老君须，其味微苦，性辛、凉，民间一向用于止咳有良效，凡表现咽痒干咳者，临床常屡用屡验。对于因长期吸烟所致者，除应用本方治疗外，必须告知患者戒烟，则收效尤著。

(四)痰湿阻肺

主症：咳嗽痰多，痰白质稀或黏稠，胸闷气急，肢体困重，纳呆腹胀，大便常溏。舌苔白腻，脉濡滑。

治法：健脾燥湿，宣肺化痰。

处方：苓桂术甘汤合二陈汤加减。炙桂枝 6 g，炒白术 9 g，茯苓 12 g，甘草 6 g，陈皮 6 g，制半夏 9 g，川朴 6 g，杏仁 9 g，款冬 9 g，紫菀 9 g，桔梗 9 g，七叶一枝花 15 g，虎杖 30 g。

阐述：此型多因脾虚而致痰湿内盛，上渍于肺，阻塞气道所引起的咳嗽症状，往往于慢性支气管炎迁延期的患者表现最为突出。方中以苓桂术甘汤合二陈汤健脾助运，利湿化饮；加桔梗、川朴、杏仁、紫菀、款冬，意在宣肺化痰、畅通气机；为防痰湿蕴内，日久化热之虑，据多年临床实践经验，适当酌加七叶一枝花、虎杖等清热解毒之品，一则有助于消炎防感染，二则有助于加强化痰止咳的功效。若气喘重者，可酌加麻黄、苏子、降香；神疲乏力，久治不愈者，可加黄芪、党参以扶正祛邪；恶心欲呕、食欲缺乏者，可酌加枳壳、姜竹茹、麦芽、鸡内金等消食止呕等药。总之，本型的治疗重点，首为健脾化湿以杜绝其“生痰之源”，但同时必须注意宣肺化痰以治标，只有标本兼顾，才能提高其疗效。

（五）肺气虚损

主症：久咳痰白量少，气短，动则尤甚，常自汗出，神疲乏力，懒言声低，易于感冒，畏风，纳少，大便常溏。舌苔薄白，舌淡红，脉细弱。

治法：益气补肺，固表御邪。

处方：补肺汤合玉屏风散加减。党参 15～30 g，黄芪 15～30 g，绞股蓝 15 g，麦冬 12 g，五味子 6 g，炒白术 9 g，防风 6 g，甘草 6 g，桑白皮 12 g，炙苏子 12 g，降香（后下）6 g，当归 12 g。

阐述：本型多见于慢性支气管炎临床缓解期或合并有肺气肿的患者。据近年研究认为，本型的临床表现，既是呼吸功能低下、肺微循环障碍，也是包括免疫等因素在内的机体多种功能的异常。因此，补肺汤合玉屏风散具有益气固表、补肺止咳的作用。据临床与试验观察表明，补肺汤能明显改善肺的通气功能；玉屏风散则具有增强肺的防御能力及抗细菌黏附作用；且能有效地预防感冒，减少慢性支气管炎的复发率。方中绞股蓝一药，为葫芦科多年生草质藤本植物，又名七叶胆，含有人参皂苷及多种人体所必需的氨基酸和微量元素，对增强机体免疫功能具有较好的效果。早年贵州省曾报道根据民间经验用于治疗慢性支气管炎，经数百例临床验证确有显著的疗效。此外，根据中医气血学说“气行则血行”“气虚则血虚”的理论，一旦发生肺气虚损，则随之而来也必然存在有不同程度的血瘀现象，因此方中适当加用当归、降香等养血活血类药，对改善肺的微循环，阻止慢性支气管炎的进一步发展极为有利，值得重视。

（六）脾肾阳虚

主症：咳喘阵作，动则加剧，痰白黏或清稀，量多，腰膝酸软，食欲缺乏，乏力，头昏耳鸣，形寒肢冷，夜尿较多，或咳时遗尿，或阳痿早泄，大便多溏。舌质淡或胖嫩，苔薄白，脉细迟。

治法：健脾益肾，纳气化痰。

处方：金匮肾气丸合苓桂术甘汤加减。熟地黄 15～30 g，陈萸肉 9 g，怀山药 15 g，五味子 6 g，茯苓12 g，甘草 6 g，肉桂 5 g，制附子 9 g，淫羊藿 9 g，党参 15 g，黄芪 30 g，炒白术 9 g，姜半夏 9 g，陈皮 6 g。

阐述：本型为慢性支气管炎伴有严重肺气肿的缓解期患者，由肺气虚衰而发展至脾、至肾。三脏俱衰的结果，则水液代谢发生障碍，聚而为痰为饮。历来认为，此类患者的治疗必须“温药和之”，一直都主张应用金匮肾气丸或苓桂术甘汤治之。近年，研究表明金匮肾气丸等补肾助阳方药治疗慢性支气管炎缓解期患者，能起到加强机体对各种不良刺激的抵抗力，并能增强免疫机制，促进整个机体的细胞内生化代谢及提高肾上腺皮质功能等良好作用，在合用苓桂术甘汤的基础上加用黄芪、党参、姜半夏、陈皮、五味子、淫羊藿等药，除健脾助运、化饮祛痰外，还可加强温肾纳气作用，有助于改善呼吸功能。此外，如见尿频遗尿者，可加益智仁、芡实、金樱子以固肾缩尿；如气急显著时，可酌加炙苏子、降香以降气平喘；如有血瘀征象较明显者，可加丹参、当归养血活血以改善肺的微循环。

（七）阴阳两虚

主症：咳嗽、咳痰阵作，痰黏白或清稀，时多时少，安静时亦气短，动则尤甚，伴腰腿酸软，怕寒肢冷，头昏耳鸣，夜尿频多，阳痿早泄，口干咽燥，五心烦热，盗汗自汗；舌质暗红，苔少或光剥；脉细。

治法：滋阴助阳，益肺纳肾。

处方：左归丸、右归丸加减。大熟地 15～30 g，怀山药 15 g，陈萸肉 12 g，杞子 12 g，茯苓 12 g，炙甘草 6 g，菟丝子 12 g，制附子 9 g，肉桂 5 g，炙龟甲 12 g，黄芪 30 g，太子参 15 g，麦冬 12 g，五味子 6 g。

阐述：慢性支气管炎反复发作，长期不愈，久则由肺及脾及肾，先为气虚至阳虚，终至阳损及阴，而导致阴阳两虚，此时多见于慢性支气管炎发展至严重阶段，往往有明显的肺气肿征，并可有肺动脉高压及右心室肥大表现。偏阳虚时，以右归丸为主，但不可忽视益气养阴；偏阴虚时，则用左归丸为主，但同样不可忽视健脾助阳。若症见面肢浮肿者，可去龟甲、杞子、甘草、麦冬等药，酌加防己、车前草、白术、泽泻以利尿消肿；舌下瘀筋明显者，加川芎、丹参；呼吸困难较甚者，可加苏子、降香。总之，本型的治疗，用药要注意“阴中求阳，阳中求阴”，使之能起到“阴生阳长、阳生阴长”而发挥其“阴平阳秘”的作用。

八、特色经验探要

（一）关于“发时祛邪”

慢性支气管炎急性加重期的患者，是由于感受外邪而引起咳、痰、喘诸症状的发作或骤然加剧，病情较急而重。该阶段患者必须祛邪以治标为主，迅速驱除外邪，防止其由表入里。初起病时，多属风寒袭肺，咳嗽较剧，咳痰由少而转多，此时宜宣肺解表，历来推崇采用三拗汤治疗；但外邪不解，郁而化热时，则应及时随证换方，改以清肺化痰，可应用麻杏石甘汤或桑白皮汤加减均宜。根据多年来的临床摸索，为尽快驱邪外出，可不问寒热类型皆可选加金荞麦、鱼腥草、七叶一枝花、板蓝根、银花、虎杖、鸭跖草等解毒类药物。实践证明，这对控制病邪的深入发展，以及发作期的临床症状颇有效果。另外，在宣肺祛邪的同时，必须重用祛痰、止咳类药，如桔梗、桑白皮、云雾草、佛耳草、紫菀、款冬、百部、前胡、浙贝等，特别是桔梗、桑白皮，往往须加大剂量方能有较理想的祛痰作用。过去一些中医书籍曾把桔梗的剂量限定在 3 g 左右，而且认为咳喘患者用桔梗有“令人喘促致死”之弊，但在临床应用中从未发现有这种毒副作用，足见前人的经验也有一定的局限，决不可拘泥。

（二）关于“未发时扶正”

慢性支气管炎的特点是反复发作和相对缓解期相交替。在相对缓解期阶段，由于肺、脾、肾三脏功能低下，机体抗病能力较差，容易复感新邪而使慢性支气管炎病情复发或加重，因此必须重视对其缓解期的治疗。根据中医辨证，此时的临床表现多以“本虚”为主要矛盾，故治疗应注重于“扶正固本”。所谓“本虚”，主要系指气虚及阳虚。气虚的重点在肺，阳虚的重点则在于脾肾，而且前者比后者尤为重要。

以往的一些研究认为，慢性支气管炎的病理基础主要为脾肾阳虚，特别是肾阳虚更是其根本所在，因而常采用补肾方药进行治疗，发现除能改善临床症状外，不仅对肾上腺皮质代谢具有一定的调节作用，而且还能提高机体的免疫功能，并有助于促进病情的好转和恢复。但近年已认识到，肺不仅是一个进行气体交换的呼吸器官，而且还是一个活跃的内分泌器官及代谢作用旺盛的器官，具有呼吸、代谢与防御等三大作用。因此，我们对慢性支气管炎缓解期的患者，往往采用益气活血、健脾补肾法，选用黄芪生脉饮为主方，适当加丹参、降香、当归、甘草、白术、茯苓、怀山药、淫羊藿、补骨脂等进行治疗。这种以益气为本、助阳为辅的治则不仅有助于改善肺功能和机体免疫功能，而且还有助于改善肺的微循环障碍及提高动脉的血氧水平。总之，在扶正固本的治疗中，既不可忽视治肺，也不可忽视治肾，只有互相兼顾，才能提高本病的治疗效果。

(三)治疗小气道病变,截断慢性支气管炎的发生与发展

业已证明,吸烟及环境因素是影响小气道功能的重要原因,也是慢性支气管炎发生与发展的主要因素之一。我们曾对吸烟和易于感冒而无明显证候可供辨证的患者进行了小气道功能检查,结果发现其流速-容量曲线(V_{25}、V_{50})及最大呼气后期流速($FEF_{75\sim85}$)明显降低,表现为小气道通气功能存在有障碍征象。这种慢性支气管炎的早期变化,西医除劝告患者戒烟外,并无良策,但中医则可在微观辨证中以此作为诊断肺气失调或肺气虚损早期变化的一种重要的客观指标。据此,可以采用益肺调气或益气固表的方药,如补肺汤、生脉饮、玉屏风散等进行治疗。据初步的临床观察结果表明,这类方药确具有逆转小气道功能异常的良好作用,特别是对于戒烟后小气道病变时尚难康复的患者,其治疗意义更大。

九、西医治疗

慢性支气管炎急性加重期伴有感染时,中医药效果不满意者,可配合西药治疗。

(一)控制感染

抗菌药物治疗可选用喹诺酮类、大环内酯类、β-内酰胺类或磺胺类口服,病情严重时静脉给药。如左氧氟沙星 0.4 g,每天 1 次;罗红霉素 0.3 g,每天 2 次;阿莫西林 2～4 g/d,分 2～4 次口服;头孢呋辛1.0 g/d,分2 次口服;复方磺胺异噁唑,每次 2 片,每天 2 次。若能查明致病菌及进行药敏试验,选择有效抗菌药物。

(二)镇咳祛痰

可试用复方甘草合剂 10 mL,每天 3 次;或复方氯化铵合剂 10 mL,每天 3 次;也可加用祛痰药溴已新 8～16 mg,每天 3 次;盐酸氨溴索 30 mg,每天 3 次;桃金娘油 0.3 g,每天 3 次。干咳为主者可用镇咳药物,如右美沙芬、那可丁或其合剂等。

(三)解痉平喘

有气喘者可加用解痉平喘药,如氨茶碱 0.1 g,每天 3 次,或用茶碱控释剂,或长效 β_2 受体激动剂联合糖皮质激素吸入。

(四)其他

缓解期阶段,嘱患者戒烟,避免有害气体和其他有害颗粒的吸入;增强体质,预防感冒;反复呼吸道感染者,可选用转移因子、核酸及菌苗等配合中药扶正固本,以增强机体的免疫功能,对预防感冒及减少慢性支气管炎复发有一定作用。

十、中西医优化选择

众所周知,西医的明显优势在于明确慢性支气管炎的病因、病变部位、病理变化及病情轻重程度等方面,其手段较多,通过现代的生物医学技术,从而能获得非常细致的微观知识;同时,在控制慢性支气管炎继发感染时,可供选择的抗生素种类较多,效果也较可靠;此外,对于有缺氧或酸碱紊乱等表现的患者,在应用吸氧疗法及补充水与电解质等治疗措施之后,能使之获得纠正。但应该指出的是,西药抗生素有些往往会发生变态反应及其他毒副作用;且在慢性支气管炎的预防方面,西医的方法相对地显得较为贫乏,不如中医中药丰富多彩和安全。近年已有不少资料证实,采用冬病夏治,诸如中药扶正固本、针灸、穴位贴敷、割治及兔脑垂体穴位埋藏等均有减轻和预防慢性支气管炎复发的良好效果。根据我们多年的临床实践,本病发作期截断,以西医抗菌消炎为主,适当辅以清热解毒类中药,有助于增强"菌毒并治"的作用;炎症控制之后则重用中药扶

正祛邪以巩固疗效。另外，中药还具有较好的止咳、祛痰效果，因而在治疗慢性支气管炎时，如能进行中西医结合，取长补短，发挥各自优势，对缩短疗程、减少不良反应、改善临床症状及提高其治疗水平，无疑会起到较好的促进作用。

十一、饮食调护

(1)多食维生素高的食物，如动物肝脏、蛋黄、胡萝卜、南瓜、杏、青椒、西红柿、山楂等。

(2)多饮水利于痰液稀释，清洁气道，饮水量大于 2 000 mL/d。

(3)严禁烟、酒，不宜吃辣椒、胡椒等辛辣刺激之物，以及过冷、过热、过咸的食物。黄鱼、带鱼、海蟹等也要少吃。

(张朝辉)

第二节　慢性阻塞性肺疾病

一、概说

慢性阻塞性肺疾病(COPD)是一种具有气流受限特征的可以预防和治疗的疾病，气流受限不完全可逆、呈进行性发展，与肺部对香烟烟雾等有害气体或有害颗粒的异常炎症反应有关。COPD 主要累及肺脏，但也可引起全身(或称肺外)的不良效应。

COPD 是呼吸系统疾病的常见病和多发病，患病率和病死率均居高不下。目前居全球死亡原因的第 4 位，世界银行/世界卫生组织公布，至 2020 年 COPD 位居世界疾病经济负担的第 5 位。在我国，COPD 同样是严重危害人民身体健康的重要慢性呼吸系统疾病。近期对我国 7 个地区 20 245 位成年人群进行调查，COPD 患病率占 40 岁以上人群的 8.2%，其患病率之高十分惊人。

根据 COPD 的主要临床表现特点，应当归属于咳嗽、喘证、肺胀范畴。COPD 的形成是一个反复迁延的过程，因此，COPD 的咳嗽当属内伤咳嗽范畴，当疾病急性加重时，应属内伤基础上的外感咳嗽。当病情逐渐发展，肺功能进一步损伤，患者出现气促、喘息时，诊断为喘证。疾病进一步发展，病理表现有肺气肿出现，或临床有肺心病表现时，当属中医肺胀范畴。

二、病因病理

慢性阻塞性肺疾病的形成与吸烟、环境污染、感染及机体遗传因素等有关。肺主气，司呼吸，又主皮毛，宣行卫阳之气，以清肃下降为顺，壅塞为逆。如各种原因使肺气宣降失常，即可出现咳嗽、咳痰、气急、胸闷、喘息等症。肺朝百脉，气为血帅，气行血行。若久咳肺气虚弱，则无力辅心运血，致心脉瘀阻、呼吸不畅、肺气壅塞，形成痰瘀阻肺、气道壅塞所致的肺气肿。肺气虚是慢性阻塞性肺疾病发生和发展的内在条件，吸烟、六淫外邪是导致慢性阻塞性肺疾病发生和发展的主要外因，痰瘀内阻贯穿慢性阻塞性肺疾病病程始终。痰瘀阻肺、气机不利是慢性阻塞性肺疾病的基本病机。本病虽然表现一派肺系症状，但本质与脾、肾关系颇为密切，尤其以肾阳不足为关键。先天禀赋不足或后天失养，而致脾肾亏虚，肺气根于肾，肾虚失于摄纳，动则气促；脾土为肺金之母，脾土虚弱，不能生肺金，则卫气不足，肺卫不密，易感外邪，脾虚损肺，肺虚失于宣肃，肺气上逆而久咳不愈，甚至咳而兼喘。“久病必瘀”，病久经脉瘀阻，痰浊瘀血互结，导致疾病缠绵难愈，反复发作。综上所述，慢性阻塞性肺疾病的根本在于本虚标实，本虚涉及五脏六腑，而集中体现在肺、脾、肾三脏虚损；标实多为痰瘀、六淫外邪等。

三、诊断

(一)临床表现

1.病史

COPD患病过程应有以下特征。①吸烟史：多有长期较大量吸烟史。②职业性或环境有害物质接触史：如较长期粉尘、烟雾、有害颗粒或有害气体接触史。③家族史：COPD有家族聚集倾向。④发病年龄及好发季节：多于中年以后发病，症状好发于秋冬寒冷季节，常有反复呼吸道感染及急性加重史。随病情进展，急性加重愈渐频繁。⑤慢性肺源性心脏病史：COPD后期出现低氧血症和/或高碳酸血症，可并发慢性肺源性心脏病和右心衰竭。

2.症状

(1)慢性咳嗽：通常为首发症状。初起咳嗽呈间歇性，早晨较重，以后早晚或整日均有咳嗽，但夜间咳嗽并不显著。少数病例咳嗽不伴咳痰。也有部分病例虽有明显气流受限但无咳嗽症状。

(2)咳痰：咳嗽后通常咳少量黏液性痰，部分患者在清晨较多；合并感染时痰量增多，常有脓性痰。

(3)气短或呼吸困难：这是COPD的标志性症状，是使患者焦虑不安的主要原因，早期仅于劳力时出现，后逐渐加重，以致日常活动甚至休息时也感气短。

(4)喘息和胸闷：不是COPD的特异性症状。部分患者特别是重度患者有喘息；胸部紧闷感通常于劳力后发生，与呼吸费力、肋间肌等容性收缩有关。

(5)全身性症状：在疾病的临床过程中，特别在较重患者，可能会发生全身性症状，如体重下降、食欲减退、外周肌肉萎缩和功能障碍、精神抑郁和/或焦虑等。合并感染时可咳血痰或咯血。

3.体征

COPD早期体征可不明显。随疾病进展，常有以下体征。

(1)视诊及触诊：胸廓形态异常，包括胸部过度膨胀、前后径增大、剑突下胸骨下角(腹上角)增宽及腹部膨凸等；常见呼吸变浅，频率增快，辅助呼吸肌如斜角肌及胸锁乳突肌参加呼吸运动，重症可见胸腹矛盾运动；患者不时采用缩唇呼吸以增加呼出气量；呼吸困难加重时常采取前倾坐位；低氧血症者可出现黏膜及皮肤发绀，伴右心衰竭者可见下肢水肿、肝脏增大。

(2)叩诊：由于肺过度充气使心浊音界缩小，肺肝界降低，肺叩诊可呈过度清音。

(3)听诊：两肺呼吸音可减弱，呼气相延长，平静呼吸时可闻干性啰音，两肺底或其他肺野可闻湿啰音；心音遥远，剑突部心音较清晰响亮。

(二)实验室检查

低氧血症，即PaO_2＜7.3 kPa(55 mmHg)时，血红蛋白及红细胞可增高，血细胞比容＞55%可诊断为红细胞增多症。并发感染时痰涂片可见大量中性粒细胞，C反应蛋白(CRP)增高，痰培养可检出各种病原菌，常见者为肺炎链球菌、流感嗜血杆菌、卡他摩拉菌、肺炎克雷伯杆菌。

(三)特殊检查

1.肺功能检查

肺功能检查是判断气流受限的客观指标,其重复性好,对 COPD 的诊断、严重程度评价、疾病进展、预后及治疗反应等均有重要意义。气流受限是以 FEV_1 和 FEV_1/FVC 降低来确定的。FEV_1/FVC 是 COPD 的一项敏感指标,可检出轻度气流受限。FEV_1 占预计值的百分比是中、重度气流受限的良好指标,它变异性小,易于操作,应作为 COPD 肺功能检查的基本项目。吸入支气管舒张剂后 $FEV_1/FVC\%<70\%$ 者,可确定为不能完全可逆的气流受限。呼气峰流速(PEF)及最大呼气流量-容积曲线(MEFV)也可作为气流受限的参考指标,但 COPD 时 PEF 与 FEV_1 的相关性不够强,PEF 有可能低估气流阻塞的程度。气流受限可导致肺过度充气,使肺总量(TLC)、功能残气量(FRC)和残气容积(RV)增高,肺活量(VC)降低。TLC 增加不及 RV 增加的程度大,故 RV/TLC 增高。肺泡隔破坏及肺毛细血管床丧失可使弥散功能受损,一氧化碳弥散量(DLCO)降低,DLCO 与肺泡通气量(VA)之比(DLCO/VA)比单纯 DLCO 更敏感。深吸气量(IC)是潮气量与补吸气量之和,IC/TLC 是反映肺过度膨胀的指标,它在反映 COPD 呼吸困难程度甚至反映 COPD 生存率上具有意义。作为辅助检查,不论是用支气管舒张剂还是口服糖皮质激素进行支气管舒张试验,都不能预测疾病的进展。用药后 FEV_1 改善较少,也不能可靠预测患者对治疗的反应。患者在不同的时间进行支气管舒张试验,其结果也可能不同。但在某些患者(如儿童时期有不典型哮喘史、夜间咳嗽、喘息表现),则有一定意义。

2.胸部 X 线检查

X 线检查对确定肺部并发症及与其他疾病(如肺间质纤维化、肺结核等)鉴别有重要意义。COPD 早期胸部 X 线片可无明显变化,以后出现肺纹理增多、紊乱等非特征性改变;主要 X 线征为肺过度充气:肺容积增大,胸腔前后径增长,肋骨走向变平,肺野透亮度增高,横膈位置低平,心脏悬垂狭长,肺门血管纹理呈残根状,肺野外周血管纹理纤细稀少等,有时可见肺大疱形成。并发肺动脉高压和肺源性心脏病时,除右心增大的 X 线征外,还可有肺动脉圆锥膨隆,肺门血管影扩大及右下肺动脉增宽等。

3.胸部 CT 检查

CT 检查一般不作为常规检查。但是,在鉴别诊断时 CT 检查有益,高分辨率 CT(HRCT)对辨别小叶中心型或全小叶型肺气肿及确定肺大疱的大小和数量,有很高的敏感性和特异性,对预计肺大疱切除或外科减容手术等的效果有一定价值。

4.血气检查

当 $FEV_1<40\%$ 预计值时或具有呼吸衰竭或右心衰竭的 COPD 患者均应做血气检查。血气异常首先表现为轻、中度低氧血症。随疾病进展,低氧血症逐渐加重,并出现高碳酸血症。呼吸衰竭的血气诊断标准为静息状态下海平面吸空气时动脉血氧分压(PaO_2)<8.0 kPa(60 mmHg)伴或不伴动脉血二氧化碳分压($PaCO_2$)增高>6.7 kPa(50 mmHg)。

四、鉴别诊断

(一)支气管哮喘

早年发病(通常在儿童期),以发作性喘息为特征,发作时两肺可闻及哮鸣音;每天症状变化快;夜间和清晨症状明显;也可有过敏性鼻炎和/或湿疹史;哮喘家族史;气流受限大多可逆,症状经治疗后可缓解或自行缓解。某些患者可能存在慢性支气管炎合并支气管哮喘,在这种情况下,表现为气流受限不完全可逆，从而使两种疾病难以区分。

（二）充血性心力衰竭

听诊肺基底部可闻细啰音；胸部X线片示心脏扩大、肺水肿；肺功能测定示限制性通气障碍（而非气流受限）。

（三）支气管扩张症

大量脓痰，常反复咯血；常伴有细菌感染；粗湿啰音、杵状指；胸部X线片示肺纹理粗乱或呈卷发状，高分辨CT可见支气管扩张、管壁增厚。

（四）肺结核

所有年龄均可发病；可有午后低热、乏力、盗汗等结核中毒症状；胸部X线片示肺浸润性病灶或结节状空洞样改变；细菌学检查可确诊。

（五）闭塞性细支气管炎

发病年龄较轻，且不吸烟；可能有类风湿关节炎病史或烟雾接触史、CT片示在呼气相显示低密度影。

（六）弥漫性泛细支气管炎

大多数为男性非吸烟者；几乎所有患者均有慢性鼻窦炎；胸部X线片和高分辨率CT显示弥漫性小叶中央结节影和过度充气征；红霉素治疗有效。

五、并发症

（一）慢性呼吸衰竭

常在COPD急性加重时发生，其症状明显加重，发生低氧血症和/或高碳酸血症，可具有缺氧和二氧化碳潴留的临床表现。

（二）自发性气胸

如有突然加重的呼吸困难，并伴有明显的发绀，患侧肺部叩诊为鼓音，听诊呼吸音减弱或消失，应考虑并发自发性气胸，通过X线检查可以确诊。

（三）慢性肺源性心脏病

由于COPD肺病变引起肺血管床减少及缺氧致肺动脉痉挛、血管重塑，导致肺动脉高压、右心室肥厚扩大，最终发生右心功能不全。

六、中医证治枢要

慢性阻塞性肺疾病是慢性疾病，不同的阶段往往存在不同的证候类型，随着病情的不断进展，往往可以将其归入“咳嗽”“喘证”“肺胀”范畴。对于本病的治疗，应在辨证的前提下，抓住慢性阻塞性肺疾病各个不同阶段的主要矛盾。发作时以控制症状为主，根据病邪的性质，分别采取祛邪宣肺（辛温、辛凉），降气化痰（温化、清化），温阳利水（通阳、淡渗），活血祛瘀，甚或开窍、息风、止血等法；缓解时以培元固本为重，根据COPD的病理特点及中医“气血相关”理论，慢性阻塞性肺疾病稳定期核心病机为肺肾两虚，气虚血瘀。故当以益气活血，补肾固本为主，兼顾润肺止咳，化痰平喘。正气欲脱时则应扶正固脱，救阴回阳。虚实夹杂者，应扶正与祛邪共施，根据标本缓急，扶正与祛邪当有所侧重。

七、辨证施治

(一)痰浊壅肺证

主症：咳嗽痰多，色白黏腻或成泡沫，短气喘息，稍劳即著，怕风易汗，脘痞纳少，倦怠乏力，舌质偏淡，苔薄腻或浊腻，脉小滑。

治法：化痰止咳，降气平喘。

处方：二陈汤合三子养亲汤加减。半夏 9 g，陈皮 6 g，茯苓 12 g，苏子 12 g，白芥子 6 g，莱菔子 6 g，甘草 3 g，厚朴 6 g，杏仁 9 g，白术 9 g，桃仁 6 g，广地龙 9 g，红花 6 g。

阐述：慢性阻塞性肺疾病患者反复感受外邪，邪犯于肺，肺失肃降，而滋生痰浊。同时由于长期反复发作，脾、肾二脏亦受累，水湿运化失常，致聚湿生痰。慢性阻塞性肺疾病患者多素嗜烟，烟雾熏蒸清道，灼津成痰，痰浊内伏，壅阻肺气，病情迁延不愈，导致肺气胀满，不能敛降。肺气日虚，久病累及脾肾，脾失健运，痰浊内生。痰浊贯穿慢性阻塞性肺疾病的始终，既是病理产物，更是致病因子，若不清除，将造成恶性循环，因此宣肺化痰需贯穿于整个治疗过程。二陈汤是历代医家广泛应用于脾虚生痰、肺虚贮痰等证的久用不衰的名方。方中半夏、陈皮燥湿化痰；茯苓、甘草、白术健脾和中；由苏子、白芥子、莱菔子组成的三子养亲汤，是临床常用于化痰降气平喘的著名古方；加上厚朴燥湿行气，化痰降逆；杏仁降气平喘。由于痰浊日久夹瘀，故需酌加地龙、桃仁、红花等以活血祛瘀，宣通气道。

(二)痰热郁肺证

主症：咳逆喘息气粗，烦躁，胸满，痰黄或白，黏稠难咳。或身热微恶寒，有汗不多，溲黄，便干，口渴舌红，舌苔黄或黄腻，边尖红，脉数或滑。

治法：清肺化痰，降逆平喘。

处方：越婢加半夏汤或桑白皮汤加减。麻黄 5 g，石膏 12～30 g，半夏 9 g，生姜 3 g，甘草 3 g，大枣 6 g，黄芩 12 g，葶苈子 9 g，贝母 9 g，桑白皮 15 g，野荞麦根 30 g，三叶青 20 g，鱼腥草 30 g。

阐述：本型常见于慢性阻塞性肺疾病急性加重期，该期总是热痰多于寒痰，即使外感邪气，无论寒邪亦或热邪均易入里化热，与痰胶着，至咳嗽咳痰加重，故不必过于拘泥分型辨治，尤应加大清肺化痰止咳力度，尽快控制肺部感染，保持呼吸道通畅，以防痰与外邪胶恋不解，而致疾病加重。故治疗以清肺化痰为主，方中麻黄、石膏辛凉配伍，宣肺散邪，清泄肺热；鱼腥草、黄芩、葶苈子、贝母、桑白皮、三叶青、野荞麦根等清热解毒类药并用，更好地起到化痰平喘之功；甘草、大枣扶正祛邪。

(三)痰蒙神窍证

主症：神志恍惚，谵妄，烦躁不安，撮空理线，表情淡漠，嗜睡，昏迷，或肢体瞤动，抽搐，咳逆喘促，咳痰不爽，苔白腻或淡黄腻，舌质暗红或淡紫，脉细滑数。

治法：涤痰开窍，息风平喘。

处方：涤痰汤、安宫牛黄丸或至宝丹加减。半夏 9 g，茯苓 15 g，橘红 6 g，胆南星 9 g，竹茹 9 g，枳实6 g，甘草 3 g，石菖蒲 9 g，党参 15 g，黄芩 12 g，桑白皮 15 g，葶苈子 9 g，天竺黄 6 g，浙贝 9 g，钩藤 9 g，全蝎 3 g，红花 6 g，桃仁 6 g。

阐述：本型多见于慢性阻塞性肺疾病发展至呼吸衰竭或肺性脑病时。处方涤痰汤中半夏、茯苓、甘草、竹茹、胆南星清热涤痰；橘红、枳实理气行痰除壅；菖蒲芳香开窍；人参扶正防脱，并能提高血氧水平，兴奋呼吸肌，降低二氧化碳潴留。加安宫牛黄丸或至宝丹清心开窍醒脑，此两者常用于各种昏迷患者，其效甚佳，是传统的经典名方，前人有“糊里糊涂牛黄丸，不声不响至宝丹”之说。若痰热内盛，身热，烦躁，谵语，神昏，舌红苔黄者，加黄芩、桑白皮、葶苈子、天竺黄以清热化痰。若痰热引动肝风而有抽搐者，加钩藤、全蝎、羚羊角粉凉肝息风。唇甲发绀，瘀血明显者，加红花、桃仁活血祛瘀。

（四）阳虚水泛证

主症：面浮，下肢肿，甚则一身悉肿，腹部胀满有水，心悸，咳喘，咳痰清稀，脘痞，食欲缺乏，尿少，怕冷，面唇青紫，苔白滑，舌胖质暗，脉沉细。

治法：温肾健脾，化饮利水。

处方：五苓散合防己黄芪汤加减。茯苓 15 g，猪苓 15 g，泽泻 12 g，白术 9 g，桂枝 6 g，防己 12 g，黄芪 20 g，车前草 15 g，桑白皮 15 g，葶苈子 9 g，炙苏子 12 g，当归 12 g，川芎 9 g，野荞麦根 30 g，三叶青 15 g，虎杖 20 g，杏仁 9 g。

阐述：慢性阻塞性肺疾病发展至后期，多引起肺动脉高压，以致慢性肺源性心脏病的发生，该阶段的病机与“虚、瘀、水”有关。故治以益气活血和通阳利水并用。多年来于临床中，有学者常以五苓散合防己黄芪汤加减投治，此方对利水消肿，改善心功能、纠正肺心病、心力衰竭患者颇具效验，且无西药利尿剂的不良反应。处方中茯苓甘淡，利小便以利水气，是制水除湿之要药；猪苓甘淡，功同茯苓，通利水道，其清泄水湿之力，较茯苓更捷，两药配伍，利水之功尤佳；泽泻甘寒，利水渗湿泄热，善泄水道，化决渎之气，透达三焦蓄热，为利尿之第一佳品，猪苓、茯苓、泽泻三药淡渗利水以利小便。佐以白术甘苦而温，健脾燥湿利水，乃培土制水，少量桂枝辛温通阳，既能解太阳之表，又能温化膀胱之气，调和营卫，通阳利水。防己黄芪汤擅益气祛风，健脾利水。防己大苦辛寒，祛风利水，与黄芪相配，利水力强而不伤正，臣以白术甘苦温，健脾燥湿，既助防己以利水，又助黄芪以益气。此外，可选用车前草、桑白皮、葶苈子等配伍黄芪泻肺平喘，利水消肿，能起到“上开下达”、通调水道的作用，炙苏子降气化痰，止咳平喘，当归、川芎一动一静，补血调血，以增加利尿效果，野荞麦根、三叶青、虎杖合杏仁共奏苦降泄热、化痰止咳之功。肢肿唇绀消退后，则重用益气、健脾、补肾之药以扶正固本，巩固疗效。

（五）肺肾气虚证

主症：呼吸浅短难续，声低怯，活动后喘息，甚则张口抬肩，倚息不能平卧，神疲乏力；咳嗽，痰白如沫，咳吐不利，胸闷，心慌，形寒汗出，腰腿酸软，头晕耳鸣，舌淡或暗紫，脉沉细无力，或有结代。

治法：补肺纳肾，降气平喘。

处方：补虚汤合参蛤汤加减。人参 20 g，黄芩 20 g，茯苓 15 g，甘草 6 g，蛤蚧 3 g，五味子 6 g，干姜 3 g，半夏 9 g，厚朴 9 g，陈皮 6 g，当归 12 g，川芎 9 g，桃仁 6 g，麦冬 12 g。

阐述：本型多见于慢性阻塞性肺疾病晚期甚至并发呼吸衰竭时，年老体虚，肺肾俱不足，体虚不能卫外是六淫反复乘袭的基础，感邪后正不胜邪而病益重，反复罹病而正更虚，如是循环不已，促使肺胀形成。方中用人参、黄芪、茯苓、甘草补益肺脾之气；蛤蚧、五味子补肺纳肾；干姜、半夏温肺化饮；厚朴、陈皮行气消痰，降逆平喘。还可加桃仁、川芎、水蛭活血化瘀。若肺虚有寒，怕冷，舌质淡，加桂枝、细辛温阳散寒。兼阴伤，低热，舌红苔少，加麦冬、玉竹、知母养阴清热，如见面色苍白，冷汗淋漓，四肢厥冷，血压下降，脉微欲绝等喘脱危象者，急加参附汤送服蛤蚧粉或黑锡丹补气纳肾，回阳固脱。

(六)肺络瘀阻证

主症:咳嗽,咳痰,气急,或气促,张口抬肩,胸部膨满,憋闷如塞,面色灰暗,唇甲发绀,舌质暗或紫或有瘀斑瘀点,舌下瘀筋,脉涩或结代。

治法:益气活血,润肺止咳。

处方:保肺定喘汤。党参 15 g,生黄芪 15 g,丹参 10 g,当归 10 g,麦冬 10 g,熟地 10 g,淫羊藿 10 g,地龙 15 g,桔梗 6 g,生甘草 6 g。

阐述:慢性阻塞性肺疾病迁延不愈,久则肺气不足,无力推动心之血脉,心血运行不畅而瘀阻,即由肺病累及于心,而致肺心同病,导致慢性肺源性心脏病,后者的形成的关键在于气虚血瘀,因此疾病发展和预后均与气血相关。根据“气血相关”学说,在慢性阻塞性肺疾病稳定阶段,应于清热化痰、宣肺止咳的同时,予以酌加活血化瘀药物,可选用保肺定喘汤(王会仍经验方)。以党参、生黄芪补益肺气、健脾助运,当归、丹参活血化瘀,四者益气活血,共为君药;熟地、麦冬滋阴养肺为臣药,君臣相伍,共奏益气活血养阴之效,气足则血行,阴滋则血运,瘀化则脉道通畅,从而使慢性阻塞性肺疾病气虚血瘀这一关键的病理环节得到改善;地龙性寒、味咸,能清热化痰,舒肺止咳平喘,淫羊藿性温、味辛,温肾纳气,两者一阴一阳以燮理阴阳;桔梗开宣肺气、宣通气血、利咽喉、祛痰排脓,甘草润肺止咳,补益肺脾,而为佐使。诸药相伍,既能益气活血养阴,又能化痰利咽平喘,宣通气血,且能兼顾脾肾,清肺化痰止咳,综合起到调补肺肾,益气活血化痰作用,切中慢性阻塞性肺疾病的病理环节,具有良好的扶正固本以祛邪疗效。本验方经临床与实验研究已证明对慢性阻塞性肺疾病具有令人鼓舞的良好作用。

八、特色经验探要

(一)关于“清热解毒”

慢性阻塞性肺疾病急性加重期初始阶段常常伴有外感表证,多属实症,应注意宣肺解表,重在祛邪,以治标为主,但需明辨寒热,然而辨寒痰热痰不能光凭痰色来确定,黄痰固为有热,白痰未必有寒,尚要根据痰的性状、全身伴随症状及舌脉来辨证。肺为娇脏不耐热,故不易多投温热之药,否则易灼伤肺叶,因此对痰白量多的患者也不轻易用温药,在临床运用中如此辨证屡屡获效。

(二)关于“补肺益气”

慢性阻塞性肺病的病理基础虽与肾虚有关,但与肺虚的关系更为直接和密切。所谓“气聚则生,气散则亡”,可见人之生原本于气。《黄帝内经》中言肺有“主气”“司呼吸”的功效,“诸气者,皆属于肺”“天气通于肺”,慢性阻塞性肺疾病迁延不愈,久则肺气不足,则出现咳嗽气短、痰液清稀、畏风自汗易感等症,因此,在临床上,应运用补肺益气法,选用太子参、黄芪等药物,肺气充则肺气宣降得以恢复正常。

(三)“三通”法在治疗慢性阻塞性肺疾病中的应用

慢性阻塞性肺疾病患者反复感受外邪,邪犯于肺,肺失肃降,而滋生痰浊。同时由于长期反复发作,气机升降失利,水湿运化失常,致聚湿生痰。所以痰或由内而生,或由外而生,贯穿慢性阻塞性肺疾病的始终,既是病理产物,更是致病因子,若不清除,将造成恶性循环,因此如何保持“通气道”“通水道”“通神窍”则应贯穿于整个治疗过程。

1.关于“通气道”——降气平喘、活血化瘀的重要性

“气能统血”“气能生血”“气能行血”“血为气母”“血以载气”,气不通则难以推动心之血脉,心

血运行不畅而瘀阻，则症见咳嗽咳痰，气急喘息，口唇发绀，舌暗有瘀点无苔，脉沉细涩等，即由肺病累及于心，而致肺心同病，导致慢性肺源性心脏病，其发生、发展和预后均与气血有关，气机通畅则肺气宣降得以恢复正常，心血得助而运行自如；心血得以化则心血运行畅通而瘀阻消散，肺气得助而宣降有力。因此，在临证时注重遵循“气血相关”学说，强调心肺同治，在清热化痰、宣肺止咳的同时，予以酌加活血化瘀药物，如当归、地龙、虎杖根等。而慢性阻塞性肺疾病患者若失治误治，转化为慢性肺源性心脏病，应针对肺心病“虚、瘀、痰、热”等病理特点，选择相应药物配伍。

2.关于“通水道”——宣肺利尿，通调水道法治疗心力衰竭

《黄帝内经》中亦云：“肺主行水”“肺为水之上源”。《素问・经脉别论》曰：“饮入于胃……上归于肺，通调水道……”凡外感邪气致水道失常者，多是肺失宣降，上窍闭而致下窍不通、玄府阻闭，发作时，由于水液疏布失常，聚而成痰，痰涎壅盛，不易咳出，以致气道阻塞，往往造成肺通调失节，水道不利，因果循环，遂使病情进一步加重。且慢性阻塞性肺疾病后期导致慢性肺源性心脏病心力衰竭者多久病伤正，气虚日久则伤及真阳，则见胸闷心悸，气急尿少，肢体肿胀，大汗淋漓，四肢厥冷，面色淡白，舌淡苔白，脉虚等症，当通肺气则下窍自利，温振元阳则正气渐复，故其发作期治宜通阳利水，而非单单补益气血，养心复脉之所能。而现代医学治疗慢性阻塞性肺疾病心力衰竭多用利尿剂等药物，却往往容易引起水电解质紊乱，日久伤阴，加重病情。相比之下，中药选方五苓散合防己黄芪汤或真武汤等方剂通利水道，可降低血液黏滞性，降低血流阻力，减轻心脏负担，增加肾血流量，使尿量增加，起到消肿化瘀目的。

3.关于“通神窍”——开窍醒神法在呼吸衰竭中的应用

肺气上逆则咳，升降失司则喘，津液失于输化则聚而成痰，气血失和则血行瘀滞，导致通气/血流比例失调，使清气不能入、浊气不能出，而发生缺氧二氧化碳潴留等表现。在病变过程中，尽管存在着由肺及脾、及肾，乃至及心、及肝之演变，和病理性质的虚实之分，痰邪和瘀血始终贯穿在疾病发展过程中。呼吸衰竭患者临床上以气虚、痰瘀闭阻证为多见，因此在西医常规治疗及机械通气的基础上加用中药益气活血化痰、开窍醒神之剂，能获良效。

(四)关于“治未病”

慢性阻塞性肺疾病呈渐进性加重，可逆程度较小，当今医学尚缺乏有效治疗药物。同时慢性阻塞性肺疾病的体质因素、外邪因素、情志异常等亦有着密切的关系。因此应开始重视以中医“治未病”理论为指导，开展对COPD的防治，强调“未病先防，既病防传变，瘥后防复”理念，从而更加有效提高COPD的防治水平，为人们的健康服务。如在患慢性阻塞性肺疾病之前就应着重于保肺和养肺，提高机体抵抗力，他强调戒烟及预防六淫外邪侵袭、适宜的居住和工作环境、保持良好心态、注意饮食调养、适当锻炼等方面的调养；而凡出现咳嗽、咳痰症状而无气流受限时就必须开始防治，以期达到早诊断、早治疗的目的；在慢性阻塞性肺疾病急性加重期，根据病邪特点，大胆投以清肺化痰、通腑祛邪、通阳利水、宣肺平喘等药物；在慢性阻塞性肺疾病稳定期，使用益气活血、健脾补肾同时，酌加清肺化痰药物以清余邪。

九、西医治疗

(一)稳定期治疗

1.知识宣教

教育和劝导患者戒烟；避免或防止粉尘、烟雾及有害气体吸入。

2.支气管舒张药

支气管舒张药包括短期按需应用以暂时缓解症状，及长期规则应用以减轻症状。

(1)β_2 受体激动剂：主要有沙丁胺醇、特布他林等，为短效定量雾化吸入剂，持续疗效 4～5 小时，每次剂量 100～200 μg，24 小时内不超过 12 喷。主要用于缓解症状，按需使用。福莫特罗为长效定量吸入剂，作用持续 12 小时以上。福莫特罗吸入后 1～3 分钟起效，常用剂量为 4.5～9.0 μg，每天 2 次。本类药应用可能出现头痛、心悸，偶见急躁、不安、失眠、肌肉痉挛。甲状腺功能异常，或严重心血管疾病及肝、肾功能不全、糖尿病者应慎用。目前认为治疗 COPD，不推荐单用，宜与吸入性激素联合使用。

(2)抗胆碱药：主要短效制剂有异丙托溴铵气雾剂，定量吸入时开始作用时间比沙丁胺醇等短效 β_2 受体激动剂慢，但持续时间长，维持 6～8 小时，剂量为 40～80 μg，每天 3～4 次。长效制剂噻托溴铵，其作用长达 24 小时以上，吸入剂量为 18 μg，每天 1 次。运用抗胆碱药可能出现口干、便秘或尿潴留，对有前列腺增生、膀胱颈梗阻和易发闭角型青光眼的患者，宜慎用或禁用。

(3)茶碱类药物：缓释型或控释型茶碱每天 1 次或 2 次口服可达稳定的血浆浓度，对 COPD 有一定效果。

3.糖皮质激素

长期规律的吸入糖皮质激素较适用于 FEV_1＜50％预计值(Ⅲ级和Ⅳ级)并且有临床症状，以及反复加重的 COPD 患者。这一治疗可减少急性加重频率，改善生活质量。联合吸入糖皮质激素和 β_2 受体激动剂，比各自单用效果好，目前已有布地奈德/福莫特罗、氟地卡松/沙美特罗两种联合制剂可供选择，可与噻托溴铵联合使用，效果更好。

4.祛痰药

常用药物有盐酸氨溴索、乙酰半胱氨酸等。

5.长期家庭氧疗(LTOT)

COPD 稳定期进行长期家庭氧疗对具有慢性呼吸衰竭的患者可提高生存率。对血流动力学、血液学特征、运动能力、肺生理和精神状态都会产生有益的影响。长期家庭氧疗应在Ⅳ级即极重度 COPD 患者应用，具体指征是：①PaO_2≤7.3 kPa(55 mmHg)或动脉血氧饱和度(SaO_2)≤88％，有或没有高碳酸血症。②PaO_3 4.0～8.0 kPa(30～60 mmHg)，或 SaO_2＜89％，并有肺动脉高压、心力衰竭水肿或红细胞增多症(血细胞比容＞55％)。长期家庭氧疗一般是经鼻导管吸入氧气，流量 1.0～2.0 L/min，吸氧持续时间＞15 h/d。长期氧疗的目的是使患者在海平面水平，静息状态下，达到 PaO_2≥8.0 kPa(60 mmHg)和/或使 SaO_2 升至 90％。

6.康复治疗

康复治疗包括呼吸生理治疗，肌肉训练，营养支持、精神治疗与教育等多方面措施。

7.手术治疗

手术治疗包括肺大疱切除术、肺减容术、肺移植术等。

(二)急性加重期治疗

急性加重是指咳嗽、咳痰、呼吸困难比平时加重或痰量增多或成黄痰；或者是需要改变用药方案。

1.确定急性加重原因

确定 COPD 急性加重的原因及病情严重程度，最多见的急性加重原因是细菌或病毒感染。

2.评估病情严重程度

根据症状、血气、胸部X线片等评估病情的严重程度，并根据病情严重程度决定门诊或住院治疗。

3.支气管舒张药

药物同稳定期。

短效β_2受体激动剂较适用于COPD急性加重期的治疗。若效果不显著，建议加用抗胆碱能药物(为异丙托溴铵，噻托溴铵等)。对于较为严重的COPD加重者，可考虑静脉滴注茶碱类药物。β_2受体激动剂、抗胆碱能药物及茶碱类药物联合应用可获得更大的支气管舒张作用。

4.控制性氧疗

氧疗是COPD加重期住院患者的基础治疗。无严重合并症的COPD加重期患者氧疗后易达到满意的氧合水平[PaO_2>8.0 kPa(60 mmHg)或SaO_2>90%]。但吸入氧浓度不宜过高，需注意可能发生潜在的CO_2潴留及呼吸性酸中毒，给氧途径包括鼻导管或Venturi面罩。

5.抗生素

当患者呼吸困难加重，咳嗽伴有痰量增多及脓性痰时，应根据COPD严重程度及相应的细菌分层情况，结合当地区常见致病菌类型及耐药流行趋势和药物敏感情况尽早选择敏感抗生素。如对初始治疗方案反应欠佳，应及时根据细菌培养及药敏试验结果调整抗生素。如给予β-内酰胺类/β-内酰胺酶抑制剂；第二代头孢菌素、大环内酯类或喹诺酮类。如门诊可用头孢唑肟0.25 g每天3次、头孢呋辛0.5 g每天2次、左氧氟沙星0.4 g每天1次、莫西沙星或加替沙星0.4 g每天1次；较重者可应用第三代头孢菌素如头孢曲松钠2.0 g加于生理盐水中静脉滴注，每天1次。住院患者当根据疾病严重程度和预计的病原菌更积极的给予抗生素，一般多静脉滴注给药。如找到确切的病原菌，根据药敏结果选用抗生素。抗菌治疗应尽可能将细菌负荷降低到最低水平，以延长COPD急性加重的间隔时间。长期应用广谱抗生素和糖皮质激素易继发深部真菌感染，应密切观察真菌感染的临床征象并采用防治真菌感染措施。

6.糖皮质激素

COPD加重期住院患者宜在应用支气管舒张剂基础上，口服或静脉滴注糖皮质激素，推荐口服泼尼松30～40 mg/d，连续7～10天后逐渐减量停药。也可以静脉给予甲泼尼龙40 mg，每天1次，3～5天后改为口服。

7.机械通气

机械通气，无论是无创或有创方式都只是一种生命支持方式，在此条件下，通过药物治疗消除COPD加重的原因使急性呼吸衰竭得到逆转。

(1)无创性机械通气：COPD急性加重期患者应用NIPPV可降低$PaCO_2$，减轻呼吸困难，从而降低气管插管和有创呼吸机的使用，缩短住院天数，降低患者病死率。

(2)有创性机械通气：在积极应用药物和NIPPV治疗后，患者呼吸衰竭仍进行性恶化，出现危及生命的酸碱失衡和/或神志改变时宜用有创性机械通气治疗。病情好转后，根据情况可采用无创机械通气进行序贯治疗。

8.其他治疗措施

注意维持液体和电解质平衡；注意补充营养；对卧床、红细胞增多症或脱水的患者，需考虑使用肝素或低分子肝素；注意痰液引流，积极排痰治疗(如刺激咳嗽，叩击胸部，体位引流等方法)；识别并治疗伴随疾病(冠心病、糖尿病、高血压等)及并发症(休克、弥漫性血管内凝血、上消化道出血、肾功能不全等）。

十、中西医优化选择

显而易见，西药在慢性阻塞性肺疾病的诊断及发病机制、病理生理、病情的检测等方面具有明显优势。其中肺功能检查、血气分析等检测方法对于疾病确立和病情轻重分级具有显著作用。而在治疗方面，则需中西医结合治疗。

慢性阻塞性肺疾病急性加重期治疗重点是控制感染、排痰及平喘。在控制感染方面，应尽早给予西医治疗措施如使用抗生素等达到较快控制病情目的。但西药使用易引起医源性和药源性疾病，故须积极配合中药治疗，以加速病情控制，缩短疗程，减少西药不良反应，增强患者抗病能力，辅以如野荞麦根、大青叶、鸭跖草、鱼腥草、黄芩等清热解毒药物。在促进排痰方面，西药盐酸氨溴索等黏液促动剂具有祛痰、排痰作用，但可出现胃肠道反应、SGPT 增高等不良反应，而中草药中有着丰富的行之有效而不良反应较少的黏液促动剂，如桔梗、紫菀、款冬花、肺形草、佛耳草、皂角刺等，在众多的止咳化痰药物中辨证施治，更显其优势。在平喘方面，特别是慢性阻塞性肺疾病危重阶段，以及合并有支气管哮喘患者，西药有其自身优势，β受体激动剂、茶碱、肾上腺皮质激素等作用往往迅速而有效，然而β受体激动剂可引起心率增快、心律失常、低敏感现象等不良反应；茶碱类药物可导致胃肠道反应、心律失常、惊厥等症状，甚至呼吸、心跳停止；胆碱能受体拮抗剂气雾吸入常可引起口干、恶心症状；长期使用糖皮质激素可出现库欣综合征、骨质疏松、糖尿病、精神症状，甚则因抗病能力受损而导致二重感染或发生激素依赖等，此时可选用中药，如麻黄、细辛、甘草、姜半夏等平喘。慢性阻塞性肺疾病合并慢性肺源性心脏病者，西药可选用洋地黄类药物、利尿剂等，但其各自具有不良反应，此时可选用五苓散、真武汤等温阳利水活血之品，对于改善肺心病患者的通气功能大有裨益。而对于慢性阻塞性肺疾病发展为呼吸衰竭的治疗，则不应拘泥于中医药汤剂治疗，应及时做气管插管或气管切开以建立人工气道，此法虽可急救改善气道通气功能，但对患者正气损害较大，故可选用如人参、黄芪、怀山药、红景天、麦冬、地黄、淫羊藿等益气健脾补肾。

而在 COPD 的稳定期西药与中医中药相比缺乏行之有效的治疗方法，后者在稳定病情的过程中有着其独特魅力。具体表现除了常规口服中药汤剂之外，尚有针灸、穴位贴敷、膏方等特色疗法。

十一、饮食调护

（1）避免用辛辣刺激性食物，不宜过酸过咸，有过敏史者，忌食海腥发物及致敏性食物。慢性阻塞性肺疾病急性加重期阶段，饮食宜清淡、并多饮水；或食牛奶、蛋汤、馄饨、蛋羹等流质、半流质饮食。

（2）注意饮食摄入充足，以提高患者自身免疫能力，减少疾病复发率。

（3）保持居室空气清新，忌烟戒酒，避免烟尘、异味及油烟等理化因素刺激。

（4）预防感冒，逐渐加强耐寒锻炼，秋冬季节要注意保暖御寒，及时加衣被，防止忽冷忽热，外出时应戴口罩；缓解期要注意劳逸适度，适当锻炼身体以增强体质。

（张朝辉）

第三节　稳定型心绞痛

一、概述

稳定型心绞痛是在冠状动脉狭窄的基础上，由于心肌负荷的增加引起心肌急剧的、暂时的缺血与缺氧的临床综合征。其特点为阵发性的前胸压榨性疼痛感觉，主要位于胸骨后部，可放射至心前区和左上肢尺侧，常发生于劳力负荷增加时，持续数分钟，休息或用硝酸酯制剂后消失。本症患者男性多于女性，多数患者在40岁以上，劳累、情绪激动、饱食、受寒、急性循环衰竭等为常见的诱因。多属于中医“胸痹心痛”范畴。

二、病因病机

（一）中医病因病机

本病证的发生多与寒邪内侵，饮食失调，情志失节，劳倦内伤，年迈体虚等因素有关，其病机有虚实两方面，实为寒凝、血瘀、气滞、痰浊，痹阻胸阳，阻滞心脉；虚为气虚、阴伤、阳衰，心脾肝肾亏虚，功能失调，心脉失养。在本病证的形成和发展过程中，大多先实而后致虚，亦有先虚而后致实者。但临床表现多虚实夹杂，或以实证为主，或以虚证为主。

1.病因

（1）寒邪内侵：寒主收引，既可抑遏阳气，所谓暴寒折阳；又可使血行瘀滞，发为本病。《素问·调经论》曰：“寒气积于胸中而不泻，不泻则温气去，寒独留则血凝泣，凝则脉不通。”《医学正传·胃脘痛》：“有真心痛者，大寒触犯心君。”素体阳衰，胸阳不足，阴寒之邪乘虚侵袭，寒凝气滞，痹阻胸阳，而成胸痹。诚如《医门法律·中寒门》所说“胸痹心痛，然总因阳虚，故阴得乘之。”《类证治裁·胸痹》也说：“胸痹胸中阳微不运，久则阴乘阳位，而为痹结也。”

（2）饮食失调：饮食不节。如过食肥甘厚味，或嗜烟酒而成癖，以致脾胃损伤，运化失健，聚湿生痰，上犯心胸清旷之区，阻遏心阳，胸阳失展，气机不畅，心脉闭阻，而成胸痹。痰浊留恋日久，痰瘀交阻，亦成本病证。

（3）情志失节：忧思伤脾，脾运失健，津液不布，遂聚为痰。郁怒伤肝，肝失疏泄，肝郁气滞，甚则气郁化火，灼津成痰。无论气滞或痰阻，均可使血行失畅，脉络不利，而致气血瘀滞，或痰瘀交阻，胸阳不运，心脉痹阻，不通则痛，而发胸痹。

（4）劳倦内伤：劳倦伤脾，脾虚转输失能，气血生化乏源，无以濡养心脉，拘急而痛。积劳伤阳，心肾阳微，鼓动无力，胸阳失展，阴寒内侵，血气行滞，而发胸痹。

（5）年迈体虚：本病多见于中老年人，年过半百，肾气自半，精血渐衰，如肾阳虚衰，则不能鼓舞五脏之阳，可致心气不足或心阳不振，血脉失于温运，痹阻不畅，发为胸痹；肾阴亏虚，则不能濡养五脏之阴，水不涵木，又不能上济于心，因而心木火旺，致心阴耗伤，心脉失于濡养，而致胸痹；心阴不足，心火燔炽下汲肾水，又可进一步耗伤肾阴；心肾阳虚，阴寒痰饮乘于阳位，阻滞心脉。凡此均可在本虚的基础上形成标实，导致寒凝、血瘀、气滞、痰浊，而使胸阳失运，心脉阻滞，发生胸痹。

2.病机

胸痹的主要病机为心脉痹阻，病位在心，涉及肝、脾、肾三脏。心主血脉，气血畅流其中，以保证机体的滋养，脏腑功能的协调。心病则不能推动血脉，血行瘀滞；肝病疏泄失职，肝气郁结，气血凝滞；脾虚失其健运，聚生痰湿，气血乏源。肾虚藏精失常，肾阴亏损，肾阳虚衰。均可引致心脉痹阻而发胸痹。其临床主要表现为本虚标实，虚实夹杂。其本虚有气虚、阴伤、阳衰，及阴损及阳、阳损及阴，而表现气阴两虚，阴阳两虚，甚至阳衰阴竭，心阳外越；标实为瘀血，寒凝、痰浊、气滞，且又可相互为病，如气滞血瘀，寒凝气滞，痰瘀交阻等。胸痹发展趋势，由标及本，由轻转剧，轻者多为胸阳不振，阴寒之邪上乘，阻滞气机，临床表现胸中气塞，短气。重者则为痰瘀交阻，壅塞胸中，气机痹阻，临床表现不得卧，心痛彻背。同时亦有缓作与急发之异，缓作者，渐进而为，日积月累，始则偶感心胸不舒，继而心痞痛作，发作日频，甚则心胸后背牵引作痛。急作者，素无不舒之感，或许久不发，因感寒、劳倦、七情所伤等诱因而猝然心痛欲窒，甚则可“旦发夕死，夕发旦死”。

胸痹病机转化可因实致虚，亦可因虚致实。痰踞心胸，胸阳痹阻，病延日久，每可耗气伤阳，向心气不足或阴阳并损证转化；阴寒凝结，气失温煦，非唯暴寒折阳，日久寒邪伤人阳气，病向心阳虚衰转化；瘀阻脉络，血行滞涩，瘀血不去，新血不生，留瘀日久，心气痹阻，遏抑心阳。此三者皆因实致虚。心气不足，鼓动不力，易为风寒邪气所伤；心肾阴虚，津不化气，水亏火炎，炼液为痰；心阳虚衰，阴阳并损，阳虚生外寒，寒痰凝络，此三者皆由虚而致实。

(二)西医学发病机制

当冠状动脉的供血与心肌的需血之间发生矛盾，冠状动脉血流量不能满足心肌代谢的需要，引起心肌急剧的、暂时的缺血缺氧，即可发生心绞痛。心肌氧耗的多少主要由心肌张力、心肌收缩强度和心率所决定，故常用“心率×收缩压”(二重乘积)作为估计心肌氧耗的指标。心肌能量的产生要求大量的氧供。心肌细胞摄取血液氧含量的65%～75%，而身体其他组织则仅摄取10%～25%。因此心肌平时对血液中氧的吸取已接近于最大量，氧供再需增加时已难从血液中更多地摄取氧，只能依靠增加冠状动脉的血流量来提供。在正常情况下，冠状循环有很大的储备力量，其血流量可随身体的生理情况而有显著的变化；在剧烈体力活动时，冠状动脉适当地扩张，血流量可增加到休息时的6～7倍。缺氧时，冠状动脉也扩张，能使血流量增加4～5倍。动脉粥样硬化而致冠状动脉狭窄或部分分支闭塞时，其扩张性减弱，血流量减少，且对心肌的供血量相对比较固定。心肌的血液供应如减低到尚能应付心脏平时的需要，则休息时可无症状。一旦心脏负荷突然增加，如劳累、激动、左心衰竭等，使心肌张力增加、心肌收缩力增加和心率增快等致心肌氧耗量增加时，心肌对血液的需求增加，而冠状动脉的供血已不能相应增加，即可引起心绞痛。在多数情况下，劳力诱发的心绞痛常在同一“心率×收缩压”的水平上发生。产生疼痛感觉的直接因素，可能是在缺血缺氧的情况下，心肌内积聚过多的代谢产物，如乳酸、丙酮酸、磷酸等酸性物质，或类似激肽的多肽类物质，刺激心脏内自主神经的传入纤维末梢，经$T_{1\sim5}$交感神经节和相应的脊髓段，传至大脑，产生疼痛感觉。这种痛觉反映在与自主神经进入水平相同脊髓段的脊神经所分布的区域，即胸骨后及两臂的前内侧与小指，尤其是在左侧，而多不在心脏部位。有学者认为，在缺血区内富有神经供应的冠状血管的异常牵拉或收缩，可以直接产生疼痛冲动。冠状动脉造影显示稳定型心绞痛的患者，有1、2或3支动脉直径减少>70%的病变者分别各有25%左右，5%～10%的患者有左冠状动脉主干狭窄，其余约15%的患者无显著狭窄。后者提示患者的心肌血供和氧供不足，可能是冠状动脉痉挛、冠状循环的小动脉病变、血红蛋白和氧的离解异常、交感神经过度活动、儿茶酚胺分泌过多或心肌代谢异常等所致。患者在心绞痛发作之前，常有血压增高、心率增快、肺动脉压和肺毛细血管压增高的变化，反映心脏和肺的顺应性减低。发作时可有左心室收缩力和收缩速度降低、射血速度减慢、左心室收缩压下降、心搏量和心排血量降低，左心室舒张末期血压和血容量增加等左心室收缩和舒张功能障碍的病理生理变化。左心室壁可呈收缩不协调或部分心室壁有收缩减弱的现象。

三、临床表现

（一）症状

心绞痛以发作性胸痛为主要临床表现，疼痛的特点为以下几点。

1.部位

部位主要在胸骨体中段或上段之后，可波及心前区，有手掌大小范围，甚至横贯前胸，界限不很清楚。常放射至左肩、左臂内侧达无名指和小指，或至颈、咽或下颌部。

2.性质

胸痛常为压迫、发闷或紧缩性，也可有烧灼感，但不尖锐，不像针刺或刀扎样痛，偶伴濒死的恐惧感觉。发作时，患者往往不自觉地停止原来的活动，直至症状缓解。

3.诱因

发作常由体力劳动或情绪激动（如愤怒、焦急、过度兴奋等）所激发，寒冷、吸烟、心动过速、休克等亦可诱发。疼痛多发生于劳力或激动的当时，而不是在 1 天劳累之后。典型的心绞痛常在相似的条件下发生，但有时同样的劳力只在早晨而不在下午引起心绞痛，提示与晨间交感神经兴奋性增高等昼夜节律变化有关。

4.持续时间

疼痛出现后常逐步加重，然后在 3～5 分钟渐消失，可数天或数星期发作 1 次，亦可 1 天内多次发作。

5.缓解方式

一般在停止原来诱发症状的活动后即可缓解；舌下含用硝酸甘油也能在几分钟内缓解。

（二）体征

平时一般无异常体征。心绞痛发作时常见心率增快、血压升高、表情焦虑、皮肤冷或出汗，有时出现第四或第三心音奔马律。可有暂时性心尖部收缩期杂音，是乳头肌缺血以致功能失调引起二尖瓣关闭不全所致，第二心音可有逆分裂或出现交替脉。

（三）心绞痛程度分级

加拿大心血管学会（CCS）建议对心绞痛程度进行如下分级。

Ⅰ级：一般体力活动不引起心绞痛，如行走和上楼。费力、快速或长时间用力才引起的心绞痛。

Ⅱ级：日常体力活动稍受限制，行走或快步上楼、登高、饭后行走或上楼、寒冷或风中行走、情绪激动发作心绞痛或仅在睡醒后数小时内发作。以一般速度在一般条件下平地步行 200～400 m的距离或上一层以上的楼梯时受限。

Ⅲ级：日常体力活动明显受限，以一般速度在一般条件下平地行走 200～400 m 或上一层楼即感受限。

Ⅳ级：不能无症状地进行任何体力活动，休息时亦可出现心绞痛综合征。

加拿大的分级已得到广泛的应用，但是作为一种可供选择的方法（在判断预后方面有优点），还有“特殊活动评分”和“Duck 活动状态指数”。

四、实验室和器械检查

因心绞痛发作时间短暂，以下大多数检查均应在发作间期进行，可直接或间接反映心肌缺血。

(一)心脏 X 线检查

可无异常发现，如已伴发缺血性心肌病可见心影增大、肺充血等。

(二)心电图检查

心电图检查是发现心肌缺血、诊断心绞痛最常用的检查方法。

1.静息时心电图

约半数患者在正常范围，也可能有陈旧性心肌梗死的改变或非特异性 ST 段和 T 波异常，有时出现房室或束支传导阻滞或室性、房性期前收缩等心律失常。

2.心绞痛发作时心电图

绝大多数患者可出现暂时性心肌缺血引起的 ST 段移位。因心内膜下心肌更容易缺血，故常见反映心内膜下心肌缺血的 ST 段压低(≥0.1 mV)发作缓解后恢复。有时出现 T 波倒置。在平时有 T 波持续倒置的患者，发作时可变为直立(所谓 T 正常化)。T 波改变虽然对反映心肌缺血的特异性不如 ST 段，但如与平时心电图比较有明显差别，也有助于诊断。

3.心电图负荷试验

最常用的是运动负荷试验，运动可增加心脏负荷以激发心肌缺血。运动方式主要为分级活动平板或踏车，其运动强度可逐步分期升级，以前者较为常用，让受检查者迎着转动的平板就地踏步。目前国内外常用的是以达到按年龄预计可达到的最大心率(HR_{max})或亚极量心率(85%～90%的最大心率)为负荷目标，前者称为极量运动试验，后者称为亚极量运动试验。运动中应持续监测心电改变，运动前、运动中每当运动负荷量增加 1 次均应记录心电图，运动终止后即刻及此后每 2 分钟均应重复心电图记录直至心率恢复至运动前水平。进行心电图记录时应同步测定血压。运动中出现典型心绞痛，心电图改变主要以 ST 段水平型或下斜型压低≥0.1 mV(J 点后 60～80 毫秒)持续 2 分钟为运动试验阳性标准。运动中出现心绞痛，步态不稳，出现室性心动过速(接连 3 个以上室性期前收缩)或血压下降时，应立即停止运动。心肌梗死急性期，有不稳定型心绞痛，明显心力衰竭，严重心律失常或急性疾病者禁做运动试验。

对稳定型心绞痛患者，在进行临床判断和静息心电图后的第一项检查，可能就是运动心电图，应在临床仔细评价症状和包括静息心电图在内的物理检查后才做运动心电图检查。运动时，心电图变化诊断冠状动脉疾病的敏感性约为 70%，特异性约为 90%。应当由经过训练的医师来解释负荷心电图的检查结果。在缺血性心脏病发生率低的人群研究中，负荷试验假阳性的比率高，而且，在缺血性心脏病发生率低的女性，负荷试验假阳性常见。运动时非冠状动脉疾病的心肌缺血心电图变化，也见于 X 综合征、洋地黄治疗和电解质失衡的患者。

为了提高运动心电图发现冠状动脉疾病的特异性和敏感性，运动试验的操作应当标准化，使用根据年龄、性别和体重制定的预测运动反应量表。接受抗缺血药物治疗的患者也可以做该项试验，这类患者的运动试验结果正常并不能除外严重的冠状动脉疾病，临床如有疑问，可减药或停药后再做 1 次运动试验。

对于受检患者评价运动试验，需要确定试验前与试验后冠状动脉疾病的可能性。应连续记录心电图,以一定间距打印一段。任何导联 ST 段水平或斜行下移 0.1 mV,即视为运动试验结果“阳性”。但是,这种将结果分为“阳性”或“阴性”的方法有欠缺,它可以产生误导,因为在确定运动试验的意义时,不但要考虑心电图的变化,还要考虑负荷量、心率增加,以及临床方面的情况。与心率变化有关的 ST 段变化更为可靠,称为“ST 段/时间”变化斜率。可以使用活动平板/踏车 Bruce 方案或其改良方案中的一种。踏车的做功负荷以瓦特(W)表示。从20~50 W 开始,然后每一级增加 20 W,但是,在有心功能衰竭或严重心绞痛的患者,减为每级增加 10 W。应当使用标准的方案,因为这在同一个患者可能作为进一步参考。运动心电图除了具有诊断价值外,它对于证实无症状性缺血,对于预测慢性稳定型心绞痛患者的预后和随访疾病的进展或治疗效果,均具有重要价值。

应常规记录停止运动试验的理由和相应症状及其严重程度。应确定到出现心电图变化和/或症状的时间、整个运动时间、血压和心率的反应,以及运动后心电图恢复时间。因下列原因可终止运动负荷试验:①症状限制,如疼痛、疲劳、呼吸困难不能做重复性运动试验,建议用 Brog 评分进行比较;②出现症状如疼痛伴有明显的 ST 段改变;③安全方面的原因,如明显的 ST 段改变(尤其是 ST 段抬高)、心律异常或持续的收缩压下降。

4.心电图连续监测

常用方法是让患者佩戴慢速转动的记录装置,以 2 个双极胸导联连续记录并自动分析 24 小时心电图(动态心电图),然后在荧光屏上快速播放并可进行人机对话选段记录,最后打印出综合报告。可从中发现心电图 ST-T 段改变和各种心律失常,出现时间可与患者的活动和症状相对照。胸痛发作相应时间记录的心电图显示缺血性 ST-T 改变有助于心绞痛的诊断。

(三)放射性核素检查

1.铊-心肌显像或兼做负荷试验

铊随冠状血流很快被正常心肌细胞所摄取,休息时铊显像所示灌注缺损主要见于心肌梗死后瘢痕部位。在冠状动脉供血不足部位的心肌,则明显的灌注缺损仅见于运动后缺血区。不能运动的患者可做双嘧达莫试验,静脉滴注双嘧达莫使正常或较正常的冠状动脉扩张,引起“冠状动脉窃血”,产生局部心肌缺血,可取得与运动试验相似的效果。近年还用腺苷或多巴酚丁胺做负荷试验。变异型心绞痛发作时心肌急性缺血区常显示特别明显的灌注缺损。

2.放射性核素心腔造影

静脉内注射焦磷酸亚锡被细胞吸附后,再注射^{99m}Tc,即可使红细胞被标记上放射性核素,得到心腔内血池显影。可测定左心室射血分数及显示室壁局部运动障碍。

3.正电子发射断层心肌显像(PET)

利用发射正电子的核素示踪剂进行心肌显像。除可判断心肌的血流灌注情况外,尚可了解心肌的代谢情况。通过对心肌血流灌注和代谢显像匹配分析可准确评估心肌的活力。

4.冠状动脉造影

冠状动脉造影是冠心病诊断的“金标准”。

5.其他检查

二维超声心动图检查可探测到缺血性心室壁的运动异常,心肌超声造影可了解心肌血流灌注。此外,多排探测器螺旋 X 线计算机断层显像(MDCT)冠状动脉三维重建,磁共振冠状动脉造影等,也已用于冠状动脉病变的诊断。血管镜检查、冠状动脉内超声显像及多普勒检查有助于指导冠心病介入治疗时采取更恰当的治疗措施。

五、诊断依据

根据典型的发作特点和体征，含用硝酸甘油后缓解，结合年龄和存在冠心病危险因素，除外其他原因所致的心绞痛，一般即可建立诊断。发作时心电图检查可见以R波为主的导联中，ST段压低，T波平坦或倒置，发作过后数分钟内逐渐恢复。心电图无改变的患者可考虑做心电图负荷试验。发作不典型者，诊断要依靠观察硝酸甘油的疗效和发作时心电图的改变；如仍不能确诊，可多次复查心电图或心电图负荷试验，或做24小时的动态心电图连续监测，如心电图出现阳性变化或负荷试验诱致心绞痛发作时亦可确诊。诊断有困难者可考虑行选择性冠状动脉造影。

六、鉴别诊断

(一)中医学病证鉴别

1.胸痹与悬饮的鉴别

悬饮、胸痹均有胸痛，但胸痹当为胸闷痛，并可向左肩或左臂内侧等部位放射，常因受寒、饱餐、情绪激动，劳累而突然发作，历时短暂，休息或用药后得以缓解。悬饮为胸肋胀痛，持续不解，多伴有咳唾，转侧，呼吸时疼痛加重，肋间饱满，并有咳嗽、咳痰等肺系证候。

2.胸痹与胃脘痛的鉴别

心在脘上，脘在心下，故有胃脘当心而痛之称，以其部位相近；胸痹不典型者，其疼痛可在胃脘部，极易混淆。但胸痹以闷痛为主，为时极短，虽与饮食有关，但休息、服药常可缓解。胃脘痛与饮食相关，以胀痛为主，局部有压痛，持续时间较长，常伴有反酸、嘈杂、嗳气、呃逆等胃部证候。

3.胸痹与真心痛的鉴别

真心痛乃胸痹的进一步发展；症见心痛剧烈，甚则持续不解，伴有汗出、肢冷、面白、唇紫、手足青至节，脉微或结代等危重证候。

(二)西医学鉴别诊断

1.急性心肌梗死

急性心肌梗死疼痛部位与心绞痛相仿，但性质更剧烈，持续时间多超过30分钟，可长达数小时，常伴有心律失常、心力衰竭和/或休克，含用硝酸甘油多不能使之缓解。心电图中面向梗死部位的导联ST段抬高，并有异常Q波。实验室检查示白细胞计数、红细胞沉降率增快，心肌坏死标志物(肌红蛋白、肌钙蛋白I或T、CK-MB等)增高。

2.其他疾病引起心绞痛

其他疾病引起心绞痛包括严重的主动脉瓣狭窄或关闭不全、风湿性冠状动脉炎、梅毒性主动脉炎引起冠状动脉口狭窄或闭塞、肥厚型心肌病、X综合征等病均可引起心绞痛，要根据其他临床表现来进行鉴别。其中X综合征多见于女性，心电图负荷试验常阳性，但冠状动脉造影则阴性且无冠状动脉痉挛，预后良好，被认为是冠状动脉系统毛细血管功能不良所致。

3.肋间神经痛及肋软骨炎

本病疼痛常累及1～2个肋间，但并不一定局限在胸前，为刺痛或灼痛，多为持续性而非发作性，咳嗽、用力呼吸和身体转动可使疼痛加剧，肋软骨处或沿神经行经处有压痛，手臂上举活动时局部有牵拉疼痛，故与心绞痛不同。

4.心脏神经症

本病患者常诉胸痛，但为短暂(几秒钟)的刺痛或持久(几小时)的隐痛，患者常喜欢不时地吸一大口气或做叹息性呼吸。胸痛部位多在左胸乳房下心尖部附近，或经常变动。症状多在疲劳之后出现，而不在疲劳的当时，做轻度体力活动反觉舒适，有时可耐受较重的体力活动而不发生胸痛或胸闷。含用硝酸甘油无效或在10多分钟后才见效，常伴有心悸、疲乏及其他神经衰弱的症状。

此外，不典型疼痛还需与反流性食管炎等食管疾病、膈疝、消化性溃疡、肠道疾病、颈椎病等相鉴别。

七、治疗

（一）中医辨治

1.辨证要点

胸痹总属本虚标实之证，辨证首先掌握虚实，分清标本，标实应区别气滞、痰浊、血瘀、寒凝的不同；本虚又应区别阴阳气血亏虚的不同。

(1)标实者：闷痛是胸痹的临床常见表现，闷重而痛轻，兼见胸胁胀满，善太息，憋气，苔薄白，脉弦者，多属气滞；伴唾吐痰涎，苔腻，脉弦滑或弦数者，属痰浊为患；胸痛如绞，遇寒则发，或得冷加剧，伴畏寒肢冷，舌淡苔白，脉细，为寒凝心脉所致；刺痛固定不移，痛有定处，夜间多发，舌紫暗或有瘀斑，脉结代或涩，由心脉瘀滞所致。

(2)本虚者：心胸隐痛而闷，因劳累而发，伴心慌、气短、乏力，舌淡胖嫩，边有齿痕，脉沉细或结代者，多属心气不足。若绞痛兼见胸闷气短，四肢厥冷，神倦自汗，脉沉细，则为心阳不振之象。隐痛时作时止，缠绵不休，动则多发，伴口干，舌淡红而少苔，脉沉细而数，常为气阴两虚表现。

2.治疗原则

基于本病病机为本虚标实，虚实夹杂，发作期以标实为主，缓解期以本虚为主的特点，其治疗原则应先治其标，后治其本；先从祛邪入手，然后再予扶正；必要时可根据虚实标本的主次，兼顾同治。标实当泻，针对气滞、血瘀、寒凝、痰浊而疏理气机、活血化瘀、辛温通阳、泄浊豁痰，尤重活血通脉治法；本虚宜补，权衡心脏阴阳气血之不足，有无兼见肝、脾、肾等脏之亏虚，补气温阳、滋阴益肾，纠正脏腑之偏衰，尤其重视补益心气之不足。在胸痹的治疗中，尤其对真心痛的治疗时，必须辨清证候之重危顺逆，一旦发现脱证之先兆，必须尽早投用益气固脱之品，或采用中西医结合治疗。

3.证治分类

(1)寒凝心脉。

症状：卒然心痛如绞，或心痛彻背，背痛彻心，或感寒痛甚，心悸气短，形寒肢冷，冷汗自出，苔薄白，脉沉紧或促。多因气候骤冷或感寒而发病或加重。

治法：温经散寒，活血通痹。

代表方：当归四逆汤。

方以桂枝、细辛温散寒邪，通阳止痛；当归、芍药养血活血；芍药、甘草缓急止痛；通草通利血脉；大枣健脾益气。全方共奏温经散寒，活血通痹之效。可加瓜蒌、薤白，通阳开痹。疼痛较著者，可加延胡索、郁金活血理气止痛。

若疼痛剧烈，心痛彻背，背痛彻心，痛无休止，伴有身寒肢冷，气短喘息，脉沉紧或沉微者，为阴寒极盛，胸痹心痛重证，治以温阳逐寒止痛，方用乌头赤石脂丸、苏合香丸或冠心苏合香丸，芳香化浊，理气温通开窍，发作时含化可即速止痛。阳虚之人，虚寒内生，同气相召而易感寒邪，而寒邪又可进一步耗伤阳气，故寒凝心脉时临床常伴阳虚之象，宜配合温补阳气之剂，以温阳散寒，不可一味用辛散寒邪之法，以免耗伤阳气。

(2)气滞心胸。

症状：心胸满闷不适，隐痛阵发，痛无定处，时欲太息，遇情志不遂时容易诱发或加重，或兼有脘腹胀闷，得嗳气或矢气则舒，苔薄或薄腻，脉细弦。

治法：疏调气机，和血舒脉。

代表方：柴胡疏肝散。

本方由四逆散(枳实改枳壳)加香附、川芎、陈皮组成，四逆散能疏肝理气，其中柴胡与枳壳相配可升降气机，白芍与甘草同用可缓急舒脉止痛，加香附、陈皮以增强理气解郁之功，香附又为气中血药，川芎为血中气药，故可活血且能调畅气机。全方共奏疏调气机，活血舒脉功效。

若兼有脘胀、嗳气、纳少等脾虚气滞的表现，可用逍遥散疏肝行气，理脾和血。若气郁日久化热，心烦易怒，口干，便秘，舌红苔黄，脉数者，用丹栀逍遥散疏肝清热。如胸闷心痛明显，为气滞血瘀之象，可合用失笑散，以增强活血行瘀、散结止痛之作用。气滞心胸之胸痹心痛，可根据病情需要，选用木香、沉香、降香、檀香、延胡索、厚朴、枳实等芳香理气及破气之品，但不宜久用，以免耗散正气。如气滞兼见阴虚者可选用佛手、香橼等理气而不伤阴之品。

(3)痰浊闭阻。

症状：胸闷重而心痛轻，形体肥胖，痰多气短，遇阴雨天而易发作或加重，伴有倦怠乏力，纳呆便溏，口黏，恶心，咳吐痰涎，苔白腻或白滑，脉滑。

治法：通阳泄浊，豁痰开结。

代表方：瓜蒌薤白半夏汤加味。

方以瓜蒌、薤白化痰通阳，行气止痛；半夏理气化痰。常加枳实、陈皮行气滞，破痰结；加石菖蒲化浊开窍；加桂枝温阳化气通脉；加干姜、细辛温阳化饮，散寒止痛。全方加味后共奏通阳化饮，泄浊化痰，散结止痛功效。

若患者痰黏稠，色黄，大便干，苔黄腻，脉滑数，为痰浊郁而化热之象，用黄连温胆汤清热化痰，因痰阻气机，可引起气滞血瘀，另外，痰热与瘀血往往互结为患，故要考虑到血脉滞涩的可能，常配伍郁金、川芎理气活血，化瘀通脉。

若痰浊闭塞心脉，卒然剧痛，可用苏合香丸芳香温通止痛；因于痰热闭塞心脉者用猴枣散，清热化痰，开窍镇惊止痛。胸痹心痛，痰浊闭阻可酌情选用天竺黄、天南星、半夏、瓜蒌、竹茹、苍术、桔梗、莱菔子、浙贝母等化痰散结，但由于脾为生痰之源，临床应适当配合健脾化湿之品。

(4)瘀血痹阻。

症状：心胸疼痛剧烈，如刺如绞，痛有定处，甚则心痛彻背，背痛彻心，或痛引肩背，伴有胸闷，日久不愈，可因暴怒而加重，舌质暗红，或紫暗，有瘀斑，舌下瘀筋，苔薄，脉涩或结、代、促。

治法：活血化瘀，通脉止痛。

代表方：血府逐瘀汤。

本方由桃红四物汤合四逆散加牛膝、桔梗组成。以桃仁、红花、川芎、赤芍、牛膝活血祛瘀而通血脉；柴胡、桔梗、枳壳、甘草调气疏肝；当归、生地补血调肝，活血而不耗血，理气而不伤阴。

寒(外感寒邪或阳虚生内寒)则收引、气滞血瘀、气虚血行滞涩等都可引起血瘀，故本型在临床最常见，并在以血瘀为主症的同时出现相应的兼症。兼寒者，可加细辛、桂枝等温通散寒之品；兼气滞者，可加沉香、檀香辛香理气止痛之品；兼气虚者，加黄芪、党参、白术等补中益气之品。若瘀血痹阻重症，表现胸痛剧烈，可加乳香、没药、郁金、延胡索、降香、丹参等加强活血理气止痛的作用。

活血化瘀法是胸痹心痛常用的治法，可选用三七、川芎、丹参、当归、红花、苏木、赤芍、泽兰、牛膝、桃仁、鸡血藤、益母草、水蛭、王不留行、丹皮、山楂等活血化瘀药物，但必须在辨证的基础上配伍使用，才能获得良效。另外，使用活血化瘀法时要注意种类、剂量，并注意有无出血倾向或征象，一旦发现，立即停用，并予相应处理。

(5)心气不足。

症状：心胸阵阵隐痛，胸闷气短，动则益甚，心中动悸，倦怠乏力，神疲懒言，面色㿠白，或易出汗，舌质淡红，舌体胖且边有齿痕，苔薄白，脉细缓或结代。

治法：补养心气，鼓动心脉。

代表方：保元汤。

方以人参、黄芪大补元气，扶助心气；甘草炙用，甘温益气，通经利脉，行血气；肉桂辛热补阳，温通血脉；或以桂枝易肉桂，有通阳、行瘀之功；生姜温中。可加丹参或当归，养血活血。

若兼见心悸气短，头昏乏力，胸闷隐痛，口燥咽干，心烦失眠，舌红或有齿痕者，为气阴两虚，可用养心汤，养心宁神，方中当归、生地、熟地、麦冬滋阴补血；人参、五味子、炙甘草补益心气；酸枣仁、柏子仁、茯神养心安神。补心气药常用人参、党参、黄芪、大枣、太子参等，如气虚显著可少佐肉桂，补少火而生气。亦可加用麦冬、玉竹、黄精等益气养阴之品。

(6)心阴亏损。

症状：心胸疼痛时作，或灼痛，或隐痛，心悸怔忡，五心烦热，口燥咽干，潮热盗汗，舌红少泽，苔薄或剥，脉细数或结代。

治法：滋阴清热，养心安神。

代表方：天王补心丹。

本方以生地、玄参、天冬、麦冬、丹参、当归滋阴养血而泻虚火；人参、茯苓、柏子仁，酸枣仁、五味子、远志补心气，养心神；朱砂重镇安神；桔梗载药上行，直达病所，为引。

若阴不敛阳，虚火内扰心神，心烦不寐，舌尖红少津者，可用酸枣仁汤清热除烦安神；如不效者，再予黄连阿胶汤，滋阴清火，宁心安神。若阴虚导致阴阳气血失和，心悸怔忡症状明显，脉结代者，用炙甘草汤，方中重用生地，配以阿胶、麦冬、麻仁滋阴补血，以养心阴；人参、大枣补气益胃，资脉之本源；桂枝、生姜以行心阳。诸药同用，使阴血得充，阴阳调和，心脉通畅。若心肾阴虚，兼见头晕，耳鸣，口干，烦热，心悸不宁，腰膝酸软，用左归饮补益肾阴，或河车大造丸滋肾养阴清热。若阴虚阳亢，风阳上扰，加珍珠母、磁石、石决明等重镇潜阳之品，或用羚羊钩藤汤加减。如心肾真阴欲竭，当用大剂西洋参、鲜生地、石斛、麦冬、山萸肉等急救真阴，并佐用生牡蛎、乌梅肉、五味子、甘草等酸甘化阴且敛其阴。

(7)心阳不振。

症状：胸闷或心痛较著，气短，心悸怔忡，自汗，动则更甚，神倦怯寒，面色㿠白，四肢欠温或肿胀，舌质淡胖，苔白腻，脉沉细迟。

治法：补益阳气，温振心阳。

代表方：参附汤合桂枝甘草汤。

方中人参、附子大补元气，温补真阳；桂枝、甘草温阳化气，振奋心阳，两方共奏补益阳气、温振心阳之功。若阳虚寒凝心脉，心痛较剧者，可酌加鹿角片、川椒、吴茱萸、荜茇、高良姜、细辛、川乌、赤石脂。若阳虚寒凝而兼气滞血瘀者，可选用薤白、沉香、降香、檀香、延胡索、乳香、没药等偏于温性的理气活血药物。

若心肾阳虚，可合肾气丸治疗，方以附子、桂枝（或肉桂）补水中之火，用六味地黄丸壮水之主，从阴引阳，合为温补心肾而消阴翳。心肾阳虚兼见水饮凌心射肺，而出现水肿、喘促、心悸，用真武汤温阳化气行水，以附子补肾阳而祛寒邪，与芍药合用，能入阴破结，敛阴和阳，茯苓、白术健脾利水，生姜温散水气。若心肾阳虚，虚阳欲脱厥逆者，用四逆加人参汤，温阳益气，回阳救逆。若见大汗淋漓、脉微欲绝等亡阳证，应用参附龙牡汤，并加用大剂山萸肉，以温阳益气，回阳固脱。

胸痹心痛属内科急症，其发病急、变化快，易恶化为真心痛，在急性发作期应以消除疼痛为首要任务，可选用或合并运用以下措施。病情严重者，应积极配合西医救治。

4.常用中成药

(1)速效救心丸（川芎、冰片等）每天 3 次，每次 4～6 粒含服，急性发作时每次 10～15 粒。功效活血理气，增加冠状动脉流量，缓解心绞痛，治疗冠心病胸闷憋气，心前区疼痛。

(2)苏合香丸（《太平惠民和剂局方》）每服 1～4 丸，疼痛时用，功效芳香温通，理气止痛，治疗胸痹心痛，寒凝气滞证。

(3)苏冰滴丸（苏合香、冰片）含服，每次 2～4 粒，每天 3 次。功效芳香开窍，理气止痛，治疗胸痹心痛，真心痛属寒凝气滞证。

(4)冠心苏合丸（苏合香、冰片、朱砂、木香、檀香）每服 1 丸（3 g）。功效芳香止痛，用于胸痹心痛气滞寒凝者，亦可用于真心痛。

(5)寒证心痛气雾剂（肉桂、香附等）温经散寒，理气止痛，用于心痛苔白者，每次舌下喷雾1～2 次。

(6)热证心痛气雾剂（丹皮、川芎等）凉血清热，活血止痛，用于心痛苔黄者，每次舌下喷雾1～2 次。

(7)麝香保心丸（麝香、蟾酥、人参等）芳香温通，益气强心，每次含服或吞服 1～2 粒。

(8)活心丸（人参、灵芝、麝香、熊胆等）养心活血，每次含服或吞服1～2 丸。

(9)心绞痛宁膏（丹参、红花等）活血化瘀，芳香开窍。敷贴心前区。

另可配合选用川芎嗪注射液、丹参注射液、生脉注射液静脉滴注。

（二）西医学治疗

主要目的是预防动脉粥样硬化的发生和治疗已存在的动脉粥样硬化。针对心绞痛的治疗原则是改善冠状动脉的血供和减轻心肌的耗氧，同时治疗动脉粥样硬化。长期服用阿司匹林 75～300 mg/d 和给予有效的降血脂治疗可促使粥样斑块稳定，减少血栓形成，减少不稳定型心绞痛和心肌梗死的发生。

1.发作时的治疗

(1)休息：发作时立刻休息，一般患者在停止活动后症状即可消除。

(2)药物治疗：较重的发作，可使用作用较快的硝酸酯制剂。这类药物除扩张冠状动脉，降低阻力，增加冠状循环的血流量外，还通过对周围血管的扩张作用，减少静脉回流心脏的血量，降低心室容量、心腔内压、心排血量和血压，减低心脏前后负荷和心肌的需氧，从而缓解心绞痛。

硝酸甘油：可用 0.3～0.6 mg，置于舌下含化，迅速为唾液所溶解而吸收，1～2 分钟即开始起作用，约半小时后作用消失。对约 92%的患者有效，其中 76%在 3 分钟内见效。延迟见效或完全无效时提示患者并非患冠心病或为严重的冠心病，也可能所含的药物已失效或未溶解，如属后者可嘱患者轻轻嚼碎后继续含化。长时间反复应用可由于产生耐受性而效力减低，停用 10 小时以上，即可恢复有效。与各种硝酸酯一样，不良反应有头晕、头胀痛、头部跳动感、面红、心悸等，偶有血压下降。因此第 1 次用药时，患者宜平卧片刻，必要时吸氧。

硝酸异山梨酯：可用 5～10 mg，舌下含化，2～5 分钟见效，作用维持2～3小时。新近还有供喷雾吸入用的制剂。

在应用上述药物的同时，可考虑用镇静药。

2.缓解期的治疗

宜尽量避免各种确知的足以诱致发作的因素。调节饮食，特别是 1 次进食不应过饱；禁绝烟酒。调整日常生活与工作量；减轻精神负担；保持适当的体力活动，但以不致发生疼痛症状为度；一般不需卧床休息。

药物治疗：使用作用持久的抗心绞痛药物，以防心绞痛发作，可单独选用、交替应用或联合应用下列被认为作用持久的药物。

(1)硝酸酯制剂。①硝酸异山梨酯：硝酸异山梨酯片剂或胶囊口服 3 次/天，每次 5～20 mg，服后半小时起作用，持续 3～5 小时；缓释制剂药效可维持12 小时，可用 20 mg，2 次/天。②5-单硝酸异山梨酯：是新型长效硝酸酯类药物，无肝脏首关效应，生物利用度几乎 100%。2 次/天，每次 20～40 mg。③戊四硝酯制剂：服用长效片剂，硝酸甘油持续而缓缓释放，口服后半小时起作用，持续可达 8～12 小时，可每 8 小时服 1 次，每次 2.5 mg。用 2%硝酸甘油油膏或橡皮膏贴片(含 5～10 mg)涂或贴在胸前或上臂皮肤而缓慢吸收，适于预防夜间心绞痛发作。

(2)β 受体阻断剂：阻断拟交感胺类对心率和心收缩力受体的刺激作用，减慢心率、降低血压，减低心肌收缩力和氧耗量，从而缓解心绞痛的发作。此外，还减低运动时血流动力的反应，使在同一运动量水平上心肌氧耗量减少；使不缺血的心肌区小动脉(阻力血管)缩小，从而使更多的血液通过极度扩张的侧支循环(输送血管)流入缺血区。用量要大。不良反应有心室射血时间延长和心脏容积增加，这虽可能使心肌缺血加重或引起心肌收缩力降低，但其使心肌氧耗量减少的作用远超过其不良反应。

使用本药要注意：①本药与硝酸酯类合用有协同作用，因而用量应偏小，开始剂量尤其要注意减小，以免引起直立性低血压等不良反应；②停用本药时应逐步减量，如突然停用有诱发心肌梗死的可能；③低血压、支气管哮喘，以及心动过缓、二度或以上房室传导阻滞者不宜应用。

(3)钙通道阻滞剂：本类药物抑制钙离子进入细胞内，也抑制心肌细胞兴奋-收缩耦联中钙离子的利用。因而抑制心肌收缩，减少心肌氧耗；扩张冠状动脉，解除冠状动脉痉挛，改善心内膜下心肌的供血；扩张周围血管，降低动脉压，减轻心脏负荷；还降低血黏度，抗血小板聚集，改善心肌的微循环。适用于同时有高血压的患者。常用制剂：①维拉帕米 40～80 mg，3 次/天或缓释剂 240 mg/d，不良反应有头晕、恶心、呕吐、便秘、心动过缓、P-R 间期延长、血压下降等。②硝苯地平，其缓释制剂 20～40 mg，2 次/天，不良反应有头痛、头晕、乏力、血压下降、心率增快等，控释剂 30 mg，每天 1 次，不良反应较少；同类制剂有尼索地平 10～40 mg，1 次/天；氨氯地平5～10 mg，1 次/天等。

(4)调脂治疗：主要是他汀类药物的应用。

3.慢性稳定型心绞痛的血管重建治疗

慢性稳定型心绞痛患者施行 PCI(或其他导管治疗技术)或 CABG 的建议。

(1)严重左主干病变患者做 CABG。

(2)3 支病变做 CABG，左心室功能异常(EF<50%)者存活受益更大。

(3)2 支血管病变合并左前降支近段严重病变同时左心室功能异常(EF<50%)或无创性检查发现缺血的患者，做 CABG。

(4)2 支或 3 支血管病变并左前降支近段严重病变，解剖上适于做导管治疗同时左心室功能正常并且无糖尿病的患者，做 PCI。

(5)单支或 2 支血管病变、左前降支近段无受累但是有大面积存活心肌和无创性检查结果高危的患者，做 PCI 或 CABG。

(6)单支或 2 支血管病变、左前降支近段无受累并且从心脏猝死或持续性室性心动过速中幸存的患者，做 CABG。

(7)过去做过 PCI 的患者，再狭窄与大面积存活心肌和无创性检查结果高危有关，做 CABG 或 PCI。

(8)内科治疗没有成功并且做血管重建治疗风险可以接受的患者，做 PCI 或 CABG。

(9)多发性大隐静脉桥狭窄、特别是供血于前降支的静脉桥严重狭窄的患者，做 CABG。对于局限性大隐静脉桥病变或多发性狭窄但是不适合再次外科手术的患者，做 PCI。

(10)单支或 2 支血管病变、无严重左前降支近段病变但是仍然有中等量存活心肌并且无创性检查显示有缺血的患者，做 PCI 或 CABG。

(11)单支血管病变并且有严重左前降支近段病变的患者，做 PCI 或 CABG。

(12)有左前降支近段严重狭窄的 2 支或 3 支血管病变、同时其解剖适合做导管介入治疗和有糖尿病或左心室功能异常的患者，做 PCI。

(13)严重左主干病变但不适合 CABG 治疗的患者，做 PCI。在左主干严重病变并且适合 CABG 的患者，尤其是左主干严重病变加 3 支血管病患者，做 CABG。

(14)单支或 2 支血管病变同时没有左前降支近段严重狭窄并且从心性猝死或持续性室性心动过速中幸存的患者，做 PCI。

(15)没有左前降支近段严重狭窄的单支或 2 支血管病变，其临床症状轻微而且不像是心肌缺血所致，或者没有接受充分的药物治疗试验的患者，而且仅有小面积存活心肌或无创检查没有心肌缺血的患者不是血管重建治疗适应证。

(16)临界性狭窄(在左主干以外的冠状动脉有直径 50%～60%的狭窄)并且无创性检查没有心肌缺血的患者、冠状动脉无明显狭窄(直径<50%)的患者不是血管重建治疗适应证。

4.慢性稳定型心绞痛高危因素的综合管理和治疗

吸烟、高血压、糖尿病、肥胖及高脂血症都是冠心病的危险因素，改变这些危险因素有利于改善预后。危险因素的全面综合管理是稳定型心绞痛基本治疗的一个重要部分。

5.运动锻炼疗法

谨慎安排进度适宜的运动锻炼有助于促进侧支循环的发展，提高体力活动的耐受量而改善症状。

八、预防调护

(1)注意调摄精神，避免情绪波动，防治本病必须高度重视精神调摄，避免过于激动或喜怒忧思无度，保持心情平静愉快。

(2)注意生活起居，寒温适宜，本病不宜感受寒冷，居处除保持安静、通风，还要注意寒温适宜。

(3)注意饮食调节,饮食宜清淡低盐,食勿过饱。多吃水果及富含纤维素食物。保持大便通畅。另外,烟酒等刺激之品,有碍脏腑功能,应禁烟限酒。

(4)注意劳逸结合,坚持适当活动,发作期患者应立即卧床休息,缓解期要注意适当休息,保证充足的睡眠,坚持力所能及的活动,做到动中有静,正如朱丹溪所强调的“动而中节”。

(5)加强护理及监护,发病时应加强巡视,密切观察舌脉、体温、呼吸、血压及精神神志变化,必要时给予吸氧,心电监护及保持静脉通道。并做好各种抢救设备及药物准备。

九、预后

稳定型心绞痛患者大多数能生存很多年,但有发生急性心肌梗死或猝死的危险。有室性心律失常或传导阻滞者预后较差,但决定预后的主要因素为冠状动脉病变范围和心功能。左冠状动脉主干病变最为严重,据国外统计,年病死率可高达30%,此后依次为3支、2支与1支病变。左前降支病变一般较其他两大支严重。

(张朝辉)

第四节　不稳定型心绞痛

一、概述

不稳定型心绞痛(UA)是指介于稳定型心绞痛和急性心肌梗死(AMI)之间的一组临床心绞痛综合征。

二、病因病机

(一)中医病因病机

不稳定型心绞痛主要见于中、老年人,尤以肥胖者多见。肥人多气虚,肥人多痰湿,且年长体衰,人年四十而阴气自半,肾气虚衰,无以温脾助运,脾气虚衰;或加之患者年轻之时饮食厚味,导致脾胃损伤,脾运失健,聚湿生痰,痰滞脉道,导致脉道狭窄,从而形成了不稳定型心绞痛发病的前提和基础。气虚血行不畅,血流缓慢,甚至血流停止,滞于经脉,形成血瘀,不通则痛。不稳定型心绞痛在脾肾气虚的基础上,聚湿生痰,痰浊积滞于心脉,渐致心脉管腔狭窄,血流不畅,加之情志激动、劳累、天气变化或过饱等因素诱发心脉挛急,脉道不利,瘀血内生,血行受阻,心脏失养,不荣则痛。因此,不稳定型心绞痛的发病特点是因虚致实,由实转虚,虚实并见。患者若见胸痛彻背,感寒痛甚,胸闷气短,心悸,重则喘息,不能平卧,面色苍白,四肢厥冷,舌苔白,脉沉细,辨为阴寒凝滞;若见胸闷气短,甚则胸痛彻背,心悸汗出,畏寒肢冷,腰痛乏力,面色苍白,唇甲淡白或青紫,舌淡白或紫暗,脉沉细或沉微欲绝,则辨为阳气虚衰。分析其表现实当属不稳定型心绞痛伴发心功能不全、心律失常甚至休克等。这些临床表现只是不稳定型心绞痛的继发临床表现,主要是由于不同程度的短暂心肌供血不足或自主神经功能紊乱所致。阴阳互生,血为气之母,心不得血则阳气无以化生,阳气亏虚而生此变证。而中医往往把这种情况归属于阴寒凝滞或阳气虚衰。

结合有关临床研究，大多数人认为气虚痰滞是发病的前提和基础，痰滞瘀阻，心脉挛急是本病的病机关键，阳虚阴寒仅是本病的临床表现形式之一。基于对这一病机认识，设立了祛瘀和脉、健脾化痰的基本治疗大法。

（二）西医学发病机制

西医学研究发现，脂代谢紊乱，尤其是总胆固醇、甘油三酯、低密度脂蛋白胆固醇（LDL-C）、极低密度脂蛋白胆固醇（VLDL-C）升高，高密度脂蛋白胆固醇（HDL-C）降低，与冠心病和其他动脉粥样硬化的患病率和病死率密切相关，脂代谢紊乱导致了AS的形成。同时不稳定型心绞痛与炎症反应密切相关。炎症能激活冠状动脉内皮细胞，内皮功能不良诱发血栓形成；同时炎症局部产生的蛋白水解酶可降解斑块纤维帽，使斑块更不稳定，易于破裂，使稳定型心绞痛演变为不稳定型心绞痛。粥样斑块可因内膜表面破溃而形成所谓粥样溃疡，破溃后粥样物质进入血流成为栓子。破溃处可引起出血，溃疡表面粗糙易产生血栓，附壁血栓形成又加重管腔的狭窄甚至使之闭塞；粥样硬化斑块突然破裂，并在此基础上形成血栓，冠状动脉固定狭窄加重是不稳定型心绞痛发病的重要环节。不稳定型心绞痛核心的病理是冠状动脉粥样硬化斑块的不稳定，在此基础上伴有冠状动脉的痉挛，导致冠状动脉管腔的狭窄，引起心肌缺血，进一步发展导致冠状动脉管腔的完全闭塞，导致心肌梗死；如经过稳定斑块等治疗，即为稳定型心绞痛。

三、临床分型及表现

（一）亚型

1.初发劳力型心绞痛

初发劳力型心绞痛病程在2个月内新发生的心绞痛（从无心绞痛或有心绞痛病史但在近半年内未发作过心绞痛）。

2.恶化劳力型心绞痛

病情突然加重，表现为胸痛发作次数增加，持续时间延长，诱发心绞痛的活动阈值明显减低，按加拿大心脏病学会劳力型心绞痛分级（CCSC Ⅰ-Ⅳ）加重1级以上并至少达到Ⅲ级（表9-1），硝酸甘油缓解症状的作用减弱，病程在2个月之内。

表9-1 不稳定型心绞痛临床危险度分层

组别	心绞痛类型	发作时ST压低幅度	持续时间	肌钙蛋白T或I
低危险组	初发、恶化劳力型，无静息时发作	≤1 mm	<20分钟	正常
中危险组	A：1个月内出现的静息心绞痛，但48小时内无发作者（多数由劳力型心绞痛进展而来）			
	B：梗死后心绞痛	>1 mm	<20分钟	正常或轻度升高
高危险组	A：48小时内反复发作静息心绞痛 B：梗死后心绞痛	>1 mm	>20分钟	升高

注：①陈旧性心肌梗死患者其危险度分层上调一级，若心绞痛是由非梗死区缺血所致时，应视为高危险组。②左心室射血分数（LVEF）<40%，应视为高危险组。③若心绞痛发作时并发左心功能不全、二尖瓣反流、严重心律失常或低血压［SBP≤12.0 kPa（90 mmHg）］，应视为高危险组。④当横向指标不一致时，按危险度高的指标归类。例如，心绞痛类型为低危险组，但心绞痛发作时ST段压低>1 mm，应归入中危险组。

3.静息心绞痛

心绞痛发生在休息或安静状态，发作持续时间相对较长，含硝酸甘油效果欠佳，病程在1个月内。

4.梗死后心绞痛

梗死后心绞痛指AMI发病24小时后至1个月内发生的心绞痛。

5.变异型心绞痛

休息或一般活动时发生的心绞痛，发作时心电图显示ST段暂时性抬高。

(二)加拿大心脏病学会的劳力型心绞痛分级标准(CCSC)分级

Ⅰ级：一般日常活动，如走路、登楼不引起心绞痛，心绞痛发生在剧烈、速度快或长时间的体力活动或运动时。

Ⅱ级：日常活动轻度受限。心绞痛发生在快步行走、登楼、餐后行走、冷空气中行走、逆风行走或情绪波动后。

Ⅲ级：日常活动明显受限，心绞痛发生在平路一般速度行走时。

Ⅳ级：轻微活动即可诱发心绞痛，患者不能做任何体力活动，但休息时无心绞痛发作。

四、诊断

(一)注意事项

在作出UA诊断之前需注意以下几点。

(1)UA的诊断应根据心绞痛发作的性质、特点、发作时体征和发作时心电图改变，以及冠心病危险因素等，结合临床综合判断，以提高诊断的准确性。

(2)心绞痛发作时心电图ST段抬高和压低的动态变化最具诊断价值，应及时记录发作时和症状缓解后的心电图，动态ST段水平型或下斜型压低≥1 mm或ST段抬高(肢体导联≥1 mm，胸导联≥2 mm)有诊断意义。若发作时倒置的T波呈伪性改变(假正常化)，发作后T波恢复原倒置状态；或以前心电图正常者近期内出现心前区多导联T波深倒，在排除非Q波性AMI后结合临床也应考虑UA的诊断。当发作时心电图显示ST段压低≥0.5 mm但<1 mm时，仍需高度怀疑患本病。

(3)UA急性期应避免做任何形式的负荷试验，这些检查宜放在病情稳定后进行。

(二)器械和实验室检查

目的：判断患者病情的严重性及近、远期预后。项目包括踏车、活动平板、运动同位素心肌灌注扫描和药物负荷试验等。

1.低危险组

病情稳定1周以上可考虑行运动试验检查，若诱发心肌缺血的运动量超过Bruce Ⅲ级或6代谢当量(METs)，可采用内科保守治疗，若低于上述的活动量即诱发心绞痛，则需做冠状动脉造影检查以决定是否行介入性治疗或外科手术治疗。

2.中危和高危险组

在急性期的1周内应避免做负荷试验，病情稳定后可考虑行症状限制性运动试验。如果已有心电图的缺血证据，病情稳定，也可直接行冠状动脉造影检查。

3.非创伤性检查的价值

(1)决定冠状动脉单支临界性病变是否需要做介入性治疗。

(2)明确缺血相关血管,为血运重建治疗提供依据。

(3)提供有否存活心肌的证据。

(4)作为经皮腔内冠状动脉成形术(PTCA)后判断有否再狭窄的重要对比资料。

(三)冠状动脉造影检查适应证

UA 患者具有以下情况时应视为冠状动脉造影的强适应证。

(1)近期内心绞痛反复发作,胸痛持续时间较长,药物治疗效果不满意者可考虑及时行冠状动脉造影,以决定是否急诊介入性治疗或急诊冠状动脉旁路移植术。

(2)原有劳力型心绞痛近期内突然出现休息时频繁发作者。

(3)近期活动耐量明显减低,特别是低于 BruceⅡ级或 4 METs 者。

(4)梗死后心绞痛。

(5)原有陈旧性心肌梗死,近期出现由非梗死区缺血所致的劳力型心绞痛。

(6)严重心律失常、LVEF<40%或充血性心力衰竭。

五、治疗

(一)中医辨治

1.急救处理

(1)立即收入 CCU 室,心电、血压监护,必要时监测血氧饱和度,真心痛者病重或病危通知家属。

(2)持续吸氧。

(3)心内科一级护理,卧床休息,保持情绪稳定,清淡饮食,保持大便通畅,防止压疮发生,注意生命指征变化。

(4)止痛:速效救心丸,10 粒,舌下含化,亦可口服麝香保心丸。

(5)生脉注射液或参脉注射液 60 mL 加入 5%葡萄糖或生理盐水 250 mL 中,每天 1 次,静脉滴注。病情严重者,每天静脉滴注 2 次。

(6)血塞通注射液 400~600 mg、丹参注射液 20~40 mL、疏血通注射液 6~8 mL 或其他活血化瘀中成药制剂加入 5%葡萄糖或生理盐水 250 mL 中,每天1 次,静脉滴注。病情严重者,每天静脉滴注 2 次。

2.证治分类

(1)心血瘀阻证。

症状:心胸疼痛,如刺如绞,痛有定处,入夜为甚,甚则心痛彻背,背痛彻心。舌质暗红,或紫暗,有瘀斑,舌下瘀筋,苔薄,脉弦涩或结、代、促。

治法:活血化瘀、通心止痛。

选方:血府逐瘀汤加减。或加心脉通散穴位贴敷(膻中、心俞)。川芎 15 g,桃仁 15 g,红花 15 g,赤芍 15 g,葛根 20 g,枳壳 10 g,当归 15 g,降香 2 g,地龙20 g,郁金 10 g,三七粉(冲服)5 g,失笑散(冲服)5 g。

兼见胀闷、时欲太息、嗳气则舒等气滞症状典型者,降香、赤芍更为柴胡8 g,白芍 15 g。

(2)痰滞瘀阻证。

症状:胸闷重而痛,痛有定处,痰多气短,肢体沉重,形体肥胖,倦怠乏力,纳呆便溏,咳吐痰涎。舌体胖大且边有齿痕,质暗红,有紫气,或有瘀斑,苔浊腻或白滑,脉弦涩或弦滑。

治法:健脾化痰、活血通脉。

选方:瓜蒌薤白半夏汤合血府逐瘀汤加减。或加心脉通散穴位贴敷(膻中、心俞)。瓜蒌15 g,薤白20 g,制半夏 15 g,红花 15 g,白术 25 g,葛根 20 g,石菖蒲 15 g,枳壳 10 g,当归 15 g,泽泻 25 g,山楂 25 g,水蛭 15 g。

(3)气虚血瘀证。

症状:心胸疼痛,痛有定处,时作时休,甚则心痛彻背,背痛彻心。心悸气短,动则益甚,倦怠乏力,声息低微,面色㿠白,易汗出。舌质淡紫,可见舌体胖且边有齿痕,苔薄白,脉虚细涩或结代。

治法:益气活血、养心止痛。

选方:补心活血汤加减,或生脉散合保元汤和血府逐瘀汤加减,且自制制剂养心汤方。或加心脉通散穴位贴敷(膻中、心俞)。党参 15 g,黄芪 30 g,葛根15 g,泽泻 15 g,五味子 10 g,丹参20 g,地龙 15 g,当归 20 g,红花15 g,酸枣仁 20 g。

若兼见肢体沉重,形体肥胖,舌苔浊腻或白滑等痰浊之象者可加制半夏15 g、茯苓 20 g 以健脾化痰;兼有心悸盗汗,虚烦不寐,腰酸膝软,头晕耳鸣,口干便秘,舌红少津,苔薄或剥,脉细等阴虚证者,可加麦冬 20 g,黄精 20 g,枸杞子 15 g。

(4)阳虚痰瘀证。

症状:胸闷痛,痛有定处,气短,肢体沉重,形体肥胖,自汗,动则更甚,面色㿠白,神倦怯寒,四肢欠温或肿胀。舌质暗红,有紫气,或有瘀斑,体胖大且边有齿痕,脉沉细迟。苔浊腻或白滑,脉弦涩或弦滑。

治法:温阳活血、化痰通脉。

选方:参附汤、瓜蒌薤白半夏汤合丹参饮加减。或加心脉通散穴位贴敷(膻中、心俞)。人参10 g,制附子 10 g,肉桂 8 g,淫羊藿 15 g,益母草 20 g,泽泻20 g,檀香 6 g,砂仁 8 g,瓜蒌 20 g,薤白 15 g,红花 15 g,丹参 15 g。

兼见形寒、手足不温、冷汗自出、胸闷、面色苍白、脉沉细等明显寒凝症状者加椒目 10 g、细辛 3 g。

3.特色疗法

(1)针灸疗法。①体针。主穴:内关、三阴交、血海、膻中、心俞、厥阴俞。痰盛者加丰隆、足三里;阳气亏虚者加关元、气海。每天针 1 次,每次留针 20 分钟,10 天为 1 个疗程,休息 2 天后续针。发作时随时针刺。②灸法:阳虚寒凝者加灸心俞、厥阴俞、关元、气海。③耳针。主穴:心、交感、皮质下、神门、肾上腺、肾。取 3～4 穴,留针 1 小时或王不留行籽耳压,每天按压 4～5 次,两耳交替。10 天为 1 个疗程。④穴位贴敷:选穴膻中、心俞、厥阴俞或夹脊穴 C_7～T_3。运用心脉通散穴位贴敷每天 1 次,10 天为1 个疗程。⑤穴位注射或埋线:选穴心俞、厥阴俞或夹脊穴 C_7～T_3。运用丹参注射液每穴每次 1 mL,隔天1 次,10 天为1 个疗程或特制羊肠线10 天1 次,连续3～5 次。

(2)饮食治疗(药膳)。①气阴两虚者:可予山药枸杞粳米粥。山药 50 g,枸杞 25 g,大枣10 枚,粳米50 g,煮粥常服。②痰瘀并重者:可予萝卜桃仁木耳粥。萝卜 50 g,桃仁 25 g,大枣10 枚,木耳 15 g,粳米 50 g,煮粥常服。③脾虚痰盛者:可予黄芪香菇粳米粥。黄芪 25 g,鲜香菇25 g,粳米50 g,煮粥常服。④阳气亏虚者:可予羊肉核桃粳米粥。羊肉 25 g,核桃 5 g,粳米50 g,煮粥常服。

(3)中药足疗：郁金 15 g，细辛 10 g，路路通 30 g，艾叶 15 g，桑枝 30 g，肉桂 10 g，丁香 8 g，茜草 15 g。水煎 1 500 mL 分早晚洗足。

(二)西医学治疗

1.一般内科治疗

UA 急性期卧床休息 1～3 天、吸氧、持续心电监测。对于低危险组患者留观期间未再发生心绞痛，心电图也无缺血改变，无左心衰竭的临床证据，留观12～24 小时期间未发现有 CK-MB 升高，心肌肌钙蛋白 T 或 I 正常，可留观 24～48 小时后出院。对于中危或高危组的患者特别是肌钙蛋白 T 或 I 升高者，住院时间相对延长，内科治疗亦应强化。

2.药物治疗

(1)抗血小板治疗：阿司匹林为首选药物。急性期剂量应在 150～300 mg/d，可达到快速抑制血小板聚集的作用，3 天后可改为小剂量即 50～150 mg/d 维持治疗，对于阿司匹林禁忌的患者，可采用噻氯匹定或氯吡格雷替代治疗，使用时应注意经常检查血常规，一旦出现明显白细胞或血小板计数降低应立即停药。

(2)抗凝血酶治疗：静脉肝素治疗一般用于中危和高危险组的患者，常采用先静脉注射 5 000 U肝素，然后以 1 000 U/h 维持静脉滴注，调整肝素剂量使激活的部分凝血活酶时间(APTT)延长至对照的 1.5～2.0 倍(无条件时可监测全血凝固时间或激活的全血凝固时间)。静脉肝素治疗 2～5 天为宜，后可改为皮下肝素 7 500 U 12 小时 1 次，再治疗 1～2 天。目前已有证据表明低分子量肝素与普通肝素静脉滴注比较，低分子量肝素在降低 UA 患者的心脏事件发生方面有更优或至少相同的疗效，由于后者不需血凝监测、停药无反跳、使用方便，故可采用低分子量肝素替代普通肝素。

(3)硝酸酯类药物：主要目的是控制心绞痛的发作。

(4)冠状动脉内球囊扩张、植入支架。

(5)左主干、三支病变者可选择胸外科冠状动脉搭桥术。

(张朝辉)

第五节　急性心力衰竭

一、病因病机

(一)中医病因病机

形成心力衰竭的主要病因有外邪侵袭、过度劳倦或久病伤肺、情志失调、饮食不节等。

1.外邪侵袭

外邪侵袭，郁于气道，导致肺气宣降不利，升降失常，肺气壅塞。心主血，肺主气，气血互根互用，肺气受损，致心气不足，鼓动无力，导致心力衰竭。

2.情志失调

忧思伤脾，使中阳失运，或郁怒伤肝，肝疏泄失常，均可致气滞或痰阻，升降失常，治节无力，血行不畅；或痰郁化热成火，煎熬血液，均可导致瘀血内生，血行失畅，心脉痹阻，则心力衰竭运用而生。

3.饮食不节

饮食不当，损伤脾胃，运化失健，积湿成痰，痰湿上阻心肺，脉道不利，心气鼓动无力，发为本病。

4.劳欲所伤

因年迈体虚或久病体虚，日久导致心阳不振，气血运行失畅，心脉因之瘀滞，心失营运；或各种疾病迁延日久，耗气伤津，残阳损阴，加之外感六淫、内伤情志、体劳过度、药物失宜等，耗损阴阳，致使阴阳并损，均可出现心力衰竭。

本病以心阳虚衰为本，每因感受外邪、劳倦过度、情志所伤等诱发，病变脏腑以心为主，涉及肝、脾、肺、肾四脏，同时与气（阳）、血、水关系密切，为本虚标实之证。本病日久可致肾阳不足，难以上养心阳脾阳，甚至出现阳气虚脱，阴阳不相维系，症见冷汗淋漓、面色灰白、口唇紫暗、神昏脉微等危重证候。

（二）西医学发病机制

急性心力衰竭大多有基础心脏疾病，如广泛的急性心肌梗死、严重心肌缺血、心律失常等导致左心排血量急剧下降，肺循环压力升高。

1.基本病因

（1）前负荷过重：心室舒张回流的血量过多，如主动脉瓣或二尖瓣关闭不全，由于回心血量增多，加重左、右心室的舒张期负荷。

（2）后负荷过重：如高血压、主动脉瓣狭窄或左心室流出道梗阻，使左心室收缩期负荷加重，可导致左心衰竭。

（3）心肌收缩力的减弱：常见的如由于冠状动脉粥样硬化所引起的心肌缺血或坏死，严重的贫血性心脏病及甲状腺功能亢进性心脏病等，心肌收缩力均可有明显减弱，导致心力衰竭。

（4）心室收缩不协调：冠心病心肌局部严重缺血导致心肌收缩无力或收缩不协调，如室壁瘤。

（5）心室顺应性减低：冠心病导致心室的顺应性明显减低时，可影响心室的舒张而影响心脏功能。

2.诱因

（1）感染：病毒性上呼吸道感染和肺部感染是诱发心力衰竭的常见诱因，感染除可直接损害心肌外，发热使心率增快也加重心脏的负荷。

（2）过重的体力劳动或情绪激动。

（3）心律失常，尤其是快速性心律失常，如阵发性心动过速、心房颤动等，均可使心脏负荷增加，心排血量减低，而导致心力衰竭。

（4）输液（或输血过快或过量），液体或钠的输入量过多，血容量突然增加，心脏负荷过重而诱发心力衰竭。

（5）严重贫血或大出血，使心肌缺血缺氧，心率增快，心脏负荷加重。

二、临床表现

患者常突然感到极度呼吸困难，端坐呼吸，恐惧表情，烦躁不安、频频咳嗽，咳大量白色或血性泡沫状痰液，严重时可有大量泡沫样液体由鼻涌出，面色苍白，口唇青紫，大汗淋漓，四肢湿冷，两肺布满湿啰音，心脏听诊可有舒张期奔马律，脉搏增快，可呈交替脉。血压下降，严重者可出现心源性休克。

三、实验室及器械检查

(一)脑钠肽(BNP)检查

脑钠肽升高提示心力衰竭。

(二)胸部X线检查

左心衰竭可显示心影扩大,上叶肺野内血管纹理增粗,下叶肺野血管纹理细,有肺静脉内血液重新分布的表现,肺门阴影增大,肺间质水肿引起肺小叶间隔变粗,在两肺下野可见水平位的Kerley氏B线。急性肺水肿,肺门充血显著,呈蝶形云雾状阴影。

(三)血流动力学监测

除二尖瓣狭窄外,肺毛细血管楔嵌压的测定能间接反映左心房压或左心室充盈压,肺毛细血管楔压的平均压,正常值为0.8～1.6 kPa(6～12 mmHg),高于2.0 kPa(15 mmHg)者常提示有左心衰竭,高于4.8 kPa(36 mmHg)者,提示有即将发生急性肺水肿可能。

四、诊断依据

有冠心病的既往史,有左心衰竭的症状与体征常不难诊断。X线检查心肺对诊断也有帮助,必要时可行血流动力学监测以明确诊断。

五、鉴别诊断

本病应与支气管哮喘相鉴别。前者多见于中年以上,有心脏病史及心脏增大等体征,常在夜间发作,肺部可闻及干、湿啰音,对强心剂有效;而后者多见于青少年,无心脏病史及心脏体征,常在春秋季发作,有过敏史,肺内满布哮鸣音,对麻黄碱、肾上腺皮质激素和氨茶碱等有效。

六、治疗

(一)中医辨治

1.阳虚水泛证

症状:憋喘、呼吸困难,端坐呼吸,不能平卧或夜间发作性呼吸困难,咳吐白色或粉红色泡沫痰,心悸怔忡,颜面或下肢水肿,面色青灰或晦暗,舌淡暗,体胖,苔白厚腻,脉沉数或沉迟,或结、代、促,或雀啄。

治法:温阳活血、利水强心。

选方:方用真武汤合葶苈大枣泻肺汤,或参附汤和五苓散加减。制附子12 g,肉桂10 g,红参(另煎)8 g,黄芪30 g,白术15 g,白芍15 g,茯苓15 g,泽兰25 g,泽泻25 g,益母草25 g,葶苈子(包煎)25 g,红花15 g,地龙20 g。

2.阴竭阳脱证

症状:喘悸不休,呼多吸少,抬肩撷肚,不能平卧,身冷肢厥,汗出如油或汗出如珠,昏愦谵妄,舌淡紫或绛而萎,苔白腻或剥脱,脉微欲绝,或散涩,或浮大无根。

治法:养阴救逆、回阳固脱。

选方:方用参附汤合生脉散加减。急用参附注射液静脉注射后静脉滴注参附注射液或参麦注射液。制附子12 g,肉桂10 g,红参(另煎)15 g,麦冬25 g,炙甘草15 g,五味子15 g,煅龙骨

30 g,煅牡蛎 30 g。

(二)特色疗法

1.针灸疗法

(1)体针:主穴:心俞、厥阴俞、内关、三阴交、关元、气海、太溪。每天针 1 次,每次留针 20 分钟,10 天为 1 个疗程,休息 2 天后续针。

(2)灸法:阳虚者加灸关元、气海。

(3)耳压:主穴:心、肾、交感、皮质下、神门、肾上腺。取 3～4 穴,王不留行籽耳压,每天按压 4～5 次,两耳交替。10 天为 1 个疗程。

(4)穴位贴敷:选穴膻中、心俞、厥阴俞。运用心脉通散或用制附子、肉桂、红参、黄芪、丁香、葶苈子、红花、冰片等研粉穴位贴敷每天 1 次,10 天为 1 个疗程。

2.饮食治疗(药膳)

(1)气阴两虚者:可予山药枸杞粳米粥(山药 50 g,枸杞子 25 g,龙眼肉10 g,大枣 10 枚,粳米 50 g),煮粥常服。

(2)痰瘀并重者:可予萝卜桃仁木耳粥(萝卜 50 g,桃仁 25 g,黑木耳15 g,大枣 10 枚,粳米 50 g),煮粥常服。

(3)阳虚水肿者:可予薏苡仁冬瓜茯苓粥(薏苡仁 50 g,冬瓜皮 25 g,茯苓 15 g,生姜皮 5 g,粳米 50 g),煮粥常服。

3.中药足疗

中药花椒 15 g,细辛 10 g,路路通 30 g,益母草 15 g,桑枝 30 g,肉桂10 g,茜草 15 g。水煎 1 500 mL分早晚洗足。

(三)急救处理

急性肺水肿是内科急症,必须及时诊断,迅速抢救。

(1)立即收入 CCU,监测意识、尿量、体重、血压、呼吸、心电、血氧饱和度。

(2)持续吸氧或自制药氧液雾化吸入,或无创气道正压通气吸入,维持氧饱和度(95%～98%)。

(3)心内科一级护理,半坐或端坐位。

(4)健康宣教:保持情绪稳定,清淡饮食,保持大便通畅,适当变换体位,防止压疮发生。

(5)吗啡:吗啡 2～4 mg 静脉注射,或 3～5 mg 皮下或肌内注射。可适当予速效救心丸,10 粒,舌下含化。

(6)根据收缩压和肺淤血情况选择药物:应根据收缩压和肺淤血情况,分别选用利尿剂、血管扩张剂和正性肌力药,以及中药益气养阴温阳针剂。①如收缩压>13.3 kPa(100 mmHg),有肺淤血,可应用呋塞米加血管扩张剂:硝酸甘油、硝普钠、活血化瘀针剂(血塞通注射液、丹参注射液、疏血通注射液等)。②如收缩压 11.3～13.3 kPa(85～100 mmHg),有肺淤血,可应用血管扩张剂和/或正性肌力药(多巴酚丁胺、磷酸二酯酶抑制剂)。③如收缩压<11.3 kPa(85 mmHg),无肺淤血,也无颈静脉怒张,应予快速补充血容量。④如收缩压<11.3 kPa(85 mmHg),有肺淤血,应在血流动力学监测下补充血容量[肺嵌压应≤2.4 kPa(18 mmHg)],应用正性肌力药和/或多巴胺>250 μg/min或去甲肾上腺素等。

使用药物常用剂量。①利尿剂:呋塞米 20～40 mg 或托拉塞米 10～20 mg 静脉注射,必要时重复使用。②硝酸酯类:硝酸甘油,静脉滴注剂量起始为 5～10 μg/min,可递增至 100～

200 μg/min。单硝酸异山梨酯，剂量为 1 mg/h 静脉滴注，可递增至 10 mg/h。需严密监测血压，如收缩压降至 12.0～13.3 kPa(90～100 mmHg)，应予减量；如收缩压继续下降，则应停用。③硝普钠：静脉滴注剂量从 0.25～0.5 μg/(kg・min)(15～25 μg/min)开始，仔细加量至 50～250 μg/min。严密监测血压，根据血压调整合适的维持量。④正性肌力药：多巴胺，静脉滴注剂量从 3～5 μg/(kg・min)起；多巴酚丁胺，静脉滴注剂量 2 μg/(kg・min)起，可递增至 20 μg/(kg・min)。⑤米力农：25～75 μg/kg 静脉注射 10～20 分钟，0.375～0.750 μg/(kg・min)维持。⑥去甲肾上腺素：0.2～1.0 μg/(kg・min)。⑦肾上腺素：复苏时 1 mg 静脉注射，3～5 分钟可重复，0.05～0.50 μg/(kg・min)维持。⑧中药益气养阴温阳针剂：参附注射液 20～100 mL、参脉注射液 10～60 mL、生脉注射液 20～60 mL 等，任选一种加入 5%葡萄糖注射液 250～500 mL稀释后使用。⑨活血化瘀针剂：血塞通注射液 400～600 mg，丹参注射液 40～60 mL，疏血通注射液 6～8 mL，葛根素 250～500 mg等。任选一种加入 5%葡萄糖注射液 250～500 mL 稀释后使用。

另可针对冠心病和诱发因素治疗，如扩张冠状动脉、改善心肌供血等治疗，必要时行冠状动脉造影，进行血管重建治疗，伴有低血压可行 IABP 治疗，伴有快速性心律失常，应迅速控制。

（胡文慧）

第六节　慢性心力衰竭

慢性心力衰竭的临床表现与何侧心室或心房受累有密切关系，临床上左心衰竭最常见。左心衰竭的临床特点主要是由于左心房和/或右心室衰竭引起肺淤血、肺水肿；而右心衰竭的临床特点是由于右心房和/或右心室衰竭引起体循环静脉瘀血和水钠潴留，在发生左心衰竭后，右心也常相继发生功能损害，最终导致全心衰竭。

一、西医病因病理

（一）病因

心脏功能主要由心肌收缩力、前负荷（容量负荷）、后负荷（压力负荷）、心率 4 种因素决定，这些因素中任何一种因素异常影响到心脏的泵血功能，使心脏不能提供适当的组织血液灌注都可引起心力衰竭。

1.心肌收缩力降低

心肌收缩力降低见于缺血性心肌损害如冠心病的心绞痛和心肌梗死等；各种类型的心肌炎及心肌病如病毒性心肌炎、原发性扩张型心肌病等；心肌代谢障碍性疾病如糖尿病性心肌病、维生素 B_1 缺乏症及心肌淀粉样变性心脏病等；心肌肿瘤如心房黏液瘤、白血病浸润等。

2.前负荷增加

心脏瓣膜关闭不全，如主动脉瓣关闭不全、二尖瓣关闭不全等；左向右心分流先天性心血管病，如房间隔缺损、室间隔缺损、动脉导管未闭等；伴有全身血容量增多或循环血量增多的疾病，如甲状腺功能亢进症、长期贫血等。

3.后负荷增加

如高血压、主动脉瓣狭窄、肺动脉高压、肺动脉瓣狭窄等。

4.严重心律失常

如快速性心律失常、缓慢性心律失常、心脏传导阻滞等。

(二)诱发因素

1.感染

呼吸道感染、感染性心内膜炎和其他部位严重感染。

2.心律失常

各种类型的快速性心律失常,以及严重的缓慢性心律失常,其中以心房颤动最为常见。

3.血容量增加

如摄入过多钠盐,静脉输液过多、过快等。

4.过度体力劳累或情绪激动

如妊娠后期及分娩过程、暴怒等。

5.应用心肌抑制药物

不恰当地使用心肌抑制药物,如β受体阻滞剂、钙通道阻滞剂、奎尼丁、普鲁卡因胺等。

6.其他

如洋地黄类药物用量不足或过量,高热,严重贫血等。

(三)发病机制

当各种原因导致心脏的泵血功能下降时,循环功能的即刻、短暂调节有赖于神经激素系统的血流动力效应,而长期调节则是依靠心肌机械负荷诱发与神经激素系统介导的心室重塑。

1.神经激素系统的变化

神经激素系统激活可能短期维持循环与重要器官灌注,长期活性增高则助长心肌重构和心室重塑持续进行,使心室前、后负荷增加,最终导致心力衰竭的发生。

(1)交感神经-肾上腺系统激活:心搏量下降或低血压刺激动脉压力感受器,引起减压反射,激活交感神经-肾上腺系统,肾上腺儿茶酚胺分泌增多,可产生下列改变:①心率增快;②心肌β_1-肾上腺素能受体兴奋,激活cAMP酶,使细胞内cAMP水平增高,心肌收缩性增强;③全身血管收缩,静脉收缩使回心血量增多,通过Frank-Surfing机制增加心搏量,选择性小动脉收缩则维持血压,并保证重要脏器血供的作用;④肾交感神经活性增高所致肾灌注压下降,刺激肾素释放,激活肾素-血管紧张素系统;⑤兴奋肾上腺素能α_1受体或β_2受体,促使心肌肥厚。

(2)肾素-血管紧张素-醛固酮系统(RAS)激活:交感神经活性增高,可刺激球旁细胞合成的肾素释放,水解肝合成的血管紧张素原产生血管紧张素Ⅰ,后者经主要存在于肺微血管内皮细胞表面的血管紧张素转换酶水解转化为血管紧张素Ⅱ。

血管紧张素Ⅱ与其受体结合,产生下列效应:①强有力收缩血管;②对心肌产生正性肌力作用;③促交感神经末梢释放去甲肾上腺素;④促心肌细胞、心肌成纤维细胞和血管平滑肌细胞生长;⑤促醛固酮、血管升压素分泌;⑥促肾上腺产生去氧皮质酮;⑦促缓激肽降解;⑧抑制肾素分泌。

(3)血管升压素、心钠素、细胞因子:血管升压素的抗利尿和外周血管收缩作用导致水钠潴留和心室后负荷增加。心钠素主要由心房肌合成和分泌,心房压力增高或心房受牵拉是诱发心钠素释放的主要机制。心钠素强有力的扩血管和利尿排钠作用可调整机体对收缩血管和水钠潴留激素的反应。但心室功能持续恶化时，血浆心素水平虽然进一步增高，其代偿作用最终被收缩血管、水钠潴留的神经激素作用所抵消。细胞因子如 IL-6 可促进心肌细胞肥厚与凋亡。

(4)局部组织内激素系统的变化：心脏、血管组织在局部产生和分泌作用于自身或邻近细胞的激素，即所谓组织自分泌和旁分泌系统。心肌内自分泌和旁分泌系统持续激活，心肌(包括心肌细胞、间质细胞和微血管细胞)内能产生作用于局部心肌微血管、心肌的收缩血管的激素，正性肌力和促生长的激素(如血管紧张素Ⅱ、内皮素)，持续介导心室重塑进行。

2.心室重塑

引起心肌重塑的主要因素有两类，即血流动力学和神经内分泌-细胞因子系统。其通过各自信号传导通路途径和细胞凋亡过程参与和促发心肌重塑，心室重塑是由于系列复杂的分子和细胞机制导致心肌结构、功能和表型的变化，这些变化包括心肌细胞肥大、凋亡，胚胎基因和蛋白质的再表达，心肌细胞外基质量和组成的变化。临床表现为心肌质量、心室容量的增加和心室形状的改变(横径增加呈球状)。

二、中医病因病机

形成心力衰竭主要病因有外邪侵袭、过度劳倦或久病伤肺、情志失调、饮食不节等。

(一)外邪侵袭

外邪侵袭，郁于气道，导致肺气宣降不利，升降失常，肺气壅塞。心主血，肺主气，气血互根互用，肺气受损，致心气不足，鼓动无力，导致心力衰竭。《诸病源候论》曰：“心主血脉而气血通荣脏腑，遍循经络……统领诸脏，其劳伤不足，则令惊悸，恍惚，是心气虚也。”

(二)情志失调

忧思伤脾，使中阳失运，或郁怒伤肝，肝疏泄失常，均可致气滞或痰阻，升降失常，治节无力，血行不畅；或痰郁化热成火，煎熬血液，均可导致瘀血内生，血行失畅，心脉痹阻，则心力衰竭运用而生。

(三)饮食不节

饮食不当，损伤脾胃，运化失健，积湿成痰，痰湿上阻心肺，脉道不利，心气鼓动无力，发为本病。

(四)劳欲所伤

因年迈体虚或久病体虚，日久导致心阳不振，气血运行失畅，心脉因之瘀滞，心失营运；或各种疾病迁延日久，耗气伤津，残阳损阴，加之外感六淫、内伤情志、体劳过度、药物失宜等，耗损阴阳，致使阴阳并损，均可出现心力衰竭。

本病以心阳虚衰为本，每因感受外邪、劳倦过度、情致所伤等诱发，病变脏腑以心为主，涉及肝、脾、肺，肾四脏，同时与气(阳)、血、水关系密切，为本虚标实之证。本病日久可致肾阳不足，难以上养心阳脾阳，甚至出现阳气虚脱，阴阳不相维系，症见冷汗淋漓、面色灰白、口唇紫暗、神昏脉微等危重证候。

三、心功能不全的程度判断

(一)NYHA 心功能分级

根据美国纽约心脏病学会(NYHA)提出的主要根据心脏病患者自觉的活动能力划分为 4 级。①Ⅰ级：日常活动无心力衰竭症状。②Ⅱ级：日常活动出现心力衰竭症状(呼吸困难、乏力)。③Ⅲ级:低于日常活动出现心力衰竭症状。④Ⅳ级:在休息时出现心力衰竭症状。心力衰竭患者的左心室射血分数与心功能分级症状并非完全一致。

(二)6分钟步行试验

在特定情况下,测量在6分钟内步行的距离。此方法安全、简便、易行,已逐渐在临床应用。

四、临床表现

临床上以左心衰竭较常见,多见于高血压性心脏病、冠心病、病毒性心肌炎、原发性扩张型心肌病和二尖瓣及主动脉瓣关闭不全等。单纯右心衰竭较少见,可见于肺心病、肺动脉瓣狭窄、房间隔缺损等。右心衰竭常继发于左心衰竭后的肺动脉高压,最后导致全心衰竭。

(一)左心衰竭

左心衰竭以肺淤血及心排血量降低至器官低灌注等临床表现为主。

1.症状

(1)呼吸困难。①劳力性呼吸困难:是左心衰竭最早出现的症状,因运动使回心血量增加,肺淤血加重。②端坐呼吸:肺淤血达到一定程度时,患者卧位时呼吸困难加重,坐位时减轻。由于坐位时的重力作用,部分血液转移到下垂部位,可减轻肺淤血,且横膈下降可增加肺活量。③夜间阵发性呼吸困难:熟睡后突然憋醒,可伴呼吸急促,阵咳,咳泡沫样痰或呈哮喘状态,又称为“心源性哮喘”。轻者坐起数分钟即缓解。其发生与睡眠平卧回心血量增加、膈肌上升、肺活量减少、夜间迷走神经张力增加、支气管易痉挛而影响呼吸等有关。

(2)咳嗽、咳痰、咯血:因肺泡和支气管黏膜淤血和/或支气管黏膜下扩张的血管破裂所致,痰常呈白色浆液性泡沫样,痰中可带血丝,也可由于肺血管和支气管血液循环之间形成侧支,引起血管破裂出现大咯血。

(3)其他:心排血量减少,器官、组织灌注不足可引起乏力、疲倦、头晕、心慌症状。肾脏血流量明显减少,出现少尿症状;长期慢性的肾血流量减少可出现血尿素氮、肌酐升高并可有肾功能不全的相应症状。

2.体征

(1)肺部湿啰音:多见于两肺底部,与体位变化有关。这是因肺毛细血管楔压增高,液体渗到肺泡所致。心源性哮喘时两肺可闻及哮鸣音,胸腔积液时有相应体征。

(2)心脏体征:除原有心脏病体征外,慢性左心衰竭一般均有心脏扩大、心率加快、肺动脉瓣区第二心音亢进、心尖区可闻及舒张期奔马律和/或收缩期杂音,可出现交替脉等。

(二)右心衰竭

以体循环静脉淤血的表现为主。

1.症状

胃肠道、肝脏等内脏静脉淤血,可有腹胀、食欲缺乏、恶心、呕吐、肝区胀痛、少尿等症状及呼吸困难。

2.体征

除原有心脏病体征外,右心衰竭时若右心室显著扩大形成功能性三尖瓣关闭不全,可有收缩期杂音;体循环静脉淤血体征如颈静脉怒张和/或肝颈静脉反流征阳性,下垂部位凹陷性水肿;胸腔积液和/或腹水;肝大、有压痛,晚期可有黄疸、腹水等。

(三)全心衰竭

左、右心衰竭均存在,有肺淤血、心排血量降低至器官低灌注和体循环淤血的相关症状和体征。右心衰竭继发于左心衰竭时,因右心排血量减少,呼吸困难等肺淤血表现可有不同程度的减轻。

五、实验室及其他检查

(一)X线检查

可反映心影大小和外形。肺淤血时,肺门及上肺血管影增强;肺间质水肿时可见 Keriey B线;肺动脉高压时,肺动脉影增宽,部分可见胸腔积液。肺泡性肺水肿时,肺门影呈蝴蝶状。

(二)心电图检查

可有左、右心室肥厚。V_1 导联 P 波终末电势($ptfV_1$)$\leqslant -0.04$ mm·s。

(三)超声心动图检查

提供心脏各心腔大小变化、心瓣膜结构,评估心脏的收缩、舒张功能。以射血分数(EF)评估左心室收缩功能,正常 EF 值$>50\%$,运动时至少增加 5%。心动周期中舒张期心室充盈速度最大值(E 峰)与舒张晚期心室充盈速度最大值(A 峰)之比值评价左心室舒张功能,正常E/A 值$\geqslant 1.2$。

(四)放射性核素检查

放射性核素心血池显影,可判断心室腔大小,心脏的收缩、舒张功能。

(五)血流动力学检查

采用漂浮导管经静脉直至肺小动脉,测定各部位的压力及血液含氧量,计算心脏指数(CI)及肺小动脉楔压(PCWP),直接反映左心功能,CI 正常值为 2.5~4.0 L/(min·m^2),PCWP 正常值为 0.8~1.6 kPa(6~12 mmHg)。

六、诊断与鉴别诊断

(一)诊断

有明确器质性心脏病的诊断,结合症状、体征、实验室及其他检查可作出诊断。呼吸困难或颈静脉怒张、肝大、下垂性水肿分别为左心衰竭或右心衰竭临床诊断提供重要依据。

(二)鉴别诊断

1.心源性哮喘与支气管哮喘的鉴别

心源性哮喘有心脏病史,多见于老年人,发作时强迫端坐位,两肺湿啰音为主,可伴有干啰音,甚至咳粉红色泡沫痰;而支气管哮喘多见于青少年,有过敏史,咳白色黏痰,肺部听诊以哮鸣音为主,支气管扩张剂有效。

2.右心衰竭与心包积液、缩窄性心包炎、肝硬化等引起的水肿和腹水鉴别

心包积液和缩窄性心包炎可引起颈静脉充盈、静脉压增高、肝大、腹水,但心尖冲动弱,心音低,并有奇脉,超声心动图检查有助于鉴别。腹水也可由肝硬化引起,但肝硬化无颈静脉充盈和肝颈静脉回流征阳性。

七、西医治疗

(一)减轻心脏负荷

(1)休息是最基本的方式。

(2)控制钠盐摄入:减少钠盐的摄入,可减少体内水潴留,减轻心脏的前负荷,是治疗心力衰竭的重要措施。

(3)利尿剂。①噻嗪类:氢氯噻嗪、氯噻酮等。②袢利尿剂:呋塞米、依他尼酸钠、布美他尼。③保钾利尿剂:安替舒通、氨苯蝶啶。④碳酸酐酶抑制剂:乙酰唑胺。

(4)血管扩张剂的应用:血管扩张剂治疗心力衰竭的基本原理是通过减轻前和/或后负荷来改善心脏功能。可分为:①静脉扩张剂,如硝酸甘油和硝酸盐类等。②小动脉扩张剂,如肼屈嗪、米诺地尔等。③小动脉和静脉扩张剂,如硝普钠、酚妥拉明、哌唑嗪、卡托普利等。静脉扩张剂可减轻后负荷。

(二)加强心肌收缩力

洋地黄类药物的应用:常用制剂如毒毛花苷 K、毒毛花苷 G、毛花苷 C、地高辛、洋地黄、洋地黄毒苷等。

八、中医治疗

(一)辨证论治

1.心肺气虚证

证候:心悸,气短,肢倦乏力,动则加剧,神疲咳喘,面色苍白,舌淡或边有齿痕,脉沉细或虚数。

治法:补益心肺。

方药:养心汤合补肺汤加减。若寒痰内盛,可加款冬花、苏子温化寒痰;肺阴虚较重,可加沙参、玉竹、百合养阴润肺等。

2.气阴亏虚证

证候:心悸,气短,疲乏,动则汗出,自汗或盗汗,头晕心烦,口干,面颧暗红,舌红少苔,脉细数无力或结代。

治法:益气养阴。

方药:生脉散加减。若阴虚较重者,加当归、白芍养血和营;气虚明显者,加白术、茯苓、甘草健脾益气。

3.心肾阳虚证

证候:心悸,气短乏力,动则气喘,身寒肢冷,尿少水肿,腹胀便溏,面颧暗红,舌质红少苔,脉细数无力或结代。

方药:桂枝甘草龙骨牡蛎汤合金匮肾气丸加减。若水肿重者,加北五加皮等利水消肿;气虚明显者,加红参、黄芪益气养心。

4.气虚血瘀证

证候:心悸气短,胸胁作痛,颈部青筋暴起,胁下痞块,下肢水肿,面色灰青,唇青甲紫、舌质紫暗或有瘀点、瘀斑,脉涩或结代。

治法:益气活血。

方药:人参养荣汤合桃红四物汤加减。若胸痛重者,加枳壳、降香、郁金理气活血止痛。

5.阳虚水泛证

证候:心悸气短或不得平卧,咳吐泡沫痰,面肢水肿,畏寒肢冷,烦躁汗出,颌面灰白、口唇青紫,尿少腹胀,或伴胸腔积液、腹水。舌暗淡或暗红,舌苔滑,脉细促或结代。

治法：温阳利水。

方药：真武汤加减。若气虚甚者，加生晒参、黄芪以益气；若水肿重者，加北五加皮、茯苓皮利水消肿。

6.痰饮阻肺证

证候：心悸气急，咳嗽喘促，不能平卧，咳白痰或痰黄黏稠，胸脘痞闷，头晕目眩，尿少水肿，或伴痰鸣，或发热口渴，舌苔白腻或黄腻，脉弦滑或滑数。

治法：泻肺化痰。

方药：葶苈大枣泻肺汤加减。若寒痰较重，加干姜、细辛温化痰饮；若咳嗽喘促重者，加莱菔子、苏子下气祛痰等；若痰饮内蕴化热者，可改用清金化痰汤合千金苇茎汤加减。

（二）常用中药制剂

1.生脉注射液

生脉注射液适用于气阴两虚证，每次 20～60 mL，加入 5%葡萄糖液250 mL中静脉滴注，每天 1～2 次。

2.参附注射液

参附注射液适用于心肾阳虚或心阳虚脱证，加入 5 %葡萄糖液 250 mL 中静脉滴注，每天 1～2 次。

（三）针灸治疗

喘不能平卧者，取肺俞、合谷、膻中、天突；心悸不宁者，取曲池；水肿者，取水分、水道、阳陵泉、中枢透曲骨；咳嗽痰多者，取尺泽、丰隆。

（胡文慧）

第七节　胃食管反流病

一、概述

胃食管反流病(gastroesophageal reflux disease，GERD)是指胃内容物反流入食管，引起不适症状和/或并发症的一种疾病。如酸(碱)反流导致的食管黏膜破损称为反流性食管炎(reflux esophagitis，RE)。常见症状有胸骨后疼痛或灼烧感、反酸、胃灼热、恶心、呕吐和咽下困难，甚至吐血等。

二、病因病理

胃食管反流病属于中医“吞酸”“呕吐”“噎嗝”等病范畴，中医认为胃食管反流病病位在食管，与胃、脾和肝关系密切。食管是胃腑受纳饮食之关，胃腑是食管吞咽食糜存留之所。两者相互连接，彼此影响，不可分割，共同完成受纳和消化及气机升降的功能。中医认为，脾主升，司运化，胃主降，司受纳，脾气健升，胃气和降，此属生理之常。脾失健运，胃失和降，此属病理之变；肝主疏泄，调畅气机，有助于脾胃运化，若肝气郁滞，克脾犯胃，则脾胃气机升降失常。胃食管反流病的病因有三，一是情志不畅，忧郁恼怒，气郁伤肝，肝失疏泄，横逆犯胃，以致胃气上逆；二是由于肝郁化火，火灼胃阴，胃火上炎，以致胃失润降；三是由于饮食不节，过食辛辣酸性刺激食物，过度吸烟饮酒，损伤脾胃，气机阻滞，胃失和降，因而胃气上逆。不论是哪种病因，均可导致胃气上逆，升降失司，从而产生胃灼热、反酸、呕逆、胸膈痞闷之证候。

脾胃升降功能失常，中焦气机阻滞不畅，是胃食管反流病发病机制的关键。若气机郁结日久，血行不畅，气滞血瘀，则可发生噎膈，正如《证治汇补》所告诫的："吞酸虽小疾，然可暂不可久，久而不愈，为噎膈、反胃之渐。"

中医概括的这些病因病机，和西医对本病揭示的组织病理学以及动力学的改变亦相吻合。

在正常情况下，食管下端与胃交界线上 3～5 cm 范围内，有一高压带(LES)构成一个压力屏障，能防止胃内容物反流入食管。当食管下端括约肌关闭不全时，或食管黏膜防御功能破坏时，不能防止胃、十二指肠内容物反流到食管，以致胃酸、胃蛋白酶、胆盐和胰酶等损伤食管黏膜，均可促使发生胃食管反流病。其中尤以 LES 功能失调引起的反流性食管炎为主要机制。

三、诊断

(一)临床表现

本病初起，可不出现症状，但有胃食管明显反流者，常出现下列自觉症状。

1.胸骨后灼烧感或疼痛

胸骨后灼烧感或疼痛为最早最常见的症状，表现为在胸骨后感到灼烧样不适，并向胸骨上切迹、肩胛部或颈部放射，在餐后一小时躺卧或增高腹内压时出现，严重者可使患者于夜间醒来，口服抗酸剂后迅速缓解，但一部分长期有反流症状的患者，亦可伴有挤压性疼痛，与体位或进食无关，抗酸剂不能使之缓解，进酸性或热性液体时，则反使疼痛加重。

但胃灼热亦可在食管运动障碍或心、胆囊及胃十二指肠疾病中出现，确诊仍有赖于其他客观检查。

2.胃食管反流

胃食管反流为酸性或苦味液体反流到口腔，偶尔有食物从胃反流到口内，若严重者夜间出现反酸，可将液体或食物吸入肺内，引起阵发性咳嗽、呼吸困难及非季节性哮喘等。

3.咽下困难

初期多因炎症而有咽下轻度疼痛和阻塞不顺之感觉，进而食管痉挛，多有间歇性咽下梗阻，后期食管狭窄则咽下困难，甚至有进食后不能咽下的间断反吐现象，严重病例可呈间歇性咽下困难，伴有咽下疼痛，此时，不一定有食管狭窄，可能为食管远端的运动功能障碍，继发食管痉挛所致。

慢性患者由于持续的咽下困难，饮食减少，摄取营养不足，体重明显下降。

4.出血

严重的活动性炎症，由于黏膜糜烂出血，可出现大便潜血阳性，或吐出物带血，或引起轻度缺铁性贫血，饮酒后，出血更重。

5.消化道外症状

Delahuntg 综合征即发生慢性咽炎，慢性声带炎和气管炎等综合征。这是由于胃食管的经常性反流，对咽部和声带产生损伤性炎症，引起咽部灼酸苦辣感觉；还可以并发咽食管憩室和"唇灼烧"综合征，即发生口腔黏膜糜烂和舌、唇、口腔的灼烧感；反流性食管炎还可导致反复发作的咳嗽、哮喘、夜间呼吸暂停、心绞痛样胸痛。

反流性食管炎出现症状的轻重，与反流量，伴发裂孔疝的大小及内镜所见的组织病变程度均无明显的正相关，而与反流物质和食管黏膜接触时间有密切关系。症状严重者，反流时食管 pH 在 4.0 以下，而且酸清除时间明显延长。

(二)辅助检查

1.上消化道内镜

上消化道内镜检查有助于确定有无反流性食管炎以及有无合并症和并发症，如食管裂孔疝、食管炎性狭窄和食管癌等，结合病理活检有利于明确病变性质。但内镜下的食管炎不一定均有反流所致，还有其他病因入吞服药物、真菌感染和腐蚀剂等需除外。一般来说，远端食管炎常常由反流引起。

2.钡餐检查

反流性食管炎患者的食管钡餐检查可显示下段食管黏膜皱襞增粗、不光滑，可见浅龛影或伴有狭窄等，食管蠕动可减弱。有时可显示食管裂孔疝，表现为贲门增宽，胃黏膜疝入食管内，尤其在头低位时，钡剂可向食管反流。卧位时如吞咽小剂量的硫酸钡，则显示多数 GERD 患者的食管体部和 LES 排钡延缓。一般来说，此项检查阳性率不高，有时难以判断病变性质。

3.食管 pH 监测

24 小时食管 pH 监测能详细显示酸反流、昼夜酸反流规律、酸反流与症状的关系以及患者对治疗的反应，使治疗个体化。其对 EE 的阳性率＞80％，对 NERD 的阳性率为 50％～75％。此项检查虽能显示过多的酸反流，也是迄今为止公认的金标准，但也有假阴性。

4.食管测压

食管测压能显示 LESP 低下，一过性 LES 松弛情况。尤其是松弛后蠕动压低以及食管蠕动收缩波幅低下或消失，这些正是胃食管反流的运动病理基础。在 GERD 的诊断中，食管测压除帮助食管 pH 电极定位、术前评估食管功能和预测手术外，还能预测抗反流治疗的疗效和是否需长期维持治疗。

5.食管胆汁反流监测

其方法是将光纤导管的探头放置 LES 上缘之上 5 cm 处，以分光光度法监测食管反流物内的胆红素含量，并将结果输回光电子系统。胆汁是十二指肠内容物的重要成分。其中含有的胆红素是胆汁中的主要的色素成分，在 453 nm 处有特殊的吸收高峰，可间接表明食管暴露于十二指肠内容物的情况。此项检查虽能间接反映十二指肠胃食管的反流情况，但有其局限性，一是胆红素不是唯一的有害物质，另外，反流物中的黏液、食物颗粒、血红蛋白等的影响可出现假阳性的结果。

6.其他

对食管黏膜超微结构的研究可了解反流存在的病理生理学基础；无线食管 pH 测定可提供更长时间的酸反流检测；腔内阻抗技术的应用可监测所有反流事件，明确反流物的性质(气体、液体或气体液体混合物)，与食管 pH 监测联合应用可明确反流物为酸性或非酸性以及反流物与反流症状的关系。

(三)临床诊断

1.GERD 诊断

(1)临床诊断：①有典型的胃灼热和反流症状，且无幽门梗阻或消化道梗阻的证据，临床上可考虑为 GERD；②有食管外症状，又有反流症状，可考虑是反流相关或可能相关的食管外症状，如反流相关的咳嗽、哮喘;③如仅有食管外症状,但无典型的胃灼热和反流症状,尚不能诊断为GERD。宜进一步了解食管外症状发生的时间、与进餐和体位的关系以及其他诱因。需注意有无重叠症状(如同时有 GERD 和肠易激综合征或功能性消化不良)、焦虑、抑郁状态和睡眠障碍等。

(2)上消化道内镜检查:由于我国是胃癌、食管癌的高发国家,内镜检查已广泛开展,因此,对于拟诊患者一般先进行内镜检查,特别是症状发生频繁、程度严重,伴有报警征象、或有肿瘤家族史,或患者很希望内镜检查时。上消化道内镜检查有助于确定有无反流性食管炎及有无合并症和并发症,如食管裂孔疝、食管炎性狭窄以及食管癌等;有助于 NERD 的诊断;先行内镜检查比先行诊断性治疗,能够有效地缩短诊断时间。对食管黏膜破损者,可按洛杉矶会议提出的分级标准,将内镜下食管病变严重程度分为 A～D 级。①A 级:食管黏膜有一个或几个＜5 mm的黏膜损伤;②B 级:同 A 级外,连续病变黏膜损伤＞5 mm;③C 级:非环形的超过两个皱襞以上的黏膜融合性损伤(范围＜75%食管周径);④D 级:广泛黏膜损伤,病灶融合,损伤范围＞75%食管周径或全周性损伤。

(3)诊断性治疗:对拟诊患者或疑有反流相关食管外症状的患者,尤其是上消化道内镜检查阴性时,可采用诊断性治疗。

2.NERD 诊断

(1)临床诊断:NERD 主要依赖症状学特点进行诊断,典型的症状为胃灼热和反流。患者以胃灼热症状为主诉时,如能排除可能引起胃灼热症状的其他疾病,且内镜检查未见食管黏膜破损,可作出 NERD 的诊断。

(2)相关检查:内镜检查对 NERD 的诊断价值在于可排除 EE 或 BE 以及其他上消化道疾病,如溃疡或胃癌。

(3)诊断性治疗:PPI 试验是目前临床诊断 NERD 最为实用的方法。PPI 治疗后,胃灼热等典型反流症状消失或明显缓解提示症状与酸反流相关,如内镜检查无食管黏膜破损的证据,临床可诊断为 NERD。

3.BE 诊断

(1)临床诊断:BE 本身通常不引起症状,临床主要表现为 GERD 的症状,如胃灼热、反流、胸骨后疼痛、吞咽困难等。但约 25%的患者无 GERD 症状,因此在筛选 BE 时不应仅局限于有反流相关症状的人群,行常规胃镜检查时,对无反流症状的患者也应注意有无 BE 存在。

(2)内镜诊断:BE 的诊断主要根据内镜检查和食管黏膜活检结果。如内镜检查发现食管远端有明显的柱状上皮化生并得到病理学检查证实时,即可诊断为 BE。

(3)病理学诊断。

四、鉴别诊断

(一)反流性食管炎与食管裂孔疝

两病可合并存在,在临床上,两者均可出现反流性症状,如胃灼热感、反酸、咽下困难及出血等。也可因腹内压或胃内压增高而加重症状。但反流性食管炎症状仅限于胃食管反流现象。而食管裂孔疝不但影响食管,也侵及附近神经,甚至影响心肺功能,故其反流症状较重,胸骨后可出现明显疼痛,也可出现咽部异物感和阵发性心律不齐。而在诊断上,食管裂孔疝主要依靠 X 线钡餐,而反流性食管炎主要依靠内镜。

(二)食管贲门黏膜撕裂综合征与反流性食管炎

前者最典型的病史是先有干呕或呕吐正常胃内容物1次或多次,随后呕吐新鲜血液,诊断主要靠内镜。由于浅表的撕裂病损,在出血后48～72小时内多数已愈合,因此应及时做内镜检查。

(三)食管贲门失弛缓症

这是一种食管的神经肌肉功能障碍性疾病,也可出现如反流性食管炎样的食物反流、吞咽困难及胸骨后疼痛等症状。但本症多见于20～40岁的年轻患者,发病常与情绪波动及冷饮有关。X线钡餐检查,可见鸟嘴状及钡液平面等特征性改变。食管压力测定可观察到食管下端2/3无蠕动,吞咽时LES压力比静止压升高1.33 kPa,并松弛不完全,必要时可做内镜检查,以排除其他疾病。

(四)弥漫性食管痉挛

弥漫性食管痉挛也可伴有吞咽困难和胸骨后疼痛,是一种食管下端2/3无蠕动而又强烈收缩的疾病,一般不常见,可发生在任何年龄。食管钡餐检查可见"螺旋状食管",即食管收缩时食管外观呈锯齿状。食管测压试验可观察到反复非蠕动性高幅度持久的食管收缩。

(五)食管癌

食管癌以进行性咽下困难为典型症状,出现胃灼热和反酸的症状较少,但若由于癌瘤的糜烂及溃疡形成或伴有食管炎症,亦可见到胸骨后灼烧痛,一般进行食管X线钡餐检查,或食管镜检查,不难与反流性食管炎作出鉴别。

五、并发症

(一)食管并发症

1.反流性食管炎

反流性食管炎是内镜下可见远段食管黏膜的破损,甚至出现溃疡,是胃食管反流病食管损伤的最常见后果和表现。

2.Barrett食管

Barrett食管多发生于鳞状上皮与柱状上皮交界处。蒙特利尔定义认为,当内镜疑似食管化生活检发现柱状上皮时,应诊断为Barrett食管,并具体说明是否存在肠型化生。

3.食管狭窄和出血

反流性食管狭窄是严重反流性疾病的结果。长期食管炎症由于疤痕形成而致食管狭窄,表现为吞咽困难,反胃和胸骨后疼痛,狭窄多发生于食管下段。GERD引起的出血罕见,主要见于食管溃疡者。

4.食管腺癌

蒙特利尔共识意见明确指出食管腺癌是GERD的并发症,食管腺癌的危险性与胃灼热的频率和时间成正比,慢性GERD症状增加食管腺癌的危险性。长节段Barrett食管伴化生是食管腺癌最重要的、明确的危险因素。

(二)食管外并发症

反流性食管炎由于反流的胃液侵袭咽部、声带和气管,引起慢性咽炎、声带炎和气管炎,甚至吸入性肺炎。

六、中医证治枢要

本病病机以肝胃郁热,胃气上逆为主,病灶虽在食管,但中医多从胃、脾、肝等脏腑辨证施治,理气开郁，润燥化痰、泄肝清火、和胃降逆等为常用治法。本病初起，多为肝气犯胃，胃失和降，胃气上逆，应及时理气解郁降逆；若气滞痰阻，痰气胶结，当以开郁化痰；若气郁化火，肝胃郁热，当以泄肝和胃；郁火伤阴，胃阴亏虚，治以滋养胃阴；若痰湿困阻中焦，脾胃阳气受戕，则须温运中焦，调和脾胃。

本病证情虽不外乎虚实两端，治法亦不外越补虚泻实之规，但本病每多实中有虚，虚中有实、虚实交错之病机变化，因此，诸多治法应据证调配组合，处方用药宜审情加减化裁。大凡实证易治，见效较快，虚证及虚实夹杂证，由于病程日久，症情复杂，治疗较难，见效较慢。

七、辨证施治

(一)胃失和降

主症：胸脘灼痛，胃脘痞满，恶心欲吐，常吐涎沫，大便不畅，舌苔薄白，舌质淡红，脉弦。

治法：和胃降逆。

处方：旋覆代赭石汤加减。旋覆花 10 g(包煎)，代赭石 15 g(先煎)，党参 15 g，法半夏 10 g，茯苓 15 g，白术 10 g，甘草 3 g，大枣 4 枚。

阐述：此方为和胃降逆的主方，方中重用旋覆花，代赭石以治胃气上逆，减少反流；党参、白术、茯苓、大枣、甘草等健脾益气；法半夏祛痰降逆，和胃止呕；若反酸明显者加煅瓦楞子、乌贼骨等；若消炎止痛加水红花子、赤白芍、黄芩等；若呕吐苦水，食管有烧灼感，可换用黄连温胆汤。

(二)肝胃郁热

主症：胸骨后灼烧感或疼痛，吞酸，呕吐，嗳气，咽干，口苦，舌边红，苔黄，脉弦滑。

治法：泄肝清火，和胃降逆。

处方：左金丸合二陈汤加减。黄连 3 g，吴茱萸 1 g，乌贼骨 20 g，煅瓦楞子 30 g，白及 6 g，法半夏 10 g，陈皮 15 g，茯苓 15 g，炙甘草 3 g。

阐述：方中以黄连、吴茱萸泄肝和胃；乌贼骨、瓦楞子制酸止痛；白及护膜；半夏、陈皮和胃降逆。若胸骨后疼痛加炒白芍、广郁金等；气郁化火伤阴加麦冬；胸闷咽嗌有痰加鹅管石；舌苔厚腻加炒麦芽、炒谷芽。

(三)痰气交阻

主症：吞咽梗阻，胸骨后隐痛，胸膈痞闷、情志不畅时刻稍减轻，口干咽燥，舌质偏红，苔薄腻，脉弦滑。

治法：行气开郁，润燥化痰。

处方：半夏厚朴汤合启膈散加减。法半夏 10 g，厚朴 10 g，茯苓 15 g，苏梗 10 g，南沙参 15 g，象贝母 10 g，紫丹参 10 g，郁金 10 g，砂仁 3 g(后下)，陈皮 10 g。

阐述：方中法半夏、厚朴、茯苓、陈皮燥湿化痰；丹参、郁金、砂仁、苏梗行气开郁；沙参、象贝润燥化痰。若津伤便秘加麦冬、玄参；若脾气虚弱加太子参、炒白术。

(四)胃阴不足

主症：胸脘灼痛，干噎呕吐，口燥咽干，似饥而不欲食，进食欠畅，大便干结。舌红少津，无苔，脉细无力。

治法：滋阴养胃。

处方：麦门冬汤加减。麦冬 15 g，天冬 10 g，石斛 10 g，天花粉 12 g，玉竹 10 g，法半夏 10 g，竹茹 6 g，生地 15 g，玄参 10 g，陈皮 6 g，郁金 10 g，生甘草 3 g。

阐述：肝郁气滞，气郁化热，久必耗伤胃阴，虚热内生，这可能正处于反流性食管炎的发作阶段，治疗宜滋阴润燥，生津和胃。方中麦冬、天冬、石斛、花粉、玉竹、生地、玄参生津润燥，和胃养阴；半夏、竹茹降逆止呕；陈皮、郁金理气解郁。如热象明显者加黄连、银花，另吞六神丸 10 粒，2 次/日；胸骨后疼痛加重者加五灵脂、延胡索等。

（五）脾胃虚寒

主症：胸膈或胃脘隐隐作痛作胀，病延日久，或素有脾胃虚寒，或偶有灼热感，但胃中怕冷，精神疲惫，面色不华，大便稀溏。舌淡苔薄，脉沉缓无力。

治法：温中健脾，和胃降逆。

处方：香砂六君子汤加减。党参 15 g，白术 10 g，茯苓 15 g，陈皮 10 g，法半夏 10 g，吴茱萸 3 g，砂仁 3 g（后下），旋覆花 10 g（包煎），代赭石 15 g（先煎），木香 6 g，干姜 6 g，炙甘草 3 g。

阐述：本病迁延日久，终致气虚阳亏，形成脾胃虚寒之证，治疗宜健脾益气温阳，佐以降逆和胃。若久病肾阳亏损者，可加附子、肉桂；胸憋痰多者，加苏梗 10 g、川朴 6 g。此方适用于反流性食管炎之久病体虚者。

八、西医治疗

参照“中国胃食管反流病治疗共识意见”进行治疗。

（一）改变生活方式

抬高床头、睡前 3 小时不再进食、避免高脂肪食物、戒烟酒、减少摄入可以降低食管下段括约肌（LES）压力的食物（如巧克力、薄荷、咖啡、洋葱、大蒜等）。减轻体质量可减少 GERD 患者反流症状。

（二）抑制胃酸分泌

抑制胃酸的药物包括 H_2 受体拮抗剂（H_2-RA）和质子泵抑制剂（PPI）等。

1.初始治疗的目的是尽快缓解症状，治愈食管炎

（1）H_2-RA 仅适用于轻至中度 GERD 治疗。H_2-RA（西咪替丁、雷尼替丁、法莫替丁等）治疗反流性 GERD 的食管炎愈合率为 50%～60%，胃灼热症状缓解率为 50%。

（2）PPI 是 GERD 治疗中最常用的药物，伴有食管炎的 GERD 治疗首选。临床奥美拉唑、兰索拉唑、泮托拉唑、雷贝拉唑和埃索美拉唑可供选用。在标准剂量下，新一代 PPI 具有更强的抑酸作用。

PPI 治疗糜烂性食管炎的内镜下 4 周、8 周愈合率分别为 80%和 90%左右，PPI 推荐采用标准剂量，疗程 8 周。部分患者症状控制不满意时可加大剂量或换一种 PPI。

（3）非糜烂性反流病（NERD）治疗的主要药物是 PPI。由于 NERD 发病机制复杂，PPI 对其症状疗效不如糜烂性食管炎，但 PPI 是治疗 NERD 的主要药物，治疗的疗程应不少于 8 周。

2.维持治疗是巩固疗效、预防复发的重要措施

GERD 是一种慢性疾病，停药后半年的食管炎与症状复发率分别为 80%和 90%，故经初始治疗后，为控制症状、预防并发症，通常需采取维持治疗。

目前维持治疗的方法有 3 种：维持原剂量或减量、间歇用药、按需治疗。采取哪一种维持治疗方法，主要根据患者症状及食管炎分级来选择药物与剂量，通常严重的糜烂性食管炎（LAC-D 级）需足量维持治疗，NERD 可采用按需治疗。H_2-RA 长期使用会产生耐受性，一般不适合作为长期维持治疗的药物。

(1)原剂量或减量维持:维持原剂量或减量使用 PPI,每天 1 次,长期使用以维持症状持久缓解,预防食管炎复发。

(2)间歇治疗:PPI 剂量不变,但延长用药周期,最常用的是隔天疗法。3 天 1 次或周末疗法因间隔太长,不符合 PPI 的药代动力学,抑酸效果较差,不提倡使用。在维持治疗过程中,若症状出现反复,应增至足量 PPI 维持。

(3)按需治疗。按需治疗仅在出现症状时用药,症状缓解后即停药。按需治疗建议在医师指导下,由患者自己控制用药,没有固定的治疗时间,治疗费用低于维持治疗。

3.Barrett 食管(BE)治疗

虽有文献报道 PPI 能延缓 BE 的进程,尚无足够的循证依据证实其能逆转 BE。BE 伴有糜烂性食管炎及反流症状者,采用大剂量 PPI 治疗,并长期维持治疗。

4.控制夜间酸突破(NAB)

NAB 指在每天早、晚餐前服用 PPI 治疗的情况下,夜间胃内 pH<4 持续时间>1 小时。控制 NAB 是治疗 GERD 的措施之一。治疗方法包括调整 PPI 用量、睡前加用 H_2-RA、应用血浆半衰期更长的 PPI 等。

(三)对 GERD 可选择性使用促动力药物

在 GERD 的治疗中,抑酸药物治疗效果不佳时,考虑联合应用促动力药物,特别是对于伴有胃排空延迟的患者。

(四)手术与内镜治疗应综合考虑,慎重决定

GERD 手术与内镜治疗的目的是增强 LES 抗反流作用,缓解症状,减少抑酸剂的使用,提高患者的生活质量。

BE 伴高度不典型增生、食管严重狭窄等并发症,可考虑内镜或手术治疗。

九、中西医优化选择

本病为临床常见的一种慢性病,易反复发作。由于其 LES 张力难能得到根本改善,故约 80%的病例在 6 个月内复发,因此需要长期服药,维持治疗。如配合中医辨证施治,能持久地改善症状,维持缓解,并减少西药的用量,辨证与辨病结合,整体与局部兼治,往往收到较好疗效。

抑制胃酸分泌是目前治疗 GERD 的基本方法,其中 PPI 是 GERD 治疗中最常用的药物,EE 患者中、短期应用 PPI 的临床试验表明,PPI 治愈食管炎和完全缓解胃灼热症状的速度较 H_2-RA 更快。但 PPI 缓解 NERD 患者胃灼热症状的疗效低于 EE 患者,并且 PPI 对胆汁反流或混合反流引起的症状疗效欠佳。此外,GERD 的发病与胃食管动力密切相关,单纯的抑酸治疗有时效果不佳,可以考虑是否是食管、胃的动力障碍性疾病,常用的促动力药物包括多潘立酮、莫沙比利等。

中医认为肝胃不和、胃气上逆是 GERD 本病的基本病机,“醒胃必先制肝,培土必先制木”,制肝和胃是治疗的关键。如对于反酸、胃灼热者,临床可联合 PPI 或单用中药治疗,以缓解患者症状,以左金丸合二陈汤加减,黄连苦寒泻火制肝,吴茱萸辛热入肝降逆,配以乌贼骨、瓦楞子、白及、陈皮、半夏和茯苓等药物制肝和胃、抑酸护膜;对于嗳气、上腹胀患者,可联合促动力药或单用降逆和胃之方药,如旋覆代赭汤加减,配以刀豆壳、柿蒂、丁香等,以行气降逆。肝胃同治,肝气得舒,胃气得降,诸症可愈。

十、饮食调护

本病患者进食不宜过饱，睡前 3 小时不进食，避免高脂饮食，限制咖啡因、酒精、酸辣食品、巧克力等，以减少反流。食物的做法宜软而烂，多采用煮、炖、熬、蒸等方法烹调，可将食物加工成糊状或肉泥、菜泥、果泥等。

本病初起，可少量服用蜂蜜水，橄榄油或麻油，既保护食管黏膜，又可润肠通便。平时可用薤白 30 g、薏苡仁 60 g 煮烂熟透，频频喝下。同时可根据中医分型对患者进行饮食辨证调护。

(1)肝胃郁热型：不宜食辛辣、煎炸、油腻的刺激性食物，忌吃热性羊肉、牛肉、姜、葱、酒等食物。

(2)痰气交阻型：可进水梨、百合、白木耳、橘皮等清热化痰、益气健脾之食物，少进食鸡蛋、肥肉、鱼、虾、蟹等荤腥油腻及甜食和冷饮等。

(3)胃阴不足，虚热内生者，可用猪肚 1 个，蒲公英 100 g，生地黄 100 g，麦冬 100 g，加水煮烂熟，再加少许作料，单吃猪肚，饮汤；若口干、便结明显，可用梨汁、藕汁频饮。

(4)脾胃虚寒者，可用干姜 6 g，胡椒 10 粒，山药粉 30 g，共研末，每次 6 g，每天 2～3 次，用开水冲服。

(胡文慧)

第八节 慢性胃炎

一、概述

慢性胃炎是由各种病因引起的胃黏膜慢性炎症。慢性胃炎分为非萎缩性胃炎和萎缩性胃炎两类，按照病变部位分为胃窦胃炎、胃体胃炎和全胃炎。有少部分是特殊类型胃炎，如化学性胃炎、淋巴细胞性胃炎、肉芽肿性胃炎、嗜酸性粒细胞性胃炎、胶原性胃炎、放射性胃炎、感染性(细菌、病毒、霉菌和寄生虫)胃炎和 Ménétrier 病。

本病分属于中医的“痞”“痞胀”“胃脘痛”等多种病证范畴。

二、病因病理

脾胃禀赋不足，或久病脾胃内伤，或长期饮食不节或不洁，过食生冷，偏食酒茶辛辣，饥饱失宜，或年高体衰者脾胃功能减退，胃的黏膜老化，或药物所伤，均可导致脾胃气虚，运化失司，无力运转气机、水湿，进而导致气滞，痰湿内阻，并由此促进血瘀的形成。气虚日久可致阳虚，阳虚则生寒，湿从寒化则生寒湿，湿邪郁久可化热而成湿热，脾胃气虚，无力消磨谷食，则成食积。

七情刺激，尤其“思则气结”“忧思伤脾”“怒则伤肝”，恼怒忧思使肝气郁结，横犯胃府，均可影响肝的疏泄和胃气升降，导致肝胃气滞或肝胃不和之征。脾胃已虚，肝旺则更受其犯，可导致肝郁脾虚，肝脾不和证。肝郁化火化热，夹湿犯胃，可导致肝胃郁热或中焦脾胃湿热。郁火或湿热伤阴耗津，又易导致阴虚。

体瘦质燥之性，或邪热久病耗阴；或过用苦燥、香燥之品；或偏嗜辛辣炙煿、烟酒过量；或老年人胃的分泌功能减退，阴津亏耗；或肝胃郁火与湿热伤阴耗津，胃失濡润，均可导致胃阴不足证。阴虚则生内热；阴虚润降失司，影响通降功能；或阴虚脉络枯涩、营阴不畅。从而导致阴虚内热、阴虚气滞、阴虚血瘀等证。阴虚络热，尚可迫血妄行。津不化气，或气不化津，故有时与气虚并见，甚至阴损及阳，形成气阴两亏或阴阳两虚证。

肝郁气滞日久，或久病胃络痹阻，或气虚不能行血，或阴虚、营阴不畅，或平素嗜酒，情志久郁，或血证后留瘀为患，均可形成血瘀或气滞血瘀证。

在脾阳虚基础上，可因情志郁结化热，或外邪化热、湿热犯中，或胃酸、胆汁、辛辣、辛热药物等刺激，或痰湿蕴久化热，形成寒中有热，寒热错杂，虚实并见之象。

慢性胃炎初病在胃在肝，久病多在脾；初病在气，久病可入络；初病多实，久病转虚或虚中夹实。

慢性浅表性胃炎多热，多湿热、多气滞；萎缩性胃炎多气虚，多气阴两虚，多虚中夹实。虚实之间，气虚与阴虚、阳虚之间，以及实邪与实邪之间，诸如气、瘀、痰、湿、寒、热、积等，均存在先后、因果或并存的关系，使慢性胃炎在证候表现上呈现出错综复杂状态。

三、诊断

(一)临床表现

由幽门螺杆菌引起的慢性胃炎多数无症状；有症状者表现为非特异性的消化不良，如上腹痛或不适、上腹胀、早饱等，此外，也可出现食欲缺乏、嗳气、反酸、恶心等，这些症状的有无及严重程度与慢性胃炎的内镜所见及组织病理学改变并无肯定的相关性。

胃黏膜有糜烂者可伴有上消化道出血；自身免疫性胃炎患者可伴有贫血，在典型恶性贫血时除贫血外还可伴有维生素 B_{12} 缺乏的其他临床表现。

(二)内镜诊断

1.内镜下分类

胃炎内镜诊断的命名很不统一，而且分歧较大。悉尼分类将胃炎的胃镜诊断分为 7 种：充血渗出性、平坦糜烂性、隆起糜烂性、萎缩性、出血性、反流性和皱襞增生性胃炎。国内慢性胃炎共识意见将内镜下慢性胃炎分为非萎缩性(浅表性)胃炎和萎缩性胃炎两大基本类型，同时存在平坦糜烂、隆起糜烂、出血、粗大皱襞或胆汁反流等征象，则诊断为非萎缩性胃炎或萎缩性胃炎伴糜烂、胆汁反流等。

(1)萎缩性胃炎：萎缩性胃炎内镜下可见黏膜红白相间，以白为主，黏膜呈颗粒状，黏膜血管显露，色泽晦暗，皱襞细小。内镜下萎缩性胃炎有两种类型，即单纯萎缩性胃炎和萎缩性胃炎伴增生。单纯萎缩性胃炎主要表现为黏膜红白相间，以白为主，皱襞变平甚至消失，血管显露；萎缩性胃炎伴增生主要表现为黏膜呈颗粒或结节状。

(2)非萎缩性胃炎：非萎缩性胃炎内镜下可见红斑(点状、片状和条状)、黏膜粗糙不平、出血点(斑)等基本表现。

(3)特殊类型胃炎：特殊类型胃炎的分类与病因和病理有关，包括化学性胃炎、放射性胃炎、淋巴细胞性胃炎、肉芽肿性胃炎、嗜酸性粒细胞性胃炎及其他感染性疾病等。

2.病变分布范围描述

内镜下慢性胃炎可分为胃窦炎、胃体炎、全胃炎胃窦为主或全胃炎胃体为主。

3.特殊类型内镜的运用

色素内镜与放大内镜结合，能清楚看到胃小区和胃小凹的结构，对胃黏膜的结构观察得更为精细。据研究报道，慢性胃炎普通内镜检查与组织学诊断的符合率为 38%，而放大内镜则为 82.4%。

（三）病理诊断

1.活检取材

根据病变情况和需要，建议取 2～5 块活检组织。一般胃角部萎缩和肠化较严重，亦是异型增生的好发部位。活检除取胃窦黏膜外，还可取胃角和胃体下部小弯处，有助于估计萎缩和幽门螺杆菌感染范围。

2.病理诊断报告

病理诊断应包括部位分布特征和组织学变化程度，有病因可循的要报告病因。胃窦和胃体炎症程度相差二级或以上时，加上“为主”修饰，如“慢性（活动性）胃炎，胃窦为主”。

3.萎缩性胃炎的诊断标准

只要慢性胃炎的病理活检显示固有腺体萎缩即可诊断为萎缩性胃炎，而不管活检标本的萎缩块数和程度。

4.慢性胃炎

有 5 种组织学变化分级（幽门螺杆菌、活动性、慢性炎症、萎缩和肠化），分成无、轻度、中度和重度四级（0、+、++、+++）。分级方法用下述标准，与新悉尼系统的直观模拟评分法并用，病理检查要报告每块活检标本的组织学变化。

（1）幽门螺杆菌：观察胃黏膜黏液层、表面上皮、小凹上皮和腺管上皮表面的幽门螺杆菌。①无：特殊染色片上未见幽门螺杆菌；②轻度：偶见或小于标本全长 1/3 有少数幽门螺杆菌；③中度：幽门螺杆菌分布超过标本全长 1/3 而未达 2/3 或连续性、薄而稀疏地存在于上皮表面；④重度：幽门螺杆菌成堆存在，基本分布于标本全长。肠化黏膜表面通常无幽门螺杆菌定植，宜在非肠化处寻找。

对炎症明显而 HE 染色切片未见幽门螺杆菌的，要做特殊染色仔细寻找，推荐使用较简便的 Giemsa 染色，也可按各病理室惯用的染色方法。

（2）活动性：慢性炎症背景上有中性粒细胞浸润。①轻度：黏膜固有层有少数中性粒细胞浸润；②中度：中性粒细胞较多存在于黏膜层，可见于表面上皮细胞、小凹上皮细胞或腺管上皮内；③重度：中性粒细胞较密集，或除中度所见外还可见小凹脓肿。

（3）慢性炎症：根据黏膜层慢性炎症细胞的密集程度和浸润深度分级，两可时以前者为主。①正常：单个核细胞每高倍视野不超过 5 个，如数量略超过正常而内镜下无明显异常，病理可诊断为基本正常；②轻度：慢性炎性细胞较少并局限于黏膜浅层，不超过黏膜层的 1/3；③中度：慢性炎性细胞较密集，不超过黏膜层的 2/3；④重度：慢性炎性细胞密集，占据黏膜全层。计算密度程度时要避开淋巴滤泡及其周围的小淋巴细胞区。

（4）萎缩：萎缩指胃固有腺减少。分为两种类型：①化生性萎缩：胃固有腺体被肠化或假幽门化生腺体替代；②非化生性萎缩：胃黏膜层固有腺体被纤维组织或纤维肌性组织替代，或炎性细胞浸润引起固有腺体数量减少。

萎缩程度以胃固有腺减少各 1/3 来计算。①轻度：固有腺体数减少不超过原有腺体的 1/3；②中度：固有腺体数减少介于原有腺体的 1/3～2/3；③重度：固有腺体数减少超过 2/3，仅残留少数腺体，甚至完全消失，局限于胃小凹区域的肠化不能算萎缩。

黏膜层出现淋巴滤泡不算萎缩，应观察其周围区域的腺体情况来决定。一切原因引起黏膜损伤的病理过程都可造成腺体数量减少，如取自溃疡边缘的活检，不一定就是萎缩性胃炎。

标本过浅未达黏膜肌层者可参考黏膜层腺体大小和密度以及间质反应情况推断是否萎缩，同时加上取材过浅的评注，提醒临床仅供参考。

(5)肠化。应区分小肠化生和结肠化生：①轻度：肠化区占腺体和表面上皮总面积1/3以下；②中度：肠化区占腺体和表面上皮总面积的1/3～2/3；③重度：肠化区占腺体和表面上皮总面积的2/3以上。AB-PAS染色对不明显肠化的诊断很有帮助。

(6)其他组织学特征：出现不需要分级的组织学变化时需注明，分为非特异性和特异性两类。前者包括淋巴滤泡、小凹上皮增生、胰腺化生和假幽门腺化生等；后者包括肉芽肿、集簇性嗜酸性粒细胞浸润、明显上皮内淋巴细胞浸润和特异性病原体等。假幽门腺化生是泌酸腺萎缩的指标，判断时要核实取材部位。胃角部活检见到黏液分泌腺不宜诊断为假幽门腺化生，只有出现肠化生，才是诊断萎缩的标志。

用AB-PAS和HID-AB黏液染色能区分肠化亚型，但肠化亚型对预测胃癌发生危险性的价值仍有争议。小肠型和完全型肠化亚型无明显癌前病变意义，大肠型肠化的胃癌发生危险性增高。

异型增生(上皮内瘤变)是重要的胃癌癌前病变，可分为轻度和重度(或低级别和高级别)两级。

(四)幽门螺杆菌感染

幽门螺杆菌感染后几乎均引起组织学胃炎，长期感染(5～25年)后；部分患者可发生胃黏膜萎缩和肠化。幽门螺杆菌感染与胃黏膜活动性炎症关系较为密切。幽门螺杆菌的清除有利于胃黏膜炎症程度的减轻。根除幽门螺杆菌可使部分患者的消化不良症状得到长期改善，同时可以防止胃黏膜萎缩和肠化的进一步发展，但是否能逆转尚有待更多研究证实。

幽门螺杆菌相关性慢性胃炎有两种突出的类型：全胃炎胃窦为主和全胃炎胃体为主。前者胃酸分泌增加，十二指肠溃疡发生的危险性增加；后者胃酸分泌常减少，胃溃疡和胃癌发生的危险性增加。

(五)实验室检查

1.胃液分析

非萎缩性胃炎胃酸分泌常正常或增高；萎缩性胃炎病变主要在胃窦时，胃酸可正常或低酸；A型萎缩性胃炎(由自身免疫机制引起，炎症主要累及胃体部，泌酸腺弥漫性萎缩，而胃窦黏膜正常或轻度炎症)的胃酸分泌显著降低或无酸，血清胃泌素明显增高。内因子分泌减少，血清抗壁细胞抗体和抗内因子抗体常阳性，可发生恶性贫血。B型萎缩性胃炎是胃窦多灶性炎症，胃酸正常或者轻度降低，血清壁细胞抗体阴性，维生素B_{12}吸收试验正常。

2.疑似自身免疫所致的萎缩性胃体炎

疑似自身免疫所致的萎缩性胃体炎应检测血清胃泌素、维生素B_{12}水平和相关自身抗体(抗壁细胞抗体和抗内因子抗体)等

(1)血清胃泌素：正常值<100 ng/L。胃窦黏膜萎缩时空腹血清胃泌素正常或降低，胃体黏膜萎缩时中度升高，伴有恶性贫血的胃萎缩患者显著升高，可达1 000 ng/L或以上，甚至>5 000 ng/L，与胃泌素瘤相似，但胃萎缩患者有胃酸缺乏，而后者是高胃酸。

(2)血清维生素B_{12}浓度和维生素B_{12}吸收试验：正常人空腹血清维生素B_{12}的浓度为300～

900 ng/L，<200 ng/L 肯定有维生素 B_{12} 缺乏。维生素 B_{12} 吸收试验(Schiling 试验)能检测维生素 B_{12} 吸收情况，维生素 B_{12} 和内因子缺乏所致的吸收障碍有助于恶性贫血的诊断。

(3)自身抗体：A 型萎缩性胃炎的血清 PCA 常呈阳性，血清 IFA 阳性率比 PCA 低，但如胃液中检测出 IFA，则很大程度上支持恶性贫血的诊断。

(4)胃蛋白酶原(pepsinogen，PG)：反映主细胞的数量，可在胃液、血浆和 24 小时尿液中测到胃蛋白酶含量，胃酸和胃蛋白酶原分泌量呈平行关系。胃蛋白酶原有Ⅰ型和Ⅱ型两类，PGⅠ只在泌酸腺产生，而 PGⅡ则产生于整个胃黏膜。血清胃泌素(G-17)、血清幽门螺杆菌抗体同时检测，可以推测是否患萎缩性胃炎以及萎缩的部位；PGⅠ和 G-17 降低提示萎缩性胃炎的部位为胃窦和胃体，幽门螺杆菌抗体阳性和G-17降低表明萎缩性胃炎位于胃窦；如 PGⅠ降低而 G-17 很高，无论幽门螺杆菌抗体是否阳性，均提示胃体萎缩。

四、鉴别诊断

(一)功能性消化不良

本病具有和慢性胃炎类似的消化不良症状，如上腹部疼痛、饱胀、嗳气、反酸、恶心等，但无明显消化系统器质性病变，胃镜检查可资鉴别。

(二)消化性溃疡

消化性溃疡的疼痛具有明显的周期性、节律性及反复发作性，与进食有关，而本病以上腹饱胀为主，疼痛不著，且无明显规律，通过胃镜检查能明确诊断。

(三)胃癌

40 岁以上的患者出现消化不良，如上腹饱胀、嗳气、食欲缺乏等，特别是伴有贫血、消瘦、黑便等要考虑，确诊依靠胃镜检查。

(四)胆囊炎、胆石症

胆囊炎、胆石症多以上腹部或右上腹疼痛为主，伴有腹胀、嗳气等消化不良症状，一般以进食脂肪餐后出现疼痛，向右后背部放射，莫菲征阳性为特点，确诊依靠 B 超诊断。

五、中医证治枢要

慢性浅表性胃炎以实证居多，萎缩性胃炎以虚证和虚中兼实证为多，这是大体状况。临床尚需根据实际症情，审症求治，灵活施治。不宜见“炎”消炎。

胃炎多以痞胀为主症，部分患者并有胃痛和其他不适，胀比痛难治。痞胀的产生与情志忧郁多虑与饮食关系较密切，药治以外，要配合心理、饮食调护。痞要分辨实痞、虚痞加以调治。

萎缩性胃炎的逆转不宜过多依赖所谓辨病治疗，活血化瘀和清热解毒作为主要措施，在大多数情况下是不适宜的。应坚持辨证为主，辅以辨病。只有在症状获得改善，脾胃恢复正常功能状态的前提下，才有可能获得病理的逆转。

中虚气滞证在萎缩性胃炎中占有较大的比重，健脾行气为常用大法，是补为主，还是行气消导为主，补宜温补、平补还是清补，应结合患者体质和具体病情而定。

六、辨证施治

(一)中虚气滞

主症：胃脘痞满堵闷，食后为甚，自觉饭后堆积胃脘，不易下行，或隐痛绵绵，伴纳少乏力，少数可见胃部怕凉，便溏。舌质淡或淡暗，脉细、软、弱。

治法：益气健脾，行气散痞。

处方：香砂六君子汤合黄芪建中汤加减。党参 10～15 g，白术 10 g，当归 10 g，炙黄芪 15 g，陈皮 6 g，半夏 10 g，木香 3～6 g，砂仁 3～6 g，桂枝 6 g，白芍 10 g，鸡内金 6～10 g，甘草 3～6 g。

阐述：本证在萎缩性胃炎中约占半数左右，疗效较其他证型好。所谓中虚，实则指脾胃气虚或兼阳虚，不包括脾胃阴虚。治疗一般要求甘温补中，少佐辛散行气，使既能健运中土，又能缓中行气止痛，使气转痞消，中焦阳气得振。不可见胀而一味行气消胀。行气过度，一可以伤脾，二可以暗耗胃阴。即使可收暂时之功，但旋即复胀，盖行散过度复伤其本也。少数患者越行散，胀越甚，此所谓逼气下行。故掌握健脾与调气的药物和剂量比重往往是取效关键。

胃有寒象，脘腹冷痛，可加高良姜 10 g、吴茱萸 2 g；胀重或便干，去参、芪，加槟榔 10～15 g，全瓜蒌 15～30 g，枳实 10 g，以导气下行；便溏加炮姜炭 6 g、肉桂 3～6 g，去当归；苔腻、纳呆，可去党参、当归、白芍，加川连、藿香、炒建曲；苔黄腻或淡黄腻，去参、术、桂枝，加川连、黄芩、薏苡仁；如痞胀明显，补药暂可不用，以防壅满滞气；胃虚上逆，见呕吐清水或酸水，加吴茱萸 2 g、肉桂 3 g、生姜二片，苏叶 5 g。

(二)肝胃不和

主证：胃脘胀痛，有时连及胁背，嗳气或矢气则舒，病发与情志有关，或伴吞酸，口苦。苔薄或薄黄，脉弦或小弦。

治法：疏肝和胃，行气消胀。

处方：四逆散合柴胡疏肝饮化裁。柴胡 6～10 g，枳壳 10 g，香附 10 g，当归 10 g，白芍 10 g，木香 6 g，延胡索 10 g，佛手 6 g。

阐述：一部分肝胃不和证患者系精神负担重，忧虑过甚所引起，给治疗带来一定困难。本证临床亦较多见。

夹瘀，见舌暗或有瘀斑点，胃痛不易止，疼痛固定或有固定压痛点的，加炙五灵脂 10 g、广郁金 10 g、丹参 15 g、制乳没各 6 g，甚者可加三七粉 3 g(分冲)、九香虫 6 g、炙刺猬皮 6 g；若肝热犯胃，或肝胃气郁化热，见胃脘灼痛、胃灼热、反酸、口苦、嘈杂、心烦易怒的，则以左金丸合金铃子散加蒲公英、青木香、山栀、丹皮为主，少佐川芎、香附、柴胡、薄荷，取“火郁则发之”之义。若郁火伤阴，或胃阴不足，肝气横逆，见舌红口干，脘胁灼痛等症，去木香、香附等香燥之品，加丹皮、瓦楞子、北沙参、麦冬、广郁金；若肝热犯胃，胃失和降，症见呕恶，心中燥热，便干结，用旋覆花 10 g(包煎)，代赭石 15～30 g，川连 3 g，吴茱萸 2 g，蒲公英15 g，酒军 6～10 g，炒决明子 30 g 合温胆汤以苦辛通降。邪在胆，逆在胃，见口苦呕苦，胃镜见胆汁反流明显的，多以旋覆代赭汤、黄连温胆汤合小柴胡汤加减化裁。

肝胃不和证在治疗时，要注意有无郁火、阴伤、气虚。有郁火的宜清火散郁，有阴伤的不宜过分疏调气机，有气虚的不宜过用开破，适当加用补气健脾药配芍药甘草汤，使散中有收，柔肝安脾，缓急止痛。

(三)中焦湿热

主症：胃脘疼痛或灼痛痞满，或嘈杂不适，口臭，干呕，胸闷纳呆，口黏苦，有时腹胀便溏，尿黄。苔黄腻，脉濡数。

治法：清化开泄，和中醒脾。

处方：三仁汤合连朴饮加减。川连 3 g，黄芩 10 g，白蔻 3～6 g，清半夏 10 g，山栀 10 g，川朴

8 g,生薏苡仁 15 g,通草 6 g,茯苓 10～15 g。

阐述:此证多见于浅表性胃炎,与胃炎急性活动期、感受外邪或暴饮暴食、酒食伤胃等有一定关系,辨证正确多能获效。

上方以连、芩、山栀清化湿热;以白蔻、川朴、半夏开泄气机,且能化湿;茯苓、薏苡仁、半夏和中醒脾化湿,茯苓、通草、生薏苡仁渗湿于下,且能运脾。全方组成严密。

中焦湿热重者,可加淡竹叶、茵陈、藿香;并见下焦湿热者,加滑石、泽泻;脘痞明显者,加香橼皮、枳壳;大便滞下不畅者,加全瓜蒌、杏仁;有胃痛,可加广郁金及少量桂枝。

(四)阴虚胃热

主症:胃脘隐痛或灼痛,嘈杂似饥,口干心烦,便干纳少。舌红少津,苔薄黄或苔净,或光剥,脉细或细数。

治法:甘凉益胃,清热生津。

处方:叶氏益胃汤合化肝煎、玉女煎,芍药甘草汤加减。北沙参 10 g,麦冬 10 g,生地 10～30 g,白芍 10 g,石斛 10 g,天花粉 10 g,生石膏 15～30 g(先下),知母 10 g,丹皮 10 g,黄连 3 g。

阐述:阴虚胃热证在萎缩性胃炎中并不少见。在浅表胃炎中见之不多,多与体质和兼夹的慢性疾病,以及情志化热,外邪化热内侵有关。胃热可加重阴虚,阴虚又易生内热,在治疗上,养阴清热兼顾。治疗原则是清热不用苦燥,养阴不过滋腻。清热较易,但阴虚的恢复有时较慢,在治疗过程中也容易出现新的矛盾。如养阴药过重,容易碍脾滞气,行气药过多又会耗阴,阴虚常与气虚并见,养阴则伤脾等。

兼脘痞气滞的,宜用行气药中之润药,如佛手、绿萼梅、厚朴花、枳壳等,不宜用香燥破气药,以防燥伤阴分,甚至伤络动血;夹湿,见舌红苔腻者,加佩兰、冬瓜子、生薏苡仁等芳化宣开;舌光红无苔,或兼胃灼热者,去黄连,加玄参、乌梅;纳少恶心者,去石膏、知母、生地、丹皮、天花粉等寒凉药,加竹茹 6 g,荷叶 6 g,陈仓米 10 g,生熟谷芽各 10 g;兼有气虚,呈气阴两虚的,症见纳少脘痞、乏力、便溏、舌红或嫩红、舌津少,或口、唇、咽干燥,但不欲饮,脉虚细,去石膏、知母、黄连、天花粉,加生白术、白扁豆、生薏苡仁、怀山药;胃脘有烧灼感,加吴茱萸 2 g,瓦楞子 15～30 g,浙贝母10 g;大便干结者,加火麻仁 15 g,玄参 10 g,决明子 30 g。阴虚胃热证改善后,舌质多由红转淡或淡红、嫩红,舌上可生一层薄白苔,此时应逐渐减少甘凉滋阴药,适当以甘平药为主,逐渐恢复胃的润降功能。必要时,养阴药可注意配伍乌梅、枸杞子、女贞子、当归、丹参等以酸甘化阴,养阴和络。使脉充络润,以防出现出血等并发症。

(五)气滞血瘀

主症:胃胀胃痛,部位固定不移。舌质暗或有瘀斑、瘀点,脉细弦或细涩。

治法:行气和络,养血和血。

处方:丹参饮、香苏饮合桃红四物汤加减化裁。丹参 15 g,当归 10 g,白芍 10 g,白檀香 6 g,砂仁 3 g,香附 10 g,苏梗 10 g,陈皮 6 g,红花 6 g。

阐述:气滞易致瘀,血瘀多夹气,临床要区别气滞与血瘀的孰主孰从,灵活用药。要注意血中之气药,气中之血药的选用,如当归、香附、延胡索、郁金等。血瘀证的确立参考“消化性溃疡。”

如疼痛明显,加木香 6～10 g,延胡索 10 g,郁金 10 g,三七粉 3 g(分冲);如气胀疼痛明显,暂去养血和血药如当归、丹参、红花等,加青皮 10 g,木香 10 g,三棱 10 g,莪术 10 g,枳实 10 g;夹痰湿,舌暗苔腻,脘宇痞胀刺痛,呈痰瘀互结者,改用半夏 10 g,橘皮络各 6 g,全瓜蒌 15 g,桂枝 6 g,当归 10 g,桃仁 10 g,红花 10 g,五灵脂 10 g,郁金 10 g;平日嗜饮,酒湿伤胃,胃络不和,舌紫暗苔腻，去当归、白芍、丹参，加枳椇子10 g，葛花 10 g，茯苓 15 g，白豆蔻 6 g，半夏 10 g；便血或吐血，改用生大黄 6～15 g，黄连 3 g，阿胶 10 g，生地榆 15～30 g，炮姜炭 6 g，花蕊石 10～15 g，三七粉 3 g（分冲）；疼痛久治不止，考虑久痛入络者，加炙刺猬皮 6 g，炮山甲 10 g，制乳没各 6 g。

（六）寒热错杂

主症：除见上述中虚症状外，兼见胃灼热或反酸、口苦黏，以胃灼热而恶寒凉饮食为突出表现。苔腻或黄腻，或淡黄腻，脉象细弱。

治法：寒热并用，辛开苦降。

处方：半夏泻心汤、连理汤合左金丸化裁。川连 3 g，吴茱萸 2 g，半夏 10 g，干姜 6 g，黄芩6～10 g，党参 15 g，甘草 3 g。

阐述：寒热错杂证总是在久病脾胃亏虚的基础上，或因情志化火，或因外邪化热入里，或因虚火内灼而引起，虚实寒热并见。因此在药物选择和剂量掌握上要依据寒与热，虚与实的主次进行细心调治。寒重于热，可重用吴茱萸至 3～6 g，黄芩减为 6 g，黄连减为 2 g，取反左金丸意；热重于寒，如系外邪入里，可加柴胡、连翘；如情志化热，可加柴胡、丹皮；如胃酸、胆汁逆胃，可加瓦楞子 30 g，代赭石 10～30 g，竹茹 6 g，枳实 10 g，茯苓 10 g，取温胆汤意。

脾虚证明显，加焦白术；苔腻口水多，加茯苓 15 g，砂仁 6 g，炒苍术 10～15 g，益智仁 10 g；寒痛者，加桂枝 10 g，高良姜 10 g，荜茇 10 g；纳少，加焦神曲 12 g，焦白术 10 g，砂仁 3～6 g。

七、西医治疗

（一）治疗目标

慢性胃炎的治疗目的是缓解症状和改善胃黏膜组织学，包括炎症、萎缩和肠化等。但萎缩、肠化的逆转尚待进一步研究证实。慢性胃炎消化不良症状的处理与功能性消化不良相同。根除幽门螺杆菌可消除或改善胃黏膜炎症，防止萎缩、肠化进一步发展；无症状、幽门螺杆菌阴性的非萎缩性胃炎无须特殊治疗；对萎缩性胃炎，特别是严重的萎缩性胃炎或伴有异型增生者，应注意预防恶变。

（二）一般治疗

（1）饮食以易消化的软食、半流质为主，减少过于粗糙、浓烈香辛料等刺激性食物的摄入，以及饮酒、浓茶、咖啡等。

（2）做好疾病的宣教，保持良好的心境。

（3）避免使用胃黏膜损害的药物如阿司匹林、吲哚美辛、可的松等。

（三）根除幽门螺杆菌

1.根除对象

国内共识意见推荐根除幽门螺杆菌适用于以下幽门螺杆菌相关性慢性胃炎患者：

（1）慢性胃炎伴有胃黏膜萎缩、糜烂或消化不良症状。

（2）有胃癌家族史。

（3）计划长期使用 NSAIDs。

（4）个人强烈要求治疗者。

2.根除方案

根除方案最常用的是以 PPI 为基础的三联治疗方案（PPI、阿莫西林、克拉霉素），三种药物均采用常规剂量，疗程 7～14 天。幽门螺杆菌根除率在 70%～90%。为提高根除率，在治疗消化性溃疡病时建议采用10天疗法。

对于首次根除失败者，应采用二、三线方案进行治疗。常用四联疗法，可根据既往用药情况并联合药敏试验，采取补救治疗措施（PPI＋铋剂＋2种抗生素）或选用喹诺酮类、呋喃唑酮、四环素等药物，疗程多采用10天或14天。

序贯疗法治疗幽门螺杆菌感染具有疗效高、耐受性和依从性好等优点。目前推荐的序贯疗法为10天：前5天，PPI＋阿莫西林，后5天，PPI＋克拉霉素＋替硝唑；或前5天，PPI＋克拉霉素，后5天，PPI＋阿莫西林＋呋喃唑酮。据报道序贯疗法有效率明显优于7天或者10天常规疗法，且不良反应无明显增加。但对序贯疗法国内仍需积累更多的临床经验。

3.意义

根除幽门螺杆菌可改善胃黏膜组织学，对预防消化性溃疡和胃癌等有重要意义，对改善或消除消化不良症状具有费用-疗效比优势。

（四）促胃动力药与胃黏膜保护剂

1.促动力药

伴有上腹饱胀、早饱或恶心等症状，可能与胃排空迟缓有相关，酌情选用促动力药，如多潘立酮、马来酸曲美布丁、莫沙必利、盐酸伊托必利等可改善上述症状，并可防止或减少胆汁反流。

2.胃黏膜保护剂

胃黏膜保护剂适用于胃黏膜损害和/或症状明显者，常用药物有硫糖铝、瑞巴派特、替普瑞酮、吉法酯、依卡倍特等，可改善胃黏膜屏障，减轻胆汁反流对胃黏膜屏障的破坏，促进胃膜糜烂愈合，但对症状的改善作用尚有争议。

3.结合胆酸作用的药物

结合胆酸作用的药物适用于伴有胆汁反流者，常用药物有铝碳酸镁制剂，可以增强胃黏膜屏障功能，并可以胆酸结合，从而减轻或消除胆汁反流所致的胃黏膜损害。

（五）抗酸剂或抑酸剂

抗酸剂或抑酸剂适用于胃黏膜糜烂或者胃灼热、反酸、上腹部饥饿痛为主要表现的患者，抗酸或抑酸治疗对愈合糜烂和消除症状有效。抗酸剂作用短暂，PPI抑酸作用强而持久，常用药物有奥美拉唑、雷贝拉唑、埃索美拉唑镁等，可根据病情或症状严重程度选用。

（六）抗抑郁药或抗焦虑药

精神因素在功能性消化不良的发病中起一定作用，也与慢性胃炎消化不良症状的发生相关。睡眠差或有明显精神因素者以及消化不良症状常规治疗无效和疗效差者应给予心理疏导或心理治疗，三环类药物黛力新对多种原因引起的抑郁、焦虑状态，功能性胃肠紊乱有较好的调理作用，适用于各型消化不良的辅助治疗，症状明显者可应用帕罗西丁、阿米替林治疗。

（七）抗氧化剂

部分具有生物活性功能的抗氧化维生素（维生素C、维生素E、β-胡萝卜素等）和微量元素硒可清除HP感染炎症所产生的氧自由基和抑制胃内亚硝胺化合物形成，降低胃癌发生的危险性。

（八）其他药物

（1）维生素 B_{12}：适用于A型萎缩性胃炎有恶性贫血者。

（2）叶酸：具有预防胃癌的作用，可能与改善萎缩性胃炎有关。

（3）茶多酚、大蒜素：亦具有一定的预防胃癌作用。

八、中西医优化选择

由于对慢性胃炎的病因未完全搞清，故西医药尚缺乏特效治疗。目前只能限于对症处理，而对症的疗效也欠理想，如稀盐酸既不能增加胃酸，又不能减少因胃酸低，细菌过多繁殖引起的腹胀、腹泻。碱性药物对部分患者可改善症状，但对已经偏低的胃酸分泌是否有不良影响？抗生素尚不能完全解释其作用机制，因为慢性胃炎并非主要由生物致病菌所致，而且疗效也不够理想。因此慢性胃炎的治疗主要冀于中医。

中医辨证施治，对消除胃症状，除了极少数，如顽固性胃胀、胃灼热外，大多有良好的效果，而且对改善脾胃消化功能，有较明显的效果。在辨证施治基础上基本控制症状后，再以适证的中成药如三九胃泰、香砂养胃丸、香砂六君子丸等进行巩固治疗，可使胃炎逐渐趋于稳定，减少复发，增强胃抵御饮食不慎和寒冷等诱因的促发作用。而且辨证中药对机体整体也起到很好的调整、调理作用。萎缩性胃炎经过中医药治疗，部分患者可获病理逆转，尽管尚缺少严格的科学对比观察，如活检部位、块数、前后的可比性等，但萎缩性胃炎经中药治疗是可以逆转的，这是客观事实，已有为数甚多的临床资料报道。中医药辨证施治和周到的配伍处方，可能对胃炎病因中的多方面起综合协调作用。因此，对慢性胃炎主张以中医辨证施治为主，汤剂与成药配合或交替使用，只有在效果不理想时，才考虑配合西医药治疗。

九、饮食调护

饮食调护的主要原则是少食多餐，稀软易消化，清淡而富于营养，避免辛辣炙煿、肥腻、煎炸和生冷食物，饮食不过烫，忌浓茶、浓咖啡，忌烟酒。一般应根据患者的饮食习惯和经验，在注意上述饮食调护原则前提下，总结出适合自己的饮食规律。

清淡易消化的食物有大米粥、玉米粥、细挂面、稀藕粉、黄豆芽、西红柿、菠菜、香菇、木耳、豆浆、豆腐脑、鸡蛋羹、鹌鹑蛋、牛奶、烂牛肉、鹌鹑、兔肉、鱼肉等。

可结合体质类型和辨证特点选择适宜的食物，如属脾胃气虚或脾胃阳虚的，可食用面粉制品如豆蔻馍等；蔬菜类如圆白菜、蒜苗、胡萝卜、韭菜等；肉类如鸡肉、羊肉等。肉类以清炖、清蒸等方法为主，少用熏烤、油炸的烹调方法。如素体阴虚内火，胃阴不足者，可多进食些蔬菜水果，主食可食用小米粥、大米小米混合粥，蔬菜如黄瓜、茄子、冬瓜、藕等，肉类如猪肉、鸭肉、鹅肉、蟹、虾等。胃酸缺乏的，可多食酸梅、山楂等，也可饮醋。便秘者可多食用芹菜、豆芽菜、黄花菜、竹笋、茭白、海带、银耳、蜂蜜等含粗纤维丰富，或具有养阴润燥功能的食品。

（胡文慧）

第十章 常见疾病的康复治疗

第一节 脑 卒 中

一、概述

康复是指应用医学科学及其有关技术，使有功能障碍的患者的潜在能力和残存能力得到充分发挥的方法和过程。现代康复医学的雏形形成于第一次世界大战期间，1917 年，在美国纽约成立了“国际残疾人中心”，对受伤军人进行康复治疗；1919 年，加拿大医师在安大略省的汉密顿山疗养院用作业疗法治疗伤员。但当时康复医学尚未发展成一个完整的学科。直至第二次世界大战期间及其后，经美国医学家 Rush 等的不断实践和努力倡导，康复的概念才比较完整地形成，一系列现代康复疗法得以形成，并于 1969 年成立了“国际康复医学会”。20 世纪 70 年代以后，康复医学逐渐向分科化的趋势发展，渗透到各临床学科。脑卒中康复亦随着逐步发展起来。我国许多传统的治疗方法对世界康复医学的发展有着深远的影响，但我国正式的康复组织“中国康复医学研究会”于 1983 年才成立，1988 年更名为“中国康复医学会”，并采取强有力的措施将有中国特色的中西医结合的康复医学与西方现代康复医学融合，使我国康复医学得到快速发展。

(一)脑功能恢复的机制

脑卒中康复的发展得益于对脑卒中病理生理研究的不断深入和现代康复医学的进展。脑卒中后神经功能的恢复可分为自然和非自然两个部分，前者是疾病病理生理发展的自然过程，主要是病灶周边缺血改善和水肿消退的结果；而后者是指中心病灶损害所致神经功能缺损靠其他部位的功能代偿而得到恢复，它反映了大脑的可塑性。大脑存在可塑性的机制尚未完全明了，可能相关的学说如下。

1.功能代偿方面

(1)同侧大脑支配：Brinkman 及 Kuypres 认为，一侧上肢的前臂和手指的运动是受对侧大脑半球的支配的，但上肢近端的活动可受同侧大脑半球的支配。Glee 报道，根据动物试验和临床观察，单侧大脑半球受损后，依靠余下的另一侧大脑半球，仍可保留智能和运动的控制，有的病例还可保留两手的运动功能。这些现象都说明了同侧的皮质通路具有重要的意义。

(2)大脑两侧半球的联系：研究表明，两侧大脑半球的运动区的同位区之间存在着相互联系，即使在一些非同位区之间亦存在着一些联系。此外，一侧运动区的神经纤维会投射到对侧的运动前区，或投射到对侧的感觉区。这些联系显然有助于损伤后运动功能的重新组织和支配。损伤后运动功能恢复的机制之一就是运动支配区的转移，即由受损伤区转移至未受损伤区或皮质下区支配。同样，在语言方面，Bukklaud 在左大脑半球切除后发现，不论儿童或成人，其语言功能都有惊人的恢复，也显示对侧大脑半球功能充分发挥作用，双侧大脑半球的联系在功能代偿方面的重要地位。

(3)潜在通路的启用和古旧脑的代偿：一方面，中枢神经系统中神经细胞间有多个通路相连，当主要通路受损后，平时处于抑制状态的旁侧通路则被激活启用。另一方面，当最外层的新脑皮质被破坏，内层的古旧脑可部分代偿新脑功能，但仅限于执行粗糙的运动而不能进行精细运动。

2.抑制解除后神经功能联系再通

神经功能联系障碍的原因：神经元破坏，传导纤维受损和突触后膜受体兴奋不能，即可分为结构性、传递性和功能性三种。功能性联系障碍属于生理现象，可能由于抑制功能过强等因素所致，例如左半球语言中枢受损时，语言功能难恢复，而当胼胝体被切开或病灶被切除后，来自胼胝体的抑制解除，语言功能反而有相当程度的恢复。这说明了通过解除抑制，可使功能性联系不发生障碍，即达到神经功能联系再通之目的。

3.神经的再生

出芽现象可能是脑损伤后神经功能恢复的解剖学基础之一，其分为再生性出芽和侧支性出芽两种，前者在中枢神经系统较少见，而后者，已有报道证实：在一些部分失去神经支配作用区，可发现侧支性出芽和新突触的出现。

4.内源性神经干细胞的增殖、迁移和分化

1992 年，Reynolds 等从成年鼠纹状体分离出能在体外不断分裂增殖，具有多种分化潜能的细胞群，并提出了神经干细胞(neural stem cells，NSCs)的概念。侧脑室下区(subventricular zone，SVZ)和海马齿状回颗粒下区 subgranular zone，SGZ)是产生 NSCs 的主要部位，新皮质、纹状体、小脑、嗅球和脊髓也有 NSCs 的分布。成年脑内的 NSCs 处于静息状态，脑损伤(如脑卒中)可使其激活(或抑制因子失活)，在损伤原位或异位增殖后，借助其他趋化因子的作用向损伤部位迁移并分化。李常新等在大鼠脑梗死模型中发现，梗死灶边缘、对侧镜区及双侧海马均有 5-溴脱氧尿核苷(Brdu，NSCs 增殖的标志物)阳性的细胞出现，病灶周围最集中。脑卒中后 NSCs 的激活与遗传、年龄、细胞因子、生长因子、神经递质、微环境、基因和信号调控系统等有关。

5.基因多态性

多种基因可以影响运动、精神等功能。大鼠和猴子的试验均显示，进行运动练习后运动皮质内脑源性神经营养因子(brain-derived neurotrophic factor，BDNF)水平升高，提示运动可通过 BDNF 影响皮质联系。BDNF 基因 5′-端功能前区单核酸多态性影响着 BDNF 的表达。另有研究发现，表达人类载脂蛋白 ApoE 4 的转基因大鼠较表达 ApoE 3 的大鼠在嗅皮质损害后，代偿性出芽和突触发生减少。ApoE 4 等位基因与精神功能下降尤其是与阿尔茨海默病密切相关。

6.其他相关学说

以上假说是脑卒中的康复治疗的神经学基础，相关的研究亦证明积极的康复治疗对以上因素均有较好的促进作用。此外，康复治疗对脑卒中患者还有其他许多的积极作用，相应的学说如下。

(1)体感训练:对于一些较精细的神经功能来说,在学习这些功能的技巧时,需要有体感反馈的参与。在周围神经切断和再缝合后,虽有神经再生,但在大脑皮质感觉区却出现明显的功能投射异常,从而妨碍精细神经功能的完成。Wynn Parry 及 A.L.Dellon 的研究证明,在周围神经损伤后进行专门的感觉训练,有助于学会把功能上配对失误的神经重新对码,套入大脑新的特异性功能接受区。

(2)心理因素和神经易化:康复训练的最终效果虽然取决于患者已有的康复潜力,但心理和精神因素也有很大的影响作用。当患者处于兴奋状态和具有良好的情绪时,大脑皮质的觉醒水平较高,神经元功能得到充分发挥,抑制解除,出现神经易化的过程,此时,易于取得良好的康复效果,反之则较差。因此,及时、细致的心理康复治疗,对脑卒中患者的恢复亦起着重要的作用。

(二)脑功能恢复的影响因素

以上假说反映了脑卒中治疗具有内在的病理生理基础,同时亦说明康复的功效受疾病内在因素制约,常见的因素如下。

1.年龄

高龄脑卒中患者,由于其生理功能老化,心肺、肌肉、骨关节等功能低下,恢复能力较差,且常难以坚持治疗,康复效果较差。

2.病程

它是影响康复的重要因素,一般而言病程短者疗效较好。病后 6 个月,尤其是 3 个月内肢体功能恢复明显,此期是康复治疗的关键;6～12 个月进入后遗症期,在此期进行康复训练,仍有获得功能进步的可能。

3.早期意识状态

据统计,起病初不伴昏迷者,6 个月后有 65%左右可获得不同程度的恢复,而有深昏迷者,机会锐减过半。如伴有痴呆,康复疗效也较差。

4.肢体瘫痪程度

瘫痪程度重的患者康复效果较差,尤其肌力在 2 级以下者。此外,肌张力过早增高或增高过甚者,疗效亦较差。

5.精神状态

精神状态较差者,由于理解、沟通困难等原因,日常生活能力恢复较差。

6.大小便控制

有大小便失禁者,如果不是由继发膀胱功能障碍所致,则说明双侧大脑半球损害较广泛,康复也较困难。

7.视野

有视野缺损者,日常生活能力恢复也较差。

8.环境和心理素质

良好的康复治疗环境和社会交往、乐观坚强的心态会使治疗效果更好。

(三)脑功能康复原则及注意事项

1.康复医学的三项基本原则

(1)功能训练:神经康复的目的在于根据功能检查及评估,采取多种方式进行功能训练,保存和恢复神经系统疾病患者的功能活动,包括运动、精神、心理、语言交流、日常生活、职业活动和社会生活等方面的能力。

(2)全面康复:神经康复的对象不仅是肢体及精神的功能障碍,而更重要的是整个人。从生理上、心理上、职业上和社会生活上进行全面的整体的康复。让患者在医疗康复、教育康复、职业康复、社会康复等领域上全面地得到康复,提高人的生活质量。

(3)回归社会:既然患者也是在社会中生活的,同样应享有社会生活的权利,神经康复最根本目的不在于仅仅改善功能障碍,而是为了让患者具有参加社会生活,履行社会职责的基本能力、精神心理功能、生活自理能力、行动能力、家庭劳动能力、社交活动能力、就业能力。脑卒中的康复同样应遵循这三大原则,做到点面结合,有的放矢,从而提高康复功效。

2.神经功能的评估

为了较客观地了解脑卒中后患者所处的功能及残损状态,确定适当的康复措施;了解康复后状态及评价康复功效及便于学术交流等目的,国内外学者均主张用一些相关量表对脑卒中后残损进行量化,常用的评估量表主要包括三个方面:①神经功能缺失量表,如意识/精神,即Glasgow 昏迷量表、美国国立卫生院脑卒中量表(NIHSS)、欧洲脑卒中量表(ESS)和我国脑卒中量表(CSS)等;②精神功能检测量表,如轻度精神状态检测量表(MMSE)等;③日常生活能力(ADL)检测量表,常用的有 Barthel 指数(BI)和功能独立性评定量表(Functional Independence Measure,FIM);④心理评估量表,如 90 项量表详细症状清单(SCL-9)、抑郁自评量表(SDS)。

3.康复时机的掌握

内外众多的研究还表明脑卒中的康复治疗应早期进行,我国有学者采用随机对照的方法对387 例急性脑卒中患者作早期康复研究,发现脑卒中早期康复无论是在 7 天内还是在 2 周以内实施,均比未康复者在运动功能提高、日常生活水平提高、神经功能缺损程度降低,以及继发足内翻、足下垂发生率降低等均有显著性差异。此外,美国学者 Jorgensen 的一项研究提示,功能恢复所需时间与卒中的严重程度密切相关,按 ALD 量表评价,轻、中、重、极重等四类卒中达到最佳康复功效的时间分别是 8.5 周、13 周、17 周、20 周,在这些时间后一般即不再有明显进步,这也说明了早期康复的重要性。脑卒中患者病情的相对稳定,明显的功能障碍和患者具有一定的学习能力是康复的必要条件,同时必须考虑患者最低限度的躯体承受性。一般认为,脑梗死发病后一周内,而无脑水肿征象者第一天就应开始;脑出血发病后两周,生命体征稳定就应开始功能锻炼。

4.并发症预防的重要性

并发症的多个存在,会影响康复,应尽早预防。常见的并发症有泌尿系统感染、肺部感染、癫痫发作、皮肤破损、深静脉血栓形成、中风后抑郁症等。此外,关节挛缩的预防亦极其重要,应在发病后即注意保持正确的卧位姿势,一般采取仰卧或健侧卧位,不得压迫患侧肢体。在仰卧位时,肢体关节应保持功能位置:肩外展 50°、内旋 15°、屈 40°,将整个上肢放在一个枕头上,防止肩内收;肘稍屈曲,腕背屈 30°～45°,手指轻度屈曲,可握一个直径 4～5 cm 的长方形物体;伸髋、膝,足下放置垫袋,使踝背屈 90°。健侧卧位时,患侧上肢向前,臂下垫一个枕头,肘稍屈,腕稍背伸,拇指向上,使臂部基本处于外旋伸直位;患侧下肢置于健侧的前上,膝稍屈,两下肢之间用枕头隔开,保持髋、膝稍屈,髋稍内旋姿势。2～3 小时更换体位。

5.具体康复措施

脑卒中后的残损后遗症主要包括躯体、精神、言语和心理等几个方面,脑卒中后的康复方法较多,主要手段包括运动疗法、物理疗法、作业疗法、语言疗法、心理疗法、康复护理、支具辅助应用、职业训练等,应根据患者不同的疾病分期和功能残损状态,选用相适应的康复措施。

6.构建卒中单元

构建卒中单元是一种针对住院卒中患者的医疗管理模式，由一组人负责从院前急救系统、急诊诊断和分流到早期治疗和康复的多学科综合处理。这一组人包括急诊医师、神经科医师、专业护士、物理治疗师、职业治疗师、语言训练师和社会工作者，他们会定期讨论卒中患者的病情和治疗方案，较常规神经科病房模式更有利于患者的康复。一项队列研究显示，卒中单元模式可明显减少平均住院时间，其中住院时间＞7天者所占比例下降10％，总体住院病例死亡率减少4.5％。一项多中心队列研究发现，较常规病房模式、卒中单元模式下的患者无论年龄、性别、卒中另型长期生存率均提高，其中年轻、脑出血、意识障碍者受益最大。

7.三级康复的实施

"一级康复"是指患者在医院急诊科或神经内科进行的早期康复治疗，"二级康复"是指在康复中心进行的康复治疗，"三级康复"是指在社区或家中进行的继续康复治疗。当前有关课题研究显示，规范的"三级康复"治疗可有效地促进卒中患者的功能恢复。崔立军等将社区"第三级康复"继续划分为三级，即"小三级康复治疗模式"。"社区一级康复"是指患者在社区卫生服务中心进行的康复治疗，"社区二级康复"是指在社区卫生服务中心下属卫生站即社区康复站进行的康复治疗，"社区三级康复"是指在家庭进行的家庭康复治疗，选择哪一级康复主要取决于患者的便利程度。研究表明，社区康复治疗可以充分调动社区现有人力资源，经济便捷，使患者的神经功能得到明显改善。对于需要长期训练的患者，在康复治疗过程中还要指导患者和家属学习一些简便的康复治疗技术，使患者回家后也能继续康复治疗。

二、运动功能的康复

脑卒中最常见及最严重的功能障碍主要是瘫痪。脑卒中后的肢体瘫痪为中枢性瘫痪，严重的患者由于急性病变的神经性休克作用，瘫痪开始是弛缓性的，表现为肌张力低下，腱反射降低或消失，常被称为休克期。休克期过后，肌张力逐渐增高，腱反射活跃或亢进，此时为痉挛期。休克期的长短取决于病损程度，有无感染等并发症及全身状况好坏等，时间由数天至数周不等。严重的肢体痉挛可引起肢体疼痛，影响运动功能和日常生活能力的恢复，并给护理工作造成较大的困难。

传统的运动功能康复方法：早期积极预防关节挛缩；做被动运动保持关节的活动度；出现随意运动后，在不引起异常运动反应的情况下，积极进行加强肌力、耐力和协调能力的训练；积极训练健侧肢体功能，以代偿患肢功能；尽早进行从床到椅到站的训练；利用自助器具辅助单手操作等。但近年来，神经发育治疗学和神经生理治疗学的应用日益广泛，其共同的特点为应用感觉输入，以促进或抑制运动功能；在治疗中利用人类正常的运动发育顺序；利用反射促进或抑制随意运动；在运动中应用多种运动的重复；将躯体及其各部分作为一个整体来对待等。临床上应将两种方法综合应用，互相协同和补充。

（一）脑卒中运动康复的原则

1.弛缓型瘫痪

必须注意：①由于运动功能的康复是一种运动再训练，为了较好完成训练，对合并有知觉、精神障碍时要同时给予治疗；②早期预防关节强直和畸形，关键在于采用适当的体位，并使肢体保持功能位置，同时，早期予以按摩、被动运动及适当理疗等；③弛缓型瘫痪时可应用刺激方法促进运动反应，如在体表皮肤上施加抚摩、轻叩、电刷子刷、震动器振动或电刺激等方法，但应用此法，弛缓可能会较快转为痉挛，故应谨慎地使用。

2.痉挛型瘫痪

痉挛出现时要充分予以抑制，要随时随地应用抗痉挛模式。双侧活动时上、下肢的抗痉挛模式为肩前挺及外旋，前臂伸展，手指伸展或外展，骨盆前挺伴下肢外旋。躯干的抗痉挛模式是使患侧躯干伸长，方法为使头和躯干向对侧弯曲或使双肩与双髋做相对旋转，以伸长痉挛的背肌。

3.促进运动反应

(1)多渠道多形式地增加感觉输入：运动是机体对感觉输入做出的反应，没有充分的感觉输入就很难有适当的运动输出。增加感觉输入的常用方法：①适当的肢体负重，由于重量刺激压力感受器，可产生深压刺激，从而增加感觉输入；②压缩患肢关节，机制同上；③利用体重对软组织的压力，如让患者经常翻身等；④合并前庭刺激，让患者坐在摇椅中来回摇动，不但可以随摇动时重心的变化而不断改变对组织的施压点，而且体位的不断变化成为一种对前庭的刺激，对全身性肌紧张有抑制作用，如伴随有音乐的摇动，效果会更好；⑤用充气塑料压力夹板，用双层透明塑料夹板固定在患侧肢体上，一方面可以使肢体保持在抗痉挛位，另一方面可以向肢体提供全面均匀的压力。

(2)交叉促进法：卒中后，患者常感到身体被分为两半，不仅对患侧失去了安全感，还经常遗忘了对患侧的使用和训练，为引起患者对患侧的注意，训练中必须让健侧肢体经常进行一些越过身体中线的活动。

4.运动训练的顺序

运动训练按运动发育的顺序和不同的姿势反射水平进行，从头学起。

(1)运动发育的顺序。有几种类型：①翻身→俯卧→肘撑俯卧→爬→站立；②踢→翻身→爬→跪→站立；③翻身→坐→站立。训练时可根据患者情况，从头开始或越过一些阶段进行。

(2)姿势反射从低到高也分为四个水平。①脊髓水平：负责正、负支持和回撤反应。②中脑水平：负责颈张力反射、不对称颈张力反射和张力性迷走反射。③基底节水平：负责翻正反射和平衡反射。④皮质水平：负责随意控制和熟练的技巧。训练时须由低级到高级进行，除非患者已反应良好，否则不应跨越进行。

5.避免联合反应

因为联合反应是病理性的，是健侧用力运动时引起的患侧张力增加和广泛痉挛，同侧下肢的活动也可在上肢诱发，此外，患者恐惧、紧张亦可引起。因此，治疗时患者身体的任何部分都不能过度用力，同时必须改善平衡，以减少患者跌倒的恐惧。

(二)运动功能康复的评定

1.Fugl-Meyer 运动功能评定法(FAM)

由关节活动及疼痛、感觉功能、上肢运动功能、下肢运动功能和平衡功能五部分组成，每项测评的计分为 0～2 分，其中关节活动满分为 44 分，疼痛 44 分，感觉 24 分，平衡 14 分，上肢活动 66 分和下肢活动34 分，共计 226 分。

2.痉挛的评定

分为主观及客观评定法两大类，前者简便易行，临床较常应用；后者较客观、可靠，但量化较困难。常用的主观评定法有 Ashworth 法、修改的 Ashworth 法、Penn 法、踝阵挛法等，在此仅简介 Ashworth 法，主要根据患者关节被动活动时所遇的阻力大小定级：0 级，无肌张力增高；1 级，肌张力稍增高，活动肢体有“卡住”感；2 级，肌张力显著增高，但被动活动肢体容易；3 级，肌张力显著增高，被动活动肢体困难；4 级，受累肢体僵硬于屈曲位或伸展位。

(三)运动功能康复的主要内容和步骤

1.功能训练

(1)按摩：能促进血液循环及淋巴循环，刺激本体感受器，调节新陈代谢及神经营养功能，从而达到预防肌肉萎缩，缓解肌肉痉挛和关节挛缩畸形，促进肌力的恢复等作用。按摩可分为推揉、按拿、摩擦、摇动、拍振等五种手法。实施时应轻柔、缓慢，由远端向近端进行。按摩在康复的全过程均可应用。

(2)被动运动：即以关节为中心，用外力来帮助患肢活动的方法，一般按从小关节到大关节，从远端到近端的顺序进行。主要在瘫痪早期或完全瘫痪时实施，其主要作用为保持关节活动度和防止肌肉韧带挛缩等，及时和正确的被动运动对于加快患者的康复，具有极重要的作用，不可忽略。做被动运动时，要注意维持患肢各关节正常活动度，按各关节的正常生理功能做屈、伸、内收、外展、旋转等运动，且运动应在无痛的范围内进行，切不可勉强。施术时应特别注意，由于肩关节较容易发生半脱位，尤其是在关节周围肌肉松弛的状态下，故在上举和外转时，活动范围要小，不得超过 90°，同时，在做运动时要用一手把持上臂，并向关节窝方向施压。对肌张力较高或已发生挛缩的患者，要着重进行与挛缩倾向相反方向的动作，以充分牵伸肌肉，运动时动作应柔和，不可用暴力强行牵拉，且开始时幅度应小，随着肌肉的松弛而逐渐增加活动度，必要时先作按摩或用温水袋等热敷一会儿后，再进行运动。总之，做被动运动一定要以安全为前提，以免引起关节半脱位、关节损伤，甚至关节内出血，后者可引起异位性骨化而导致关节运动受限或关节强直。此外，还应鼓励患者尽量用健侧肢体给瘫痪肢体做被动运动。

(3)本体促进法训练：在主动运动恢复前，可利用各种本体反射(如牵伸反射、联合运动、屈曲反射、姿势反射等)进行训练，以诱发主动运动。常用的有 Souques 手指现象(被动地将患侧上肢举过头时，手指有伸展运动)、对侧联合运动(仰卧位，健侧下肢髋关节外展或内收，并加以外力抵抗，诱发对侧下肢运动；健侧上肢用力握拳诱发对侧下肢屈肢运动)、紧张性颈反射(头转向已伸展的一侧上下肢，可诱发对侧上下肢屈曲运动)、紧张性迷走反射(头前倾时，可促进四肢屈肌肌张力增高，头后仰时，则促进四肢伸肌肌张力增高)、对称性颈反射(颈后伸时，可促进上肢伸展和下肢屈曲；颈前屈时，上肢屈曲、下肢伸直)。

(4)主动运动：主动运动有健肢主动运动、患肢主动运动，可分为被动加主动、随意自主运动和抗阻力主动运动等三种。主动运动较被动运动能产生更多的离心及向心冲动，促进功能代偿，对促进神经功能恢复，改善局部新陈代谢，维持肢体正常解剖位置有极其重要的作用。脑卒中后非完全瘫痪的患者或全瘫经治疗已有所恢复的患者，均应积极进行主动运动。主动运动应根据患者肌力情况，训练动作由简到繁，负荷由弱到强，时间由短到长，由单一关节到整个肢体，不可操之过急，以免造成关节或肌肉损伤。健肢主动运动一方面可保持肢体的肌力，防止肌肉萎缩，此外，肌电图检查还发现，健肢主动运动有利于患肢肌力的恢复。做患肢主动运动时，开始可以用意念做瘫痪肌肉的假想运动，然后做助力运动，进而做主动运动，一般不宜过早作负重的抗阻锻炼。由于主动运动的方式极多，以下仅介绍几种常用的训练。

1)肩胛及上肢的运动：患者取仰卧位，治疗者持患手使上肢呈抗痉挛模式，令患者上举前臂，手指向前上方或天花板，另一手则放在患者腋下，将肩胛骨向前、向上移动；此时，如发现阻力已消失，则可进一步握住患者的手牵引上肢，使肩能更好地向前，并鼓励患者试做主动伸肘，如能完成，让患者试将上肢停在空间某一位置上，然后再抬起，如不能完成则不必勉强。

2)下肢的运动:主要为以后步行做准备,此时要特别注意针对患肢伸肌痉挛的状态(伸髋膝和踝跖屈内翻)做训练,同时,为防止训练下肢时引起上肢的联合反应,下肢所有训练均应在双侧上肢采取活动时手的抗痉挛模式,且将上肢举过头的状态下进行。做屈膝训练时,让患者仰卧,先被动屈髋膝,但不能让下肢外旋外翻,同时使足背屈外翻,由于伸肌痉挛,开始时会有阻力感,当多次训练阻力消失后,试让其控制腿不下滑和推治疗者的手,此后再让患者主动做小范围的屈膝,以对抗伸肌痉挛。做屈踝训练时,患者仰卧屈膝,治疗者一手在患者踝前方施加向下向后的压力,另一手将足前部提起,使足处于背屈位,起初有阻力,待阻力消失后,治疗者轻压足背,让患者坚持不让足跖屈。

3)桥型运动:患者仰卧,双腿屈曲,两膝并拢,两足平放于床面上,两肩稍上举及外展,两臂伸直,掌心向下,然后靠腰背肌、腿、臂的支撑,使臀部抬离床面。该运动对于对抗伸肌痉挛,效果极好,同时,健侧可带动患侧活动,利用足对床的推力还有助于翻身。

4)翻身训练:让患者手采取双侧活动时手的抗痉挛模式,双上肢伸向天花板,健侧下肢屈起,用力支撑向患侧翻身;向健侧翻身较困难,开始时,需治疗者给予帮助。

5)坐起锻炼:进行坐起锻炼的时间,缺血性脑卒中患者多在7～10天,重症者须待神志转清后,无意识障碍者可于第二天开始;脑出血多数在3周后。开始时先摇高床头,从30°起渐增高,如无头晕、眼花、恶心、面色苍白、出汗等症状,则一周内可坐起,但需结合病情轻重及卧床时间长短而定。坐位时,因患者有向患侧倾倒的倾向,故应着重训练坐位躯干的平衡。训练时,可先让患者练习用患手在床面上负重支撑和将体重转移到患髋上,让患者坐在床面上,治疗者在其患侧,一手在其腋下支托和提升肩胛,另一手使患侧上肢呈抗痉挛位支撑在床面上,并让患者慢慢倾向治疗者一侧,然后再返回中线,来回练习。再后,让患者将患手放在更远处,将躯干移向治疗者,使其体重充分落在患髋上,进而使体重落在患侧上肢上。能够完成以上程序后,再训练患者以髋为中心点使躯干在髋上向前倾,治疗者站在患者前方,让患者伸直双手抱住其后颈,治疗者同时用双手抱在患者腋下,用膝抵住患者的膝,让患者的躯干尽量前倾,然后复位,这动作对坐起和站立都有很重要的意义。

6)上肢功能训练:上肢功能的训练对日常生活活动的恢复起着关键性的作用,除基本功能训练外,尚可结合作业练习。

在痉挛期,着重进行上肢控制、肘随意运动、腕指伸展等训练。①做上肢控制训练时,应继续进行初期的肩胛抗痉挛运动,然后让患者在被动提起上肢后缓慢放下时,学会将上肢停留在不同的高度,之后,在试从不同的停点向上举起上肢。②进行肘的随意运动时,取坐位,肘支撑在前方的桌面上,保持肩向前,用患肢触摸自己的口、对侧耳和肩,但始终要避免旋前。③腕指的伸展训练,可让患者坐在墙前,双手十指交叉,掌面翻向外,手背靠近胸前,然后伸肘,举手过头,掌面转向下,返回胸前后再向前方的墙面推去,抵在墙上向上、向下、向健侧滑动。

在恢复期,当肌张力已降低或接近正常时,则应着重于手的基本动作(伸腕、旋后、拇指外展和对掌、拇指和其他手指的对掌等)和抓握、放开及手指精细功能的训练。①做伸腕运动时,前臂放于桌面中间,腕伸出到桌前沿的前方,让其握住一个杯子,治疗者固定患者前臂,让患者用腕举杯向上,然后放回原位,再重复。②进行旋后训练时,患者前臂和腕均放在桌面中央,握一个较长的圆柱状塑料瓶,上端在桡侧,瓶底与小指水平相近,让患者旋后,尽量将瓶盖触及并敲击桌面。③进行拇指外展和对掌训练时,将患者前臂固定于中位,伸腕,让患者外展拇指推动放在拇指背侧的小物品。当拇指能良好外展时,则可尝试去握杯子。④做拇指和其他手指的对掌的训练时,患者前臂旋后，练习用拇指分别与其他手指对合，特别是与无名指和小指的对合，能完成后，让其用拇指分别与各指对合拾起桌面上的小物品，然后用旋后动作将该物放到另处。⑤手抓握、放开及手指精细功能的训练可充分利用水龙头、门把、开关、钥匙等，也可用小木桩插板、算盘、键盘、泥塑等物品，还可使用筷子夹物，用握力器加强指力等。

(5)步行锻炼：根据循序渐进的原则，逐步进行站立训练、迈步训练、上下台阶训练。步行锻炼中，应教导患者配合腿的动作，做手臂的协调性摆动，并注意保护患者，严防摔倒，同时要避免直立性低血压，如站立时出现心慌、出汗、头晕、眼花、甚至晕厥，应立即采取卧位。

1)站立训练一般分四个步骤：①助手扶助站立；②坐椅站立；③扶杖站立；④站立时左右转动，左右侧弯及前后倾斜。

2)迈步训练除锻炼肌肉关节肌力外，还要加强从意识上的锻炼走路。

3)上下台阶训练：走路平稳后开始上下台阶训练，上台阶时，第一步健侧手扶楼梯栏杆，体重着力点移至健侧手上，第二步健侧下肢上台阶，第三步患侧下肢跟上健侧下肢，同站一台阶上，此后重复以上步骤。下台阶时，第一步健侧手向前扶栏杆，第二步患侧下肢下一台阶，体重着力点移至健侧手上，第三步健侧下肢迈下台阶。

(6)日常生活活动锻炼：日常生活活动锻炼是康复治疗的一项重要内容，其目的是让有上下肢运动障碍的患者尽可能不依靠他人的帮助，独立进行生活中必须完成的基本动作，其内容主要包括饮食、洗漱、更衣、个人卫生、家务劳动及户外运动等。

1)饮食：对于有吞咽困难的患者，开始用鼻饲以保证营养及预防吸入性肺炎，以后渐渐训练带着鼻饲管从口进食，尽量用糊状饮食，当呛咳不明显的时候，就可以取掉鼻饲管。患者进食时应尽量取坐位。局部的针灸、理疗可帮助促进吞咽功能的恢复，应尽早实施。进食时，根据患手是否利手来决定用何种餐具，后主要是训练患者用单手将食物送到口中。

2)洗漱：不能行走的患者可坐在床上洗漱，开始时用健手洗脸、漱口、梳头，以后渐渐锻炼用患手或用健手协助进行。

3)更衣：瘫痪患者的衣服要宽大柔软，层次简单，容易穿脱；穿衣先穿瘫痪侧，然后穿健侧，脱衣则先脱健侧后脱患侧。

4)个人卫生：急性期尿潴留可置导尿管，定期开放，神志清后尽早拔尿管。大便则使用床上便盆，病情再好转可坐轮椅或由陪人扶助到厕所，此时要注意防止便后站立时出现直立性低血压。瘫痪患者洗澡一定要有陪人协助。

5)家务劳动及户外运动：患者如能扶杖步行，可先在室内活动，并可做一些简单的家务。户外活动应有人陪同，并注意量力而行。

2.辅助药物治疗

对于脑卒中后偏瘫患者，有人尝试用运动疗法结合药物治疗，取得了较单纯运动疗法为好的疗效，如肾上腺素能药物苯丙胺、5-羟色胺再摄取抑制剂氟西汀等，可促进运动功能的恢复；巴氯芬、盐酸乙哌立松、盐酸替托尼定等，可帮助减轻患肢肌肉痉挛，提高康复治疗的功效。

3.理疗

包括脑部病灶和瘫痪肢体的理疗，有碘离子导入、超短波、短波、中频电疗等疗法。碘离子导入可帮助消除脑水肿，缓解脑血管痉挛，改善脑血供，一般采用眼-枕部导入法，电流强度为2～3 mA，治疗时间开始为8分钟，以后渐增至15分钟，每天一次，15～20天为1个疗程。

4.针灸及电兴奋治疗

上肢以合谷、内关、外关、曲池、肩俞、肩峰为主,下肢以环跳、风池、委中、足三里、三阴交、昆仑、解溪、太冲为主,每天一次,20～30 天为 1 个疗程。可同时进行电兴奋治疗,其中经颅磁波刺激近年研究较多。Lindenberg 和 Ackerley 分别观察了双侧经颅直流电刺激(tDCS)和患侧 M1 区 θ 节律刺激(TBS)联合理疗或功能锻炼的疗效,发现患者的运动功能明显改善。

5.手术治疗

手术治疗主要用于肢体痉挛严重,药物及其他方法不能缓解的情况,以期通过手术降低过高的肌张力,抑制张力反射的释放,平衡主动肌和拮抗肌,防止肌肉痉挛、关节僵硬、脱位和骨变形,促进被动和主动运动。常用的手术有:①周围神经切断术;②选择性脊神经后根切断术;③肌腱切断术。

6.干细胞治疗

干细胞治疗是目前脑卒中治疗的热点,包括外源性和内源性两种途径。

(1)外源性途径:即干细胞移植,植入的干细胞可以迁移至受损区,增殖、分化产生神经元和各种神经胶质细胞。移植方法包括立体定向注入、脑室内注入和静脉输注等。用于移植的干细胞主要有 NSCs 和造血干细胞,前者来源于胚脑、胎脑和成年脑,后者多用骨髓基质细胞、脐带血细胞和粒细胞克隆刺激因子(G-CSF)活化的周围血细胞($CD34^+$)。有研究者将骨髓间质干细胞经尾静脉移植入大鼠缺血再灌注模型体内后,梗死灶边缘神经元的坏死和凋亡显著减少。有研究者用脂肪干细胞(ADSC)分化而成的施旺样细胞也具有形成髓鞘的能力。但是,移植的安全性和有效性、最佳移植时间和移植细胞数量及应用人体 NSCs 的伦理问题都是干细胞移植面临的挑战。

(2)内源性途径:即通过激活、促进人体中自然存在的 NCSs 增殖、迁移、分化而进行神经修复。目前被证明有此作用的有表皮生长因子(EGF)、成纤维细胞生长因子-2(FGF-2)、血管内皮生长因子(VEGF)、红细胞生成素(EPO)、G-CSF 等。余剑等在大鼠脑梗死模型中经侧脑室注入 EGF 后发现,梗死灶同侧 SVZ 内巢蛋白(nestin,NSCs 存在的标志物)染色更强,并见从 SVZ 沿胼胝体向梗死灶迁徙的巢蛋白阳性细胞带。

(四)运动康复治疗的注意事项和禁忌证

1.注意事项

(1)运动量:掌握好适当的运动量,初次运动的量要限制在最小限度,根据运动后和次天的反应(全身症状、疲劳程度、疼痛等),来做适当调整,且增加运动量应循序渐进。

(2)治疗前的准备:患者应穿着宽松的裤子,不穿敞襟服装、拖鞋和滑底鞋,训练前必须排大小便。老年或身体虚弱的患者应避免在醒后立即训练。

(3)预防性运动治疗和维持性运动治疗:在康复训练中,应从开始时就要配合预防性运动治疗,尽量避免可能出现的继发性损害;维持性运动治疗对改善症状和维持疗效都有积极的作用,应每天有规律地进行。

(4)听觉刺激:在运动中配合适当的听觉刺激,可起到振奋精神,增强信心和耐力的作用。

2.禁忌证

脑卒中有以下情况时应视为运动康复的禁忌证:①脑水肿严重或脑出血急性期;②血压过高,舒张压超过 16.0 kPa(120 mmHg)时;③低血压,收缩压低于 13.3 kPa(100 mmHg),伴自觉症状时;④安静时脉搏超过 100 次/分;⑤严重心功能障碍,如严重心律失常、自发性心绞痛发作、心功能部分失代偿等;⑥较严重肺部感染;⑦发热 38 ℃以上;⑧腹泻。

(王喜华)

第二节 帕金森病

一、概述

帕金森病(Parkinson's disease,PD)又称震颤麻痹,由 Parkinson 首先描述,是一种常见的中老年人神经系统变性疾病,60 岁以上人群中患病率为 1 000/10 万,并随年龄增长而增高,但男女性别差异不大。有资料显示 30 岁以后,随着年龄增长,黑质多巴胺能神经元开始呈退行性变化,多巴胺能神经元渐近性减少,衰老是帕金森病的促发因素。

帕金森病的致残率较高。国外报道发病 1～5 年后,致残率为 25%;5～9 年时达 66%;10～14 年时超过 80%。帕金森病越来越受到医学界的重视,且成为康复领域中的一个重要的康复对象。

目前认为帕金森病并非单一因素所致,而是多因素交互作用。除基因突变导致少数患者发病外,基因易感性可使患病概率增加,但并不一定发病,只有在环境因素及衰老的共同作用下,通过氧化应激、线粒体功能衰竭、蛋白酶体功能紊乱、免疫/炎症反应、钙稳态失衡、兴奋性毒性、细胞凋亡等机制导致黑质多巴胺能神经元大量变性、丢失,以致发病。

二、临床表现

(一)一般情况

本病多于 60 岁以后发病,隐匿起病,缓慢进展。症状常始及一侧上肢,逐渐波及同侧下肢,再波及对侧上肢及下肢。

(二)临床症状与体征

1.静止性震颤

常为首发症状,多始及一侧上肢远端,静止位时出现或明显,随意运动时减轻或停止,紧张时加剧,入睡后消失。典型表现是拇指与屈曲的示指间呈"搓丸样"动作,频率为 4～6 Hz。令患者一侧肢体运动如握拳或松拳,可使另一侧肢体震颤更明显,该试验有助于发现早期轻微震颤。

2.肌强直

在有静止性震颤的患者中可感到在均匀的阻力中出现断续停顿,如同转动齿轮感,称为"齿轮样强直"。

3.运动迟缓

指随意动作减少,动作缓慢、笨拙。早期表现为手指精细动作如解纽扣、系鞋带等动作缓慢,逐渐发展成全面性随意运动减少、缓慢,晚期因合并肌张力增高致起床、翻身均有困难。体检可见面容呆板,双眼凝视,瞬目减少,呈现"面具脸";口、咽、腭肌运动障碍,语速变慢,语音低调;书写时字越写越小,呈现"写字过小征";做快速重复性动作如拇、示指对指时可表现运动速度和幅度进行性降低。

4.姿势步态障碍

指平衡功能减退、姿势反射消失引起的姿势步态不稳、易跌跤。在疾病早期,表现为走路时患侧下肢拖曳，上肢摆臂幅度减小或消失。随着病情的进展，步伐逐渐变小变慢，启动、转弯或跨越障碍时步态障碍尤为明显，自坐位、卧位起立困难。有时行走中全身僵住，不能动弹，称为“冻结”现象。有时迈步后，以极小的步伐越走越快，不能及时止步，称为前冲步态或慌张步态。

5.其他

吞咽活动减少可导致口水过多、流涎。近半数患者伴有抑郁和/或睡眠障碍。15%～30%的患者在疾病晚期发生痴呆。

三、辅助检查

血、脑脊液常规检查均无异常，CT、MRI 检查亦无特征性改变，功能性脑 PET 或 SPECT 检查有辅助诊断价值。另外，通过基因检测技术可能在少数家族性 PD 患者中发现基因突变。

四、诊断

(一)诊断

中国帕金森病诊断是依据中老年发病，缓慢进展性病程，必备运动迟缓及至少具备静止性震颤、肌强直或姿势步态障碍中的一项，结合对左旋多巴治疗敏感即可作出临床诊断。

(二)鉴别诊断

主要需与其他原因引起的帕金森综合征鉴别。帕金森综合征的特点是有明确病因可寻，如感染、药物、中毒、脑动脉硬化、外伤等。相关病史是鉴别诊断的关键。如老年人基底核区多发性腔隙性梗死可引起血管性帕金森综合征，患者有高血压、动脉硬化及脑卒中史，步态障碍较明显，震颤少见，常伴锥体束征。

五、临床处理

(一)用药原则

药物治疗是首选且主要的临床治疗手段。药物治疗只能改善症状，提高生活质量，不能阻止病情发展，因而需要终身服用。服药原则：①从小剂量开始，缓慢递增，尽量以较小剂量取得较满意疗效；②治疗方案个体化，即根据患者的年龄、症状类型、严重程度、就业情况、药物价格和经济承受能力等选择药物。

(二)保护性治疗

目的是延缓疾病的发展，改善患者的症状。原则上，帕金森病一旦被诊断就应及早进行保护性治疗。目前，临床上作为保护性治疗的药物主要是单胺氧化酶 B 型(MAO-B)抑制剂如司来吉兰。曾报道司来吉兰与维生素 E 合并治疗可推迟使用左旋多巴，延缓疾病发展(约 9 个月)，但事实上司来吉兰是否具有神经保护作用仍未定论。有几项临床试验提示，多巴胺受体激动剂和辅酶 Q_{10} 也可能有神经保护作用。

(三)症状性治疗

1.早期帕金森病治疗

(1)用药时机：疾病早期若病情未对患者造成心理或生理影响，应鼓励患者坚持工作，参与社会活动和医学体疗，可暂缓用药。若疾病影响患者的日常生活和工作能力，则应开始药物治疗。

(2)选药原则：老年前期(＜65 岁)患者不伴智能减退，可有如下选择：①多巴胺受体激动剂；②MAO-B抑制剂，或加用维生素 E；③复方左旋多巴合用儿茶酚-氧位-甲基转移酶(COMT)抑制剂；④金刚烷胺和/或抗胆碱能药（震颤明显而其他抗帕金森病药物效果不佳时选用抗胆碱能药）。复方左旋多巴：一般在①②④方案治疗效果不佳时加用，但对于某些患者，如果出现认知功能减退或因特殊工作之需，需要显著改善运动症状，复方左旋多巴也可作为首选。

老年期（≥65 岁）患者或伴智能减退，首选复方左旋多巴，必要时可加用多巴胺受体激动剂、MAO-B 抑制剂或 COMT 抑制剂。因苯海索可能影响记忆功能，故尽可能不使用，除非有严重震颤，明显影响患者的日常生活或工作能力。

(3)治疗常用药物如下。

1)抗胆碱能药：主要有苯海索，用法 1～2 mg，3 次/天。此外，有丙环定、甲磺酸苯扎托品、东莨菪碱、环戊丙醇和比哌立登。主要适用于震颤明显且年轻患者，老年患者慎用，闭角型青光眼及前列腺肥大患者禁用。主要不良反应有口干、视物模糊、便秘、排尿困难、影响智能，严重者有幻觉、妄想。

2)金刚烷胺：可促进神经末梢释放多巴胺和减少多巴胺的再摄取。金刚烷胺对少动、强直、震颤均有改善作用，对异动症有一定的治疗作用。用法 50～100 mg，2～3 次/天，末次应在下午 4 时前服用。不良反应有不宁、神志模糊、下肢网状青斑、踝部水肿等，均较少见。肾功能不全、癫痫、严重胃溃疡、肝病患者慎用，哺乳期妇女禁用。

3)复方左旋多巴（苄丝肼左旋多巴、左旋多巴/卡比多巴）：至今仍是治疗本病最基本、最有效的药物或金标准，对震颤、强直、运动迟缓等均有较好疗效。药物机制：左旋多巴作为多巴胺合成前体可通过血-脑屏障，被脑多巴胺能神经元摄取后脱羧转变为多巴胺。初始用量 62.5～125.0 mg，2～3 次/天，根据病情而渐增剂量至疗效满意和出现不良反应为止，餐前 1 小时或餐后 1 个半小时服药。不良反应有周围性和中枢性两类，前者为恶心、呕吐、低血压、心律失常（偶见）；后者有症状波动、异动症和精神症状等。活动性消化道溃疡者慎用，闭角型青光眼、精神病患者禁用。

4)多巴胺受体激动剂：这类长半衰期制剂能避免对纹状体突触后膜多巴胺受体产生“脉冲”样刺激，从而减少或推迟运动并发症的发生。目前大多推崇多巴胺受体激动剂为首选药物，尤其对于早期的年轻患者。目前多推荐使用非麦角类多巴胺受体激动剂：①吡贝地尔缓释片，初始剂量 50 mg/d，每周增加50 mg，有效剂量 150 mg/d，分 3 次口服，最大不超过 250 mg/d；②普拉克索，开始 0.125 mg，3 次/天，每周增加 0.125 mg，3 次/天，一般有效剂量 0.50～0.75 mg，3 次/天，最大不超过 5 mg/d。不良反应与复方左旋多巴相似，不同之处是症状波动和异动症发生率低，而直立性低血压和精神症状发生率较高。

5)单胺氧化酶 B(MAO-B)抑制剂：抑制神经元内多巴胺的分解代谢，增加脑内多巴胺的含量。司来吉兰为选择性单胺氧化酶 B 抑制剂，能阻止脑内多巴胺降解，增加多巴胺浓度。单用有轻度的症状改善作用，与复方左旋多巴合用可增强疗效，改善症状波动。目前国内有司来吉兰，用法为 2.5～5.0 mg，每天2 次，应早、中午服用，尽量避免在傍晚应用，以免引起失眠。胃溃疡者慎用，禁与 5-羟色胺再摄取抑制剂合用。

6)儿茶酚-氧位-甲基转移酶（COMT）抑制剂：如恩卡多朋和托卡朋。药物机制：抑制左旋多巴在外周代谢，维持左旋多巴血浆浓度的稳定。有效剂量每次 100～200 mg，服用次数与复方左旋多巴相同，单独使用无效。stalevo 是由恩卡多朋、左旋多巴、卡比多巴组成的一种制剂，服用便利，疾病早期首选治疗可能预防或延迟运动并发症的发生。不良反应有腹泻、头痛、多汗、口干、转氨酶升高、腹痛、尿色变迁等。

2.中期帕金森病治疗

患者在早期阶段如果首选了多巴胺受体激动剂、司来吉兰、金刚烷胺或抗胆碱能药治疗，发展至中期阶段时症状改善往往已不明显，此时应添加复方左旋多巴治疗；若在早期阶段首选低剂量复方左旋多巴治疗的患者，症状改善往往也不显著，此时应适当增加剂量或添加多巴胺受体激动剂、司来吉兰、金刚烷胺、COMT 抑制剂。

3.晚期帕金森病治疗

晚期帕金森病的临床表现极其复杂，其中有药物的不良反应，也有疾病本身进展因素参与。晚期患者的治疗，一方面继续力求改善运动症状，另一方面需处理一些伴发的运动并发症和非运动症状。

(1)运动并发症的治疗：运动并发症(症状波动和异动症)是晚期患者在治疗中最棘手的情况，治疗包括药物剂量、用法等治疗方案调整、康复训练和手术治疗(主要是脑深部电刺激术)。

(2)非运动症状的治疗：帕金森病的非运动症状包括精神障碍、自主神经功能紊乱、睡眠障碍等。对它们的治疗必须遵循一定的原则。

1)精神障碍的治疗：精神症状表现形式多种多样，如生动的梦境、抑郁、焦虑、错觉、幻觉、欣快、轻度躁狂、精神错乱和意识模糊等。治疗原则是首先考虑依次逐渐减少或停用如下抗帕金森病药物，抗胆碱能药、金刚烷胺、司来吉兰、多巴胺受体激动剂。若采取以上措施患者症状仍存在，则将复方左旋多巴逐步减量。对经药物调整无效的严重幻觉、精神错乱、意识模糊可加用抗精神病药，如氯氮平、奥氮平、奎硫平等。对于认知障碍和痴呆，可应用胆碱酯酶抑制剂，如石衫碱甲、多奈哌齐、利斯的明，但是临床应注意其不良反应，并合理使用。

2)自主神经功能障碍的治疗：最常见的自主神经功能障碍包括便秘、泌尿障碍和直立性低血压等。对于便秘，增加饮水量和高纤维含量的食物对大部分患者行之有效，停用抗胆碱能药，必要时应用助便药。有泌尿障碍的患者需减少晚餐后的摄水量，也可试用奥昔布宁、东莨菪碱等外周抗胆碱能药。直立性低血压患者应增加盐和水的摄入量，睡眠时抬高头位，可穿弹力裤，不要快速从卧位起来，α-肾上腺素能激动剂米多君治疗有效。

3)睡眠障碍的治疗：主要有失眠、不安腿综合征(RLS)。失眠若与夜间的帕金森病运动症状相关，睡前需加用复方左旋多巴控释片。若伴有 RLS 者，睡前加用多巴胺受体激动剂，或复方左旋多巴控释片。

(四)手术及干细胞治疗

早期药物治疗显效，而长期治疗疗效明显减退，同时出现异动症者可考虑手术治疗。需强调的是手术仅是改善症状，而不能根治疾病，术后仍需应用药物治疗，但可减少剂量。手术须严格掌握适应证，非原发性帕金森病的帕金森综合征患者是手术的禁忌证。对处于早期帕金森病、药物治疗显效的患者，不宜手术治疗。手术对肢体震颤和/或肌强直有较好疗效，但对躯体性中轴症状如姿势步态异常、平衡障碍无明显疗效。手术方法主要有神经核毁损术和脑深部电刺激术(DBS)，DBS 因其微创、安全和可控性高而作为主要选择。手术靶点包括苍白球内侧部、丘脑腹中间核和丘脑底核。

有临床试验显示，将异体胚胎中脑黑质细胞移植到患者的纹状体，可纠正多巴胺递质缺乏，改善帕金森病的运动症状，但此项技术存在供体来源有限及伦理问题，正在兴起的干细胞移植结合基因治疗有望克服这一障碍，是正在探索中的一种较有前景的新疗法。

六、康复评定

（一）单项评定

（1）身体功能评定：①关节活动范围测量；②肌力评定；③肌张力评定；④平衡与协议能力评定；⑤步行能力评定；⑥吞咽功能评定；⑦呼吸功能评定。

（2）日常生活能力评定：采用 Barthel 指数评定或 FIM 评估法评估。

（3）认知功能评定。

（4）心理功能评定。

（二）综合评定

1.韦氏帕金森病评定法

此表采用了 43 分制，0 为正常，1 为轻度，2 为中度，3 为重度。总分评估为把每项累加：1～9 分为早期残损，10～18 分为中度残损，19～27 分为严重进展阶段。

2.Yahr 分期评定法

此表是目前国际上较通用的帕金森病病情程度分级评定法，它根据功能障碍水平和能力障碍水平来综合评定。其中Ⅰ、Ⅱ级为日常生活能力一期，日常生活无需帮助；Ⅲ、Ⅳ级为日常生活能力二期，日常生活需部分帮助；Ⅴ级为日常生活能力三期，需全面帮助。

七、康复治疗

帕金森病的康复治疗主要针对其四大运动障碍即震颤、肌强直、运动徐缓和姿势步态异常的康复，以及其继发性功能障碍如肌萎缩、骨质疏松、心肺功能下降、驼背、外周循环障碍、压疮、直立性低血压等的预防。

（一）松弛训练

肌强直、肢体僵硬是帕金森病的一个典型特征。通过缓慢的前庭刺激，如柔顺的有节奏的来回摇动技术，可使全身肌肉松弛。

1.仰卧位下的松弛运动

（1）起始体位：面部向上，双肘关节屈曲、双手抱在一起，双髋、双膝呈屈曲位。头缓慢地向左侧转动，双下肢向右侧转动。然后再做相反动作。如此反复转动。

（2）起始体位：面部向上，两侧肩外展 45°，肘屈曲 90°，双髋、双膝呈屈曲位。左上肢做外旋运动和左肩向外转动、右上肢做内旋运动和右肩向内转动。然后再做相反动作。如此反复转动。

（3）起始体位：面部向上，两侧肩外展 90°，肘屈曲 45°（或 90°），双髋、双膝呈屈曲位。左上肢做外旋运动和左肩向外转动，头缓慢地向左侧转动；右上肢做内旋运动和右肩向内转动，双膝向右侧转动，右髋缓慢转向臀部。然后再做相反动作。

2.侧卧位下的松弛运动

（1）胸部转动与骨盆组合模式。起始体位：右侧卧位，肘关节伸直，髋、膝关节伸直。胸部缓慢向前转动，相对于骨盆运动；右侧上、下肢在胸部向前转动的同时做前伸运动。然后再做相反动作，如此反复转动。开始阶段，治疗师的手可放在患者的髂嵴上，防止骨盆运动，让患者感觉到胸部运动与骨盆是分离的。一旦患者能反复自己训练，就可把放在患者骨盆上的手拿开。

（2）骨盆转动与胸部组合模式。起始体位：右侧卧位，肘关节伸直，髋、膝关节伸直。骨盆缓慢向前转动，相对于胸部运动；右侧上、下肢在胸部向前转动的同时做前伸运动。然后再做相反动作，如此反复转动。开始阶段，治疗师的手可放在患者的肩部，防止肩部运动，让患者感觉到骨盆运动与胸部是分离的。一旦患者能反复自己训练，就可把放在患者肩部的手拿开。

3.注意事项

(1)开始时要缓慢，转动时要有节奏。

(2)从被动转动到主动转动。

(2)从小范围转动到全范围转动。

(4)转动时使患者没有牵拉的感觉，而只有松弛的感觉。

(二)关节活动度训练

关节活动度训练是每天不可缺少的项目，一般采取主动或被动的训练方法。训练的重点是牵拉缩短的、绷得紧紧的屈肌，防止挛缩的发生，维持正常的关节活动度。帕金森病患者常因屈髋肌发紧而伸髋受限和因股四头肌强直而屈膝受限，所以伸髋、屈膝训练是其一项重要内容。

关节活动训练过程中应注意的事项：①避免过度牵拉及出现疼痛；②注意骨质疏松的可能，防止造成骨折；③关节活动度训练应与躯干及肩、骨盆训练结合起来，强调整体运动功能模式。

(三)姿势训练和平衡训练

(1)帕金森病患者一般下肢屈曲、内收和挛缩，脊柱后凸，整个躯干不伸直，检查发现躯干节段性对线不好。对这种有屈曲、挛缩倾向的异常屈曲姿势，训练的重点放在活动伸肌上；上肢通过 PNF 法的对角屈曲模式(肩屈曲、外展、外旋)，下肢通过 PNF 法的对角伸展模式(髋伸展、外展、内旋)来纠正以上异常姿势。

(2)帕金森病患者由于重心转移困难而难于坐直、跪直和站直，平衡能力一般比较差。在做平衡训练时，治疗师应有意识地做以上三种体位下的前后、左右重心转移训练；或在以上四个方向施加轻推或拉的力，使之脱离平衡，让患者自己恢复平衡；以后逐渐增加活动的复杂性、增加重心转移的范围或附加上肢的作业。另外，还可以增加垫上臀部的前后移动训练和坐站之间的转移训练。由于帕金森病患者的腹肌力弱，在坐下时常不能控制躯干而猛然后跌，所以还需做腹肌训练。

(四)往复训练

帕金森病患者两上肢之间、两下肢之间及两上肢与两下肢之间的交互运动困难，使患者难于同时做两个或两个以上运动。①患者迈步时两足往复困难，所以在俯卧位下两膝关节做往复快速地屈伸练习。②治疗师与患者相对而坐，让患者模仿治疗师的手足交互运动，如有困难，可先作双上肢或双下肢的交互运动，然后再作上、下肢之间的交互运动。③让患者模仿治疗师动作，伸一侧下肢时，双上肢在另一侧的头外侧击掌；然后交换另一侧。如此反复进行。④上、下肢反向运动。⑤上肢翻转交叉再复原运动：患者首先右手旋前、左手旋后持棒，然后按图的箭头方向翻转，然后再复原。如此反复进行。

(五)步态训练

帕金森病患者步行时起动慢(又称“冰结足”)、前冲及小碎步，姿势调整差和肌姿势反射差等。训练的目标是针对以上缺点，加快起动速度和步行速度、加大步幅及步伐基底宽度；确保躯干运动和上肢摆动之间的相互交替的协调；确保重心的顺利转移及步态中足跟-足趾的顺序触地运动；确保按指令行走的程序步行及练习高跨步等。

(1)按音乐的节奏或节拍加快起动速度和步行速度；步行前也可做前足离地训练：患者双手持捧，先向右侧摆动，躯干向右旋转，重心由左足转至右足，左足抬离地面；然后向相反方向运动。

反复进行。

(2)行走时步幅及宽度控制可通过在地板上加设标记来进行，如行走线路标记、转移线路标记或足印标记等。

(3)在前面设置 5.0～7.5 cm 高的障碍物，让患者行走时跨步，避免小碎步。

(4)上肢摆动和躯干旋转训练：左侧肩和上肢向前摆，右侧则向后摆。反复进行。幅度可以逐渐加大，但不可失去平衡。

(5)训练步行时手足同时做不同的动作：患者迈右足时双手在左侧击掌；迈左足时双手在右侧击掌。反复进行。

(6)重心的前后移动训练：患者正立位，左足向前迈一小步，双手作向前推状，将重心充分前移至左足，右足尖着地；然后重心向后移至右足，左足跟着地。如此缓慢地反复进行。

(7)上、下肢协同运动训练：让患者两手持木棍的一端，治疗师持另一端，在行走时，治疗师指引患者两上肢交替摆动，并且在这种相对行走中，按治疗师的指令停止、改变运动方向、转弯等训练。这种训练可促进患者上肢交替摆动的能力。

(8)转弯训练：帕金森病患者在行走变换方向时常易出现足不协调，故一般转身困难，且常自己绊倒。治疗师应及时给予提醒和帮助纠正，并专门给予练习。

(六)其他训练

1.面肌训练

患者由于肌强直及少动使其进食动作差及社交活动受限，对患者的心理及欲望产生一定影响，所以促进面、舌肌肉运动是康复训练中又一重要目标。一般使用按摩、牵拉及语言指令其运动，也可通过冰块刺激，促进舌、面肌的运动。如果进食困难，应做嘴、颊、咀嚼的开闭训练。

2.呼吸功能训练

帕金森病患者可导致肺功能低，肺活量低。因此应教会患者深呼吸训练，增大膈肌的移动和改善肺活量，强调用胸式呼吸；另外，这种呼吸训练应与姿势训练中 PNF 对角线屈曲、伸展模式相结合和用语言或触觉刺激来促进呼吸控制能力。

(七)注意事项

在训练时应随时抑制不正常的运动模式，学会正常的运动模式。治疗师对患者的运动模式首先要观察与分析，并向患者指出不正常之处，并嘱患者努力抑制之。一般通过简单的正常动作进行大量的重复训练，从而让患者重新学会正常的运动方式。要充分利用患者的视、听反馈来帮助训练，鼓励患者积极主动地参与治疗。训练中避免疲劳和疼痛，避免抗阻运动：因抗阻运动引起肌紧张，而后者一旦在帕金森病患者中出现，不但消失的很慢，而且会使帕金森病的所有症状重现和引起不愉快的感觉。

(王喜华)

第三节　癫　　痫

癫痫(epilepsy)是一组由大脑神经元异常放电引起的短暂性以大脑功能障碍为特征的慢性脑部疾病，具有突然发作、反复发生的特点，可以表现为运动、感觉、意识、精神等多方面的功能障碍。国际抗癫痫联盟(International League Against Epilepsy,ILAE)和国际癫痫病友联合会(International Bureau for Epilepsy,IBE)联合提出的癫痫的定义是:至少一次痫性发作;临床发作是由于脑内存在慢性持久性异常所致;伴随有相应的神经生物学、认知、精神心理及行为等多方面的功能障碍。这一定义突出了癫痫慢性脑功能障碍的本质,强调了癫痫所伴随的多种障碍。

一、癫痫的检查和评定方法

(一)神经电(磁)生理检查

1.脑电图(EEG)在癫痫中的应用

EEG对癫痫诊断的阳性率为40%～60%,是癫痫最有效的辅助诊断工具,结合多种激发方法,如过度换气、闪光刺激、药物、睡眠等,以及特殊电极如蝶骨电极、鼻咽电极,至少可以在80%患者中发现异常放电,EEG表现为棘波、尖波、棘(尖)波综合和其他发作性节律波。发作期和间歇期均可记录到发作波,发作波的检出是诊断癫痫重要的客观指标,对癫痫灶的定位、分型、抗癫痫药物的选择、药物剂量的调整、停药指征、预后判断均有较大的价值。

EEG可分为头皮脑电图和深部脑电图,头皮脑电图定位效果差,深部电极脑电图定位效果好,因其创伤性患者难以接受,而且安装部位有限,不能反映全脑状况,临床使用受到限制。在我国EEG已成为癫痫的常规检查方法。目前,偶极子64导脑电、动态脑电图和视频脑电等可以长时间记录患者在日常活动中脑电图,并可记录发作时的录像,与脑电图进行同步分析,使癫痫的诊断更准确、定位更精确。

2.脑磁图(MEG)在癫痫中的应用

MEG是一种无创性测定脑电活动的方法,其测量的磁场主要来源于大脑皮层锥体细胞树突产生的突触后电位。在单位脑皮质中,数千个锥体细胞几乎同时产生神经冲动,形成集合电流,产生与电流方向正切的脑磁场。人脑产生的磁场强度极其微弱,在评价神经磁信号时需要极为敏感的测量装置,把极微弱的信号从过多的背景噪声中提取出来。因此,脑磁场测量设备必须具有可靠的磁场屏蔽系统、灵敏的磁场测量装置及信息综合处理系统。其特点有:磁场不受头皮软组织、颅骨等结构的影响;有良好的空间和时间分辨率;对人体无侵害,检测方便。目前MEG的传感器允许同时记录多达300个通道,对癫痫灶的定位非常准确,但设备和检查费用昂贵。

(二)影像学检查

1.CT、MRI在癫痫中的应用

CT、MRI的临床应用,对癫痫的病因、性质和定位有很大的帮助,明显提高了癫痫病灶的检出率。MRI作为20世纪90年代发展起来的无创性脑功能成像技术,具有良好的时间和空间分辨率,其中功能性磁共振(fMRI)、磁共振频谱仪(MRS)、磁共振弛豫(MRR)等相继应用于癫痫的临床和研究。fMRI可用于癫痫手术治疗前运动、语言记忆功能区的定位。MRS可以在分子水平上无损伤地研究神经系统的活动,可以观察不同类型癫痫的神经代谢特点,测评药物及手术的疗效。

2.正电子发射断层扫描(PET)和单光子发射断层扫描(SPECT)在癫痫中的应用

近年来发展起来的脑功能影像学检查,如PET、SPECT不仅能准确发现病变部位,而且可直接测定局部功能状态,是致痫灶定位的有效方法。

PET是目前癫痫灶定位最精确和直观化的手段之一,可从生化、代谢、血流灌注、功能、化学递质及神经受体等方面对癫痫灶进行显像和定量分析,从而可能为EEG、CT、MRI检查阴性的癫痫患者提供致痫灶的定位诊断。目前，临床使用最多的是^{18}F-FDGPET。Engel最早发现发作间期致痫灶的局部葡萄糖代谢降低，而发作期原来葡萄糖代谢降低区反而增高，这种发作间期低代谢而发作期高代谢的区域，可确定为致痫灶。^{18}F-FDGPET能较敏感地探测到功能性癫痫灶，并予以定位，目前已被公认为癫痫外科术前最佳的无创伤性定位方法。但^{18}F-FDGPET的代谢改变区并非均是癫痫灶，与EEG、MRI相结合，相互弥补不足，可大大地提高癫痫的诊断和定位特异性。

SPECT可直接反映脑血流灌注的变化，间接反映全脑代谢功能，不受同位素摄取时间的限制，在癫痫发作间期，病灶呈低血流区，在发作期呈高血流区，使得通过脑血流及脑代谢功能进行痫灶定位成为可能，有研究显示，利用发作期与发作间期减影技术，癫痫定位的效果良好，对癫痫的手术治疗有指导作用。

(三)神经心理学检查

癫痫患者常常合并智能减退、认知障碍和情感、心理异常，临床上常使用各种神经心理量表对患者智力、情感、心理、行为等方面进行评价，根据存在的问题制定出针对性的康复治疗方案。常用的神经心理检查量表有癫痫患者生存质量专用量表(QOLIE-31)、韦氏记忆量表、汉密尔顿抑郁量表、焦虑量表等。

二、治疗

癫痫治疗在近10年有了较大的进展，主要体现在抗癫痫新药在临床越来越多的使用；癫痫外科定位及术前评估的完善和手术治疗；生酮饮食等。

(一)病因治疗

对于病因明确的痫性发作，应针对病因进行治疗，如低血糖症、低血钙症等代谢紊乱者；维生素B_6缺乏者；颅内占位性病变；药物导致的痫性发作等。

(二)药物治疗

明确诊断后，正确的抗癫痫药物(AEDs)治疗是控制癫痫发作的首选方案。合理、规范、有规律的AEDs治疗，可使近60%～70%的患者得到完全控制且停药后无发作，但有20%～30%的患者经系统、合理的药物治疗无效，称为难治性癫痫。AEDs需要长期服用，因此，应综合考虑治疗的时机、药物潜在的毒副作用、患者的职业、心理、经济和家庭、社会环境等诸多情况。AEDs用药的原则：①根据癫痫发作类型及特殊的病因，结合患者的具体情况合理选药(表10-1)；②合理选择用药时机；③坚持单药治疗原则，必要时多药配伍治疗；④适当调整用药剂量，足疗程用药；⑤密切检测药物的毒副作用；⑥缓慢换药，谨慎减量、撤药等。

我们从最近的癫痫治疗指南可以看到如下新趋势。

(1)下列情况应开始新药治疗：不能从传统抗癫痫治疗中获益；不适合传统抗癫痫药治疗的情况，如属于禁忌证范围、与正在服用的药物有相互作用(特别是避孕药等)、明显不能耐受传统抗癫痫治疗、处于准备生育期等。

(2)尽量单药治疗：第一次单药治疗失败，换一种药物仍然采取单药治疗(换药过程应谨慎进行)；下列情况下才考虑联合治疗：①先后应用两种药物单药治疗仍没有达到发作消失；②权衡疗效与安全性后，认为患者所受到的利益大于带给他的不利(如不良反应)。

(3)药物治疗应取得疗效与安全性的最佳平衡。

(4)个性化治疗：对于儿童，要考虑对认知功能、语言能力的影响；处于生育年龄的妇女，尽量选择新药治疗，考虑与口服避孕药的相互作用、致畸性等；老年人，考虑药物的相互作用和对认知功能的损害。

表 10-1　不同类型癫痫或癫痫综合征(AEDs)的选择

发作类型或综合征	首选 AEDs	次选 AEDs
部分性发作(单纯及复杂部分性发作、继发全身强直 阵挛发作)	卡马西平、托吡酯、奥卡西平、丙戊酸、苯巴比妥、扑米酮	苯妥英钠、乙酰唑胺、氯巴占、氯硝西泮、拉莫三嗪、加巴喷丁
全身强直 阵挛发作	丙戊酸、卡马西平、苯妥英钠、苯巴比妥、托吡酯	氯巴占、氯硝西泮、乙酰唑胺、拉莫三嗪
失神发作	乙琥胺、丙戊酸	乙酰唑胺、托吡酯
强直发作	卡马西平、苯巴比妥、丙戊酸	苯妥英钠、氯巴占、氯硝西泮
失张力及非典型失神发作	丙戊酸、氯巴占、氯硝西泮	乙酰唑胺、氯巴占、苯巴比妥、拉莫三嗪
肌阵挛发作	丙戊酸、氯硝西泮、乙琥胺	乙酰唑胺、氯巴占、苯巴比妥、苯妥英钠
婴儿痉挛症	促肾上腺皮质激素、托吡酯、氯硝西泮	氨己烯酸、硝基西泮

(5)对患者生活质量和认知功能的影响 1990 年以来，FDA 已陆续批准 8 种新型抗癫痫药：托吡酯(TPM)、加巴喷丁(GBP)、奥卡西平(OXC)、拉莫三嗪(LTG)、左乙拉西坦(LEV)、噻加宾(TGB)、唑尼沙胺(ZNS)。从新的指南和专家共识中，我们可以发现：新药已经有明显的趋势进入一线的治疗选择，疗效肯定，安全性好，临床使用经验正在逐步完善；第一、二甚至第三个药都最好选择单药治疗；应根据患者具体的特点做出个性化的治疗选择；取得药物疗效及安全性的最佳平衡，提高患者的生活质量应是癫痫治疗的最终目标；新一代广谱抗癫痫药的疗效和安全性得到临床专家的广泛认可，在美国等国家已作为一线药物的治疗选择之一，更可作为某些特殊患者(生育妇女和老年患者等)的首选用药。

(三)癫痫持续状态的治疗

癫痫持续状态(status epilepticus，SE)是癫痫连续发作之间意识尚未完全恢复又频繁再发；或癫痫发作持续 30 分钟以上不自行停止。癫痫持续状态是内科常见的急症，若不及时治疗可因高热、循环衰竭或神经元兴奋性毒性损伤导致永久性脑损害，致残率和死亡率很高。任何类型的癫痫均可出现癫痫状态，其中全面性强直-阵挛发作状态最常见，危害性也最大。其治疗的目的是：迅速控制抽搐；预防脑水肿、低血糖、酸中毒、过高热、呼吸循环衰竭等并发症；积极寻找病因。

(1)迅速控制抽搐：可使用地西泮、异戊巴比妥钠、10%水合氯醛、副醛等药物。

(2)对症处理：保持呼吸道通畅，吸氧；进行心电、血压、呼吸监护；查找诱发癫痫状态的原因并治疗。

(3)保持水、电平衡，甘露醇静脉滴注防治脑水肿。

(4)对于难治性癫痫持续状态：硫喷妥钠及静脉滴注咪哒唑仑有效；也有研究显示异丙酚开始用于控制难治性癫痫持续状态，其疗效逐渐得到重视，目前还需要进一步利用大样本随机对照试验结果评价其疗效和安全性。

(四)外科治疗

以往对癫痫的手术治疗存在一定的误区，认为任何癫痫患者均可实施手术治疗，癫痫患者手术后可万事大吉，不用再服用任何药物，但事实并非如此。手术治疗主要适用于难治性癫痫。

原则上，癫痫手术的适应证是年龄在 12～50 岁，AEDs 难以控制的癫痫发作，排除精神发育迟缓或精神病，智商在70分以上的癫痫患者。手术方式多种多样，按手术原理可以分为切除癫痫放电病灶；破坏癫痫放电的扩散通路；强化抑制结构3种手术方式，具体手术方式为脑皮质病灶切除术、前颞叶切除术、选择性杏仁核、海马切除术；多处软膜下横纤维切断术（MST）；大脑半球切除术；胼胝体切开术；脑立体定向毁损术；电刺激术；伽玛刀（γ刀）治疗术；迷走神经刺激等。手术方式根据癫痫发作的类型和癫痫灶的部位进行选择。外科手术治疗的效果主要取决于病例及手术方式选择是否适当、致痫灶的定位是否准确和致痫灶是否彻底切除。

（五）预防

预防各种已知的致病因素，如产伤、颅脑外伤、颅内感染性疾病等，及时控制婴幼儿期可能导致脑缺氧的情况如抽搐和高热惊厥等，推行优生优育，降低癫痫的发病率。

三、康复

虽然，使用目前的抗癫痫药物能使2/3的患者的癫痫发作得到控制，但这些患者仍然存在着许多与癫痫有关的问题，如抗癫痫药物的不良反应、心理-社交障碍、长期服药常使患者合并智能减退、认知障碍等。其余1/3的患者由于频繁的癫痫发作，需要定期随访以及进行多学科评估以确保康复计划的全面性和为患者个体定制。康复的目标是消除或减少疾病导致的医学和社会的后果。对患者的辅导和教育是一项重要的因素。

长期治疗的精神和经济负担、痫性发作时间的不确定性和行为的失控性、社会的偏见等多方面的压力，使患者常伴有明显的心理和行为异常。以往癫痫治疗多注重控制发作，忽略了患者的自身感受，随着医疗模式的改变，国内外学者已经注意到患者的情感、心理以及家庭和社会环境等方面在癫痫治疗中的重要作用，在正规的抗癫痫药物治疗的同时全面考虑其身体、心理和社会等因素，提高其生存质量，使癫痫患者得到真正的康复。

癫痫的康复涉及医疗、心理、教育、职业、社会等诸多方面，康复原则是除对因、对症治疗外，尽早进行个体化、综合性康复训练，提高患者的生活质量。

（一）体育疗法

通过一定程度的体育训练，可以增强体质，调整各器官间的协调和平衡功能，减少药物的蓄积；增强信心，消除自卑心理，缓解忧愁和抑郁情绪。运动方式、运动量应根据患者病情和身体情况合理安排，避免进行危险的过量的体育活动。

（二）智能减退、认知障碍

癫痫患者常常伴有智力减退、认知功能障碍，是其预后不良的重要因素，其发生机制是多方面的，如痫样放电导致神经元功能紊乱，造成的脑组织持续性损害；癫痫灶的代谢异常；幼年期起病的癫痫造成的脑组织发育障碍；发作期伴发的低氧血症、高碳酸血症、兴奋性神经递质的过度释放，造成的神经元不可逆损害；另外，某些癫痫综合征在慢波睡眠相出现的持续性痫样放电导致的睡眠障碍；某些AEDs引起的神经元兴奋性降低，均可影响认知功能。影响癫痫患者认知功能的因素多种多样，如癫痫灶的部位、发病年龄和发作类型、抗癫痫药物的毒副作用、家庭社会因素、患者本人受教育程度等。所以，控制癫痫发作，避免选用对认知功能影响大的抗癫痫药物，控制用药种类，密切监测药物认知损害的不良反应，从而把认知功能损害控制到最小限度。

癫痫患者的认知功能损害表现不一，主要有注意力、推理能力、视觉空间能力、视运动协调能力受损、抽象概括能力、计划判断能力、表达能力的减退和记忆力障碍等，其中以记忆力障碍最常见。对于记忆障碍而言，记忆力全面改善虽然不太可能，但是学习助记术有助于解决最常见的日常记忆问题。在记忆康复计划中，应考虑下列问题：日常生活中认知功能障碍的心理教育疗效的需要、个性和情感反应的影响，以及对记忆问题的个人感受。训练目标必须是定制的、小的尽可能具体的、完全能够满足患者的需要和希望。

应对患者进行单独的、针对性神经心理评定，以确定认知功能康复的范围。认知功能障碍常用的康复方法是通过认知功能评价，针对患者存在的认知缺陷，对患者进行重复训练，通过反复练习建立起自动性行为，训练应注重目的性、趣味性和实用性。避免使用已经缺损的认知功能，使用其他方法帮助患者补偿缺损的认知成分，如对记忆障碍的患者可以使用一些外部存储工具（如工作日程表、笔记等），将复杂事务分解成简单成分，或者通过联想等方式帮助记忆。

（三）心理和精神障碍

适当的体力劳动和脑力劳动对健康是有利的，应当鼓励。

癫痫患者由于家庭、社会、抗癫痫药物的毒副作用等因素常存在异常心理，不仅可以加重躯体疾病，而且导致癫痫患者的行为退化和异常。异常行为和心理常表现为抑郁、恐惧、攻击性、焦虑、逆反等负性情绪；自卑、性格孤僻、社会交往障碍；适应能力差，喜欢固定不变的生活方式；学习障碍、怕困难、缺乏自信、易放弃的退缩行为；对治疗措施产生无望和歪曲的判断，治疗依从性差等。

心理治疗是癫痫治疗过程中重要的治疗方法，全面评定患者存在的心理障碍，针对性地开展心理治疗，减轻患者心理负担，稳定情绪，经过综合训练，提高患者的学习、工作能力和适应性，提高抗挫折和自控能力。目前常用的心理治疗方法有支持性心理治疗、催眠术、松弛训练、生物反馈疗法、森田疗法等。另外，也可短期针对性使用药物治疗，如抗抑郁药物、抗焦虑药等。

（四）提高家庭和社会支持，改善患者的生存质量

癫痫患者应有良好的生活习惯和饮食习惯，避免过饱、疲劳、睡眠不足或情感波动。食物以清淡为主，忌辛辣，最好能戒烟酒。除带有明显危险性的工作（如驾驶、高空作业、游泳等），不宜过分限制。更重要的是解除其精神负担，不要因自卑感而脱离群众；让其树立战胜疾病的信心；医师需要对患者耐心解释，使其对疾病有正确的认识。

癫痫患者往往存在生活、就业、婚姻、与亲友关系不融洽、经济水平偏低等家庭和社会问题。强大的家庭和社会支持是患者正确面对疾病、战胜疾病的基础。随着社会的发展和进步，癫痫患者的生活质量日益为人们重视，生活质量包括发作状态、情感生活、任务与休闲性活动、健康状态、经济状态、家庭关系、社会交往、记忆功能等多个方面。

影响癫痫患者生活质量的因素有患者的智力水平、认知功能、患者受教育水平、家庭和社会的支持等多种因素。家庭康复是癫痫治疗中的重要一环，许多患者需要家庭的看护和照料，让患者的亲友了解癫痫的基本知识，给癫痫患者以足够的关心、理解、尊重和支持，督促患者按时、按规定服用药物，提高药物治疗的依从性，合理安排日常生活，避免不良嗜好的养成，释放负性不良情绪，保持良好心理状态，增强患者的责任感，鼓励患者积极参加有益的社交活动，克服自卑心理，指导患者承担力所能及的社会工作，同时避免危险活动和工作，让患者在自我实现中体会到自身的价值，从而提高战胜疾病的信心。

社会支持在癫痫患者康复中具有重要的作用。通过立法保护癫痫患者的学习、受教育、婚姻、生育、就业等的合法权益，增加患者的各项福利和医疗保险，改善癫痫患者的经济状况。向全社会进行癫痫科普教育，纠正社会上某些人群对癫痫患者的歧视和错误看法。促进癫痫患者参与社会活动，培养乐观豁达的性格，减少自卑感，提高抗癫痫药物治疗的依从性，减轻疾病的症状，减缓疾病的发展，提高患者的生活质量。

（五）职业康复

在国外，有一些非营利性机构为癫痫患者提供职业康复服务，以培训患者并协助其找到工作。职业康复服务的内容主要包括以下几点。

1.诊断性评估

评估其残疾状况，确定职业需要技能的目前状况。

2.辅导

确定目标，做出选择，确定职业需要培训的技能并提供支持。

3.培训

基本和特殊职业技能，记忆和注意的代偿技巧，工作搜寻策略，面试技巧，工作指导，个人简历书写和合法权利。

4.咨询

在职培训计划和其他支持性工作经历和职业教育。

5.工作安排

在竞争性的工作岗位、在家或支持性的社区就业或有保护的工场。

6.协助

与相关的专业机构进行协助。

（王喜华）

第十一章

常见疾病的康复护理

第一节 脑性瘫痪

小儿脑性瘫痪简称脑瘫，是自受孕开始至婴儿期非进行性脑损伤和发育缺陷所导致的综合征，主要表现为运动障碍及姿势异常，是小儿时期常见的中枢神经障碍综合征。现代医学认为本病的病因是多种因素造成的。而其中早产、窒息、核黄疸是本病的三大原因。

脑性瘫痪的主要功能障碍可表现为以下症状。①运动功能障碍：可出现痉挛、共济失调、手足徐动、帕金森病、肌张力降低等。②言语功能障碍：可表现为口齿不清，语速及节律不协调，说话时不恰当地停顿等。③智力功能障碍：可表现为智力低下。④其他功能障碍：包括发育障碍、精神障碍、心理障碍、听力障碍等。

本病在传统医学中属于“五迟”“五软”“五硬”和“痿证”的范畴。五迟是指立迟、行迟、发迟、齿迟、语迟；五软是指头颈软、口软、手软、脚软、肌肉软；五硬是指头颈硬、口硬、手硬、脚硬、肌肉硬。现代康复临床上按运动功能障碍的特点一般将本病分为痉挛性、不随意运动型、强直性、共济失调型、肌张力低下型和混合型。按瘫痪部位可将本病分为单瘫、双瘫、偏瘫、三肢瘫和四肢瘫。

一、康复评定

(一)现代康复评定方法

(1)粗大运动功能评定：常采用 GMFM 量表。

(2)肌张力评定：包括静止性肌张力测定(包括肌肉形态、硬度、关节伸展度等)、姿势性肌张力测定、运动性肌张力测定。

(3)肌力评定：多用徒手肌力检查法(manual muscle testing，MMT)。

(4)关节活动度评定。

(5)智能评定：包括智力测验(常用韦氏幼儿智力量表、韦氏儿童智力量表、盖塞尔发育量表等)、适应行为测验。

(6)反射发育评定：包括原始反射、病理反射、平衡反射等。

(7)姿势与运动发育评定。

(8)日常生活能力评定。

(9)其他评定:包括一般状况评定、精神评定、感知评定、认知能力评定、心理评定、言语评定、听力评定、步态分析等。

(二)传统康复辨证

1.病因病机

主要有3个方面。一是先天不足,多因父母精血亏虚、气血不足或者近亲通婚,导致胎儿先天禀赋不足、精血亏虚,不能濡养脑髓;母体在孕期营养匮乏、惊吓或是抑郁悲伤,扰动胎儿,以致胎儿发育不良;先天责之于肝肾不足,胎元失养,致筋骨失养,肌肉萎缩,日久颓废。二是后天失养,多因小儿出生,禀气怯弱,由于护理不当致生大病,伤及脑髓,累及四肢;后天责之于脾,久病伤脾,痰浊内生,筋骨肌肉失于濡养,日渐颓废。脑髓失养,而致空虚。三是其他因素,多为产程中损伤脑髓,或因脑部外伤、瘀血内阻、邪毒侵袭、高热久病、正虚邪盛,营血耗伤,伤及脑髓而致。

2.四诊辨证

通过四诊,临床一般将本病分为以下3型。

(1)肝肾不足型:发育迟缓,智力低下,五迟,面色无华,神志不清,精神呆滞,常伴有龟背、鸡胸、病久则肌肉萎缩,动作无力,舌淡苔薄,指纹色淡。

(2)瘀血阻络型:精神呆滞,神志不清,四肢、颈项及腰背部肌肉僵硬,活动不灵活、不协调,舌淡有瘀斑瘀点,苔腻,脉滑。

(3)脾虚气弱型:面色无华,形体消瘦,五软,智力低下,神疲乏力,肌肉萎缩,舌淡,脉细弱。

二、康复策略

为促进患儿正常的运动发育,抑制异常运动模式和姿势,最大限度地恢复功能,小儿脑瘫的康复应做到早诊断、早治疗,才能达到较好的康复效果。目前主要针对患儿的运动障碍采取综合治疗。在整体康复中,中国传统康复疗法有着举足轻重的作用。脑瘫的康复是一个长期复杂的过程,需要在中西医结合的理论指导下,医师、治疗师、护士、家长共同努力完成。

脑瘫传统康复治疗的目的主要在于减轻功能障碍,提高生活质量。大多以针灸、推拿为主要手段。针灸可以有效改善脑血流速度,促进脑组织的血液供应,从而进一步改善中枢神经功能,促进康复。有效的推拿方法对于运动和姿势异常而引发的继发性损害如关节挛缩等有良好的预防和康复治疗作用。

三、康复治疗方法

(一)针灸治疗

以疏通经络、行气活血、益智开窍为原则。《素问·痿论》提出"治痿独取阳明"的治法,常选取手足阳明经腧穴进行针刺,辅以头部腧穴。一般选择毫针刺法、灸法、头皮针法等。

1.毫针刺法

主穴:四神聪、百会、夹脊、三阴交、肾俞。

配穴:肝肾不足加太溪、关元、阴陵泉、太冲;瘀血阻络加风池、风府、血海、膈俞;脾虚气弱加脾俞、气海;上肢瘫痪加肩髃、肩髎、肩贞、曲池、手三里、合谷、外关;下肢瘫痪加伏兔、血海、环跳、承山、委中、足三里、阳陵泉、解溪、悬钟、太冲、足临泣;言语不利加廉泉、哑门、通里;足下垂加昆仑、太溪;颈软加天柱、大椎;腰软加腰阳关;斜视加攒竹;流涎加地仓、廉泉;听力障碍加耳门、听宫、听会、翳风。

具体操作:选用 28 号毫针针刺。一般每次选 2~3 个主穴,5~6 个配穴,平补平泻。廉泉向舌根方向刺 0.5~1 寸;哑门向下颌方向刺 0.5~0.8 寸,不可深刺,不可提插。每天或隔天 1 次,留针 15 分钟,15 次为 1 个疗程,停 1 周后,再继续下 1 个疗程。

2.灸法

选取四神聪、百会、夹脊、足三里、三阴交、命门、肾俞,上肢运动障碍配曲池、手三里、合谷、后溪;下肢运动障碍配环跳、足三里、阳陵泉、解溪、悬钟。使用艾条进行雀啄灸,每天 1 次,皮肤红晕为度;或者隔姜灸,每次选用 3~5 个腧穴,每穴灸 3~10 壮,每天或隔天 1 次,10 次为 1 个疗程。

3.头皮针疗法

运动功能障碍取健侧相应部位的运动区;感觉功能障碍取健侧相应部位的感觉区;下肢功能运动和感觉障碍配对侧足运感区;平衡功能障碍配患侧或双侧的平衡区。听力障碍取晕听区;言语功能障碍,配言语 1、2、3 区(具体为运动性失语选取运动区的下 2/5;命名性失语选取言语 2 区;感觉性失语选取言语3 区)。

具体操作:一般用 1 寸毫针,头皮常规消毒,沿头皮水平面呈 30°斜刺,深度达到帽状腱膜下,再压低针身进针,捻转,平补平泻,3 岁以内患儿不留针,每天 1 次,10 次为 1 个疗程。

(二)推拿治疗

以疏通经络、强健筋骨、醒神开窍为原则。常采用分部操作和对症操作。一般先用点法、按法、揉法、运法、扫散法等,然后被动活动四肢关节。

1.分部操作

包括上肢功能障碍和下肢功能障碍。

(1)上肢功能障碍:在患儿上肢内侧及外侧施以推法,从肩关节至腕关节,反复 3~5 次;按揉合谷、内关、外关、曲池、小海、肩髃、天宗 5 分钟,拿揉上肢、肩背部 3~5 次,拿揉劳宫、极泉各3~5 次;摇肩、肘及腕关节各 10 次;被动屈伸肘关节及掌指关节各 10 次;捻手指 5~10 次,揉搓肩部及上肢各 3~5 次。

(2)下肢功能障碍:在患儿下肢前内侧和外侧施以推法,自上而下操作 3~5 遍;按揉内外膝眼、足三里、阳陵泉、环跳、委阳、委中、昆仑、太溪、涌泉 10 分钟;拿揉股内收肌群、股后肌群、跟腱各 3 分钟,反复被动屈伸髋关节、膝关节、踝关节 3~5 次;擦涌泉,以透热为度。

2.对症操作

包括智力障碍、大小便失禁、关节挛缩。

(1)智力障碍:开天门 50~100 次,推坎宫 50~100 次,揉太阳 50~100 次,揉百会、迎香、颊车、下关、人中各 50 次;推摩两侧颞部 50 次,推大椎 50 次;拿风池 5 次,拿五经 5 次;按揉合谷 50 次,拿肩井 5 次。

(2)大小便失禁:在患儿腰背部双侧膀胱经、督脉施以推法,反复操作 3~5 遍;擦肾俞、命门、八髎,以透热为度;按揉中脘、气海、关元、中极、足三里、三阴交各 5 分钟;摩腹 5~10 分钟,擦涌泉 50 次。

(3)关节挛缩:取挛缩关节周围的腧穴,点按法操作并结合关节活动。动作由轻到重,切忌粗暴,宜循序渐进。患肢痉挛者,应由轻到重进行掐按。肌肉萎缩、食欲差及体弱者,可在胸腹部拍打、推揉。上肢屈肌肌张力增高、屈曲者,可轻揉上肢前群肌肉,被动活动上肢,外展外旋肩关节,伸展肘、腕关节,伸展手指,改善肩、肘、腕等关节挛缩;下肢内收肌肌张力增高、伸展者,拿揉、揉搓大腿内侧肌群，减轻肌痉挛，被动活动下肢，外旋外展髋关节，屈曲膝关节，改善髋、膝关节挛缩；足尖走路者，被动背伸踝关节，牵拉挛缩肌腱，缓慢用力，避免诱发踝阵挛。

（三）其他传统康复疗法

一般包括中药疗法、足部按摩疗法等。

1.中药疗法

临床常用内服、外治两种方法。

（1）中药内服：肝肾不足型可选用六味地黄丸加减；瘀血阻络型可选用通窍活血汤加减；脾虚气弱型可选用调元散和菖蒲丸加减。对特殊并发症者则选择针对性的方药治疗。癫痫者可选用紫石汤、定痫丸、紫河车丸加减；斜视者可选用小续命汤、六君子汤合正容汤、养血当归地黄汤加减等；智力低下者可选用调元散、十全大补汤、涤痰汤、小柴胡汤加减等；失语者可选用菖蒲丸、木通汤、肾气丸、羚羊角丸、涤痰汤等。

（2）中药外治：常用的是中药熏洗方法。选择具有通经活血、祛风通络作用的药物组方。目的是促进局部血液循环，提高治疗效果。常选用红花 10 g、钻地风 10 g、香樟木 50 g、苏木 50 g、老紫草 15 g、伸筋草 15 g、千年健 15 g、桂枝 15 g、路路通 15 g、乳香 15 g、没药 10 g、宣木瓜 10 g，加入清水煮沸，进行熏洗或用毛巾浸透药液进行局部热敷。注意水温，以防烫伤，对于皮肤知觉较差的患儿尤应注意。

2.足部按摩疗法

在患儿足底均匀涂抹按摩介质，如凡士林等。医者两手握足，两拇指相对于足底，其余四指握足背，两拇指由足跟到足趾进行全足放松，手法轻柔，操作 3～5 次，取肾上腺、大脑、小脑、脑垂体等部位进行重点刺激，以拇指点按 30～40 次，按揉 1 分钟，酸胀或微痛为度。再按上述放松手法操作，结束治疗。每天1 次，每次持续 20～30 分钟，10 次为 1 个疗程。

四、护理要点

（1）注意脑瘫儿童的饮食。少吃多吃。每天喝 1～2 次淡盐水来补充水和电解质。饮食应该高热量、高蛋白质、高脂肪、高纤维素，以及维生素和微量元素的均衡饮食。钙和维生素也应该补充，以防止骨脱钙和骨质疏松症。饮食应该有 4 个特点：腐烂、精细、新鲜和柔软。脑瘫婴儿脑细胞的发育离不开蛋白质、脂肪、碳水化合物、维生素和矿物质。

（2）由于婴儿运动系统、神经系统正处于发育阶段，异常姿势运动还没有固化，所以临床上对于小儿脑瘫的治疗，应做到早诊断、早治疗，以达到最好的康复效果。提倡在出生后即进行评估，如存在脑瘫发病高危因素，则立即进行干预治疗；出生后 3～6 个月确诊，如确诊，综合康复治疗应立即进行。康复治疗最佳时间不要超过 3 岁，其方法包括躯体训练、技能训练、物理治疗、针灸治疗、推拿手法治疗等。

（3）针灸治疗本病有较好的疗效。毫针治疗关键在于选择腧穴和针刺补泻手法，选取腧穴多以阳明经穴和奇穴为主，针刺手法以补法和平补平泻为主；头皮针治疗刺激量不宜太大；灸法注意防止烫伤；痉挛型脑瘫患儿的痉挛侧不宜用电针治疗。

（4）有效的推拿方法对于运动和姿势异常而引发的继发性损害，如关节挛缩等有良好的预防和康复治疗作用。但应掌握手法的灵活运用，操作时手法宜轻柔，力度不宜过大，特别是对挛缩关节的操作，更应注意手法的力度和幅度。

（步海玲）

第二节 面神经炎

面神经炎又称特发性面神经麻痹或 Bell 麻痹。常见病因多由病毒感染、面部受凉、神经源性病变、物理性损伤或中毒等引起一侧或者双侧耳后乳突孔内急性非化脓性面神经炎,受损的面神经为周围性,故在此以“周围性面神经麻痹”作重点介绍。本病以口眼㖞斜为主要特点,常在睡眠醒来时发现一侧面部肌肉板滞、麻木、瘫痪,额纹消失,眼裂变大,露睛流泪,鼻唇沟变浅,口角下垂歪向健侧,病侧不能皱眉、蹙额、闭目、露齿、鼓颊。部分患者初起时有耳后疼痛,还可出现患侧舌前 2/3 味觉减退或消失,听觉过敏等症。病程迁延日久,可因瘫痪肌肉出现挛缩,口角反牵向患侧,甚则出现面肌痉挛,形成“倒错”现象。发病急骤,以一侧面部发病为多,双侧面部发病少见。无明显季节性,多见于冬季和夏季,好发于 20～40 岁青壮年,男性居多。

本病属中医学之“口僻”“面瘫”“吊线风”“口眼㖞斜”“歪嘴风”等病证范畴。中医认为,“邪之所凑,其气必虚”。本病多由脉络空虚,风寒侵袭,以致经气阻滞,气血不和,瘀滞经脉,导致经络失于濡养,肌肉纵缓不收而发作。

颅内炎症、肿瘤、血管病变、外伤等多种病变累及面神经所致的继发性面神经麻痹与前者不同,不是本节讨论的对象。

一、康复评定

(一)现代康复评定

1.病史

起病急,常有受凉吹风史,或有病毒感染史。

2.表现

一侧面部表情肌突然瘫痪、患侧额纹消失,眼裂不能闭合,鼻唇沟变浅,口角下垂,鼓腮,吹口哨时漏气,食物易滞留于患侧齿颊间,可伴患侧舌前 2/3 味觉丧失,听觉过敏,多泪等。

3.损害部位

耳后乳突孔以上影响鼓索支时,则有舌前 2/3 味觉障碍;若镫骨肌支以上部位受累时,除味觉障碍外,还可出现同侧听觉过敏;损害在膝状神经,可有乳突部疼痛,外耳道和耳郭部的感觉障碍或出现疱疹;损害在膝状神经节以上,可有泪液、唾液减少。

4.脑 CT、MRI 检查

均正常。

5.实验室检查

急性感染性(风湿、骨膜炎等)面神经麻痹者可有:①外周血白细胞及中性粒细胞升高;②红细胞沉降率增快;③大多数患者脑脊液检查正常,极少数患者脑脊液的淋巴细胞和单核细胞增多。

6.电生理检查

肌电图(EMG)可显示受损的面肌运动单位对神经刺激的反应,测知面神经麻痹程度及有无失神经反应,对确定治疗方针和判定预后及可能恢复的能力很有价值。通常可进行动态观察,在发病2周左右，应列为常规检查。神经传导速度（MCV）是判断面神经受损最有意义的指标，它对病情的严重程度、部位以及鉴别轴索与脱髓鞘损害，均有很大帮助。此外，电变性检查对判定面神经麻痹恢复时间更为客观，发病早期即病后5～7天，采用面神经传导检查，对完全性面瘫的患者进行预后判定，患侧诱发的肌电动作电位M波波幅为健侧的30%或以上时，则2个月内可望恢复；如为10%～30%，常需2～8个月恢复，并有可能出现合并症；如仅为10%或以下，则需6～12个月才能恢复，甚至更长时间，部分患者可能终生难以恢复，并多伴有面肌痉挛及联带运动等后遗症。病后3个月左右测定面神经传导速度有助判断面神经暂时性传导障碍，还是永久性的失神经支配。

7.功能障碍评定

面神经炎患侧功能障碍和面肌肌力的康复评定（表11-1和表11-2）。

表11-1 功能障碍分级

分级	肌力表现
0级	相当于正常肌力的0%，嘱患者用力使面部表情肌收缩，但检查者看不到表情肌收缩，用手触表情肌也无肌紧张感
1级	相当于正常肌力的10%，让患者主动运动（如：皱眉、闭眼、示齿等动作），仅见患者肌肉微动
2级	相当于正常肌力的25%，面部表情肌做各种运动虽有困难，但主动运动表情肌有少许动作
3级	相当于正常肌力的50%，面部表情肌能做自主运动，但比健侧差，如皱眉比健侧眉纹少或抬额时额纹比健侧少
4级	相当于正常肌力的75%，面部表情肌能做自主运动，皱眉、闭眼等基本与健侧一致
5级	相当于正常肌力的100%，面部表情肌各种运动与健侧一致

表11-2 肌力分级

分级	功能障碍情况
Ⅰ	正常
Ⅱ	轻度功能障碍，仔细检查才发现患侧轻度无力，并可察觉到轻微的联合运动
Ⅲ	轻、中度功能障碍，面部两侧有明显差别，患侧额运动轻微运动，用力可闭眼，但两侧明显不对称
Ⅳ	中、重度功能障碍，患侧明显肌无力，双侧不对称，额运动轻微受限，用力也不能完全闭眼，用力时口角有不对称运动
Ⅴ	重度功能障碍，静息时出现口角㖞斜，面部两侧不对称，患侧鼻唇沟变浅或消失，额无运动，不能闭眼（或最大用力时只有轻微的眼睑运动），口角只有轻微的运动
Ⅵ	全瘫，面部两侧不对称，患侧明显肌张力消失，不对称，不运动，无连带运动或患侧面部痉挛

（二）传统康复辨证

1.病因病机

中医对本病多从"内虚邪中"立论，认为"经络空虚，风邪入中，痰浊瘀血痹阻经络，以致经气运行失常，气血不和，经筋失于濡养，纵缓不收而发病"。

2.辨证

（1）风寒侵袭：见于发病初期，面部有受凉史。症见口眼㖞斜，伴头痛、鼻塞、面肌发紧，舌淡，苔薄白，脉浮紧。

（2）风热入侵：见于发病初期，多继发于感冒发热，症见口眼㖞斜，伴头痛、面热，面肌松弛、耳后疼痛，舌红，苔薄黄，脉浮数。

(3)气血不足：多见于恢复期或病程较长的患者。症见口眼㖞斜，日久不愈，肢体困倦无力，面色淡白，头晕等，舌淡，苔薄白，脉细无力。

二、康复治疗

面神经炎的中医治疗方法日趋多样化，有针灸、推拿、中药内服、外敷、皮肤针、电针、刺络拔罐、穴位注射、割治、埋线等。在临床中应注意诊断，及早治疗，充分发挥中医各种治法的优势，标本兼顾，内外治疗，并中西医结合，各取所长，以达到提高疗效、缩短病程、降低费用的良好效果。

(一)一般治疗

(1)治疗期间，可在局部用热毛巾热敷，每次 10 分钟，每天 2 次。

(2)眼睑闭合不全者，每天点眼药水 2～3 次，以防感染。

(3)患者应避免风寒侵袭，戴眼罩、口罩防护。

(4)患者宜自行按摩瘫痪的面肌，并适当地进行功能锻炼。

(5)治疗期间，忌长时间看电视、电脑，以防用眼过度，导致眼睛疲劳，影响疗效。

(二)针灸治疗

1.毫针法

治则：活血通络，疏调经筋。

处方：以面颊局部和手足阳明经腧穴为主。

主穴：阳白、四白、颧髎、攒竹、颊车、地仓、合谷(双)、翳风(双)。

随证配穴：风寒证加风池穴祛风散寒，风热证加曲池疏风泻热，鼻唇沟平坦加迎香，人中沟歪斜加人中、口禾髎，颏唇沟歪斜加承浆，味觉消失、舌麻加廉泉，乳突部疼痛加风池、外关，恢复期加足三里补益气血、濡养经筋。

2.电针法

取地仓、颊车、阳白、瞳子髎、太阳、合谷(双)等穴，接通电针仪，以断续波刺激 10～20 分钟，强度以患者面部肌肉微微跳动且能耐受为度。每天 1 次。适用于恢复期(病程已有 2 周以上)的治疗。

3.温针法

取地仓、颊车、阳白、四白、太阳、下关、牵正、合谷(双)等穴，将剪断的艾条(每段 1～1.5 cm)插到针柄上，使艾条距离皮肤 2～3 cm，将艾条点燃，持续温灸 10～20 分钟，注意在艾条与皮肤之间放置一小卡片(4 cm×5 cm)，防止烧伤皮肤，温度以患者有温热感且能耐受为度。每天 1 次。

操作要求。①初期：亦称“急性期”，为开始发病的第 1～7 天，此期症状有加重趋势，此乃风邪初入，脉络空虚，正邪交争，治以祛风通络为主。此期宜浅刺，轻手法，不宜使用电针法过强刺激。②中期：亦称“平静期”，为发病约第 7～14 天，此期症状逐渐稳定，乃外邪入里，络阻导致气血瘀滞，故治当活血通络。此期宜用中度刺激手法，可用电针法、温针法等强刺激手法。毫针法处方、随证配穴、操作等具体方法见上。其中电针法、温针法、穴位敷贴、穴位注射、皮肤针、耳针法等均可酌情选用。③后期：又称“恢复期”，约为发病 16 天至 6 个月，此后症状逐渐恢复，以调理气血为主。此期浅刺多穴多捻转有助促进面部微循环，营养面神经及局部组织，同时激活神经递质冲动，利于松肌解痉，恢复面肌正常运动，类似“补法”，有别于初期浅刺泄邪之“泻法”。若辅以辨证配穴，补气益血、祛风豁痰，则更显相得益彰。毫针法处方、随证配穴、操作等具体方法见上。可酌情选用电针法、温针法、穴位敷贴、穴位注射、皮肤针、耳针法等。④联动期和痉挛期：发病6个月以上（面肌连带运动出现以后），此期培补肝肾、活血化瘀、舒筋养肌、息风止痉。采用循经取穴配用面部局部三线法取穴针灸治疗。在电针法、温针法、穴位敷贴、穴位注射、皮肤针、耳针法无效下可选择手术治疗。

（三）推拿治疗

1.治则

疏通经络，活血化瘀。

2.取穴及部位

印堂、风池、阳白、太阳、四白、睛明、迎香、地仓、颧髎、颊车、下关、听宫、承浆、合谷、翳风。

3.主要手法

一指禅推法、按揉法、抹法、揉法、擦法、拿法。

4.操作方法

以患侧颜面部为主，健侧做辅助治疗。首先患者取仰卧位，医者用一指禅推法自印堂穴开始，经阳白、太阳、四白、睛明、迎香、地仓、颧髎、下关至颊车，往返5～6遍。用双手拇指抹法自印堂穴交替向上抹至神庭穴，从印堂向左右抹至两侧太阳穴，从印堂穴向左右抹上下眼眶，自睛明穴向两侧颧骨抹向耳前听宫穴，从迎香穴沿两侧颧骨抹向耳前听宫穴，治疗约6分钟。指按揉牵正、承浆、翳风，每穴约1分钟。用大鱼际揉面部前额及颊部3分钟左右。在患侧颜面部向眼方向用擦法治疗，以透热为度。然后患者取坐位，用拿法拿风池、合谷穴各1分钟。

（四）中药治疗

根据中医辨证论治施以相应汤药，辅助针灸治疗，针药结合。

治则：祛风通络，化痰开窍。

方药：牵正散加减。白附子6 g，僵蚕20 g，全蝎8 g，蜈蚣2条，法夏12 g，地龙15 g。

随证加减：风寒侵袭者，加防风6 g，羌活12 g，荆芥10 g，苏叶6 g；风热入侵者，加银花15 g，板蓝根15 g，菊花12 g，泽泻12 g；气血不足者，加黄芪15 g，党参15 g，当归10 g，天麻15 g。

用法：水煎，每天一剂，分两次服。忌辛辣、生冷食物。

（五）其他传统疗法

1.拔罐疗法

适应于风寒袭络证各期患者。选取患侧的阳白、下关、巨髎、颧髎、地仓、颊车等穴位。采用闪火法，于每穴位区域将火罐交替吸附及拔下约1秒，不断反复，持续5分钟左右，以患侧面部穴位处皮肤潮红为度。每天闪罐1次，每周治疗3～5次，疗程以病情而定。根据病情，亦可辨证选取面部以外的穴位，配合刺络拔罐治疗。

2.穴位敷贴

选地仓、颊车、阳白、颧髎、太阳等穴。将马钱子锉成粉末1～2分，然后贴于穴位处，5～7天换药1次；或用蓖麻仁捣烂加麝香少许，取绿豆粒大一团，敷贴穴位上，每隔3～5天更换1次；或用白附子研细末，加冰片少许做面饼，敷贴穴位，敷药后面部即有紧抽、牵拉、发热的感觉，一般持续2～4小时，以痊愈为度。恢复期可取嫩桑枝30 g，槐枝60 g，艾叶、花椒各15 g，煎汤频洗面部，先洗患侧，后洗健侧。

3.穴位注射

用维生素B_1、维生素B_{12}、胞磷胆碱、辅酶Q等注射液注射翳风、牵正等穴，每穴0.5～1 mL，每天或隔天一次，以上穴位可交替使用。

4.皮肤针

用皮肤针叩刺阳白、太阳、四白、牵正等穴，以局部潮红为度。每天 1 次。适用于发病初期，或面部有板滞感觉等面瘫后遗症。

5.耳针法

取神门、交感(下脚端)、内分泌、口、眼、面颊区、下屏尖(肾上腺)等穴，毫针刺法，留针 20～30 分钟，每天 1 次，适用于面瘫的各期。

6.西医治疗

(1)激素治疗：泼尼松或地塞米松，口服，连续 7～10 天。

(2)改善微循环，减轻水肿：右旋糖酐-40 250～500 mL，静脉滴注 1 次/天，连续 7～10 天，亦可加用脱水利尿剂。

(3)物理疗法：红外线照射，超短波透热疗法，以助于改善局部血液循环，消除水肿。

(4)手术治疗：久治不愈(2 年以上)者可考虑外科手术治疗。

三、护理要点

(1)多食新鲜蔬菜、粗粮、黄豆制品、大枣、瘦肉等。

(2)平时面瘫患者需要减少光源刺激，如电脑、电视、紫外线等。

(3)需要多做功能性锻炼，如抬眉、鼓气、双眼紧闭、张大嘴等。

(4)每天需要坚持穴位按摩。

(5)睡觉之前用热水泡脚，有条件的话，做些足底按摩。

(6)面瘫患者在服药期间，忌辛辣刺激食物。如白酒、大蒜、海鲜、浓茶、麻辣火锅等。

(7)用毛巾热敷脸，每晚 3～4 次，勿用冷水洗脸，遇到寒冷天气时，需要注意头部保暖。

(8)应注意保持良好心情。心理因素是引发面神经麻痹的重要因素之一。面神经麻痹发生前，有相当一部分患者存在身体疲劳、睡眠不足、精神紧张及身体不适等情况。所以保持良好的心情，就必须保证充足的睡眠，并适当进行体育运动，增强机体免疫力。

(9)要注意面神经麻痹只是一种症状或体征，必须仔细寻找病因，如果能找出病因并及时进行处理，如重症肌无力、结节病、肿瘤或颞骨感染，可以改变原发病及面瘫的进程。面神经麻痹也可能是一些危及生命的神经科疾病的早期症状，如脊髓灰白质炎或 Guillian-Barre 综合征，如能早期诊断，可以挽救生命。

(步海玲)

第三节　颈　椎　病

颈椎病是指颈椎间盘退变及颈椎骨质增生，刺激或压迫邻近的脊髓、神经根、血管及交感神经而引起颈、肩、上肢的一系列复杂的综合征，称为“颈椎综合征”，简称“颈椎病”。主要表现为颈部不适及肩背疼痛、感觉异常、上肢麻木和/或乏力、头晕、耳鸣、恶心、猝倒等。本病好发于30～60 岁之间的中老年人，尤其多见于长期低头或伏案工作的人群，无性别差异，本病逐渐有年轻化的趋势。好发部位在 $C_{4\sim5}$、$C_{5\sim6}$、$C_{6\sim7}$。

目前一般将颈椎病分为颈型、神经根型、脊髓型、椎动脉型、交感型和混合型6型。颈椎病的发病机制尚不清楚，但一般认为颈椎长期受风寒、慢性劳损、创伤及轻微外伤、反复落枕、坐姿不当、退行性变、先天性畸形等，是发病的重要原因。

本病属于中医学的“项痹病”“项筋急”“项肩痛”“眩晕”等范畴。中医学认为，本病是由于长期低头工作，使颈部劳损，或外伤，或由于肝肾不足，气血两亏，出现气血瘀阻，经脉痹塞不通所致。

一、康复评定

(一)现代康复评定方法

1.康复问题

(1)疼痛：颈肩及上肢均可出现疼痛、麻木、酸胀，程度及持续时间不尽相同，可坐卧不安，日夜疼痛。因此解除疼痛是康复治疗的主要目的，也是患者的迫切要求。

(2)肢体活动障碍：神经根型颈椎病患者可因上肢活动而牵拉神经根，使症状出现或加重，限制了正常的肢体活动。脊髓型颈椎病患者因锥体束受压或脊髓前动脉痉挛缺血而出现上下肢无力、沉重，步态不稳，易摔倒，肌肉抽动等。

(3)日常生活活动能力下降：颈椎病患者四肢、躯干和头颈部不适等而使日常生活和工作受到很大影响，如梳头、穿衣、提物、个人卫生、站立行走等基本活动明显受限。

(4)心理障碍：颈椎病是以颈椎间盘、椎体、关节突退行性变为基础，影响周围组织结构，并产生一系列症状，这种退行性变无法逆转，尽管临床症状可以通过治疗而缓解或解除，但病理基础始终存在，因此症状可能时发时止，时轻时重，不可能通过几次治疗而痊愈。患者可能出现悲观失望、抑郁、恐惧和焦虑等心理，也可能心灰意冷而放弃康复治疗。

2.康复功能评定

(1)颈椎活动度：颈椎的屈曲与伸展的活动度，枕寰关节占50%，旋转度寰枢关节占50%，所以，颈椎的疾病最易引起颈椎活动度受限。神经根水肿或受压时，颈部出现强迫性姿势，影响颈椎的活动范围。令患者做颈部前屈、后伸、旋转与侧屈活动。正常范围：前后伸屈各35°～45°，左右旋转各60°～80°，左右侧屈各45°。老年患者活动度会逐渐减少。

(2)肌力、肌张力评定：主要为颈、肩部及上肢的检查，包括胸锁乳突肌、斜方肌、三角肌、肱二头肌、肱三头肌、大小鱼际肌等。有脊髓受压症状者，要进行下肢肌肉的肌力、肌张力、步态等检查。常用方法：①徒手肌力评定法，对易受累及的肌肉进行肌力评定，并与健侧对照。②握力测定，使用握力计进行测定，测试姿势为上肢在体侧下垂，用力握2～3次，取最大值，反映屈指肌肌力。正常值为体重的50%。

(3)感觉检查：对神经受损节段的定位有重要意义，主要包括手部及上肢的感觉障碍分布区的痛觉、温觉、触觉及深感觉等检查，均按神经学检查标准进行。如疼痛是最常见的症状，疼痛的部位与病变的类型和部位有关，一般有颈后部和肩部的疼痛，神经根受到压迫或刺激时，疼痛可放射到患侧上肢及手部。若头半棘肌痉挛，可刺激枕大神经，引起偏头痛。常用的疼痛评定方法有视觉模拟评分法、数字疼痛评分法、口述分级评分法、麦吉尔疼痛调查表。

(4)反射检查：包括相关的深反射、浅反射及病理反射，根据具体情况选用。

(5)特殊检查。①前屈旋颈试验：令患者头颈部前屈状态下左右旋转，出现颈部疼痛者为阳性。阳性结果一般提示颈椎小关节有退行性变。②臂丛神经牵拉试验：患者坐位，头稍前屈并转向健侧。检查者立于患侧，一手抵于颈侧，并将其推向健侧，另一手握住患者的手腕将其牵向相反方向。如患者出现麻木或放射痛时，则为阳性，表明有神经根型颈椎病的可能。③椎间孔挤压试验和椎间孔分离试验：椎间孔挤压试验又称压头试验。具体操作方法：先让患者将头向患侧倾斜，检查者左手掌心向下平放于患者头顶部，右手握拳轻轻叩击左手背部，使力量向下传递。如有神经根性损伤，则会因椎间孔的狭小而出现肢体放射疼痛或麻木等感觉，即为阳性。椎间孔分离试验又称引颈试验，与椎间孔挤压试验相反，疑有神经根性疼痛，可让患者端坐，检查者两手分别托住其下颌，并以胸或腹部抵住其枕部，渐渐向上牵引颈椎，以逐渐扩大椎间孔。如上肢麻木、疼痛等症状减轻或颈部出现轻松感则为阳性。神经根型颈椎病患者一般两者均为阳性。④旋颈试验：又称椎动脉扭曲试验，主要用于判定椎动脉状态。具体操作方法：患者头部略向后仰，做向左、向右旋颈动作，如出现头痛、眩晕等椎-基底动脉供血不全症状时，即为阳性。该试验有时可引起患者呕吐或猝倒，故检查者应密切观察，以防意外。

(6)影像学的评定：包括X线摄片、CT检查、MRI检查等。①X线摄片：正位示棘突偏斜(不在一条直线上)，钩椎关节增生；侧位示颈椎生理曲度异常(生理曲线变直，反张或"天鹅颈"样改变)，前纵韧带钙化，项韧带钙化，椎体前后缘增生，椎间隙狭窄，椎体移位，椎管狭窄等；双斜位示椎间孔变形或变小，小关节增生；颈椎过伸过屈位示椎体移位，椎体不稳定等。②CT检查：着重了解椎间盘突出，后纵韧带钙化，椎管狭窄，神经管狭窄，横突孔大小等。对后纵韧带骨化症的诊断有重要意义。③MRI检查：了解椎间盘突出程度(膨出、突出、脱出)、硬膜囊和脊髓受压情况，髓内有无缺血和水肿灶，脑脊液是否中断，神经根受压情况，黄韧带肥厚，椎管狭窄等。

3.专项评定

有颈椎稳定性评定、颈椎间盘突出功能损伤的评定和脊髓型颈椎病的功能评定等。针对脊髓型颈椎病可以采用日本骨科学会(Japan Orthedic Association，JOA)对脊髓型颈椎病的17分评定法，17分为正常值，分数越低表示功能越差，以此评定手术治疗前、后功能的变化。

(二)传统康复辨证

1.病因病机

传统医学认为，本病多因肾气不足，卫阳不固，风寒湿邪乘虚而入，或因跌仆损伤、动作失度及长期劳损，导致颈部经脉闭阻，气血运行不畅而致。肝肾亏虚，气血不足为内因，风寒湿邪入侵和长期劳损为外因。

2.辨证

(1)风寒湿型：症见颈、肩、上肢窜痛麻木，以痛为主，头有沉重感，颈部僵硬，活动不利，恶寒畏风。舌淡红，苔薄白，脉弦紧。

(2)气滞血瘀型：症见颈肩部，上肢刺痛，痛处固定，伴有肢体麻木。舌质暗，脉弦。

(3)痰瘀阻络型：症见头晕目眩，头重如裹，四肢麻木不仁，纳呆。舌质暗红，苔厚腻，脉弦滑。

(4)肝肾不足型：症见眩晕头痛，耳鸣耳聋，失眠多梦，肢体麻木，面红目赤。舌红少津，脉弦。

(5)气血亏虚型：症见头晕目眩，面色苍白，心悸气短，四肢麻木，倦怠乏力。舌淡苔少，脉细弱。

二、康复策略

目前，本病的康复治疗多采用非手术疗法，以牵引、推拿、针灸疗法最为有效。本病初期多实，当视其不同证情，应用祛风散寒、除湿通络、活血化瘀等法以祛邪；久病多虚，或虚实错杂，则选益气养血、滋补肝肾等法以扶正，或扶正祛邪兼顾治之。在康复治疗的同时，颈椎病必须与颈部风湿症、肩背部肌间筋膜炎、进行性肌萎缩、前斜角肌综合征、类风湿颈椎炎、颈椎结核、脊髓肿瘤、脊髓空洞症、原发性或转移性肿瘤、颈肋综合征、锁骨上窝肿瘤等病鉴别。颈椎病具体证型表现及治疗分析如下。

（一）颈型

约占3%，多见于青壮年，症状较轻，以颈部症状为主，预后较好，多可自愈。临床主要表现为反复落枕、颈部不适、僵硬、疼痛、活动受限，少数患者有一过性上肢麻木、痛、感觉异常；体征可见颈项僵直，颈肌紧张，患椎棘突间有压痛，颈两侧、两冈上窝、两肩胛区可有压痛，头颈部活动时颈痛，头颈活动范围缩小；X线提示颈椎生理曲度变直，椎间关节不稳定，椎体移位。以牵引、推拿、针灸、中药为主，辅以运动疗法。平时要养成良好的日常生活习惯。

（二）神经根型

神经根型约占60%，是最常见的一个类型。临床主要表现为颈僵不适、活动受限，头、枕、颈、肩、臂痛、酸，手臂有触电样、针刺样串麻；体征可见颈椎棘突、横突、冈上窝、肩胛内上角和肩胛下角有压痛点，压顶试验阳性，臂丛牵拉试验阳性，低头试验和仰头试验阳性，手肌肉萎缩，上肢皮肤感觉障碍；颈椎正、侧、双斜位片子提示生理曲度异常，椎体前后缘增生，椎间隙狭窄，钩椎关节增生，小关节增生，前纵韧带、韧带钙化，椎间孔狭窄。

急性期慎用牵引，以推拿、针灸为主。慢性期以推拿、针灸、牵引为主，辅以其他康复疗法、运动疗法。治疗的同时，要养成良好的日常生活习惯。

（三）脊髓型

脊髓型占10%～15%，是颈椎病中最严重的一种类型，由于起病隐匿、症状复杂，常被漏诊和误诊。临床主要表现为下肢无力、酸胀，小腿发紧，抬腿困难，步态笨拙，下肢、上肢麻，束胸感，束腰感，手足颤抖，严重者大小便失控，单瘫、截瘫、偏瘫、三肢瘫、四肢瘫（均为痉挛性瘫痪）；体征可见上下肢肌紧张，肱二头肌、三头肌腱反射亢进或降低（前者病变在颈高位，后者在低位），膝、跟腱反射亢进，腹壁反射、提睾反射、肛门反射减弱或消失，霍夫曼征、罗索利莫征、巴宾斯基征等病理反射阳性，踝阵挛阳性，低、仰头试验阳性，屈颈试验阳性；侧位X线或断层检查提示，颈椎后缘增生、椎间隙狭窄、椎管狭窄、后纵韧带钙化、椎间盘膨出、突出、脱出、硬膜囊或脊髓受压变形。

以推拿、针灸为主，禁用牵引，辅以其他传统康复疗法、运动疗法，平时要养成良好的日常生活习惯。此类型致残率高，应引起重视。提倡早期诊断、及时治疗，阻止病情的发展。

（四）椎动脉型

椎动脉型占10%～15%，临床主要表现为发作性眩晕（可伴有恶心、呕吐）、耳鸣、耳聋、突然摔倒；体征可见椎动脉扭曲试验阳性，低、仰头试验阳性；颈椎正、侧、双斜位片提示钩椎关节增生、椎间孔变小；椎动脉造影提示72%～85%有椎动脉弯曲、扭转、骨赘压迫等；脑血流图检查提示枕乳导联，波幅低、重搏波消失、流动时间延长。转颈或仰头、低头时，波幅降低更明显。

以推拿、针灸为主，慎用牵引，辅以其他传统康复疗法、运动疗法。平时要养成良好的日常生活习惯。

（五）交感神经型

交感神经型约占10%，临床主要表现为枕颈痛、偏头痛、头晕、恶心、呕吐、心慌、胸闷、血压不稳、手肿、手麻、怕凉，视物模糊，疲劳、失眠、月经期可诱发发作，更年期多见；体征可见心率过速、过缓，血压高低不稳，低头和仰头试验可诱发症状产生或加重；颈椎正、侧、双斜位片提示颈椎退行性改变；脑血流图提示额乳导联和枕乳导联的波幅明显增高。

辅以其他传统康复疗法、运动疗法。平时要养成良好的日常生活及活动习惯。

(六)混合型

同时存在两型或两型以上的症状和体征，即为混合型颈椎病。其疗策略为对症治疗，具体方法参考以上各型。

三、康复疗法

(一)卧床休息

可减少颈椎负载，有利于椎间关节创伤炎症的消退，症状可以消除或减轻。但要注意枕头的选择与颈部姿势。枕头应该是硬度适中、圆形或有坡度的方形枕头。习惯于仰卧位休息，可将枕头高度调至12～15 cm，将枕头放置于颈后，使头部保持略带后仰姿势；习惯于侧卧位休息，将枕头调到与肩等高水平，维持颈椎的生理曲度，使颈部和肩胛带的肌肉放松，解除颈肌痉挛。

(二)颈围领及颈托的使用

颈围领和颈托可起到制动和保护颈椎，减少对神经根的刺激，减轻椎间关节创伤性反应，并有利于组织水肿的消退和巩固疗效，防止复发的作用。只是长期应用颈托和围领可以引起颈背部肌肉萎缩，关节僵硬，所以穿戴时间不宜过久。

(三)推拿治疗

中医认为推拿治疗可以调和气血，祛风散寒，舒筋通络，从而达到解痉止痛的作用。适用于除了严重颈脊髓受压的脊髓型以外的所有各型颈椎病。其手法应刚柔结合，切忌粗暴，常用手法程序如下。

(1)在颈背部反复掌揉、擦法和一指禅推法，然后在颈肩部的督脉、手三阳经的部分腧穴如风池、风府、肩内俞、肩井、天宗、缺盆等穴作点、压或拿法，再在斜方肌与提肩胛肌处行弹拨法。若为神经根型，手法治疗应包括肩、肘、手的主要穴位；若为椎动脉型，应包括头面部的百会、太阳等穴位。接着用旋扳手法。最后以抹法、叩击、拍法作结束。

(2)施行旋扳手法时，先嘱患者向一侧旋转颈部，施术者两手分别置于患者的下枕部和枕后部顺势同时稍用力旋转头颈。此时必须注意：①旋转角度不可过大。②不可片面追求旋颈时可能发出的“咔嗒”声。③脊髓型及椎动脉型颈椎病不可用旋扳手法。

(四)针灸治疗

针灸治疗颈椎病的主要作用在于止痛，调节神经功能，解除肌肉和血管痉挛，改善局部血液循环，增加局部营养，防止肌肉萎缩，促进功能恢复。

1.治疗原则

祛风散寒、舒筋活络、通经止痛。

2.选择穴位

主穴：大椎、后溪、天柱、颈夹脊。

配穴：颈型加风池、阿是穴等；神经根型加肩外俞、肩井、合谷等穴；椎动脉型加风池、天柱、百会等穴；脊髓型加肩髃、曲池等穴；交感神经型加百会、太阳、合谷等穴；混合型随症加减，多循经取穴。颈肩疼痛加外关、阳陵泉、大椎、肩井；上肢及手指麻痛甚者加曲池、合谷、外关；头晕、头痛、目眩者加百会、风池、太阳；恶心、呕吐加内关、足三里。

3.具体操作

可单用毫针刺法，泻法或平补平泻。寒证所致者局部加灸。疼痛轻者取大椎、肩井、阿是穴拔罐；疼痛较重者先在局部用皮肤针叩刺出血，然后再拔火罐或走罐（出血性疾病者禁用）。

（五）传统运动疗法

运动疗法可增强颈部、肩部、背部肌肉的肌力，使颈椎结构稳定，减少神经刺激，改善颈椎间各关节功能，增加颈椎活动范围，解除或减轻肌肉痉挛，纠正不良姿势。常用的运动疗法有易筋经、八段锦、太极拳等。

（六）其他传统康复疗法

1.颈椎牵引疗法

主要作用是解除颈肩肌痉挛、增大椎间隙与椎间孔、减轻骨赘或突出椎间盘对神经根的压迫、减少椎间盘内压力、牵开被嵌顿的关节滑膜。通常用枕颌布带法，患者多取坐位（也可卧位），牵引角度按病变部位而定，$C_{1\sim4}$ 用 0°～10°，$C_{5\sim6}$ 用 15°，C_6～T_1 用 25°～30°，治疗时间 15～30 分钟，牵引重量由 6 kg 开始，每治疗 1～2 次增加 1.0～1.2 kg（或 1.5 kg）。治疗过程中要经常了解患者的感觉，如出现头晕、心慌、胸闷或原有症状加重，应立即停止治疗。对于牵引后有明显不适或症状加重，经调整牵引参数后仍无改善者，脊髓受压明显、节段不稳严重者，年迈椎骨关节退行性变严重、椎管明显狭窄、韧带及关节囊钙化骨化严重者要严禁操作。

2.药物治疗

药物在颈椎病的治疗中可以起到辅助的对症治疗作用，常用的西药有非甾体消炎止痛药（如口服芬必得、布洛芬，或用吲哚美辛栓，肛内塞药每晚一次，有较好的止痛作用）、血管扩张药（如地巴唑、复方路丁、维生素 C、维生素 E）、营养和调节神经系统的药物（如维生素 B_1、维生素 B_{12} 口服或肌内注射等）、解痉药物（如氯美扎酮 0.2 g，每天 2 次）。

（1）风寒湿型：祛风散寒，祛湿止痛，方用蠲痹汤加减。

（2）气滞血瘀型：活血化瘀，舒经通络，方选血府逐瘀汤加减。

（3）痰瘀阻络型：祛湿化痰，通络止痛，方选涤痰汤加减。

（4）肝肾不足型：滋水涵木，调和气血，方选独活寄生汤加减。

（5）气血亏虚型：益气活血，舒筋通络，方用归脾汤加味。

口服中成药如骨仙片、天麻片、颈复康、根痛平冲剂等。

3.注射疗法

常用方法有局部痛点封闭，颈段硬膜外腔封闭疗法和星形神经节阻滞。

4.日常生活及活动指导

不良的姿势可诱发颈椎病或使颈椎病症状加重，故对患者日常生活活动的指导非常重要。如行走要挺胸抬头，两眼平视前方；不要躺在床上看书；喝水、刮胡子、洗脸不要过分仰头；缝纫、绣花及其他手工劳作不要过分低头；看电视时间不宜太长；切菜、剁馅、擀饺子皮、包饺子等家务劳动，时间也不宜太长。

四、护理要点

（1）低头或伏案工作不宜太久，宜坚持做颈保健操。

（2）注意颈肩部保暖，避免受凉。

(3)睡眠时枕头高低和软硬要适宜。

(4)使用被动运动手法治疗时,动作应缓和、稳妥,切忌暴力、蛮力和动作过大,以免发生意外。

(5)对于椎动脉型颈椎病不宜施用旋转扳法治疗,该类型患者也禁忌做颈部旋转锻炼。

(6)牵引疗法面对脊髓压迫严重、体质差或牵引后症状加重者不宜做牵引,神经根型和交感型急性期、脊髓型硬膜受压、脊髓轻度受压暂不用或慎用牵引。

(7)脊髓型颈椎病预后不好,应考虑综合治疗(如手术治疗)。

(步海玲)

第四节　肩关节周围炎

一、概述

肩关节周围炎又称“五十肩”“冻结肩”“漏肩风”,属中医肩痹、肩凝等范畴,是肩关节周围肌肉、肌腱滑液囊及关节囊的慢性损伤性炎症,以肩部疼痛、肩关节活动受限或僵硬等为临床特征。肩周炎的发生与发展大致可分为急性期、粘连期、缓解期。

(一)急性期

病程约1个月,主要表现为肩部疼痛,肩关节活动受限,但有一定的活动度。

(二)粘连期

病程2～3个月,本期患者疼痛症状已明显减轻,主要表现为肩关节活动严重受限,肩关节因肩周软组织广泛性粘连,活动范围极小,以外展及前屈运动时,肩胛骨随之摆动而出现耸肩现象。

(三)缓解期

病程2～3个月,患者疼痛减轻,肩关节粘连逐渐消除而恢复正常功能。

二、治疗原则

主要采取非手术治疗。治疗方法有推拿、中药熏洗、封闭、理疗、小针刀、针灸、药物治疗、功能锻炼。

三、护理常规

(一)心理护理

肩周炎因病程长,患者畏痛而不敢活动,首先护理人员以亲切的语言同患者交谈,介绍肩周炎的发生发展及形成机制,使患者对自己的病情有所了解,鼓励患者树立战胜疾病的信心,积极配合治疗护理。

(二)侵入性治疗的护理

环境宜保持温暖,防止局部暴露受凉,同时要严格消毒,防止感染,注意观察患者面色、神志,防止晕针。封闭、针刺后24小时以内不宜熏洗,小针刀治疗1周内局部保持干燥。熏洗时,按中药熏洗护理常规护理。

(三)功能锻炼

护士亲自示范讲解,教会患者主动行肩关节功能锻炼的方法,与患者一起制订锻炼计划和工作量。

(1)手指爬墙:双足分开与肩同宽面向墙壁或侧向墙壁站立,在墙壁画一高度标志,用患手指沿墙徐徐上爬。使上肢抬举到最大限度,然后沿墙回位,反复进行。每天 2～3 次,每次 10～15 分钟。

(2)手拉滑车:患者坐位或站立,双手拉住滑轮上绳子的把手,以健肢带动患肢,慢慢拉动绳子一高一低,两手轮换进行,逐渐加力,反复运动 5～10 分钟。

(3)弯腰划圈:两足分开与肩同宽站立,向前弯腰,上肢伸直下垂做顺逆时针方向划圈,幅度由小到大,速度由慢到快,每天 2 次,每次 5～10 分钟。

(4)梳头,摸耳,内收探肩,后伸揉背,外展指路。

(四)出院指导

(1)继续肩部功能锻炼,预防关节粘连,防止肌肉萎缩。

(2)日常生活中注意颈肩部保暖防寒,夏季防止肩部持续吹风,避免受凉,在阴凉处过久暴露。防止过猛过快,单调重复的肩部活动,提重物,承受应力时要有思想准备,防止肩损伤。

(3)加强营养,积极锻炼身体,多晒太阳,打太极拳。做好预防保健。

(步海玲)

第五节　腰椎间盘突出症

一、概述

腰椎间盘突出症是指由于椎间盘的纤维环破裂和髓核突出,压迫和刺激神经根所引起的脊柱及其周围软组织一系列复杂变化与表现的一种综合征。是常见的腰腿痛疾病。患者常表现腰部疼痛,轻者仅腰部发酸不适,重者如刀割或针刺、抽搐、电击样疼,夜间加重,不能远距离行走,而且行走疼痛不能忍受。患者弯腰伸膝坐起、咳嗽、打喷嚏、排便用力都可使疼痛加重。腰痛及放射性下肢痛可同时出现,疼痛多在腰臀部及大腿后外侧,若病程较长,下肢放射性疼痛可合并感觉麻木。主要体征:腰部畸形,腰椎正常生理弯曲减小或消失,脊柱侧弯,运动障碍,弯腰活动受限明显,腰部压痛,肌力减退和肌萎缩,皮肤感觉减退等。

二、主要治疗

(一)非手术治疗

骨盆牵引、推拿按摩、手法复位。

(二)手术疗法

半椎板切除髓核摘除术、全椎板切除髓核摘除术、髓核摘除植骨内固定术。

三、护理常规

(1)入院时热情接待患者,详细介绍医院环境。

(2)详细询问病史,了解患者的生活习惯,认真观察患者疼痛性质、部位及肢体感觉、运动情况。

(3)加强心理护理:了解患者的心理所需,及时解除心理障碍,保持心理健康,协助患者做好各项检查。

(4)入院后指导练习床上大小便,准备手术者进行俯卧位训练,1 次 30 分钟,循序渐进至 2 小时。

(5)牵引患者要注意牵引的角度、重量及患者的感觉,观察牵引是否有效,牵引带扎缚松紧是否适中,牵引过程中加强巡视,牵引完毕嘱患者继续卧床休息 20 分钟。

(6)饮食护理:整复或手术前,尊重患者的生活习惯,进食高蛋白、高维生素、高纤维易消化饮食,每天饮鲜牛奶 250~500 mL。手术当天根据麻醉方式选择进食时间,硬膜外麻醉禁食 4~6 小时后进流食;术后第 2 天根据患者的食欲,宜食高维生素,清淡可口、易消化食物,如新鲜蔬菜、香蕉、米粥、面条等;忌生冷辛辣、油腻、煎炸食物。以后根据患者食欲及习惯进食如牛奶、鸡蛋、排骨汤、瘦肉、水果、新鲜蔬菜等,注意饮食节制。

(7)生命体征的观察:手术或复位后,严密观察体温、脉搏、呼吸、血压变化。

(8)体位的护理:牵引或复位后患者下床活动须佩戴腰围,平卧时取下,站立前戴好。整复后双腿平直,仰卧于硬板床上,腰部加一宽 15~20 cm,厚 5~7 cm 的纸垫,以维持腰部生理曲度。6 小时内躯干及双下肢绝对制动,6 小时后在维持腰部背伸位的情况下,可协助翻身,翻身时应保持躯干轴向运动,避免腰部扭曲,采取仰卧位、俯卧位交替,避免侧卧位,避免下肢抬高和屈曲。

(9)手术后患部制动,搬动时平抬平放,硬膜外麻醉 4 小时可滚动式翻身,每 2 小时 1 次,避免腰部扭转。

(10)病情观察:整复或手术后,严密观察患者的肢体感觉、运动情况,观察大小便情况,并与术前相比较,有异常情况报告医师及时处理。

(11)刀口及引流管护理:严密观察刀口渗血、引流量、颜色。24 小时内引流量超过 300 mL、色淡呈血清样,伴有头痛、恶心,可能有脑脊液漏;应报告医师关闭或拔除引流管,抬高床尾,俯卧与侧卧交替,局部加压。

(12)大小便护理:术后第 1 次排尿不应等待患者主诉有尿意时才放便器,而应让患者尽早调动排尿意识,以减少尿潴留的发生。若发生尿潴留,可给予腹部热敷、按摩、温水冲洗外阴,让患者听流水声,针灸三阴交、膀胱俞等。若上述方法无效则行导尿。对于合并马尾神经综合征保留尿管的患者,采用定时、定量开放尿管,配合患者正确运用腹压的方法进行膀胱功能的训练尽早拔除尿管。术后第 2 天根据患者排便习惯,不论有无便意均应按时给予便盆。术后第 3 天,若大便未解,可顺时针腹部按摩 20~25 分钟,在脐下 2 寸,旁开 2 寸处重手法按摩 5 分钟。若 3 天后大便仍未解,可遵医嘱使用番泻叶、开塞露、灌肠等方法处理。

(13)防止并发症的发生。①尿潴留:局部热敷,引导、穴位按压或导尿,留置尿管者,注意局部清洁,每天消毒 2 次,每天饮水量 2 500 mL 以上,防止泌尿系统感染。②坠积性肺炎:指导患者吹气球,深呼吸、主动咳嗽、排痰。③椎间隙感染:严格无菌操作,严密观察患者的体温变化。若出现剧烈的腰疼,伴臀部或下腹部抽痛,肌肉痉挛,须高度重视。④压疮:每 2 小时翻身 1 次,每天 2 次红花酒按摩受压部位,必要时可卧气垫床。

(14)功能锻炼:术后第 1 天,开始进行踝关节背伸、跖屈,膝关节及髋关节屈伸等下肢各关节的锻炼,每天 3 次,每次 10 分钟。术后第 2 天,开始主动加被动进行直腿抬高锻炼,每天 2 次,每次 5～10 分钟，活动度应达 60°～90°。术后第 4 天，行主动直腿抬高锻炼，活动度数及次数同前；以后逐渐增加次数，以不疲劳为度。术后第 3 周，开始做“五点式”“飞燕式”等腰背肌锻炼，每天 2 次，每次 5～10 分钟，逐渐增加次数，以不疲劳为度。术后第 4 周，患者下床行走，开始练习倒走，每天 1 000 步，步伐以感到腹肌受到牵拉为度，坚持 1 年以上。手法复位后，在患者俯卧位时，用滚法、摩法、拍打法等，轻手法放松下肢肌肉，整复后 3 天开始做昂胸式锻炼，每天 5～10 分钟，复位 3～7 天，开始飞燕式、拱桥式锻炼，每天 2 次，每次 10～15 分钟，循序渐进，逐渐增加次数，以不疲劳为度。

(15)出院指导：①加强营养，增强机体抵抗能力，根据不同体质进行饮食调护，如肾阳虚者多食温补之品，羊肉、猪肉、桂圆等；肝肾阴虚者多食清补之品，如山药、鸭肉、牛肉、百合、枸杞子等；一般患者可食胡桃、瘦肉、骨头汤、山芋肉、黑芝麻等补肝肾强筋骨之食品。②手法复位后卧床 1～2 周，手术后卧床 3～4 周，下地练习活动，需佩戴腰围 3 个月，宜多卧硬板床。③继续双下肢及腰背肌锻炼，进行倒走锻炼，3 个月内避免弯腰，拾取低处物品，应屈髋、屈膝、下蹲，6 个月内避免挑抬重物。④慎起居，避风寒，避免久坐久站及弯腰。⑤3 个月可恢复正常活动，并逐渐恢复工作。⑥保持正确的站姿、坐姿及行走姿势，常做搓腰动作。

（步海玲）

第六节　腰椎管狭窄症

一、概述

凡造成腰椎管、神经根管及椎间孔变形或狭窄而引起马尾神经或神经根受压、并产生相应的临床症状者，称为腰椎管狭窄症。该病是由先天性或后天性等各种原因使椎管前后、左右内径缩小或断面形状异常，而使腰椎管狭窄。这种狭窄可能使骨的变化，如腰椎骨质增生，小关节突肥大等，也可能是软组织的改变，如腰椎间盘后突，黄韧带肥厚所引起。患者的主要症状是腰、腿疼痛和间歇性跛行，腰痛的特点多显现于站立位或走路过久时，若躺下或蹲位以及骑自行车时，疼痛多能缓解或自行消失，腿疼是一侧、双侧或双下肢交替出现，鞍区麻木、肢体感觉减退。X 线、CT、MRI 能进一步确定并定性。

二、主要治疗

（一）非手术治疗

骨盆牵引，推拿按摩，手法复位，骶管注射。

（二）手术治疗

全椎板切除术、椎管扩大成形术及植骨内固定术。

三、护理常规

（一）心理护理

患者病情重，病程长，容易出现焦虑悲观情绪，多与患者交谈，给患者以安慰和必要的解释。

介绍治疗成功的病例，增强其战胜疾病的信心。

(二)牵引护理

嘱患者仰卧于硬板床上行胸腰对抗牵引，牵引带松紧适宜，以不影响患者呼吸为度，髋部的牵引带应在髂前上棘稍上的位置，以患者能忍受不滑脱为度，牵引过程中要加强巡视，保持有效牵引，询问患者有无疼痛加重，给予及时处理，牵引后嘱患者卧床休息 10～20 分钟。

(三)骶管注射护理

简单介绍骶疗的过程，解除紧张不安心理，血糖控制在正常范围内。骶管注射过程询问患者有无特殊不适，如双下肢感觉、运动等情况。骶管注射后嘱患者卧床休息 30～60 分钟，观察小便及双下肢感觉运动，针眼处保持干燥清洁，避免感染。

(四)腰部中药熏蒸护理

熏蒸时应巡视患者情况，调节适宜的温度，防止烫伤。如年老患者合并心脏病、高血压病，熏蒸时有头晕、心慌、乏力等不适，应及时处理。熏蒸完毕，用干毛巾擦干，并用衣物围腰，局部保暖，防止受凉感冒，忌用凉水或凉性药物外洗及外敷。

(五)手法复位前后患者护理

(1)复位前嘱患者在床上练习大小便。

(2)腰椎复位后，嘱其绝对卧床制动 72 小时，协助其直线翻身，平卧时腰部加垫厚约 2 cm。

(3)观察大小便及双下肢感觉运动情况。

(4)做好皮肤护理，防止压伤。

(5)指导行双下肢肌肉等长收缩锻炼，每天 2 次，每次 10～20 分钟。

(6)初次由医务人员指导佩戴腰围下床，观察是否有头晕等不适，并及时处理。

(六)术前训练

指导患者床上练习大小便，进行四肢的各项锻炼及俯卧位训练，坚持每次 30 分钟，循序渐进至俯卧位 2 小时，使其适应手术。

(七)饮食护理

手术前，尊重患者的饮食习惯，进食高蛋白，高维生素，高纤维素易消化的食物，每天饮鲜牛奶 250～500 mL。准备手术的患者应在麻醉前 6～8 小时禁食，4～6 小时禁水。手术当天根据麻醉方式选择进食的时间，硬膜外麻醉禁食 4～6 小时后进流食，全麻手术 6 小时后无胃肠道反应者可先进流食，逐渐改为半流食或普食。术后第 2 天可根据患者的食欲习惯，宜食清淡高维生素的易消化食物，如新鲜蔬菜，香蕉，稀饭，面条等；忌食生冷、辛辣、油腻、煎炸食物。以后可指导其进食高蛋白，高营养的食物，如牛奶、鸡蛋、瘦肉、骨头汤等，节制饮食，鼓励少食多餐，防止腹胀、便秘。

(八)体位护理

手术后患处制动，搬动时平抬平放，保持脊柱平直，避免腰部扭曲。指导正确的翻身方法，防止发生畸形或进一步损伤，滚动式翻身，每 2 小时翻身 1 次。

(九)病情观察

手术后，严密观察患者的肢体感觉运动情况，注意大小便情况，并与术前相比较，发现异常，通知医师处理。观察伤口渗血情况，引流管是否通畅以及引流量和颜色，如果刀口处渗血较多，通知医师及时更换敷料，若 24 小时引流量超过 300 mL 且色淡呈血清样，伴有恶心，呕吐，可能有脑脊液漏，应报告医师关闭或拔除引流管，抬高床尾，俯卧与侧卧位交替，局部加压，并注意观察神志、瞳孔、生命体征及是否有颈项强直等症状出现。

(十)预防并发症

1.尿潴留

尿潴留者给予局部热敷、刺激、按摩、诱导,必要时留置导尿,引流袋不能高于膀胱水平,勿用力挤压,同时注意关闭开关,定时放尿,引流袋应放置妥当,固定牢靠,避免引流管弯曲受压,保持通畅。保持会阴部清洁干燥,尿道外口及接近尿道口段的尿管应每天用0.5%碘伏擦拭消毒2遍;若有大便污染或女性月经期时,应及时清洗消毒,保持干燥;告知患者禁饮浓茶和咖啡等,多饮水,每天2 500～3 000 mL,以便有足够的尿液自然冲洗尿道。

2.坠积性肺炎

卧床患者协助进行翻身拍背,鼓励主动排痰,咳嗽,指导进行深呼吸和吹气球锻炼,鼓励患者早期进行主动活动,经常改变体位,病房内定时通风。

3.血栓性静脉炎

术后6小时协助患者做下肢伸屈运动,改善肢体及足趾的血运,协助患者翻身,鼓励在床上做肢体活动;活动不便者,应做肢体被动活动或按摩;对于手术大、时间长,或有下肢静脉曲张者,应密切观察病情,早发现及时治疗;如发生血栓性静脉炎时,应绝对卧床休息,避免肢体活动忌按摩,保持患肢抬高,以利于静脉回流。

4.褥疮

卧床患者保持床铺平整、松软、清洁、干燥,保持皮肤的清洁;条件允许的情况下,最好每天用温水擦浴,使局部皮肤血液循环得到改善,定时翻身,防止局部长期受压。在为患者翻身、按摩、床上使用大小便器时,应注意不要推、拉、拖,以免损伤局部皮肤,增加营养,多食富含高蛋白,脂肪,维生素等营养食物,增强机体抵抗能力。必要时卧气垫床。

5.便秘

术后应指导患者保证足够的饮水量,注意饮食搭配,在保证营养摄入的基础上,进食新鲜的水果和富含纤维素的蔬菜,如芹菜、韭菜、青菜等;还可嘱患者可服适量的蜂蜜,养成定时排便的习惯,在不影响病情的条件下,改变体位,以利通便。卧床时间较长的患者,进行腹部按摩,以一手示、中、无名指放于患者右下腹,另一手3指重叠于上,按顺时针方向,沿升结肠、横结肠、降结肠方向依次按摩,促进肠管蠕动,必要时可使用药物或灌肠等方法解除便秘。

(十一)功能锻炼

手术当天做踝关节的背伸跖屈旋转,上肢的伸屈外展、抓举等活动,术后第1天主动加被动直腿抬高以及双下肢各关节活动,每天2～3次,每次5～10分钟,以后逐渐增加次数,以不疲劳为度。根据病情术后2～3周,指导进行腰背肌功能锻炼,每天2～3次,每次5～10分钟,逐渐增加次数,以不疲劳为度,坚持1年以上。

(十二)出院指导

(1)慎起居,避风寒,腰部注意保暖。保持日常生活的正确站姿、坐姿及行走姿势,避免久坐久站,弯腰扭腰。

(2)加强营养,增加机体抵抗能力,根据不同体质进行饮食调护,如肾阳虚者多食温补之品,如羊肉、猪肉、桂圆等;肝肾阴虚者,多食清补之品,如山药、鸭肉、牛肉、百合、枸杞子等;一般患者可食胡桃、瘦肉、骨头汤、黑芝麻等补肝肾强筋骨的食物。

(3)继续佩戴腰围1～3个月。

(4)继续进行双下肢及腰背肌功能锻炼,进行倒走锻炼,3个月内避免弯腰,拾取低处物品应先下蹲,6个月内避免挑抬重物。宜多躺,不宜久坐,经常变换姿势,适当卧床休息。保持正确的站姿,坐姿及行走姿势。

(5)定期复查。

(步海玲)

第七节 腰肌劳损

一、概述

腰肌劳损是腰痛中最常见的一种,它是指腰部肌肉、筋膜、韧带等软组织的慢性损伤,又称为腰肌筋膜炎、腰部纤维组织炎。临床以腰部长期反复酸胀疼痛,时轻时重为特征。本病属中医学"腰痛"范畴。

腰肌劳损大多是骶棘肌下段损伤。骶棘肌为腰部强有力的脊柱竖肌,起源于骶骨背面和髂嵴后部,其纤维向上分为三列。外侧列止于肋骨称为髂肋肌;中间列止于横突,向上达乳突,称最长肌;内侧列附于棘突,称为棘肌。此肌的作用为主脊柱后伸,上部兼可仰头。当长时间的强迫体位(弯腰、弓背)负重工作,使腰肌持续处于高张力状态。久之则引起腰肌及其附着点处的过度牵拉应力损伤,于是局部软组织出现血供障碍,充血、缺氧及渗出增加等炎性反应,而造成原发性腰肌劳损。或因受力姿势不当及腰部负重过大造成腰部急性外伤,腰肌受损的组织未能完全恢复或残留之后遗症,使局部组织对正常活动和负荷承受力下降,而产生慢性劳损形成恶性循环,也可形成慢性腰肌劳损。另外,气温过低或湿度太大的环境,受潮着凉以及女性更年期内分泌紊乱,身虚体弱等都是易患本病的诱因。

本病多发生于青壮年,曾有过劳、损伤或腰部外伤史。临床主要表现为腰痛,多为持续性的酸、胀、钝痛,时轻时重,反复发作、休息后减轻,劳累或天气变化时疼痛加重。保持弯腰姿势稍久即引起疼痛,甚至不能弯腰。疼痛范围多不局限,常出现在两侧腰肌、腰骶部,有时可涉及臀上部和下肢。检查时脊柱外观一般正常,俯仰卧活动多无障碍,疼痛范围的软组织处可找到明显的压痛点,劳损的肌群有紧张感。

中医学认为本病多因风寒湿邪侵袭,经脉不畅,气血运行受阻而引起;或肾虚后复感外邪,致经筋不舒,气滞血瘀而致。

二、按摩刮痧法治验

(一)治疗部位

八髎、秩边、命门、腰阳关、大肠俞、脾俞、肾俞、腰俞等。

(二)手法

按揉、擦、拍打、刮痧等法。

(三)操作

1.按摩治疗

患者俯卧位,医者站于一侧,先在患者督脉及两侧膀胱经,用法、揉法治疗 10 分钟;然后用较轻的手法刺激两侧的组织,接着用较重手法刺激、按揉大肠俞、八髎、秩边等穴;术者再用掌面直擦患者腰背部两侧膀胱经,横擦腰骶部,均以透热为最佳;最后拍打腰两侧骶棘肌,以皮肤微红为度。每天 1 次,15 天为 1 个疗程。

2.刮痧治疗

术者先用刮痧板,拉长刮患者背部督脉及两侧膀胱经,重点刮脾俞、命门、肾俞、腰阳关、大肠俞、八髎和腰俞等穴,用泻法刮至出痧。然后,刮腰部压痛点,先用补法刮拭,再用泻法加强刺激至出痧。最后,刮下肢后侧,重点刮殷门、委中、承山等穴,要循经拉长刮至出痧。刮痧时,宜让患者充分暴露治疗部位,医者紧握刮痧板与皮肤约呈 45°,在需要刮拭的部位(腧穴,皮肤)涂抹刮痧剂,顺经而刮,用力均匀柔和,痛点、腧穴及重点应刮至出痧。治疗后,患者宜喝盐开水2 000 mL。3 天 1 次,5 次为 1 个疗程。

三、推拿配合运动疗法治验

(一)治疗部位

阿是穴为主。

(二)手法

揉、斜扳、擦、捏拿、弹拨、提弹、捏按等法。

(三)操作

1.推拿疗法

患者俯卧,医师站于左侧,根据“轻—重—轻”的原则,先用揉法在患者腰椎两侧软组织(膀胱经)进行治疗,以患者肌肉放松为准。然后嘱患者侧卧位,医师用一手抵住患者肩前部,另一手抵住臀部,或一手抵住患者肩后部,另一手抵住髂前上棘部,把腰部被动旋转至最大限度后,两手同时用力做相反方向扳动(操作时动作必须果断而快速,用力要稳,两手动作配合要协调,扳动幅度一般不能超过各关节的生理活动范围);再嘱患者侧卧于另一侧,用同样的方法作另一侧腰部斜扳法。最后,术者再直擦腰椎两侧软组织,横擦腰骶部,以达透热为度。如果患者腰部椎旁出现软组织硬结(劳损点)、索状硬结(痉挛的肌肉、肌腱)、痛性硬结(纤维肌炎)等,可根据病情选用捏拿法、捏拿弹拨法、拇指弹拨法、提弹法或捏按法等手法进行治疗,治疗时可有些痛感,当手法治疗使痉挛或粘连的软组织松解后即有轻松舒适的感觉。每次治疗 15～20 分钟,每天 1 次,10 次为 1 个疗程。

2.运动疗法

可根据患者的年龄、性别、病情、体质等情况调整运动量,每个动作做 3～6 次,训练每天 1 次,10 次为 1 个疗程。具体方法:①仰卧位,两膝屈曲贴腹,用手抱膝,使腰部平贴床上,腰肌和下背部肌肉放松。②俯卧位,两手扶床,抬起头及上体。③俯卧位,直腿抬起,两侧交替。④俯卧位,两手放背后,抬起头及上体。⑤俯卧位,两手放背后,同时抬起两腿和头及上体。⑥仰卧位,挺胸,使背部离床。⑦仰卧位,抬起臀部离床。⑧立位,两手叉腰,做转体运动,同时外展该侧上肢,眼望掌心,两侧交替。

四、推拿拔罐治验

(一)治疗部位

脾俞、肾俞、大肠俞、环跳、委中、委阳、承山、昆仑等。

(二)手法

点按、弹压、推按、旋转、侧扳等法。

(三)操作

1.推拿

患者取俯卧位,术者位于患侧一方,在腰背部行法 10 分钟左右,以放松患者腰背部的肌肉;接着,术者双手大拇指点按脾俞、肾俞、大肠俞、环跳、委中、委阳、承山、昆仑诸穴,双手重叠以小鱼际自上而下压住骶棘肌,同时行揉法 2～3 遍,再以拇指于痛点或条索处行弹压法。然后,术者又站在患者的前方,一手扶住背部的按摩巾,一手用大小鱼际的掌根部由上向下推按其腰背肌。对于腰骶部疼痛明显的患者,则取仰卧位且屈髋屈膝,术者站于患侧,双手握住患者双下肢膝关节处,做左右的旋转运动 5～6 次;然后,将一侧上肢的前臂压在患者双膝下(相当于足三里处),另一只手托住患者腰骶部向上做托法,扶膝部之手向向心方向做压法,反复数次,令患者伸直双腿,平卧 1 分钟左右。对于腰部旋转受限或腰肌紧张明显者,术者可行侧扳法以牵拉其紧张之腰肌。以上手法在操作过程中,均要求和缓、持久、均匀、深透,不可过度粗暴,以防损伤其他脏器和组织。以上全部治疗过程需 20～30 分钟,每天 1 次,10 次为1 个疗程,休息 5 天后进行第 2 疗程。

2.拔罐

选用大号玻璃罐 6 个,检查罐口有无破损和裂纹等。术者先将按摩乳或油性制品涂在患者腰背部,用止血钳夹 95%的酒精棉球点燃,深入火罐中,随即快速将燃烧的棉球取出,并将罐扣于患者的皮肤,接着将罐迅速拔起,从上至下沿背部的膀胱经进行闪动,两侧各闪 5 遍;然后,再沿背部的膀胱经二侧线,从上到下走罐,速度要缓慢而平稳,直到皮肤发红为止。最后,将火罐停吸在肾俞上,再用 4 个罐分别吸拔于环跳、委中、委阳穴上,以活血行气。共约 20 分钟。

五、推拿配合超短波治验

(一)治疗部位

腰夹脊穴、悬枢、命门、腰阳关、腰俞、肾俞、气海俞、大肠俞、关元俞、小肠俞、膀胱俞、上髎、次髎等。

(二)手法

推、点按、拿、揉、擦、拍、斜扳、抖腰等法。

(三)操作

1.手法治疗

患者取俯卧位,腹部垫一枕头使腰部平坦放松,医者立于患侧,先以推法在腰背部两侧骶棘肌由上而下地来回操作(重点在患侧)5～10 分钟,用拇指螺纹面加压(以另一拇指压于主要操作指上加力),或用肘尖循经依序点按上述穴位 3～5 遍,接着用拿、手法交替在脊柱两侧膀胱经部位来回操作 5～8 分钟,放松腰背肌。再嘱患者侧卧位,进行腰部斜扳,左右侧各扳一次(无论是双侧病变或单侧病变),操作时要让患者充分放松,尽量使腰椎作超功能度的旋转,术者手法用力宜掌握时机,动作要协调,快速而有力(忌用蛮力,提倡使巧劲),听到“咔嗒”声为佳。然后,医者与患者背向而立，两臂相挽，术者将其背起并使双足离地，弯腰抖动数次，使椎体关节间隙拉开。患者回复俯卧位，术者用掌根揉、抚擦法，放松腰骶部肌肉 2～3 分钟，并以空掌拍打腰部 3～5 次，结束手法。每次 20～30 分钟，急性发作期每天 1 次，慢性恢复期间每天 1 次，10 次为 1 个疗程，疗程间隔 2～3 天。

2.超短波疗法

频率取 50 Hz，连续振动与间歇振动交替进行，温度控制在 50～60 ℃(以患者能忍受为度)。治疗时间每次 20～30 分钟，急性发作期每天 1 次，与推拿同日进行或间日 1 次，与推拿交替进行。治疗期间注意腰部保暖及卧硬板床。

六、五步推拿法治验

(一)治疗部位

三焦俞、肾俞、气海俞、大肠俞、腰部夹脊穴等。

(二)手法

拿、揉、推拉、推按、拢、运、抖、提等法。

(三)操作

患者俯卧位，医者站立于治疗床一侧，施行以下推拿操作：①揉拿腰背肌法。术者以双手的拇指与余四指指腹对合，着力于患者腰背肌，一松一紧、一揉一拿，循两侧腧穴反复揉拿，着力由浅入深。②推按腰背法。医者沉肩、前倾、伸臂，双手交叉横置于患者脊椎的两侧，同时反方向用力，从上至下推而按之、推以横行，按以移行。③肩髋推拉法。患者侧卧位，上腿屈膝、下腿伸直，医者站于患者背后，一手扶于患者肩部，另一手扶于患髋，双手先轻晃肩髋，再交叉用力逐渐加大活动范围，待腰部肌肉充分放松后，以巧力反方向推而按之、拉而拢之，牵动腰脊的患腰“咔咔”作响，再反之施力；然后患者俯卧位，再按压、疏揉。④拢腿运腰法。患者取俯卧位，医者以一手食指与拇指扣按于腰部脊椎两侧，另一手自患者股下 1/3 处穿于对侧将双腿拢锁，施以导引摇转，使双腿同时旋转(内旋及外旋)，而腰部随之摇运。⑤提踝抖腰法。患者俯卧位，双手固定握于床头，医者双手分别紧握患者两踝，先以轻力抖动双下肢，使腰部充分放松后，再用劲提抖双踝，以带动腰部充分抖动，连续 3 次。此外在推、拉、压的施术过程中，术者可同时用手指点压三焦俞、肾俞、大肠俞等穴位，以增加疗效。每次治疗时间约 30 分钟左右。

七、推拿加药物熏洗治验

(一)治疗部位

肾俞、气海俞、关元俞、昆仑、阿是穴、委中等。

(二)手法

点压、推、擦、拍、按压、斜扳、牵抖、直立倒背等法。

(三)操作

1.推拿

具体：①腰背部松解法。患者取俯卧位，医者首先用双手拇指分别点压肾俞、气海俞、关元俞、昆仑、阿是穴、委中穴，每穴点按半分钟；然后推拿脊柱及两侧膀胱经，上下往返推擦 10～20 次；再反复施法于腰背部、肩部、臀部及下肢后侧，约 10 分钟；接着，术者用拇指由上至下弹拨脊椎两侧肌肉，横擦两侧骶棘肌，以腰部有轻松感为宜；最后用拍打手法拍打肩背部，从而使肩背部进一步放松。②按压腰骶部法。患者俯卧位，医者立于患者一侧，将患者靠近医者一侧下肢屈膝，踝部放置于另一侧伸直下肢的腘窝处，医者一手抓住屈膝关节向上抬，同时另一手掌根部用力，同频率按压同侧腰骶部 5～6 次；然后，医者换到患者另一侧站立，用上述同一方法重复操作一遍。③斜扳腰椎法。患者取侧卧位，嘱患者上侧下肢屈髋屈膝，医者立于患者对面，两手分别按其上侧肩部和臀部，反方向用力推拉 5～10 次；然后，患者再变化到另一侧卧位，医者换到另一侧站立，用上述同样方法再次斜扳另一侧腰椎 5～10 次。④牵抖腰部法。患者取仰卧位，医者立于患者足底一侧，医者双手紧握患者双踝部，然后进行上下牵抖 10～20 次。⑤直立倒背法。患者与医者背背相对站立，医者与患者双肘部紧紧相扣，医者臀部顶在患者腰骶部，缓慢背起患者，使患者的双足离开地面，此时医者双足颠动 5～6 次。每天治疗 1 次，10 次为 1 个疗程。

2.熏洗

在运用推拿手法治疗的同时，可采用药物进行熏洗疗法治疗。组方：桃仁、红花、乳香、没药、五倍子、黑豆各 20 g，赤芍 15 g，甘草 15 g，白酒 30 mL。上述药加水 3 000 mL，煎至一半，加入白酒趁热熏洗患处，待药液温度稍减，用毛巾浸液洗患处，每次熏洗 30 分钟。一剂药洗 5 次，每天 1 次，10 次为 1 个疗程。

八、综合推拿手法配合腰部功能锻炼治验

（一）治疗部位

阿是穴、肾俞、腰阳关、承扶、委中等。

（二）手法

揉、按、拿、拨络点穴、斜扳、热擦拍打等法。

（三）操作

1.手法

患者取俯卧位，医者站立于治疗床的一侧，施行以下推拿治疗：①揉按拿法。术者用手掌揉按脊柱两侧的足太阳膀胱经，从上至下 3～5 次，并用法施术 2～3 分钟；然后对腰痛点及腰肌痉挛处采用拿法，由上至下 3～5 次。②拨络点穴法。医者用拇指拨动患者腰部肌群，以有剥离感的肌腱为主，3～5 遍；再用点穴加镇定法，点按痛点及肾俞、腰阳关、承扶、委中和腰痛反应点等穴，此法应因人而异，体虚者为慎。③斜扳牵引法。术者按常规操作，行斜扳腰椎手法，左右各 1～3 次；然后，双手握患者双踝向上方牵引 2～3 分钟，再用力抖动 3～5 次，也可用机械牵引床。④热擦拍打法。用冬青油膏抹于患者腰骶部，术者施行直擦手法，以透热为度；然后，用拍打棒拍打患者腰部和下肢 3～5 遍，结束治疗。

2.功能锻炼

可嘱患者配合功能锻炼。仰卧起坐连续做 20～30 次(有椎管内疾病者不宜做此项运动)；飞燕式运动，即病员俯卧位，上半身和下肢向上同时抬高，每次抬高后停 10 秒左右再放下，10～20 次；站立压腿或仰卧直腿抬高活动，20～30 次；旋转腰部活动，并放松腰部肌肉，结束锻炼。每天早晚坚持锻炼。

九、护理规范

（一）一般护理

(1)急性腰痛患者宜卧硬板床休息，平时可佩戴腰围保护。

(2)深入病房，观察患者的疼痛性质、部位、规律，缓解或加重的原因，给予心理安慰，必要时口服活血化瘀或通络止痛的药物，观察药物作用及不良反应。

(3)推拿按摩。治疗时让患者排空大小便，稳定情绪，全身放松；在治疗过程中随时观察患者病情，如有不良反应，应停止治疗。

(二)理疗护理

(1)保持室内清洁、安静、空气流通，遮挡患者，保护隐私。

(2)加强巡视，注意倾听患者的主诉，观察患者面色、呼吸等。

(3)注意温热度，以患者舒适为宜，以防烫伤。

(4)根据个体的耐受能力，调节电流强度。

(5)使用电极者，应观察安放电极处皮肤的反应，有无接触性皮炎，治疗完毕后除去电极片，清洁皮肤。

(6)加强腰背部肌锻炼。如拱桥式、燕飞式，每天2～3次，每次5～10分钟，以不疲劳为度。

(三)出院指导

(1)继续腰背肌锻炼。

(2)慎起居避风寒，禁止吸烟。

(3)掌握正确搬重物的姿势，弯腰搬重物时，屈髋屈膝。

(4)工作中避免久坐，适当活动。工作一段时间后应站起来活动变换姿势。

(5)长时间站立时，避免将身体的重心放在一侧肢体上。

(6)专业体育运动者，每天剧烈运动前要做充分的准备活动，活动后不宜立即行冷水浴。

(7)睡眠姿势以侧卧为宜，让髋膝处于适当的屈曲位。使腰部肌肉，韧带处于松弛状态，床垫不宜过软。

(步海玲)

第八节　类风湿关节炎

一、概述

类风湿关节炎(rheumatoid arthritis，RA)是一种以慢性、对称性、多关节炎为主的全身性自身免疫性疾病，其特点是关节痛和肿胀反复发作逐渐导致关节破坏、强直和畸形，是全身结缔组织疾病的局部表现，是致残率较高的疾病，其特征性的病理变化为非特异性的滑膜炎症。

(一)发病概况

世界各地患病率非洲黑人较低(肯定RA为0.1%，可能RA为0.5%)。以色列居民患病率略高(男0.5%～1.3%；女1.2%～3.1%)。德国农村患病率男性5.7%、女性3.0%，其他各地患病率为0.4%～1.0%。我国人群患病率为0.3%～0.5%，男女之比约为1∶4，约80%的患者发病年龄为20～45岁。

(二)病因

发病原因尚不完全明确，与发病有关的因素如下。

1.感染

病灶与本病发病有关。

2.遗传

本病患者 HLA-DRwu 抗原检出率明显升高,提示发病与遗传有关。

3.免疫功能紊乱

目前大量试验资料支持类风湿关节炎是免疫系统调节功能紊乱所致的炎症反应性疾病。

4.吸烟

无论是现在还是过去吸烟均加重 RA 病情(包括类风湿结节、RF、关节受累数),已戒烟比未戒烟者危险性下降。

5.其他

与内分泌失调、受寒、受潮、劳累等不良因素有关。

二、临床表现

(一)全身症状

通常起病缓慢,有乏力、食欲缺乏、全身肌肉痛、体重减轻、低热和手足麻木、刺痛等。

(二)局部症状

患者常表现为对称性的多关节炎,手的小关节如近端指间关节及掌指关节、腕、膝、足关节最常受累,其次为肘、踝、肩、髋关节等,表现为关节肿胀、疼痛、僵硬及活动受限,关节肿时温度增加,但表皮很少发红。指关节呈梭形肿胀。关节僵硬以晨间起床后最为明显,活动后减轻,称为晨僵。晚期可强直和畸形。常见的有手指的鹅颈状畸形,掌指关节向尺侧半脱位和手指的尺侧偏斜,腕、肘、膝、髋等关节强直于屈曲位,严重影响患者的正常活动,甚至生活不能自理。除四肢关节外,颞下颌关节及颈椎也易累及。

三、主要功能障碍

(一)关节活动受限

急性期主要与关节炎性渗出、肿胀、疼痛有关,慢性期主要与关节周围软组织粘连、挛缩、关节僵硬,甚至强直、关节破坏、承重能力下降有关。关节肿胀是由于不同程度的滑膜增生变厚和滑膜积液,以浮沉触诊法可区分两者的不同程度。

(二)肌肉萎缩、肌力下降

常见于严重关节炎后期,与活动减少引起的肌肉失用性萎缩及体质下降、营养不良有关。

(三)晨僵

主要与关节炎性渗出、关节周围组织水肿和肌炎引起的肌紧张有关。

(四)心理、情绪的变化

患者常表现为忧郁、焦虑、悲观失望、情绪低落等,主要原因是类风湿关节炎病程长,反复发作,后期活动不便,日常生活、工作受影响,生活质量下降。

(五)生活自理能力下降

早期与关节疼痛、肿胀、肌痉挛、关节活动受限有关,中期和晚期与关节僵硬、关节软骨破坏、关节变形、关节周围软组织粘连、挛缩、肌肉萎缩无力等因素有关。

四、康复评定

（一）实验室检查

血红蛋白减少，为正细胞正色素性贫血，白细胞计数一般正常或降低，但淋巴细胞计数增加。70%～80%的患者类风湿因子阳性，但其他结缔组织疾病也可为阳性，注意鉴别。

（二）X 线表现

早期可见关节周围软组织肿大阴影，关节间隙因积液而增宽，骨质疏松，正常骨小梁排列消失，以后关节软骨下有囊腔形成，附近骨组织呈磨砂玻璃样改变，关节间隙因软骨面破坏而逐渐狭窄。晚期关节间隙渐消失，最终出现骨性强直。

（三）关节活动度的评估

类风湿关节炎患者关节活动常受限，早期 RA 因软组织的挛缩而关节活动范围减小，晚期关节活动范围的受限常因骨性或纤维性强直所致。一旦关节活动受限，应做 ROM 评估，主动式 ROM 是被评估者自己力量能达到的活动范围，由肌肉主动收缩完成，依靠外界力量达到的称之为被动式 ROM，两者应同时评估，正常时两者得数应相等。被动式得数在关节活动受限时，预示关节所能恢复之数。

评定目的在于了解关节活动范围，了解病变关节是否具备功能性运动最低要求，是否已影响日常生活活动的完成，从而决定康复治疗内容为各关节功能性运动最低要求。

一般认为手指伸展活动明显丧失，不会严重影响手功能，远端指间关节屈曲活动丧失少有影响功能，掌指关节（特别是小指和环指）轻度丧失屈曲功能，即有明显功能限制，拇指关节应注意其稳定性，掌腕关节没有前臂 30°的内旋，正常的对掌不可能。

（四）肌力的评估

肌力是指肌肉能产生最大的力强度，评估的目的在于了解肌力对残疾的影响。类风湿关节炎患者常发生关节周围肌肉萎缩，使肌力减弱。一般采用徒手肌力检查法，检查时尤其要评估患者手的握力和手指的捏力。因类风湿关节炎关节肿胀、畸形、挛缩和疼痛等，用一般握力计误差较大，常采用汞柱式血压计测量（将袖带卷折充气形成内压为 4.0 kPa（30 mmHg）的气囊，令患者双手分别在无依托情况下，紧握此气囊，水银柱上升读数减去 4.0 kPa（30 mmHg），即为实测握力数），连测 3 次，取其均值，一般认为男性低于 25.6 kPa（192 mmHg），女性低于 19.5 kPa（146 mmHg）为握力低下。

同时应进一步了解关节的稳定性，因为它与关节囊的厚薄、松紧、关节韧带的强弱、关节周围肌群的肌力有关。认为骨骼和韧带对关节的静态稳定起主要作用，肌力和拉力对动态稳定起重要作用。

影响测定肌力的因素有疼痛、关节挛缩、肌肉痉挛、关节畸形、疲劳及肌肉不能产生最大收缩。

（五）疼痛的评估

RA 患者关节疼痛为其主要表现，常见疼痛原因为局部炎症、组织的破坏、继发感染、局部缺血坏死、骨质疏松合并椎体病理性骨折、畸形导致结构变化、腕管综合征和其他嵌压性神经疾病、修复后关节松动、合并纤维肌痛综合征等。疼痛常是患者最主要的主诉，应评定患者疼痛的部位、时间、性质、程度、诱发因素等，目前国际上常采用视觉模拟评分法（VAS）、数字评分法（NRS）、文字描述评分法（VDS）等。

(六)步态分析与评估

患者由于疼痛、肌力减弱、关节挛缩、畸形等原因而造成各种异常步态。

1.两腿长度不等跛行

因肌腱挛缩、关节畸形等原因,两腿长短不一,如长短之差不足 3.75 cm 时,健侧肩抬高,短腿侧下垂,骨盆下降。摆动期,长腿侧髋、膝、踝过度屈曲。如长度之差超过 3.75 cm,短腿侧取代偿性足尖行走。

2.髋关节活动受限步态

此时腰段出现代偿运动。骨盆和躯干倾斜,腰椎和健侧髋关节出现过度活动。

3.膝关节活动受限步态

膝屈曲挛缩$<30°$,快走时能显示。屈曲挛缩$>30°$,慢走时呈短腿跛形。膝关节伸直位强直时,为了摆动患肢,健腿做环形运动,髋关节升高,踮足行走。站位因膝不能屈曲至 15°,结果骨盆和重心升高。

4.马蹄足畸形步态

此步态表现为跨阈步态。患者腿相对变长,摆动期髋、膝弯曲增加。由于跟骨的畸形影响有效后蹬动作。

5.减痛步态

目的在于减少或避免患肢的负重而减轻疼痛,表现为站立相(患侧)时间缩短,迅速转为健侧站立相,步幅变短。脊椎疼痛时,步态变慢而对称,避免足跟着地时所产生震动。髋关节疼痛时,患肢负重时,同侧肩下降,躯干稍倾斜,患肢外旋屈曲,避免足跟击地。膝关节疼痛时,患膝微屈以足趾着地行走。

(七)日常生活活动能力评估

RA 患者日常生活活动如穿脱衣服、洗漱、移动体位、如厕等能力常有不同程度障碍。因仅涉及躯体功能不涉及言语、记忆、解决问题等功能,特称为躯体性 ADL,评定方法一般参用(MBI)。对患者的日常生活活动能力进行评估,有助于治疗师制订具体的康复计划。应关注患者存在的能力而不是丧失了的能力,这样有助于建立患者的自尊和自信。当患者在做某些活动有困难时,为了更全面、更准确地了解患者的障碍情况,应进行活动分析,弄清在什么情况下活动时的哪个具体动作有困难,以明确患者在生活中所需要的帮助,有针对性地提供生活辅助工具。

(八)畸形的分析

RA 致残率较高,常与各种畸形有关,应当进行分析,以便避免或矫正畸形。

1.手的畸形

(1)手内在肌萎缩,引起手指活动障碍。

(2)掌指、掌腕关节尺位偏。

(3)天鹅颈畸形,近端指间关节过伸,远端指间关节屈曲(图 11-1)。

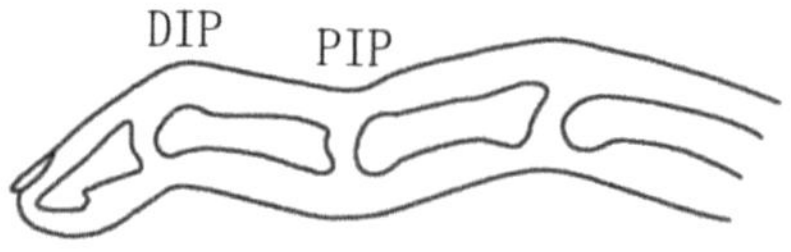

图 11-1 天鹅颈畸形

DIP:远端指间关节;PIP:近端指间关节

(4)纽扣花畸形,近端指间关节屈曲,远端指间关节过伸(图 11-2)。

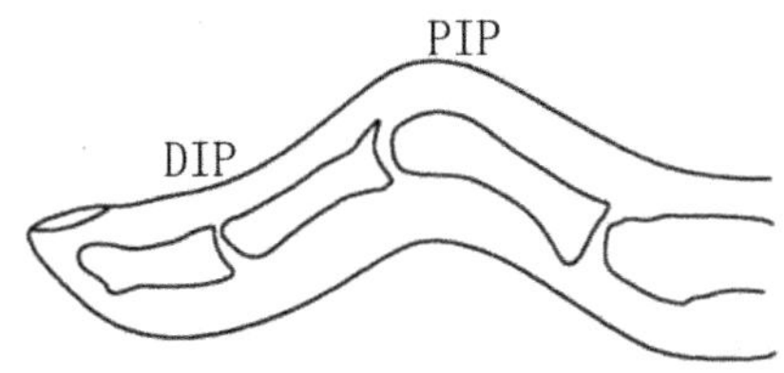

图 11-2　纽扣花畸形

DIP:远端指间关节;PIP:近端指间关节

(5)垂指,肌腱断裂所致。

(6)Z 形指,拇指关节不稳定,即掌指关节过伸,指间关节屈曲畸形(天鹅颈畸形)。

(7)掌指关节、近端指间关节半脱位、脱位、角度畸形。

2.腕关节畸形

(1)桡尺关节半脱位。

(2)第 4、第 5 指伸肌腱的损害,常见为断裂,引起垂指。

(3)腕管综合征:腕关节肿胀,正中神经受压,拇指和第 2、第 3、第 4 指桡侧掌面感觉障碍,拇指外展肌萎缩。

(4)垂腕或伸直位强直,是 RA 最易出现强制的关节。

3.肘的畸形

(1)屈曲,前臂旋前畸形。

(2)伸直位强直。

4.肩的畸形

内收、内旋、前屈畸形。

5.足的畸形

(1)跖趾关节半脱位约占 67%。

(2)趾外翻占 70%。

(3)爪形趾、上翘趾。

(4)足内、外翻、足弓塌陷。

6.踝的畸形

外翻、马蹄足畸形。

7.膝的畸形

(1)伸直强直。

(2)屈曲挛缩畸形。

(3)膝内外翻。

(4)膝半脱位。

8.髋的畸形

(1)屈曲挛缩。

(2)内收、外展障碍。

(3)伸直强直。

9.颈椎的畸形

(1)寰枢关节横韧带松弛的各种半脱位。

(2)颈椎前屈短缩畸形。

(3)痉挛性斜颈。

(九)心理功能评估

RA 患者,躯体因素和心理因素相互作用,容易形成恶性循环,原发躯体因素进一步恶化和复杂化,使治疗更趋困难。故应对患者进行心理分析和评估,了解其焦虑、抑郁、情感冲突等心理及情绪障碍的情况,从而采取针对性的心理护理及治疗。

五、护理

(一)护理目标

(1)对于关节活动受限、生活不能完全自理者做好生活护理,增强舒适感。

(2)预防并发症对长期卧床者,要保持床单位及皮肤的清洁干燥,防止压疮发生。按时翻身叩背咳痰,防止呼吸系统并发症等。对严重关节功能障碍者,注意防跌倒、骨折等意外发生。

(3)通过康复治疗、护理延缓疾病进展,减轻残疾,提高生活质量。

(二)护理措施

1.正确休息

急性炎症期,需卧床休息,关节用夹板制动,采用医用热塑型塑料板材,按不同部位和要求加热制成。固定期间,应将关节置于最佳功能位置,但过分的静止休息容易造成关节僵硬、肌肉萎缩等,故应每天除去夹板做主动或主动辅助 ROM 训练。夹板固定的作用是保护和固定炎症组织,最终目的是保存一个即可活动又具有功能的有用关节。长期卧床能引起骨质疏松、高钙血症、高钙尿症、肌萎缩(一周内能丧失肌容积 30%,1 个月内减少肌力 5%)、无力、心动减慢,故急性炎症期间也应进行相应的运动疗法,一般每天只进行一次主动 ROM 训练。

2.体位康复护理

(1)注意保持正确体位,以免发生畸形。尽可能采取水平位休息,枕头不宜过高,除头部用枕外,其他部位均不宜用。床垫应质地较致密松软,过软易使臀部下沉,形成双膝、双髋屈曲畸形。久卧床者,为避免双足下垂,应在足部放置支架,将被服架空,以防被服下压双足加速垂足出现,同时鼓励患者定期将双足前部蹬于床端横档处,用于纠正和/或预防足下垂,仰卧和侧卧交替采用。侧卧时注意避免颈椎过度前屈畸形,鼓励患者俯卧(此时应避免踝关节因体位所致过伸)由数分钟增至 1 小时,每天 2 次。

(2)关节功能位的保持:很明显,不适当的体位和不良姿势常常引起肢体的挛缩。不适当姿势由不正常的关节位置所造成。故站立时,头部应保持中立,下颌微收,肩取自然位,不下垂,不耸肩,腹肌内收,髋、膝、踝均取自然位。

在关节具有一定活动度时,应力争将关节活动保持于最低功能活动度。如关节制动,应将关节固定于功能位。

(3)应避免的体位:一些关节在特定体位下,关节内部压力较低,可以减痛,但非功能位,一旦这种体位保持超过 8 周,因关节囊粘连、挛缩等原因就难以恢复正常。如髋屈曲外旋位、膝屈曲 40°位、肘屈曲 90°位,虽能减痛,均应避免。同时避免长时间保持同一体位不变。

3.常见症状的康复护理

(1)疼痛的护理:急性期疼痛较严重,持续时间较长,常伴有关节僵硬、晨僵现象,主要与关节炎性渗出、肿胀有关。慢性期疼痛主要发生于活动时,与关节活动功能障碍、关节承重能力下降有关。关节疼痛和肿胀严重时应让关节制动或固定,这样可以减轻疼痛和避免加剧炎症,将关节用夹板固定来消肿止痛效果优于任何其他方法。尚可采用镇痛药物、理疗、针灸、运动疗法及心理治疗等方法来缓解疼痛。

(2)晨僵的护理:晚上睡眠时可使用弹力手套保暖;早上起床后进行温水浴或盐水浸泡僵硬关节,起床后应活动关节;积极参加日常活动,避免长时间不活动;晚间进行轻微的 ROM 训练能明显减少晨僵。

(三)心理康复护理

对 RA 患者,病程长,反复发作,后期活动受限,日常生活、工作受影响,常表现为忧郁、焦虑、失望、悲观等,因此,心理护理是本病治疗方案中的重要组成部分。应认真倾听患者对病情及要求的叙述,耐心解释患者提出的问题,与患者建立良好的信任关系,减轻患者精神负担,使其能正确对待本病,尤其是对急性活动期患者,病情一时不能控制,情绪急躁,求愈心切,更需加以宽慰,说明本病反复发作的特征,提高治疗的信心及积极性,提高患者的依从性,才能使病情控制稳定,得到缓解。

(四)健康教育

(1)注意合理饮食,戒烟限酒,进食富含蛋白质、维生素、钙、铁、清淡、易消化的非辛辣、刺激性食物。既要营养丰富,纠正贫血,又要避免出现超重、肥胖,因为体重每减轻 1 kg 能减轻髋关节负重 3～4 kg。

(2)平时选用宽松、透气衣服,室内温度恒定,注意关节的保暖、防潮,避免在寒冷、潮湿的环境中生活,寒冷易引起肌肉痉挛,不应在寒冷环境中锻炼。

(3)药物治疗疗程长,有不良反应,要按医师指导方法和注意事项按时服药,不能随便停药、换药、增减药物用量,避免药物严重不良反应,才能达到缓解疾病的效果。

(4)类风湿关节炎患者在日常生活中应重视保护关节,合理使用关节,这样可以减轻关节炎症及疼痛,减轻关节负担,避免劳损,预防关节损害及变形,减少体能消耗。

(5)关节保护原则。①姿势正确:休息时要让关节保持良好的姿势,工作时应采用省力姿势及采用省力动作,并常更换姿势和动作,以免关节劳损和损伤。②劳逸结合:工作和休息合理安排。需长时间持续工作时,应在中间间插休息。工作过程中最好能让关节轮流休息。③用力适度:不要勉强干难胜任的重活,用力应以不引起关节明显疼痛为度。④以强助弱:多让大关节、强关节为小关节、弱关节代劳,以健全的关节辅助有炎症的关节,减轻它们的负担。⑤以物代劳:使用各种辅助具协助完成日常生活活动,以弥补关节功能缺陷,减轻关节负担。⑥简化工作:在工作之前先做好计划,并做好一切准备工作,把复杂的工作分成多项简单工作来完成。充分利用省力设备或器材完成工作。

六、社区家庭康复指导

(一)疾病知识的指导

(1)让患者了解自己的病情及康复治疗的目的、重要性等,调整心态,学会自我心理调节,避免不良情绪,树立与疾病长期斗争的理念。

(2)对患者家属进行相关知识的教育,使他们辅助和督导患者服药、功能训练等,多体贴关心患者,增强患者的治疗信心。

(3)指导患者积极预防各种诱发因素,如预防和控制感染;避免受风、受潮、受寒,关节处要注意保暖,不穿湿衣、湿鞋、湿袜等。夏季不要贪凉,空调不能直吹,不要暴饮冷饮等,秋冬季节要防止受风寒侵袭等,注意保暖是最重要的。

(二)建立科学的行为方式

(1)进行某一工作时,尽可能让各病变关节轮流交替参加,避免关节过度使用。

(2)取物时,以掌心、前臂同时将物件托起,使重量分布于掌心和手臂,减少病变关节的负重。用手握持瓶、壶把手时,前臂和手应成一线,避免掌指关节、腕关节尺侧偏。开启瓶盖时,用腕力,右手开瓶盖,左手关瓶盖,以免增加尺偏畸形。

(3)携带重物时,应将重物化整为零,分别拿取或采用带车轮的小车推行,不拉行。当膝、髋关节受累时,搬运物件重量每次不超过体重的10%。

(4)拿取物件时,采用"抱"的方式,即将所拿物贴近身体,挺直腰背。物品越接近人体重力线,重臂越短,越省力安全。对关节产生扭转力少,对关节损伤的机会也越少。

(5)髋关节病变,尽量减少上、下楼梯活动,因对髋关节应力较大;膝关节病变避免快走。当负重关节疼痛加重时,多数为长期站立、快走或行走在不平整场地所致,应尽量避免。

(6)避免长时间采用同一体位,一般不超过半小时,良好的姿势可以尽量减少对特殊关节的应力。

(7)需要时采用合适的辅助装置、夹板,改变工作性质、程序,以减轻对关节应力。

(8)手指关节受累时,尽可能采用粗柄、大把手用具。如用粗杆笔方便抓握,同时可减轻手指负担。

(9)多个关节受累时,尽可能使用最大的病变关节。如提取重物时使用肘关节而不用手,减轻手指关节负担;关抽屉时,用手臂力量或侧身力量取代用手推,避免加重受累腕关节的炎症。

(三)避免出现不良姿势

(1)坐位时采用硬垫直角靠椅,椅高以双足平置地面为准,同时膝、髋应力争取功能位,不可以坐沙发。

(2)坐位时,避免双膝交叉,防止双下肢出现畸形。

(3)避免做牵拉、弯腰工作,能够坐着工作就不要站着,因站位比坐位时完成活动要多消耗25%的能量。

(四)坚持必要的运动

保持关节活动度和肌力的锻炼。锻炼时,切勿超过自己的耐受力,适可而止,活动量应逐步增加,循序渐进。锻炼必须持之以恒,方能发生效力。但已有强直的关节禁止剧烈运动。

(五)注意体能保持

(1)最大限度增加关节的生物力学效率,提高手功能,使用各种自助具,衣着应合适,以免影响能量的消耗。

(2)要避免不必要的重复劳动、无效劳动。保持ROM和肌力,注意正确姿势,姿势明显改变会使肌肉对抗重力、牵拉付出更多能量。

(六)日常生活活动环境的改造

1.厨房的设施与布局

炊具、洗涤池、冰箱等集中于工作区。各种电器插座的高度、常用物件应放置方便使用,易于拿取。

2.日常生活的安排

窗帘拉线,下端系以大环便于手拉。电器开关采用按压式,桌凳的高度能调节,椅扶手应便于抓握且与肘部同高等。

3.其他安排与设计

将高台阶改为低斜率坡道,地毯铺设不可过厚,以免增加行走时阻力。房门应便于轮椅进出,浴室装扶手,备有防滑垫。

4.自身照顾

备有长柄取物器、长鞋拔、松紧鞋、长柄牙刷、纽扣钩、拉链等,衣着质地轻柔、保暖、防皱、易洗等,采用松紧式裤带。

(步海玲)

参考文献

[1] 董小康.常见疾病中医诊疗手册[M].武汉:湖北科学技术出版社,2021.
[2] 颜莉芳.中医疾病诊疗精要[M].开封:河南大学出版社,2022.
[3] 王少英.临床中医诊疗精粹[M].北京:中国纺织出版社,2020.
[4] 张福霞.临床常见病中医特色诊疗[M].武汉:湖北科学技术出版社,2021.
[5] 邵中英.中医疾病诊疗思路[M].哈尔滨:黑龙江科学技术出版社,2022.
[6] 许桂青.实用中医诊疗与康复[M].北京:科学技术文献出版社,2020.
[7] 刘跟莉.实用中医诊疗精要[M].北京:科学技术文献出版社,2021.
[8] 曹会波.临床中医学诊疗精粹[M].武汉:湖北科学技术出版社,2022.
[9] 张玉环.实用中医诊疗与实践[M].北京:科学技术文献出版社,2020.
[10] 谢海波.中医内科病诊疗与处方[M].北京:化学工业出版社,2021.
[11] 冯崇廉,朱广文,陈波,等.实用中医诊疗学[M].济南:山东大学出版社,2023.
[12] 黄龙徵.临床中医诊疗与针灸[M].哈尔滨:黑龙江科学技术出版社,2020.
[13] 谢庆斌,徐先涛,王风,等.实用中医临床诊疗学[M].开封:河南大学出版社,2021.
[14] 朱珍琦,陈翊,宋永红.中医特色临床诊疗实践[M].广州:世界图书出版广东有限公司,2023.
[15] 梁少华.临床中医诊疗学[M].长春:吉林科学技术出版社,2020.
[16] 周素贞.现代疾病中医特色诊疗学[M].开封:河南大学出版社,2021.
[17] 王栋先.现代中医脑病辨证诊疗[M].上海:上海交通大学出版社,2023.
[18] 陈序庚.实用临床中医诊疗实践[M].天津:天津科学技术出版社,2020.
[19] 张文海,李丽,徐立娜,等.中医内科常见病诊疗与康复[M].哈尔滨:黑龙江科学技术出版社,2021.
[20] 黄亚娟.临床常见疾病中医及中西医结合诊疗[M].天津:天津科学技术出版社,2023.
[21] 李红梅.临床常见疾病中医诊疗[M].长春:吉林科学技术出版社,2020.
[22] 李成君.中医临床诊疗辑要[M].武汉:湖北科学技术出版社,2022.
[23] 孙春银.临床常见病中医诊疗指南[M].北京:科学技术文献出版社,2020.
[24] 王婷婷.中医内科临床诊疗[M].北京:科学技术文献出版社,2020.

[25] 冯伟鹏.现代中医临床诊疗[M].武汉:湖北科学技术出版社,2022.
[26] 张晓阳.中医临床诊疗学[M].长春:吉林科学技术出版社,2020.
[27] 曹伟.临床常见疾病中医诊治疗法[M].上海:上海交通大学出版社,2023.
[28] 黄明霞,谢宝林,邱智兴.临床常见疾病中医诊疗[M].北京/西安:世界图书出版有限公司,2022.
[29] 肖波,陈康桂,曾韵萍.新编中医内科诊疗精要[M].上海:上海交通大学出版社,2020.
[30] 郭学峰.精编中医内科疾病诊疗[M].哈尔滨:黑龙江科学技术出版社,2020.
[31] 卢立顺.实用临床中医诊疗方法与研究[M].长春:吉林科学技术出版社,2022.
[32] 杜义斌.当代中医临床诊疗精要[M].天津:天津科学技术出版社,2020.
[33] 孙京喜,刘汝安,韩明.中医疾病综合诊疗常规[M].北京:中国纺织出版社,2020.
[34] 刘书敏.临床常见疾病中医诊疗精粹[M].济南:山东大学出版社,2022.
[35] 马宁.现代中医内科诊疗进展[M].长春:吉林科学技术出版社,2020.
[36] 康利高阁,孔令博,高颖.基于毒邪和玄府理论探析急性缺血性中风早期神经功能恶化的中医病机[J].北京中医药大学学报,2021,44(7):625-630.
[37] 彭伟,卢洪洲,卜建宏,等.中医药治疗甲型流行性感冒研究进展[J].中华中医药杂志,2021,36(2):960-963.
[38] 孙放,张纾难,王珏云,等.感染后咳嗽的中医病因病机及治疗[J].中华中医药杂志,2020,35(4):1891-1893.
[39] 唐旭东,温艳东,王凤云,等.胃缓(胃下垂)中医临床诊疗指南[J].中医杂志,2020,61(22):2010-2015.
[40] 丘文戈,李映姗,钟启腾,等.沉香汤治疗胃脘痛疗效及对中医证候、胃黏膜的影响[J].中华中医药学刊,2023,41(7):222-225.

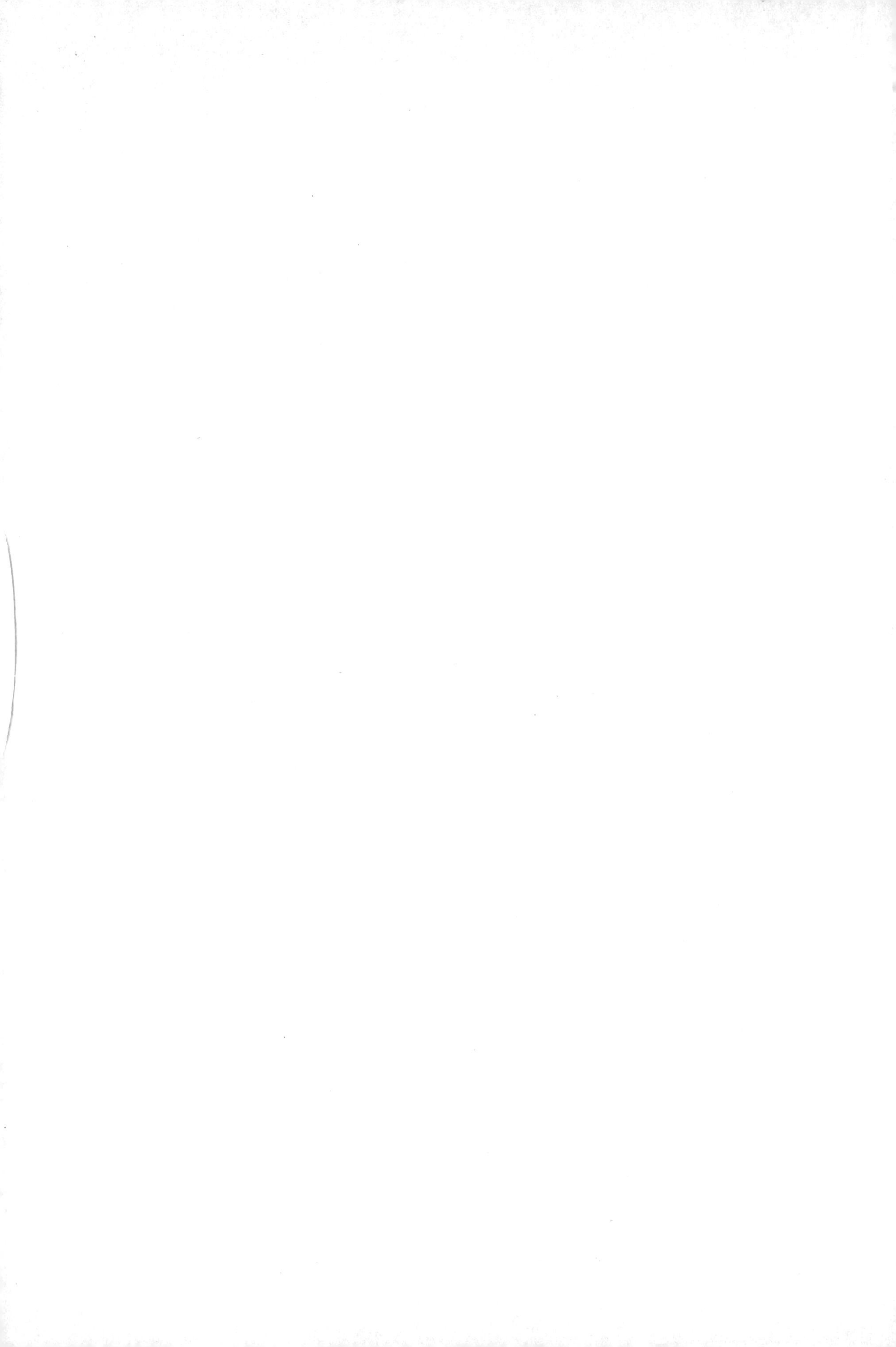